Heilpflanzenkunde für die Veterinärpraxis

Jürgen Reichling
Marijke Frater-Schröder
Reinhard Saller
Julika Fitzi-Rathgen
Rosa Gachnian-Mirtscheva

Heilpflanzenkunde für die Veterinärpraxis

3., bearbeitete und ergänzte Auflage

Mit 155 Abbildungen und 20 Tabellen

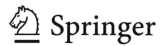 Springer

Jürgen Reichling
Sandhausen, Germany

Julika Fitzi-Rathgen
St. Gallen, Switzerland

Marijke Frater-Schröder
Ebnat-Kappel, Switzerland

Rosa Gachnian-Mirtscheva
Sofia, Bulgaria

Reinhard Saller
Zürich, Switzerland

ISBN 978-3-662-48794-5   978-3-662-48795-2 (eBook)
DOI 10.1007/978-3-662-48795-2

Die Deutsche Nationalbibliothek verzeichnet diese Publikation in der Deutschen Nationalbibliografie; detaillierte bibliografische Daten sind im Internet über http://dnb.d-nb.de abrufbar.

Springer
© Springer-Verlag Berlin Heidelberg 2005, 2008, 2016

Umschlaggestaltung: deblik Berlin
Fotonachweis Umschlag: © ksuksa / fotolia.com

Gedruckt auf säurefreiem und chlorfrei gebleichtem Papier

Springer ist Teil von Springer Nature
Die eingetragene Gesellschaft ist Springer-Verlag GmbH Berlin Heidelberg

Vorwort zur 3. Auflage

Die 3. Auflage wurde gründlich überarbeitet, teilweise neu strukturiert und um 8 neue Pflanzenmonographien erweitert: Efeu, Eukalyptus, Lorbeer, Mädesüß, Paprika, Rosskastanie, Waldkiefer und Weide. In den schon bestehenden Pflanzenmonographien wurden überall dort, wo es angebracht erschien, wenig informative Pflanzenbilder durch neue ersetzt. Somit werden in der Neuauflage ca. 100 Heilpflanzen, nach Anwendungsgebieten geordnet, für die Veterinärpraxis zugänglich gemacht. Zu Beginn von Teil II des Buches sind die verschiedenen Anwendungsgebiete und die dazugehörigen Heilpflanzen in tabellarischer Form zusammengefasst. Dadurch kann sich der Nutzer im Bereich der Anwendungsgebiete leicht orientieren und die für ihn interessanten Informationen problemlos aufsuchen. Wo immer möglich und sinnvoll haben wir im Verkauf erwerbliche Pflanzenpräparate, pflanzliche Tierarzneimittel und Ergänzungsfuttermittel am Ende der jeweiligen Pflanzenmonographien aufgenommen. Im Anhang des Buches, der ebenfalls neu strukturiert und erweitert wurde, haben wir im Abschnitt »Bezugsquellen« eine Liste ausgewählter Fachhändler, bzw. Großhändler, zusammengestellt, von denen der Praktiker direkt gewisse, im Buch erwähnte, pflanzliche Drogen und Drogenzubereitungen verpackt und prozessiert (d. h. getrocknet, geschnitten, gemahlen, ev. desinfiziert) beziehen kann.

Aus dem Autorenteam der letzten Auflage sind Prof. Dr. med. vet. M. I. Rabinovich und Dr. rer. nat. W. Widmaier ausgeschieden. Neu hinzugekommen ist Frau Dr. med. vet. J. Fitzi-Rathgen. Sie ist eine ausgewiesene Fachfrau auf dem Gebiet der »Veterinärphytotherapie« und als Juristin ein besonderer Gewinn für das vorliegende Buchprojekt. Das gesamte Autorenteam bedauert schmerzlich den Tod von Prof. Rabinovich; er war ein herausragender Wissenschaftler und gleichzeitig auch ein erfahrener Praktiker, der die »Veterinärphytotherapie« in Russland entscheidend geprägt hat. Ohne seine wissenschaftlichen Beiträge und Publikationen wäre dieses Buch nicht zustande gekommen. Unser besonderer Dank gilt auch Herrn Dr. Widmaier. Er ist als Apotheker ein ausgewiesener Fachmann auf dem Gebiet der pflanzlichen Arzneimittel und Phytotherapie. Seine speziellen Kenntnisse zu pflanzlichen Arzneimitteln hat er in hervorragender Weise in das Buchprojekt eingebracht.

Dem Springer-Verlag, insbesondere Herrn Dr. Kraemer und Frau Wilbertz, sowie Frau Dr. Leubner-Metzger sind wir für die sehr gute Zusammenarbeit zu Dank verpflichtet. Ohne die Beharrlichkeit von Herrn Dr. Kraemer wäre eine neuerliche Auflage nicht zustande gekommen. Frau Wilbertz und Frau Dr. Leubner-Metzger gilt unser besonderer Dank für ihre engagierte und konstruktive redaktionelle Unterstützung bei der Gestaltung des Buches sowie für ihr Verständnis für unsere vielfältigen Wünsche.

Jürgen Reichling
Marijke Frater-Schröder
Reinhard Saller
Julika Fitzi-Rathgen
Rosa Gachnian-Mirtscheva
Heidelberg, im März 2016

Vorwort zur 1. Auflage

Die Verwendung von Heil- und Gewürzpflanzen zur Behandlung von Erkrankungen und zur Unterstützung von Heilungsprozessen stellt die älteste bekannte Therapieform überhaupt dar. In allen menschlichen Kulturen werden Heilpflanzen seit Jahrtausenden bei Mensch und Tier zu Heilzwecken und zur Erhaltung der Gesundheit eingesetzt.

Vor der Entwicklung moderner chemischer Medikamente gehörten pflanzliche Arzneimittel in jede Hausapotheke. Dies galt nicht nur für die Humanmedizin, sondern auch für die Veterinärmedizin. Die traditionelle Verwendung von Heilpflanzen zur Behandlung von Erkrankungen bei Heim- und Nutztieren wird in verschiedenen alten Kräuterbüchern ausführlich dokumentiert. Diese richteten sich sowohl an den Tierarzt als auch an den Landwirt und andere Tierbesitzer direkt. Die ausführlichen Beschreibungen der Erkrankungen und die Rezepturen mit verschiedenen Heilpflanzen dienten wohl häufig als Nachschlagewerk für die Behandlung durch den Tierbesitzer.

Die Erkenntnisse zur Verwendung einer bestimmten Pflanze beruhten in erster Linie auf Anwendungsbeobachtungen. Heute dient dieses jahrhundertealte, traditionelle Wissen als Grundlage zur Entwicklung moderner pflanzlicher Präparate. Diese sollten heutzutage, in Bezug auf das verwendete Pflanzenmaterial und auch die Sicherheit und Unbedenklichkeit in der Anwendung, höchsten Qualitätsansprüchen gerecht werden.

Die moderne Anwendung von Heilpflanzen basiert im Grunde auf der klassischen Schulmedizin und stellt keine gesonderte medizinische Theorie oder Heilkunde dar, wie z. B. die traditionelle chinesische Medizin oder Homöopathie. Diese zuletzt erwähnten Heilmethoden beinhalten ein anderes Verständnis der Mechanismen und Grundlagen, die für Gesundheit und Krankheit zuständig sind. Die Anwendung von Heilpflanzen ist in erster Linie als komplementäre Behandlungsmethode in der klassischen Schulmedizin und als Futterergänzung zu verstehen.

Im Gegensatz zur Humanmedizin, in der Heilpflanzen in den letzten Jahrzehnten basierend auf wissenschaftlichen Untersuchungen wieder vermehrt Eingang in die Arzneimitteltherapie fanden, sind im Veterinärbereich nur wenige wissenschaftliche Daten und Dokumentationen zur Wirkung und Dosierung von Heilpflanzen und Heilpflanzenzubereitungen aus neuerer Zeit bekannt. Die meiste Literatur beruht auf traditionellen Schriften und Kräuterbüchern.

Das Ziel dieses Buches ist es, den interessierten Tierärzten und Tierärztinnen die Grundlagen der Anwendung von Heilpflanzen näher zu bringen und einige Anwendungsmöglichkeiten in der Behandlung verschiedener Erkrankungen beim Tier aufzuzeigen. Die in diesem Buch aufgeführten Behandlungsvorschläge, Dosierungen und Rezepturen beruhen auf dokumentierten traditionellen Anwendungen beim Tier. Dennoch können Verfasser und Verlag eine Gewährleistung für die Richtigkeit von Dosierungsangaben nicht übernehmen. Die im Buch angeführten Behandlungsvorschläge und Dosierungen stellen daher keine direkte Handlungsanweisung für die Behandlung von Tieren durch Laien dar. Die Behandlung von kranken Tieren mit Heilpflanzen und pflanzlichen Arzneimitteln gehört in die Hände von erfahrenen Tierärzten. Nur sie können im konkreten Einzelfall entscheiden, ob die im Buch angeführten Heilpflanzen, Dosierungen und Rezepturen zur Behandlung des kranken Tieres indiziert sind.

Dem Springer-Verlag, insbesondere Herrn Dr. Thomas Mager sind wir für die angenehme Zusammenarbeit sehr dankbar. Unser besonderer Dank gilt Frau Susanne Friedrichsen und Frau Dr. med. vet. Susanne Platt vom Springer-Verlag für ihre engagierte und konstruktive redaktionelle Unterstützung bei der Gestaltung und Drucklegung des Buches sowie für das Eingehen auf unsere vielfältigen Wünsche.

Jürgen Reichling
Rosa Gachnian-Mirtscheva
Marijke Frater-Schröder
Reinhard Saller
Assunta Di Carlo
Wolfgang Widmaier
Heidelberg, im August 2004

Inhaltsverzeichnis

13   Hauterkrankungen II: Lokale entzündliche Erkrankungen der Haut und Schleimhaut   201

Jürgen Reichling, Marijke Frater-Schröder, Reinhard Saller, Julika Fitzi-Rathgen,
Rosa Gachnian-Mirtscheva

14   Herzbeschwerden und Herzinsuffizienz   227

Jürgen Reichling, Marijke Frater-Schröder, Reinhard Saller, Julika Fitzi-Rathgen,
Rosa Gachnian-Mirtscheva

15   Erkrankungen des oberen und unteren Respirationstraktes   235

Jürgen Reichling, Marijke Frater-Schröder, Reinhard Saller, Julika Fitzi-Rathgen,
Rosa Gachnian-Mirtscheva

Autorenverzeichnis

Reichling, Jürgen, Prof. Dr. rer. nat.
Keplerstraße 33
69207 Sandhausen, Deutschland
juergen.reichling@t-online.de

Frater-Schröder, Marijke, Dr. phil. II
Schwand 2613
9642 Ebnat-Kappel, Schweiz
marijke.frater@bluewin.ch

Saller, Reinhard, Prof. Dr. med.
Postfach 777
Albisstraße 20
8038 Zürich, Schweiz
reinhard.saller@gmx.ch

Fitzi-Rathgen, Julika, Dr. med. vet., Mlaw
Meienbergstraße 24 B
9000 St. Gallen, Schweiz
julika.fitzi@bluewin.ch

Gachnian-Mirtscheva, Rosa,
Prof. Dr. med. vet.
Rakowski Straße 123
1000 Sofia, Bulgarien
iliana.mirtschewa@gmail.com

Teil I
Bedeutung
der Heilpflanzen in der
Veterinärmedizin

Teil I

Der Umgang mit dem kranken Tier

Jürgen Reichling, Marijke Frater-Schröder, Reinhard Saller,
Julika Fitzi-Rathgen, Rosa Gachnian-Mirtscheva

J. Reichling et al., *Heilpflanzenkunde für die Veterinärpraxis*,
DOI 10.1007/978-3-662-48795-2_1, © Springer-Verlag Berlin Heidelberg 2016

1

1.1   Die Tierhaltung im Wandel der Zeit

In den letzten Jahrzehnten haben sich in unserer westlichen modernen Gesellschaft der Stellenwert und der Umgang mit unseren Haustieren wesentlich verändert. Die Gründe hierfür sind vielfältig. Die Verstädterung und die damit einhergehende Naturverfremdung hat das Bedürfnis nach mehr Nähe zu den Tieren verstärkt und die Haustierhaltung gefördert. Unser Wohlstand erlaubt es uns zudem, Tiere nicht mehr ausschließlich nach rein wirtschaftlichen Aspekten zu beurteilen. Gerade bei Kleintieren liegt der primäre Aspekt im sozialen Bereich. Diese werden im Haus gehalten, gepflegt, umsorgt und in den meisten Fällen von ihren Besitzern auch als Familienmitglieder betrachtet. Wissenschaftliche Untersuchungen, speziell im Bereich der Ethologie und Psychologie, haben das Verständnis über das Verhalten und die physiologischen und sozialen Bedürfnisse der Tiere gefördert. Dies hat in der Kleintierhaltung und teilweise auch im Nutztierbereich zu einigen Verbesserungen der allgemeinen Haltungsbedingungen und im Umgang mit den Tieren geführt.

Die engere Beziehung zwischen Tier und Mensch sowie das bessere Verständnis haben ebenfalls im medizinischen Bereich zu deutlichen Veränderungen geführt. Die Bereitschaft der Tierbesitzer, ihre Tiere immer besser zu halten und Gesundheitsprobleme möglichst umfassend und optimal behandeln zu lassen, hat die Anforderungen an die Veterinärmedizin stark ansteigen lassen.

In der urbanen Veterinärmedizin wird heute immer mehr das Tier als Individuum betrachtet, bei dem es gilt, dessen Krankheit zu behandeln oder einer möglichen Erkrankung vorzubeugen, um Gesundheit und Wohlbefinden zu gewährleisten oder dessen Lebensqualität zu verbessern. Dem Tier als Patient wird vermehrt ein ähnlicher Status zuerkannt wie dem Menschen.

Dies hat auch im Bereich der Therapiewahl ein Umdenken begünstigt und dazu geführt, dass die Möglichkeiten und Grenzen der Schulmedizin vermehrt diskutiert werden. Gerade im Bereich der chronischen Erkrankungen sind in der klassischen Schulmedizin wiederholt unbefriedigende Ergebnisse zu verzeichnen. Daher stellen diese eine größere Herausforderung sowohl an die Veterinärmedizin als auch an die Tierernährungskunde an sich dar. Nicht nur erreichen die Tiere ein höheres Lebensalter, die Tierbesitzer sind auch interessiert und vermehrt bereit, beim Auftreten einer chronischen Erkrankung alle sinnvollen therapeutischen Möglichkeiten auszuschöpfen.

1.2   Das Erkennen von Erkrankungen durch den Tierbesitzer

Um eine mögliche Erkrankung frühzeitig zu erkennen, ist es einerseits nötig, die physiologischen Verhaltensweisen und Bedürfnisse des Tieres zu kennen und andererseits eine sorgfältige Beobachtung einhergehend mit einer gesunden Ernährung und der angebrachten regelmäßigen Pflege durchzuführen. Gerade bei sich langsam entwickelnden Erkrankungen ist dies von großer Bedeutung.

Das verbesserte Verständnis und das enge Zusammenleben ermöglicht es dem Tierbesitzer in den meisten Fällen, eine Abweichung vom Normalverhalten ihrer Schützlinge frühzeitig zu bemerken.

Hinweise, die auf eine Erkrankung deuten könnten, sind zum Beispiel:

- Veränderungen im Verhalten (Teilnahmslosigkeit, Schläfrigkeit, Schwäche aber auch gesteigerte Aggressivität, Unruhe, Nervosität, Ängstlichkeit);
- erhöhter oder verminderter Appetit oder Durst;

- Fieber;
- Veränderungen des Haarkleides und/oder der Haut;
- Nasenausfluss;
- Haltung der Ohren;
- Speichelfluss;
- Schwellungen, Knotenbildungen, Geschwulst;
- Niesen, Husten, Atemnot;
- Schluckbeschwerden, Würgen, Erbrechen;
- Durchfall oder Verstopfung;
- gehäufter oder fehlender Harnabsatz;
- Bauchschmerzen;
- Augenveränderungen, Sehstörungen;
- Lahmheiten, steifer Gang, geschwollene Gelenke;
- Veränderungen der Kopfhaltung, der Körperhaltung oder der Bewegung;
- Verletzungen.

1.3 Die Konsultation des Tierarztes

Es empfiehlt sich für den Tierbesitzer fast ausnahmslos, bei Beobachtung von deutlichen Veränderungen, welche die Gesundheit des Tieres betreffen, den Tierarzt zu konsultieren.

Das immer stärker vorhandene Bedürfnis der Menschen nach naturnahen Therapieverfahren und die Suche nach wirkungsvollen aber schonenderen Therapien, speziell im Bereich der chronischen Erkrankungen, hat in den letzten Jahrzehnten zu einer verstärkten Nachfrage nach traditionellen Heilmitteln geführt. Dazu gehört natürlich gerade die Anwendung von Heilpflanzen. Diese traditionellen Heilmittel werden nicht nur für Kleintiere eingesetzt, auch im Groß- und Nutztierbereich sind Bestrebungen vorhanden, den Einsatz chemisch-synthetischer Arzneimittel auf ein Minimum zu reduzieren, nicht zuletzt um Rückstände in Lebensmitteln tierischer Herkunft möglichst zu vermeiden.

Auch die Behandlung mit pflanzlichen Präparaten erfordert eine Diagnose, wodurch die korrekte Dosierung und erfolgversprechende Anwendung des geeigneten Heilpflanzenpräparates ermöglicht wird. Sie ist im Grunde als therapeutische Ergänzung zur Schulmedizin zu verstehen. Die Vorgehensweise zur Abklärung und Diagnosestellung einer Erkrankung erfolgt nach den bekannten schulmedizinischen Kriterien. Im Gegensatz zu den meisten chemisch-synthetischen – und eventuell schneller wirksamen – Arzneimitteln, stellt die Behandlung mit pflanzlichen Präparaten für den Patienten häufig eine schonendere Therapiemöglichkeit dar.

1.4 Heilpflanzen und ihre Anwendung beim kranken Tier

Heilpflanzen, die vorwiegend bestimmte Anwendungsbereiche betreffen, sind alle in Teil II des Buches dargestellt. Die aus ihnen gewonnenen Arzneimittel haben ihre traditionelle Bedeutung bis heute behalten und zählen zu den wirksamen und sicheren Arzneimitteln für das Tier. In ☐ Tab. 1.1 ist eine Übersicht der Anwendungsbereiche beim kranken Tier dargestellt und verweist auf die Seiten, wo entsprechende Heilpflanzen behandelt werden.

1

◘ **Tab. 1.1** Anwendungsbereiche für Heilpflanzen beim kranken Tier

Anwendungen/Indikationen	Seite
A	
Abführmittel	152
Adaptogene Wirkung	315
Allergie	313
Allergische Rhinitis bei Pferden	319
Angst- und Unruhezustände	289
Antidiarrhoika	130
Appetitlosigkeit	47, 52
Aquarese	268, 275, 276
Atemwegserkrankungen	236
B	
Blähungen	47
Blasenerkrankungen	267
D	
Diarrhoe	129
Durchblutungsstörungen	299
Durchfall	130
Durchfallerkrankung	129
Durchspülungstherapie	268, 274, 280, 282
E	
Ektoparasiten	323
Enteritis	66, 89, 110, 114
Entzündungen der Haut, der Magen-Darm-Schleimhaut	47, 201, 203
Ermüdungszustände	313
G	
Gallenerkrankungen	167
Galletreibende Wirkung	59, 168
Gastroenteritis	79
Gastrointestinale Erkrankungen I, II, III	47, 129, 151
Geschwüre	177
H	
Harnwegsinfekte	268
Hauterkrankungen I, II	177, 201
Haut und Schleimhaut	201
Herzbeschwerden	227
Herzinsuffizienz	227
Herzmuskelschwäche	228
K	
Katarrhalische Erkrankungen der oberen Atemwege	236
Kräftigungsmittel	315
L	
Laxantia, pflanzliche	152
Lebererkrankung, chronisch-entzündlich	174
Leberschäden, toxisch	174
M	
Magen-Darm-Störungen	52, 55, 103, 108, 115, 126
Magen-Darm-Störungen, nervös bedingt	289
Muskelschmerzen	299

Geschichte und heutige Bedeutung der Heilpflanzen in der Veterinärmedizin

Jürgen Reichling, Marijke Frater-Schröder, Reinhard Saller,
Julika Fitzi-Rathgen, Rosa Gachnian-Mirtscheva

J. Reichling et al., *Heilpflanzenkunde für die Veterinärpraxis*,
DOI 10.1007/978-3-662-48795-2_2, © Springer-Verlag Berlin Heidelberg 2016

2.1   Historischer Rückblick

Die Kunst, mit Pflanzen und deren Zubereitungen zu heilen, zählt zweifellos zu den ältesten kulturellen Errungenschaften der Menschheit. Archäologische Funde aus prähistorischer Zeit deuten darauf hin, dass der Mensch Pflanzen nicht nur als Nahrungsmittel, Bau- und Bekleidungsmaterial zu nutzen wusste, sondern auch zu Heilzwecken. Schon sehr früh wurde erkannt, dass Heilpflanzen auch für die Erhaltung der Tiergesundheit von großer Bedeutung sind. Unter den Siedlungsspuren von Neandertalern und Menschen der Altsteinzeit fanden sich bereits Pflanzenteile von z. B. Tausendgüldenkraut und Schafgarbe. Auch in den frühesten schriftlichen Aufzeichnungen, wie in den sumerischen und babylonischen Keilschriften, finden Heilpflanzen Erwähnung. Die wichtigste praktische Quelle für die Anwendung von Heilpflanzen war sicherlich die Erfahrungsheilkunde, die Empirie. So waren für den Urzeitmenschen empirische Kenntnisse vollständig ausreichend, um eine bestimmte Pflanze z. B. als kühlend, wärmend oder wundheilend zu erkennen. Die durch Beobachtung und Anwendung gewonnenen Erfahrungen wurden dann über Generationen in Familien, durch besondere heilkundige Personen oder Priesterärzte weitergegeben. So gehört das Auflegen von Blättern zur Heilung von Wunden oder zur Linderung von Schmerzen bei Mensch und Tier auch heute noch zum therapeutischen Wissen der Schamanen und Heiler von Indianervölkern und Eingeborenenstämmen aller Kontinente. Die zweite wesentliche Quelle für die Entwicklung der Heilpflanzenkunde war der magisch-kultische Bereich. Insbesondere die in kultischen Handlungen benutzten Rauschdrogen und Rauchwerke fanden schon früh auch als Medizin Eingang in die Therapie. Bei den Kelten galt z. B. die Mistel, eine magisch-religiöse Pflanze, als eine Art Allheilmittel (Schadewaldt 1966,1986; Harnischfeger u. Stolze 1983; Hänsel 1996; Mayer 1999; Arnold 1999; Allen u. Hatfield 2004).

Der Ursprung der europäischen Heilpflanzenkunde liegt in der griechischen und römischen Antike. Dioskurides (1. Jh. n. Chr.) aus Anazarba in Kleinasien hat mit *De Materia Medica* wohl das bekannteste und bedeutendste „Kräuterbuch" der griechischen Antike geschrieben. Als Militärarzt in der Armee Kaiser Neros machte er ausgedehnte Reisen ins Mittelmeergebiet und lernte dort zahlreiche Pflanzen sowie die Heilkunde der Mittelmeerländer kennen. Dadurch flossen sowohl die Heilpflanzen als auch die Heilkunde der Mittelmeerländer in die Materia medica des Dioskurides ein. Darin werden insgesamt 600 Pflanzen nach Herkunft, Aussehen und Vorkommen beschrieben und detaillierte Angaben zum Sammeln und Trocknen sowie über arzneilich wirksame Zubereitungen gemacht. Er war außerdem der Erste, der vor Verfälschungen und Verwechslungen von Heilpflanzen warnte und Methoden beschrieb, um solche zu erkennen. Dioskurides ordnete die Pflanzen bereits nach Indikationsgebieten entsprechend der antiken Viersäftelehre und Humoralpathologie.

In späterer Zeit bemühte sich der römische kaiserliche Leibarzt Galenus (2 Jh. n. Chr.) besonders um eine Systematisierung der therapeutischen Anwendung und um genaue Zubereitungs- und Lagerungsvorschriften. Bei ihm finden sich viele Heilpflanzen, die auch heute noch medizinisch von Interesse sind, wie z. B. Adonis, Meerzwiebel, Schafgarbe, Süßholzwurzel, Weidenrinde (Schadewaldt 1966; Hänsel 1996).

Seit der Antike waren es die verschiedensten Kräuterbücher oder die im Mittelalter aufkommenden Rezeptsammlungen von Mönchen und Nonnen, die das Wissen um die Heilpflanzenkunde weitergaben (Schadewaldt 1966; Ostheeren 1991; Hänsel 1996; Martin et al. 2001).

Im 16. Jahrhundert erlebte die Heilpflanzenkunde mit dem Erscheinen der großen klassischen Kräuterbücher von Otto Brunfels (1488–1534), Hieronymus Bock (1489–1554), Pietro Andrea Matthioli (1500–1577), Leonhard Fuchs (1501–1566), Andrea Cesalpino (1519–1603) und Adam Lonitzer (1528–1586) einen nachhaltigen Aufschwung. Die als »Väter der europäischen Heilpflanzenkunde« angesehenen Autoren sichteten erstmals kritisch den antiken pflanzlichen Arzneischatz, rekonstruierten die antiken Texte, vor allem des Dioskurides, identifizierten die darin enthaltenen Heilpflanzen, bildeten sie im Holzschnitt ab und machten Angaben zu ihrer medizinischen Verwendung.

Aus dem historischen veterinärmedizinischen Schrifttum geht hervor, dass die Anwendung von Heilpflanzen beim Tier vorwiegend auf Erfahrungen der Volks- und Humanmedizin beruht. Schon im 17. Jahrhundert finden sich in Handbüchern zur Tierheilkunde Angaben über die Anwendung von Heilpflanzen bei Mensch und Tier (◘ Tab. 2.1). In späterer Zeit erlebte die Heilpflanzenkunde im Bereich der Tiermedizin mit der Gründung der ersten veterinärmedizinischen Schulen in Europa (ab 1762) bis etwa zum Ende des 19. Jahrhunderts eine gewisse Blüte. In dieser Zeit erschienen zahlreiche Bücher zur Tierheilkunde, in denen der Einsatz von Heilpflanzen für die verschiedensten Erkrankungen beim Tier empfohlen wird. Die Fachbücher, die teils von Wissenschaftlern und praktizierenden Tierärzten aber auch von Laien (z. B. Hufschmiede, Gutsverwaltern, Landwirtschaftslehrern) verfasst wurden, repräsentieren somit sowohl schulmedizinisches als auch volkstümliches Wissen zur Heilpflanzenkunde (Bartz 1996; Ludwig 1996; Moder 1997; Zitterl-Eglseer et al. 1999, 2000; Lans et al. 2001). Vielfach werden in diesen Heilpflanzenbüchern auch detaillierte Angaben zur Botanik, zum Sammeln, Trocknen und Aufbewahren von Heilpflanzen sowie über Heilpflanzenzubereitungen gemacht.

Nach 1918 setzten in der damaligen Sowjetunion intensive Bemühungen um die pharmakologische und klinische Erforschung sowie Entwicklung pflanzlicher Heilmittel innerhalb der Veterinärwissenschaften ein. Die Regierung begann, der tiermedizinischen Ausbildung und der Qualifikation der Dozenten besondere Aufmerksamkeit zu schenken, wodurch sowohl die Anzahl der Veterinärhochschulen als auch die der Studenten anstieg. In der Folgezeit erschienen eine Reihe von Büchern und Abhandlungen, die sich mit der Verwendung von Heilpflanzen in der Veterinärpraxis beschäftigten. So erforschte Soschestvenskii (1876–1941) Pflanzen mit antimikrobieller und antihelminthischer Wirkung sowie Gegenmittel für giftige Pflanzen. Govorov (1902–1977) entwickelte eine pharmakologische Basis für die Anwendung von pflanzlichen Heilmitteln (Phytotherapeutika) in der Tiermedizin. Faddeev ging in der 3. Auflage seines Buches *Rezepte* für die tierärztliche Therapie in besonderer Weise auf die Verwendung von Heilpflanzen in der Tierheilkunde ein (Faddeev 1958). Das gleiche Ziel verfolgten Zarjev und Cherviakov mit ihren Büchern *Heilpflanzen in der Tiermedizin* (Zarjev 1964) bzw. *Medikamente in der tierärztlichen Praxis* (Cherviakov 1977). Vor allem Mosgov erforschte die wissenschaftliche Anwendung von Pflanzen in der medizinischen Behandlung von Tieren weiter. Sein Lehrbuch *Pharmakologie*, welches u. a. über 100 Arzneipflanzen und ihre Anwendungsformen enthält, ist in acht Auflagen erschienen und stellte nicht nur für Studenten, sondern auch für praktizierende Tierärzte ein wichtiges Handbuch dar (Mosgov 1979). Einer der Mitarbeiter Mosgovs war M. I. Rabinovich, der ein tierärztliches Forschungsinstitut im Ural gründete, in dem eine Vielzahl von Heilpflanzen pharmakologisch untersucht wurde. Es wurden u. a. neue tiermedizinische Pflanzenpräparate mit herzstärkenden, verdauungsfördernden, harntreibenden und ruminativen Wirkungen entwickelt (Rabinovich 1981, 1987, 1988). Neben Mosgov, Cherviakov und Rabinovich sind in neuerer Zeit in Osteuropa insbesondere in Bulgarien weitere Arbeiten zur praxisorientierten Verwendung von Heilpflanzen in der Veterinärmedizin erschienen (Gachnian u. Assenov 1985; Lipnizkiji 1987; Avakajanz 2001; Gachnian-Mirtscheva 2003).

Pflanzliche Zubereitungen werden zur innerlichen als auch äußerlichen Anwendung bei Tieren in Form von Pulvern, Salben, Pflastern, Pillen, Breiumschlägen, Tinkturen, wässrigen Abkochungen, Bissen und Latwergen eingesetzt (Merk u. Hoffmann 1921; Burgard et al. 1991; Bartz 1996; Barsanti et al. 2000; Rahne 2000; Schulze 2000; Martin et al. 2001).

2

□ **Tab. 2.1** Handbücher für Tierärzte, Hufschmiede und Landwirte vom 17., 18. und 19. Jahrhundert

Jahrg.	Verlag/Ort	Autor	Titel/Untertitel	Bemer-kung
1664	König, Basel	Tabernaemon-tanus T.	*D. Theodori Tabernaemontani Neu vollkommen Kräuterbuch* Darinnen über 3000 Kräuter/auch deren Unterscheid und Wirkung be-schrieben, desgleichen auch wie dieselbigen in allerhand Krank-heiten, bei der Menschen und des Viehs, sollen angewendet und gebraucht werden, angezeigt wird	Kräuter
1697	keine Verlagsanga-be, Wiesenthal	Böhme M.	*Kurze, doch bewährte Viehartzney*	Nutztiere
1745	Fuchs, Stargardt	Hückel B. L.	*Abhandlung vom Schaf-Vieh, darinnen desselben Natur, Wartung und Nutzen, wie auch Kranckheiten und Arztneyen beschrieben werden*	Schafe
1747	Hübner, Cüstrin	Hückel B. L.	*Abhandlung vom Hornvieh*	Rind
1756	Keine Verlagsanga-be, Frankfurt, Berlin	Hückel B. L.	*Abhandlung von den Ziegen und zahmen Schweinen*	Ziegen, Schweine
1762	Verl. d. neuen Buchhdlg., Bern	Hastfer F. W.	*Goldgrube in verbesserung der Schaafszucht, nebst einem rath gegen die Schaafspocken, auch einigen anmerkungen des Linnäus hierüber*	Schafe
1764	Tattner, Wien, Prag	Tam F. J. Freyherr von	*In danknehmigst-pflichtmässiger Liebe immergrünend entsprossenes vierfaches Kleeblatt, worin mit erwiesenen Beyspielen bestätigte 300 Hilfsmittel für Horn-, Schaf-Pferd- und Federvieh, während allergnädigst im Königreich Böheim verordneter Untersuchung der allda gewütheten Seuche getreulich aufgezeichnet, alsdann mit Aller-höchst Kaiserl. Königl. Apost. Majest. besonderer Erlaubniss zum beliebi-gen Gebrauch, deutsch, lateinisch und böhmisch verfasset*	Nutztiere
1771	Kaiserl. Königl. Gesellschaft des Ackerbaus und nützlicher Künste im Herzogthume Krain, Krain	Brigido J. Frey-herr von	*Zweyte Sammlung nützlicher Unterrichte. Erfahrungsmässiger Unterricht wie die Schafe durch gute Pflege zur vollkommensten Art gebracht, und bey solcher erhalten werden können*	Schafe
1773	Tattnern, Wien	Marteau P.	*Auserlesenes Rindvieharznei-büchlein*	Rind

▣ Tab. 2.1 (Fortsetzung)

Jahrg.	Verlag/Ort	Autor	Titel/Untertitel	Bemerkung
1775	Vierling, Hof	Anonym	*Nützlicher Unterricht, vor die Hauswirthe, wie sie in vorfallenden Krankheiten, ihre Haustiere selbst curiren, und bey Gesundheit erhalten können*	Haustiere
1776	Kesselring'sche Hofbuchhandlung, Hildburghausen	Willburg A. C.	*Anleitung für das Landvolk in Absicht auf die Erkenntnis und Heilungsart der Krankheiten des Rindviehs*	Rind
1776	Schwarzkopf, Nürnberg	Willburg A. C. von	*Anleitung für das Landvolk in Absicht auf die Erkänntniss und Heilungsart der Krankheiten des Rind-Viehes, samt denen Hülfsmitteln und einem Anhang über die Materie der Medicin, und Erläuterung der einfachen Heilsmittel durch beygefügte lateinische Benennungen. Nebst beygefügten Anleitung zur Erkänntnis und Heilung der Krankheiten bey der Schafzucht*	Rind, Schaf
1779	Eger, Laibach	Entersfeld F.	*Neue Sammlung nützlicher Unterrichte. Abhandlung von den eigentlichen Ursachen der Viehseuchen, einige Präventiv- und Kurativmittel*	Nutztiere
1783	Hilscher, Leipzig	Anonym	*Handbuch der praktischen Vieharzneykunst in welchem von der Natur und den Krankheiten der Thiere, die bey einer Wirthschaft nöthig und nützlich sind, gehandelt wird zum Gebrauch derjenigen welche sowohl in Städten als auf dem Lande sich mit der Wirthschaft und Viehzucht beschäfftigen*	Nutztiere
1791	Meyer, Breslau	Anonym	*Der Freund des Landmannes, von einem Schlesier*	Nutztiere
1791	Trummer, Wien	Wolstein J. G.	*Das Buch von den Seuchen und Krankheiten des Hornviehes, der Schaafe und der Schweine für die Einwohner auf dem Lande*	Rind, Schaf, Schwein
1793	Kienreich, Grätz	Anonym	*Vollständiges Vieharznei-Buch; oder Anleitung zur Behandlung des Horn-, Schaaf- und Federviehs bei Viehseuchen und anderen Krankheiten derselben*	Nutztiere

⬛ Tab. 2.1 (Fortsetzung)

Jahrg.	Verlag/Ort	Autor	Titel/Untertitel	Bemerkung
1794	Schwickertscher Verl., Leipzig	Frenzel J.	*Praktisches Handbuch für Thierärzte und Oekonomen. Bd. 2*	Tierärzte
1798	Herrlische Buchhdlg., Prag	Fuss F.	*Vollständiger Unterricht von dem Schafviehe, dann von den Ziegen, dem Schweineviehe nebst einem Anhange von allen der Landwirtschaft schädlichen vierfüssigen Thieren, und deren Vertilgungsmitteln*	Nutztiere
1800	Schwickert, Leipzig	Oehlmann C.	*Beobachtungen und Erfahrungen wie auch versuchte Curen- und Heilungsarten an Kühen, Ochsen, Schafen, Ziegen und Schweinen*	
1803	Keine Verlagsangabe, Grätz	Anonym	*Der Bauer als Vieharzt oder: Arzneibuch für die Krankheiten des Rindviehs, der Schafe und Schweine*	Nutztiere
1806	Beyer und Maring, Erfurt	Gotthard J. Ch.	*Vollständiger Unterricht in der Wartung und Pflege der Ziegen und Kaninchen. Benutzung der selben, Kenntniss und Heilung ihrer Krankheiten*	Ziegen, Kaninchen
1806	Maurer, Berlin	Rohlwes J. N.	*Allgemeines Vieharzneibuch, oder Unterricht, wie der Landmann seine Pferde, sein Rindvieh, seine Schafe, Schweine, Ziegen und Hunde aufziehen, warten und füttern, und ihre Krankheiten erkennen und heilen soll, nebst einem Anhange*	Nutztiere, Hunde
1811	Maurer, Berlin	Rohlwes J. N.	*Receptbuch für Schäfer*	Schafe
1815	Verlag der Geistingerschen Buchhdlg., Wien, Triest	Waldinger H.	*Wahrnehmungen an Schafen, um über ihr Befinden urtheilen zu können*	Schafe
1817	Haas, Wien	Deigendesch J.	*Nachrichters nützliches Pferd oder Rossarzneibuch nebst einem Anhang von Rindvieharzneyen*	Pferd, Rind
1818	keine Verlagsangabe, Wien, Triest	Waldinger H.	*Abhandlung über die gewöhnlichen Krankheiten der Hunde*	Hund
1819	Hartlebens, Pesth	Schmidt J. N.	*Thierärztliches Rezeptenbuch*	
1821	Gassert, Ansbach	Ammon K. W.	*Allgemeines Hausvieharzneibuch*	Haustiere
1821	Fleischer, Leipzig	Cerutti L.	*Taschenwörterbuch der gesamten Thierheilkunde*	

◨ **Tab. 2.1** (Fortsetzung)

Jahrg.	Verlag/Ort	Autor	Titel/Untertitel	Bemer-kung
1826	Keine Verlags-angabe, Linz	Thon Ch. F. G.	*Der Landmann als Thierarzt bey Krankheiten der Pferde, des Rind-viehes, der Schweine, Schafe, Ziegen, Hunde, des Federviehes und der Stubenvögel*	Nutztiere, Hunde, Vögel
1828	Kesselring'sche Hofbuchhandlung, Hildburghausen	Ziller G. C.	*Praktischer Unterricht über die Cur der gewöhnlichsten Krankheiten des Rindviehes für angehende Tierärzte, Ökonomen und Landleute*	Rind
1829	Gerhard, Danzig	Wagenfeld L.	*Über die Erkennung und Cur der Krankheiten der Schaafe*	Schafe
1833	Goedsche; Meissen, Wigand; Pesth	Schrader F.	*Der Thierarzt als Rathgeber bei allen Krankheiten der Pferde, Rinder, Schafe, Ziegen, Schweine, Hunde, Katzen und des Federviehes. Ein Handbuch zur Belehrung für Land wirthe und Viehbesitzer jeder Art*	Nutztiere, Hunde, Katzen, Vögel
1833	Geistingerschen Buchandlung, Wien, Triest	Veith J. E.	*Abriss der Kräuterkunde für Thier-ärzte und Oekonomen, nebst einer Übersicht der gewöhnlichsten Ge-wächse und ihrer Standörter*	Kräuter
1835	Maurer, Berlin	Rohlwes J. N.	*Allgemeines Vieharzneibuch, oder Unterricht, wie der Landmann seine Pferde, sein Rindvieh, seine Schafe, Schweine, Ziegen und Hunde auf-ziehen, warten und füttern, und ihre Krankheiten erkennen und heilen soll*	Nutztiere, Hunde
1837	Goedsche, Meissen	Schrader F.	*Universallexikon aller die Zucht, Pflege und Wartung der Hausthiere im gesunden und kranken Zustande betreffenden Kenntnisse mit ausführ-licher Darstellung, wie alle Krank-heiten der Pferde, Schafe, Ziegen, Schweine, Hunde, Katzen und der Haus- und Stubenvögel erkannt, verhütet und geheilt werden können*	Nutztiere, Hund, Katze, Vögel
1838	Hensen, Aachen	Erkens H. J.	*Gemeinnütziges Thierarzneibuch, für Stallmeister, Pferde-Züchter, Gutsbesitzer, Oekonome, Landwir-the und Pferde-Besitzer überhaupt*	Pferde
1838	Krappe, Leipzig	Herbst C.	*Die Krankheiten des Rindviehs, der Schafe, Ziegen, Schweine, Gänse, Hühner, Tauben und deren Heilung und die Art und Weise diese Tiere zu mästen. Ein praktisches Noth- und Hülfsbuch für den Ökonomen und Landmann*	Nutztiere

2

▣ Tab. 2.1 (Fortsetzung)

Jahrg.	Verlag/Ort	Autor	Titel/Untertitel	Bemerkung
1839	Gerold, Wien	Buchmüller A. L.	*Systematisches Handbuch der Arzneymittellehre für Ökonomen und Thierärzte*	Arzneimittel
1839	Baumgärtner, Leipzig	Braun D. J.	*Encyclopädie der gesamten Thier-Heilkunde*	
1840	Verlag von E. U. Fleischmann, München	Merk Th.	*Der Haus-Thierarzt als Hausfreund bei Krankheiten und Seuchen der Pferde, des Rindviehes, der Schafe, Schweine, Ziegen und Hunde Vollständiges Handbuch der praktischen Hausthier-Heilkunde*	Pferd, Rind, Schaf, Schwein, Ziege, Hund.
1842	Voigt, Weimar	Falke I.	*Universal-Lexikon der Thierarzneikunde*	
1842	Ernst'sche Buchhandlung, Quedlinburg	Fuhrmeister F.	*Der sicher heilende Pferde- und Rindvieharzt oder wie kann der Städter auf die einfachste und wohlfeilste Art selbst heilen*	Pferd, Rind
1844	Wundermann, Hamm, Funckesche Buchhdl, Crefeld	Stephan H. W.	*Neuestes und vollständiges allgemeines Vieharzneibuch*	
1844	keine Verlagsangabe, Wien	Hayne A.	*Handbuch über die besondere Krankheits-Erkenntnis- und Heilungslehre der sporadischen und seuchenartigen Krankheiten der nutzbaren Hausthiere*	Nutztiere
1847	Veit & Comp., Berlin	Hertwig C. H.	*Praktische Arzneimittellehre für Thierärzte*	Pferde und Hunde
1852	Lechner's Universitätsbuchhandlung, Wien	Böhm C. L.	*Der tierärztliche Ratgeber in den äusseren und inneren Krankheiten der Pferde, Rinder, Schafe und Schweine*	Nutztiere
1852	Spanner, Leipzig	Werneburg S. von Beyer M.	*Allgemeines praktisches Vieharzneibuch der allopathischen und homöopathischen Thierheilkunde*	
1856	Seidel, Wien	Röll F. M.	*Lehrbuch der Pathologie und Therapie der nutzbaren Hausthiere*	Nutztiere
1862	Wigand, Leipzig	Ammon Ch. F.	*Der allopathische und homöopathische Tierarzt. Ein Noth- und Hilfsbuch für Alle welche ihre erkrankten Pferde, Rinder, Schafe, Ziegen, Schweine, Hunde, Katzen, Federvieh, Bienen, Seidenraupen auf zuverlässige und wohlfeile Weise selbst heilen wollen*	Nutztiere, Haustiere, Vögel, Bienen

◫ **Tab. 2.1** (Fortsetzung)

Jahrg.	Verlag/Ort	Autor	Titel/Untertitel	Bemer-kung
1863	Harleben, Wien, Pest	Beyse J.	Handbuch der gesammten Land- und Hauswirthschaft nach den neuesten Fortschritten, Erfahrungen und Verbesserungen. 1. Abteilung: Die vollkommene Landwirthschaft	Nutztiere
1866	Braumüller, Wien	Forster L.	Recept-Taschenbuch für Thierärzte	
1873	Leuschner und Lubensky, Graz	Klingan H.	Der Rinderarzt. Eine gemeinver-ständliche Belehrung über die am häufigsten vorhandenen Rinder-krankheiten und ihre Heilung nebst einem Anhang über Seuchen	Rind
1873	Ebnersche Buch-hdlg., Ulm	Zipperlen W.	Der illustrierte Hausthierarzt für Landwirthe und Hausthierbesitzer	
1878	Braumüller, Wien	Röll M.	Das k. k. Militär-Thierarznei-Institut in Wien während des 1. Jahr-hunderts seines Bestehens. Eine historische Skizze	
1880	Braumüller, Wien	Röll F. M.	Lehrbuch der Arzneimittellehre für Thierärzte	
1880	Hirschwald, Berlin	Hertwig C. H.	Die Krankheiten der Hunde und deren Heilung	Hund
1883	Bardtenschlager, Reutlingen	Reichardt G.	Der Hausthier-Arzt oder zweck-mässige Wartung und Pflege der Hausthiere in allen Krankheitsfällen	Haustiere
1886	Paul Neff, Stuttgart	Vogel E.	Spezielle Arzneimittellehre für Tierärzte	
1887	Perles, Wien	Postolka A.	Geschichte der Thierheilkunde von ihren Anfängen bis auf die Jetztzeit	
1888	Ferdinand Enke, Stuttgart	Fröhner Eugen	Lehrbuch der Arzneimittellehre für Thierärzte	Haustiere
1890	Enslin, Berlin	Harms C.	Erfahrungen über Rindviehkrankhei-ten und deren Behandlung	Rind
1896	Braumüller, Leipzig, Wien	Konhäuser F.	Die Krankheiten des Hundes und deren Behandlung	Hund
1897	Parey, Berlin	Steuert L.	Das Buch vom gesunden und kranken Haustier	Haustiere
1897	Perles, Wien, Leipzig	Koch A.	Handwörterbuch der gesamten Thierheilkunde und Thierzucht mit Inbegriff aller einschlägigen Disciplinen und der speciellen Etymologie	

2

◘ **Tab. 2.1** (Fortsetzung)

Jahrg.	Verlag/Ort	Autor	Titel/Untertitel	Bemerkung
1898	Eugen Ulmer, Stuttgart	Hoffmann L.	*Der Landmann als Thierarzt bey Krankheiten der Pferde, des Rindviehes, der Schweine, Schafe, Ziegen, Hunde, des Federviehs und der Stubenvögel*	Nutztiere, Hunde, Vögel
1899	Lenz, Leipzig	Renesse A.	*Die Krankheiten des Rindviehes, deren Heilung und Verhütung*	Rind
1920	Eugen Ulmer, Stuttgart	Zipperlen W.	*Zipperlen's praktischer Haustierarzt*	Nutztiere, Hunde
1921	Eugen Ulmer, Stuttgart	Hoffmann L.	*Th. Merk's Haustier-Heilkunde für Landwirte*	Haustiere, Nutztiere
1925	Leipzig, Wien	Knoll	*Neue Tierheilmethode*	Nutztiere, Hunde, Katzen
1927	Krewel, Köln	Diffiné K.	*Merkbüchlein für Hundebesitzer und Hundezüchter*	Hunde
1937	Deutscher Apotheker Verlag, Berlin	Hösel H.	*Die Stallapotheke*	Nutztiere, Hunde, Katzen
1941	Kolbermoor, Oberbayern	Lassel M.	*Kräutergold*	Nutztiere

Beispiele traditioneller Heilpflanzenrezepte

Einige ausgewählte alte Rezepturen mögen exemplarisch das vielfältige Erfahrungswissen auf dem Gebiet der traditionellen Anwendung von Heilpflanzen in der Tiermedizin verdeutlichen (Merk u. Hoffmann 1921):

▬ **Verdauungsförderndes Mittel:**
  Nimm: Thymian 50 g, Tausendgüldenkraut 30 g, Wacholderbeeren 40 g, Kochsalz 80 g. Mische zu Pulver und gebe auf jedes Futter 1 Esslöffel voll. Für Schafe und Rinder.

▬ **Schleimlösendes Mittel:**
  Nimm: Spitzwegerichsaft 50 g, Zucker 30 g, Honig 30 g, Wasser 150 g. Mische und gebe kleinen Haustieren stündlich 1 Esslöffel voll.

▬ **Beruhigendes Mittel:**
  Nimm: Baldrianpulver 100 g, Salbei 100 g, Leinsamen 100 g. Mische und gebe hiervon alle Stunde 1 Spatel voll.

▬ **Abführendes Mittel:**
  Nimm: Rheumpulver 5 g, Honig und Altheapulver je 15 g. Mische es zu Pillenmasse und Teile in 10 gleiche Teile und gebe 2-stündlich 1–3 Pillen gegen Verstopfung bei Hühnern.

▬ **Wurmtreibendes Mittel:**
  Nimm: Wurmfarnextrakt 0,5 g, Rizinusöl 20 g, Arabisches Gummi 6 g, Pfefferminzwasser 60 g. Auf einmal einem großen Hund gegen Bandwürmer verabreichen.

2.2 Heutige Bedeutung

Aus heutiger Sicht ist die Anwendung von Heilpflanzen ein traditionelles Bindeglied zwischen verschiedenen Richtungen der modernen Human- und Tiermedizin. In vielen europäischen Ländern gehören Teile der Heilpflanzenkunde und zahlreiche pflanzliche Arzneimittel sowohl zur Komplementärmedizin (Naturheilkunde) wie auch zur Praxis einer naturwissenschaftlich orientierten Arzneimitteltherapie. Nicht zuletzt aufgrund ihrer langen Anwendungsgeschichte zieht sie durch praktisch alle Medizinperioden und vielfältigen Theorien von Gesundheit, Krankheit, Ernährung, Vorbeugung, Heilen und Behandeln. Dementsprechend beinhaltet sie neben akademischen und professionellen Ansichten und Erfahrungen auch umfangreiche Anteile aus Laientheorien und Laienwissen (Saller u. Reichling 1995, 1996).

In der Anwendung von Heilpflanzen und deren Zubereitungen beim Tier lassen sich 3 Bereiche unterscheiden:

2.2.1 Rezeptierungen: Anwendung von Heilpflanzen auf Basis der tradierten Erfahrung zur Prophylaxe und Therapie

Diese Anwendung der Heilpflanzen beruht auf dem Erfahrungswissen der Tierhalter oder Therapeuten/Veterinäre. Zur innerlichen und äußerlichen Anwendung kommen u. a. Teezubereitungen, Kalt- oder Warmwassermazerate, Infuse, Dekokte, Tinkturen, Latwergen, für deren Herstellung keine besonderen technischen Einrichtungen erforderlich sind. Heilpflanzen zur traditionellen Anwendung finden sich in zahlreichen allgemeinen Handbüchern und Nachschlagewerken zum Umgang, der Pflege, Krankheitsprävention und Therapie von Haus- und Nutztieren (vgl. hierzu Tab. 2.1; Zitterl-Eglseer et al. 1999, 2000; Steinmassel-Wirrer 1993). Die Art der Anwendung ist in den Entwicklungsländern, wie auch in den Industrienationen, gleichermaßen von Bedeutung (Rabinovich 1981, 1987; Wheeler u. Wait, 1993; Zitterl-Eglseer et al. 1999, 2000; Löscher et al. 2003). Die Vorteile dieses Einsatzes von Heilpflanzen sind leicht zu erkennen: Sofern eine echte Tradition besteht, sind die verwendeten Heilpflanzen, Pflanzenteile, Zubereitungen und deren Dosierungen für die jeweiligen Krankheiten zutreffend und die Herstellung kostengünstig (Harnischfeger u. Stolze 1983; Moder 1997; Masika et al. 1997, 2000).

2.2.2 Ergänzungsfuttermittel und Hausmittel: Anwendung von Heil- und Gewürzpflanzen als Ergänzung zur Tiernahrung, zur Förderung der Tiergesundheit und zur Behandlung

Die Anwendung von Heilpflanzen und deren Zubereitungen als Ergänzungsfuttermittel dient der Förderung der Tiergesundheit, der Leistungsverbesserung und gegebenenfalls auch der Heilung. Die Anwendung von Ergänzungsfuttermitteln auf Pflanzenbasis bei Klein- und Nutztieren bietet einige bedeutsame Vorteile und Perspektiven (Di Carlo et al. 2003):

Hausmittel werden insbesondere von Landwirten, Tierpflegern und Haustierbesitzern verwendet und mit Kräutern, Gewürz- und Heilpflanzen meistens aus eigenem Anbau oder aus Wildsammlungen selber zubereitet (Bizaj 2005; Vogl-Lukasser 2006; Disler 2012; Grabowski 2010; Schmid et al. 2012; Klarer et al. 2013).

- Anregung und Unterstützung der körpereigenen, natürlichen und physiologischen Funktionen und Selbstheilungskräfte (Beispiel: Stoffwechsel, Darmfunktionen, Immunsystem).

— Hemmung/Reduktion pathogener Keime (Beispiel: Dermatophyten, pathologische Darmbakterien).

— Unterstützung der Gesundheit bei schädigenden und krankmachenden Stoffen in der Atemluft, im Wasser oder im Futter (Beispiel: Förderung der Leberfunktion).

— Antioxidative und Radikalfänger-Aktivität, um destruktive Prozesse zu regulieren (Beispiel: Alterungsprozesse, Folgen entzündlicher Prozesse).

2.2.3 Fertigarzneimittel: Anwendung von Heilpflanzen in Form zugelassener Arzneimittel (Phytopharmaka) auf der Basis (nationaler) regulatorischer Vorgaben zu therapeutischen Zwecken

Pflanzliche Fertigarzneimittel oder Phytopharmaka, auch Phytotherapeutika genannt, sind in der europäischen Humanmedizin inzwischen ein fester Bestandteil des Medikamentenrepertoirs. In der Praxis handelt es sich dabei um Arzneimittel, die als arzneilich wirksame Bestandteile Drogen, Drogen-, Extrakt- oder Frischpflanzenzubereitungen in einer bestimmten Arzneiform (z. B. Tablette, Pulver, Granulat, Kapsel, Tropfen, Saft, Tee) enthalten. Bei einem Phytopharmakon gilt die gesamte Pflanzenzubereitung (z. B. Drogenpulver, Extrakt, Tinktur) als Wirkstoff und nicht etwa einzelne Pflanzenstoffe (z. B. Atropin, Campher, Menthol).

Im Vergleich zur Humanmedizin haben pflanzliche Fertigarzneimittel in der europäischen Veterinärmedizin noch nicht den gleichen Stellenwert erreicht. Der Grund dafür ist u. a. darin begründet, dass es bisher nur wenige zugelassene »Veterinärphytopharmaka« gibt, die im Sinne einer rationalen Schulmedizin angewendet werden (Löscher et al. 2003). Bei den meisten Präparaten handelt es sich um fixe Kombinationen mit zwei und mehr Kombinationspartnern, die Anwendungsgebiete, wie z. B. Verstopfung, Infektionen der Haut und des Magens, Hautpflegemittel, Entzündungen der Gelenke, Muskeln und Sehnen, abdecken. Darüber hinaus liegen für pflanzliche Fertigarzneimittel derzeit keine ausreichenden pharmakologischen Kenntnisse und klinischen Erfahrungen für die gesamte Vielzahl der zu behandelnden Tierarten vor (Riedel-Caspari 1993; Heinze 1998, 1999). Allerdings verlangen immer mehr Haustierbesitzer, die häufig bei sich selbst pflanzliche Arzneimittel und Teezubereitungen anwenden, eine Behandlung ihrer »Lieblinge« mit pflanzlichen Arzneimitteln (Smith-Schalkwijk 1999). Sie gelten in der Bevölkerung als besser verträglich und mit weniger Nebenwirkungen behaftet als synthetische Arzneimittel. Nach einer im Jahre 1999 durchgeführten Befragung von Wiener Tierärzten werden pflanzliche Arzneimittel (vorwiegend aus dem Humanbereich) vermehrt in der Kleintierpraxis zur adjuvanten Behandlung bei Krankheiten eingesetzt (Truls 1999; Lorenz 1998, 2001; Ludwig 1996; Moder 1997; Zitterl-Egelseer 1999, 2000).

Beachtung von tierartspezifischen Besonderheiten in der Anwendung von Heilpflanzen

Jürgen Reichling, Marijke Frater-Schröder, Reinhard Saller, Julika Fitzi-Rathgen, Rosa Gachnian-Mirtscheva

J. Reichling et al., *Heilpflanzenkunde für die Veterinärpraxis*,
DOI 10.1007/978-3-662-48795-2_3, © Springer-Verlag Berlin Heidelberg 2016

Bei der Anwendung von Heilpflanzen und deren Zubereitungen sind im Bereich der Veterinär-medizin tierartspezifische Unterschiede zu beachten. Es gibt bisher nur wenig Erfahrung so-wie wenige systematisch und fundiert durchgeführte pharmakologische und klinische Studien zur tierartspezifischen Anwendung von pflanzlichen Arzneimitteln. Die Kenntnisse zu er-wünschten und unerwünschten Wirkungen beruhen bei den meisten Heilpflanzen vorwiegend auf dem traditionell überlieferten Erfahrungswissen oder auf klinischen Studien aus der Humanmedizin. Die direkte Übertragung von Therapieergebnissen vom Mensch auf unter-schiedliche bzw. alle Tierarten ist problematisch und nur in Einzelfällen zulässig (vgl. hierzu Masika et al. 1997; Franz u. Zitterl-Eglseer 1998; Grabenwöger 1999; Barsanti et al. 2000; Rahne 2000; Schulze 2000; Spielberg 2001; Zitterl-Eglseer 2001; Zohmann 2001). Dabei stehen nicht Körpergröße oder die große Diskrepanz an Körpergewicht zwischen Mensch und Tier im Vor-dergrund, sondern vielmehr die Unterschiede in der Resorption, Metabolisierung und Aus-scheidung in den Tiergruppen (Herbivora, Omnivora und Carnivora). Wird beispielsweise die spezifische Verdauungsphysiologie bei Wiederkäuern, Pferden, Nagetieren und Fleischfressern nicht berücksichtigt, so kann dies u. U. für das Tier lebensbedrohliche Folgen haben. Hinzu kommen spezielle Unverträglichkeiten von Pflanzenstoffen innerhalb der verschiedenen Tier-arten und Tiergruppen.

Einige Beispiele sollen die Problematik verdeutlichen:

Beispiele tierartspezifischer Besonderheiten

- Während Baldrianöl z. B. bei Hunden oder Nagern beruhigend oder sedierend wirkt, wird durch das Öl bei Katzen der Sexualtrieb angeregt, keineswegs also eine sedierende Wirkung erzielt. Man muss davon ausgehen, dass unterschiedliche Stoffwechselwege oder Rezeptormechanismen vorliegen.
- Während die Ausscheidung von oral oder dermal applizierten und resorbierten äthe-rischen Pflanzenölen bzw. deren Bestandteilen bei Hunden u. a. über Glucoronidierung und Elimination über die Niere erfolgt, muss bei der Katze die Glucuronidierungsschwä-che berücksichtigt werden. Bei hohen Dosierungen oder längerfristigen Anwendungen können daher bei Katzen toxische Reaktionen auf ätherische Öle auftreten (Villar et al. 1994). Wird entsprechend niedriger dosiert, kurzfristig angewandt oder verdünnt, werden solche Stoffe auch von Katzen toleriert.
- Auch bei Anwendung von Salicylsäure (liegt als Salicin vor) enthaltenden Heilpflanzen kann es bei Katzen, durch die beschränkte Fähigkeit Salicylate zu glucuronidieren zu einer Kumulation und damit Intoxikation kommen. Andererseits verstoffwechseln Pferde und Ziegen Salicylsäure mit einer Halbwertszeit von 1 h, wodurch der Aufbau eines wirk-samen Blutspiegels bei diesen Tierarten nicht möglich ist.

Es steht daher außer Frage, dass Forschungsbedarf hinsichtlich der therapeutischen Wirkung von pflanzlichen Arzneimitteln bei einzelnen Tierarten, der geeigneten Dosierung, der uner-wünschten Wirkungen (Nebenwirkungen) und der Rückstände in Lebensmitteln tierischer Herkunft besteht. Erst in den vergangenen Jahren sind verstärkt Anstrengungen unternommen worden, pflanzliche Arzneimittel für die »Veterinärphytotherapie« auf der Basis experimen-teller und klinischer Studien zu entwickeln. Es wurden u. a. klinische Studien mit Echinacea, Teebaumöl, Weihrauch und Ginkgo durchgeführt (vgl. hierzu Fitzi et al. 2002; Reichling et al. 2003, 2004a,b,c, 2006a,b).

Rechtliche Voraussetzungen für die Anwendung von Heilpflanzen

Jürgen Reichling, Marijke Frater-Schröder, Reinhard Saller, Julika Fitzi-Rathgen, Rosa Gachnian-Mirtscheva

J. Reichling et al., *Heilpflanzenkunde für die Veterinärpraxis*, DOI 10.1007/978-3-662-48795-2_4, © Springer-Verlag Berlin Heidelberg 2016

4.1   Die Anwendung von Heilpflanzen bei Tieren, die der Gewinnung von Lebensmitteln dienen

Wie alle Arzneimittel unterliegt auch die Abgabe verschreibungspflichtiger oder nicht für den Verkehr außerhalb der Apotheke freigegebener Veterinärphytopharmaka in Deutschland den Bestimmungen des § 43 Arzneimittelgesetz (AMG) und dürfen dem Tierhalter nur durch den Tierarzt oder auf Verschreibung des Tierarztes ausgehändigt werden. In der Schweiz wird die Abgabe und Verschreibung von Tierarzneimitteln im Rahmen der Selbstdispensation über die Tierarzneimittelverordnung (TAMV) geregelt, die sich auf das Heilmittelgesetz (HMG) stützt. Die Anwendung von Heilpflanzen bzw. pflanzlichen Arzneimitteln bei Tieren, die der Lebensmittelgewinnung dienen, unterliegt strengen rechtlichen Bestimmungen. Für die Zuordnung einer Tierart zur Gruppe der Lebensmittel-liefernden Tiere ist nicht der Nutzungszweck, sondern die Verwendbarkeit für die menschliche Ernährung entscheidend. Zu den Lebensmittel-liefernden Tieren zählen z. B. Bienen, Fische, Geflügel einschließlich Tauben, Wiederkäuer, Schweine, Hasen, Kaninchen und Pferde. Ausnahmen gelten für Pferde sowie Ponys, Esel und Maultiere, die im Equidenpass als Heimtiere gekennzeichnet sind.

Stehen im EU-Raum für die notwendige arzneiliche Versorgung eines Lebensmittel-liefernden Tieres keine geeigneten und für die betroffene Tierart und das entsprechende Anwendungsgebiet zugelassenen Arzneimittel zur Verfügung, kann ein anderes Arzneimittel, auch Veterinärphytopharmakon, das für mindestens eine Lebensmittel-liefernde Tierart zugelassen ist, eingesetzt werden. Steht jedoch kein Arzneimittel zur Verfügung, das fürLebensmittel-liefernde Tiere zugelassen ist, kann ein anderes Arzneimittel gewählt werden, dessen Wirkstoff im Anhang der Verordnung (EU) Nr. 37/2010 aufgeführt und für den eine Festlegung von Höchstmengen nicht erforderlich ist.

Auch in der Schweiz sind die Bestimmungen zur Umwidmung von Arzneimitteln bei Nutztieren streng geregelt (Artikel 12 ff TAMV). Demnach dürfen Arzneimittel nur umgewidmet werden, wenn sie Wirkstoffe enthalten, für die in der Lebensmittelgesetzgebung Höchstkonzentrationen vorgesehen sind oder in den Listen a und b des Anhangs 2 der Tierarzneimittelverordnung aufgeführt werden. Restriktiver als die EU ist die Schweiz zudem in der Zulassung von Pflanzen als Wirkstoffe bei Nutztieren, die der Lebensmittelgewinnung dienen: Nur 20 Pflanzen sind im entsprechenden Anhang 2 der Tierarzneimittelverordnung für Nutztiere zugelassen. Im Gegensatz zur EU, in der nahezu alle Pflanzen als Einzelfuttermittel verfüttert werden dürfen, werden in der Schweiz die pflanzlichen Stoffe und Zubereitungen als Tierarzneimittel oder als Futtermittel voneinander abgegrenzt und in einer Liste entsprechend eingestuft. Tatsächlich sind gemäß der Abgrenzungsliste derzeit 25 Pflanzen für die Verwendung als Futtermittel beim Nutztier nicht erlaubt, darunter beispielsweise Artischockenblätter, Baldrian, Efeu, Ginkgo, Huflattich, Johanniskraut, Löwenzahlwurzel, Rosskastanie, Sonnenhut und Weißdorn. Diese aufgrund ihrer Wirkung als Tierarzneimittel eingestuften Pflanzen (Bestandteile) stehen für die tierärztliche Anwendung beim Nutztier in der Schweiz nicht zur Verfügung, weil keine entsprechenden Tierarzneimittelzulassungen existieren. (Erläuterungen und Abgrenzungsliste unter **http://www.agroscope.admin.ch/futtermittelkontrolle/00709/index.html?lang=de**).

4.2 Die Anwendung von Heilpflanzen bei Tieren, die nicht der Lebensmittelgewinnung dienen

Soweit für die notwendige arzneiliche Versorgung für die betreffende Tierart, z. B. Heim- und Hobbytiere, wie Hund, Katze, Pferd und Pony, und das betreffende Anwendungsgebiet kein Arzneimittel zur Verfügung steht, darf der Tierarzt solche Arzneimittel einsetzen, die für die betreffende Tierart, jedoch für ein anderes Anwendungsgebiet, zugelassen sind (§ 56a AMG; Artikel 6 TAMV). Ist dadurch die arzneiliche Versorgung nicht ausreichend gewährleistet, können bei Tieren, die nicht der Lebensmittelgewinnung dienen, sonstige zugelassene oder nicht verschreibungspflichtige (von der Zulassung befreite) Arzneimittel – auch Heilpflanzen oder pflanzliche Arzneimittel – zur Therapie eingesetzt werden (§ 56a AMG). Damit sind die Voraussetzungen für die ausnahmsweise erlaubte Umwidmung zugelassener oder von der Zulassung befreiter Humanphytopharmaka, von denen angenommen wird, dass sie am Tier ähnlich wirken wie beim Menschen, festgelegt (Sponer et al. 2001; Staiger 2002).

In der Schweiz sind die rechtlichen Bestimmungen zur Umwidmung bei der Verwendung von Phytopharmaka günstig: diese sind gemäß Tierarzneimittelverordnung Artikel 6 von der Umwidmungskaskade ausgenommen und dürfen selbst dann umgewidmet werden, wenn für die zu behandelnde Indikation oder Zieltierart ein Arzneimittel zugelassen ist.

Will man Humanphytopharmaka bei Tieren anwenden (Umwidmung), dann kann man nach Löscher et al. (2003) die Humandosierung über die **Körperoberfläche (m²)** oder das **metabolische Körpergewicht (kg^{0,75})** des Tieres auf die Dosierung für das Tier **(mg/Tier)** umrechnen (◻ Tab. 4.1).

Ermittlung der Dosierung von Humanphytopharmaka bei Tieren

1. **Dosisermittlung über die Körperoberfläche (aus Löscher et al. 2003)**
   - Ermittlung der Körperoberfläche für ein bestimmtes Körpergewicht
   - Oberfläche (m²) = $0,1 \times \sqrt[3]{Körpergewicht\,(kg^2)}$. Der Faktor 0,1 gilt bis zu einem Körpergewicht von 100 kg.
   - Umrechnung einer bekannten Humandosis von mg/kg in mg/m²: Körperoberfläche eines erwachsenen Menschen (65 kg) = 1,62 m² → 65 kg/1,62 m² = 40 kg/m². Daraus ergibt sich ein Umrechnungsfaktor für Erwachsenendosis von 40.
   - Ermittlung der Gesamtdosis für ein beliebiges Körpergewicht aus der Dosis/m²: Körperoberfläche (m²) × Humandosis (mg/kg) × 40 (kg/m²) = mg/Tier
2. **Dosisermittlung über das metabolische Körpergewicht (aus Löscher et al. 2003)**
   - Ermittlung des metabolischen Körpergewichtes für ein bestimmtes Körpergewicht: metabolisches Körpergewicht = Körpergewicht^{0,75} (kg^{0,75})
   - Umrechnung einer bekannten Humandosis von mg/kg Körpergewicht in mg/kg metabolisches Körpergewicht (kg^{0,75}): metabolisches Körpergewicht eines erwachsenen Menschen (65 kg) = 65^{0,75} kg = 22,9 kg^{0,75} → 65/22,9 = 2,84 (kg/kg^{0,75}). Daraus ergibt sich ein Umrechnungsfaktor für Humandosis von 2,84.
   - Ermittlung der Gesamtdosis für ein beliebiges Körpergewicht aus der Dosis/kg^{0,75}: metabolisches Körpergewicht (kg^{0,75}) × Humandosis (mg/kg) × 2,84 (kg/kg^{0,75}) = mg/Tier

4

◘ **Tab. 4.1** Umrechnung des Körpergewichtes (kg) in Körperoberfläche bzw. in metabolisches Körpergewicht (kg^{0,75}). (Aus Löscher et al. 2003)

Körpergewicht (kg)	Körperoberfläche (m²)	Metabolisches Körpergewicht (kg^{0,75})
0,5	0,06	0,59
1,0	0,10	1,0
2,0	0,16	1,7
5,0	0,29	3,3
10,0	0,46	5,6
15,0	0,61	7,6
20,0	0,74	9,5
30,0	0,97	12,8
40,0	1,17	15,9
50,0	1,36	18,8
100,0	2,15	31,6
200,0		53,2
300,0		72,1
400,0		89,4
500,0		105,7
700,0		136,1
Erwachsener Mensch (65 kg)	1,62	22,9

Pflanzliche Zubereitungen

Jürgen Reichling, Marijke Frater-Schröder, Reinhard Saller,
Julika Fitzi-Rathgen, Rosa Gachnian-Mirtscheva

J. Reichling et al., *Heilpflanzenkunde für die Veterinärpraxis*,
DOI 10.1007/978-3-662-48795-2_5, © Springer-Verlag Berlin Heidelberg 2016

Grundsätzlich ist zu berücksichtigen, dass alkoholhaltige Zubereitungen von Tieren nicht gerne aufgenommen werden – das Schwein als Allesfresser ist diesbezüglich wahrscheinlich noch am tolerantesten. Leider wirkt die natürliche Abneigung gegen Alkohol bei manchen pflanzlichen Zubereitungen stark limitierend und schränkt sowohl die Auswahl der Zubereitungsformen als auch die der Pflanzen ein. Ätherische Öle rufen bei Tieren ebenfalls häufig Abneigung hervor. Insbesondere bei Katzen ist Vorsicht geboten. Sie sind häufig wählerisch in der Futterauswahl und setzen sich meist erfolgreich zur Wehr beim Versuch, Zubereitungen bzw. Arzneimittel einzugeben.

Pflanzliche Drogen sind getrocknete, lagerfähige Pflanzen, Pflanzenorgane (z. B. Cortex-, Herba-, Folium-, Flos-, Radix- und Semen-Drogen) oder Teile von Pflanzenorganen. Das Trocknen, Lagern und Mahlen von pflanzlichen Drogen kann deren pharmazeutische Qualität nachhaltig beeinflussen. Die Droge wird zur Weiterverarbeitung zu Pulver gemahlen oder sie wird grob oder fein geschnitten (◘ Abb. 5.1).

5.1   Decoctum (Abkochung)

Abkochungen sind wässrige Auszüge aus zerkleinerten, härteren Drogenteilen, wie z. B. Hölzern, Wurzeln, Rinden und Samen. Das Mengenverhältnis zwischen Droge und Wasser beträgt im Durchschnitt 1:10. Man gibt zunächst die Droge in kochendes Wasser und belässt

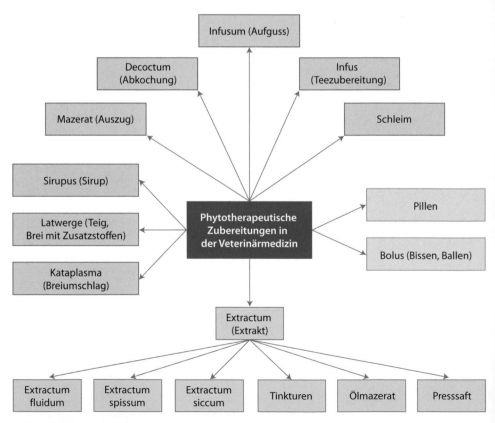

◘ **Abb. 5.1** Pflanzliche Zubereitungen in der Veterinärmedizin

den Ansatz für ca. 30 min im Wasserbad bei 90 °C. Nach dem Kochen wird der noch heiße Auszug durchgeseiht (koliert). Für das Durchseihen kann man mehrschichtigen Mull, Watte oder eine Kombination aus beiden verwenden.

Abkochungen sind täglich frisch herzustellen. Längeres Aufbewahren ist nicht ratsam, da sich leicht mikrobielle Kontaminationen einstellen.

5.2 Infusum (Aufguss)

Aufgüsse sind wässrige Auszüge aus Drogen, deren Wirkstoffe sich bei längerem Kochen verflüchtigen oder zersetzen (z. B. Ätherischöldrogen). Nach Arzneibuchvorschrift wird zunächst 1 Teil Droge mit 3–5 Teilen Wasser durchgeknetet und 15 min lang in einem geeigneten Gefäß stehen gelassen. Anschließend werden 5–7 Teile des nun erhitzten Wassers hinzugegeben und das Gefäß mit der Droge in ein Wasserbad bei 90 °C gehängt. Unter gelegentlichem Umrühren verbleibt das Droge-Wasser-Gemisch 5 min lang im Wasserbad. Anschließend bleibt die wässrige Zubereitung außerhalb des Wasserbades solange bedeckt stehen, bis es sich auf ca. 30 °C abgekühlt hat. Erst dann wird der gesamte Ansatz durch ein Sieb koliert. In der Regel wird ein Aufguss vor der Anwendung frisch hergestellt.

5.3 Sirup

Zuckersirup (Sirupus simplex) ist eine hochkonzentrierte Zuckerlösung und dient als Basis zur Haltbarmachung von pflanzlichen Sirupen. Tinkturen oder Fluidextrakte werden in geringen Mengen in Zuckersirup eingerührt und sind aufgrund des hohen Zuckergehalts lange haltbar und gut lagerfähig. Sirup wird auch als geschmacksverbessernder Zusatz in einigen Arzneimitteln verwendet. Als Geschmacksverbesserer ist Sirup u. a. aus Sauerkirschen und Himbeeren geeignet. Bei Pferd, Wiederkäuer und Schwein könnten auch Melassesirup oder in Wasser eingeweichte Melasseschnitzel den unangenehmen Geschmack kaschieren und damit die Akzeptanz verbessern.

5.4 Mazerat

Mazerat ist der Ausdruck für alle Auszüge, die durch längeres Verweilen frischgeschnittener Arzneipflanzen oder Drogen in einem Lösungsmittel gewonnen werden. Als Lösungsmittel können eingesetzt werden, z. B. Wasser, Alkohol, Wasser-Alkoholgemisch oder ein fettes Öl (Ölmazerat). Das Mazerationsgut wird in einem Glas- oder Tongefäß 10–14 Tage an einem kühlen Ort ruhig aufbewahrt und immer wieder umgerührt. Schließlich wird die flüssige Auszugsphase abgelassen und weiter verwendet. Bei wässrigen Mazeraten besteht die Gefahr der mikrobiellen Kontamination.

5.5 Teezubereitung

Für die Zubereitung von Tee werden Pflanzendrogen eingesetzt, die sinnvollerweise zu verschiedenen Feinheitsgraden zerkleinert werden. Blätter, Blüten und Kräuter werden grob bis mittelfein geschnitten. Hölzer, Rinden und Wurzeln werden fein geschnitten bis grob pul-

5

verisiert. Früchte und Samen werden erst kurz vor Gebrauch gequetscht oder grob gepulvert. Teezubereitungen eignen sich besonders gut zur äußerlichen Anwendung (z. B. Käsepappeltee, Kamillentee). Die innerliche Anwendung von Teezubereitungen bei Klein- und Heimtieren scheitert häufig an der zu geringen Akzeptanz der Tiere gegenüber dieser Zubereitungsform. Allerdings kann man den Tee bei Hund oder Katze bzw. den kleinen Heimtieren (Kaninchen, Meerschweinchen etc.) häufig mit einer Spritze direkt oral einflössen. Für eine Therapiedauer von einigen Tagen ist das gut machbar – für längere Zeiträume allerdings weniger geeignet.

Wohingegen Wiederkäuer, Pferde und Schweine bei den meisten Teezubereitungen vermutlich weniger heikel sein dürften, indem beispielsweise Kraftfutter, Hafer, Kleie oder weitere beliebte Getreidesorten durch den Tee aufgequellt und dann als Breimischung verfüttert werden können.

5.6   Latwerge

Die Latwerge ist eine Arzneiform mit der Konsistenz von Brei oder weichem Teig zur innerlichen Anwendung. Sie wird aus pulverisierten Drogen mit Hilfsstoffen bereitet: z. B. Pulver aus Wurzeln von Süßholz und Leinsamenpulver, als Hilfsmittel Roggenmehl und Stärke sowie Wasser als Bindemittel.

Beim Mischen der Komponenten der Latwerge ist eine bestimmte Reihenfolge einzuhalten. Gewöhnlich bereitet man zuerst ein Gemisch aus den pulverförmigen Bestandteilen und gibt dann portionsweise die Flüssigkeit hinzu, bis man die gewünschte Konsistenz erhält. Die Arzneiform wird in frischem Zustand angewendet, weil sie nicht stabil ist und schnell fermentiert und schimmelt. Latwergen sind gut geeignet für Schweine, Pferde, große und kleine Wiederkäuer und Hunde. Bei Katzen werden sie seltener angewendet. Zur leichteren Aufnahme werden Geschmacksverbesserer zugesetzt, die auf die jeweilige Tierart abgestimmt sind. Bei Pferden beispielsweise kann man es sowohl mit salzigen wie auch mit süßen Substanzen und Schleimstoffen versuchen, während Schweine, Hunde und Katzen meist süße Stoffe bevorzugen. Auch Hefegeschmack eignet sich häufig gut bei Hunden und Katzen. Besonders wirkungsvoll erscheint die Anwendung von entzündungs- und schmerzstillenden Latwergen bei entzündlichen Veränderungen in Mund- und Rachenhöhle, im Ösophagus- und Magen sowie bei Tonsillitis und Husten.

5.7   Pillen

Sie bestehen aus einer teigartigen, zähen Masse, die zu länglichen, kugeligen Formen von verschiedener Größe geknetet werden. Pillen werden gerne bei Pferden, Hühnern und Schweinen angewendet. Man fertigt sie aus Pflanzenpulvern, Pflanzendickextrakten, schleimgebenden Substanzen (z. B. Leinsamenmehl, Eibisch, Bockshornsamen), Honig und Wasser, ähnlich wie die Latwerge.

5.8   Bissen (auch Ballen oder Bolus genannt)

Bissen werden ähnlich hergestellt wie Pillen. Sie sind jedoch größer und weicher und werden hauptsächlich für Pferde, Rinder und Kälber verwendet.

5.9   Schleim

Ein wässriger Auszug von Schleimstoffen aus pflanzlichen Drogen. Er wird durch Auflösen von gummiartigen Substanzen pflanzlicher Herkunft (Gummi arabicum, Traganth, Saft von Aprikosen, Pfirsichen, Sauerkirschen, Kirschen, Pflaumen u. a.) gewonnen.

Die einzelnen Schleime werden auf unterschiedliche Weise bereitet und sind in diesem Buch bei den betreffenden Pflanzen angegeben. Schleime sind zum sofortigen Verbrauch bestimmt. Da sie einen günstigen Nährboden für Mikroorganismen und Schimmelpilze bieten, halten sie sich höchstens 3 Tage. Schleime sind in dicht verschlossenen Gläsern in dunklen und kühlen Räumen aufzubewahren.

5.10   Breiumschlag (Kataplasma)

Der Breiumschlag ist ein mildes Mittel mit der Konsistenz von Brei oder weichem Teig. Hergestellt wird der Breiumschlag meist aus fein geschnittener oder grob gepulverter Droge und Wasser (auch Milch, Essig u. a.). Er wird äußerlich angewendet. Der Umschlag wird in Mull gepackt, damit die Haare nicht ankleben. Breiumschläge wirken lokal und reflektorisch. Eine lindernde Wirkung wird von Zubereitungen aus Schleimstoffe enthaltenden Drogen (z. B. Eibisch) erzielt, schmerzstillend sind Zubereitungen aus Drogen mit ätherischen Ölen (z. B. Kamille, Thymian, Pfefferminze), hautreizend dagegen solche aus Senföl enthaltenden Drogen.

5.11   Pflanzenextrakt

Pflanzliche Extrakte sind konzentrierte Zubereitungen von flüssiger, fester oder zähflüssiger Beschaffenheit, die meist aus mechanisch zerkleinerten Drogen durch Mazeration (Extraktion mit Wasser oder Alkohol) oder Perkolation (erschöpfende Extraktion mit Wasser oder Alkohol) gewonnen werden. Bei der Herstellung des Extraktes ist die Wahl des Extraktionsmittels ganz entscheidend. Mit Wasser lassen sich die wasserlöslichen (hydrophilen) Inhaltsstoffe (z. B. Saponine), mit Alkohol oder Aceton die fettlöslichen (lipophilen) Inhaltsstoffe (z. B. Carotinoide) aus einem bestimmten Pflanzenteil herauslösen. Durch Ölmazerate lassen sich bevorzugt instabile, lipophile Inhaltsstoffe schonend aus der Droge extrahieren und stabilisieren.

Je nach Herstellungsverfahren unterscheidet man:

- Fluidextrakte (Extracta fluida): Flüssige Extraktzubereitungen, die meist mit Wasser, Ethanol oder Wasser-Ethanol-Gemischen durch Mazeration oder Perkolation hergestellt werden. Im Allgemeinen entspricht dabei ein Masse- oder Volumenteil des Extraktes einem Massenteil der ursprünglich eingesetzten Ausgangsdroge (1:1). Durch Lösen von Dick- oder Trockenextrakten in den oben angegebenen Lösungsmitteln können ebenfalls Fluidextrakte erhalten werden.
- Dickextrakte (Extracta spissa): Zähflüssige Extraktzubereitungen, deren Konsistenz zwischen der von Fluid- und Trockenextrakten liegt. Sie werden unter anderem von Fluidextrakten durch teilweises Entfernen des Extraktionsmittels gewonnen. Die zähflüssigen Extrakte weisen im Allgemeinen einen Trockenrückstand von 70 % (m/m) auf mit 15–25 % Restwasser.
- Trockenextrakte (Extracta sicca): Feste Drogen- bzw. Extraktzubereitungen. Man erhält sie aus flüssigen Drogenauszügen durch Entfernen des Extraktionsmittels und anschließender Trocknung des eingedickten Extraktes. Es dürfen keine Restmengen des einge-

setzten Extraktionsmittels mehr vorhanden sein (max. Feuchtigkeitsgehalt 5 %). Wichtig ist noch der schonende Trocknungsprozess, da Extraktions- und Trocknungsprozess maßgeblich die innere Zusammensetzung des gewonnenen Extraktes bestimmen.

- Tinkturen: Es handelt sich hierbei meist um wässrig-alkoholische Extraktzubereitungen, wobei 1 Teil Droge mit 5 oder 10 Teilen Ethanol (meist 70 % V/V) durch Mazeration oder Perkolation ausgezogen wird. Tinkturen können auch durch Lösen von Trockenextrakten unter Verwendung von Ethanol hergestellt werden.

- Ölmazerate: Sie enthalten in fetten Ölen, wie z. B. Olivenöl, Erdnussöl, Mandelöl, gelöst oder suspendiert pflanzliche Arzneistoffe. So werden z. B. zur Herstellung von Knoblauch-Ölmazeraten Knoblauchzehen zerkleinert und mit pflanzlichen Ölen, vorzugsweise Sojabohnenöl, unter Kälte oder bei leichter Erwärmung ausgezogen. Der gereinigte Ölauszug wird entwässert und in Weichgelatinekapseln gefüllt.

- Presssäfte: Ausgangsmaterial sind frisch geerntete Pflanzenorgane. Das frische Pflanzenmaterial wird mit Wasser mazeriert und anschließend ausgepresst. Presssäfte enthalten die in wässrigem Medium löslichen Inhaltsstoffe, jedoch keine lipophilen Stoffe (Hänsel 1987, 1991; Hänsel u. Trunzler 1989; Gaedcke u. Steinhoff 1999; Reichling 1995; Saller et al. 1995; Reichling 2001; Reichling u. Saller 2001).

- Eine Reihe von ätherischen Ölen wirken entzündungshemmend, spasmolytisch und harntreibend.
- Viele ätherische Öle können im Sinne einer Aromatherapie Stimmungsänderungen auslösen, wie z. B. beruhigend oder stimmungsaufhellend wirken.

6.3 Alkaloide

Alkaloide sind kompliziert gebaute, biologisch sehr wirksame Stickstoffverbindungen, die sich biogenetisch aus Aminosäuren und Terpenen ableiten. Man findet sie bevorzugt in den Pflanzenfamilien der Berberidaceae (Berberitzengewächse), Fabaceae (Schmetterlingsblütler), Rutaceae (Rautengewächse), Loganiaceae (Brechnussgewächse), Apocynaceae (Immergrüngewächse), Rubiaceae (Rötegewächse), Solanaceae (Nachtschattengewächse), Colchicaceae (Herbstzeitlosengewächse) und Papaveraceae (Mohngewächse). Alkaloide haben ganz unterschiedliche pharmakologische Wirkungen, wobei häufig eine primäre Wirkung auf das Zentralnervensystem beobachtet werden kann.

6.4 Anthranoide

Bei den Anthranoide handelt es sich um biogene Anthracenderivate, die in bestimmten Pflanzen auf dem Acetat-/ Malonat-Weg biosynthetisch hergestellt werden. Strukturmerkmale dieser Naturstoffe sind das 9,10-Anthrachinon und das 1,8-Dihydroxydianthron mit einem ganz spezifischen Substitutionsmuster. Sie liegen meist in verschiedenen Oxidationsstufen vor und akkumulieren in den Pflanzenorganen als O-Glykoside oder C-Glykosylderivate. Typische anthraquinon- und anthron-führende Pflanzen sind Aloe, Faulbaum, Rhabarber oder Sennespflanze.

Die laxierende Wirkung der Anthranoide im Organismus nach oraler Zufuhr beruht auf einer Beeinflussung der Motilität des Kolons (Anregung der Peristaltik), wodurch es zu einer beschleunigten Darmpassage kommt. Durch eine Stimulierung der aktiven Chloridsekretion werden Wasser und Elektrolyte in das Darmlumen sezerniert. Folge davon ist eine Volumenzunahme des Darminhalts und die Zunahme des Füllungsdrucks, wodurch die Defäkation eingeleitet wird. Anthranoide sollten nur für kurze Zeit angewendet werden.

6.5 Bitterstoffe

Bei Bitterstoffen handelt es sich um verschiedene Substanzgruppen, die alle das Geschmacksmerkmal »bitter« (lat.: amara) aufweisen. Unter ihnen findet man viele Terpene mit ganz verschiedenen Grundstrukturen. Sie reizen die Geschmacksrezeptoren und wirken anregend auf die Speichel-, Magensaft- und Gallesekretion. Sie fördern dadurch den Appetit und wirken blähungstreibend.

Man unterscheidet Amara pura (z. B. Enzianwurzel), Amara mucilaginosa (z. B. Isländisches Moos), Amara aromatica (z. B. Wermutkraut) und Amara adstringentia (z. B. Chinarinde).

6.6   Cumarine

Man kennt heute ca. 1000 Cumarinverbindungen, die sich chemisch vom Benzo-α-pyron ableiten. Cumarine findet man hauptsächlich in der Ordnung der Fabales sowie in den Familien der Rubiaceae (Rötegewächse) und Poaceae (Süßgräser). Die meisten Cumarine enthalten phenolische OH-Gruppen, die methyliert oder glykosidiert sein können.

Einzelne Cumarine besitzen antioxidative, entzündungshemmende, bakterizide, gerinnungshemmende, ödemhemmende und spasmolytische Wirkungen.

6.7   Flavonoide

Die Bezeichnung rührt vom lateinischen Flavus (lat.: gelb) her. Diese leicht gelb gefärbten Naturstoffe sind im Pflanzenreich weit verbreitet und leiten sich chemisch vom Diphenyl-1,3-propan oder 2-Phenylbenzopyran ab. Zu den Flavonoiden zählt man u. a. die Flavone, Flavonole, Chalkone, Aurone und Isoflavone. Sie besitzen phenolische OH-Gruppen, die frei, methyliert oder glykosidiert sein können.

In vitro und in vivo wurden für Flavonoide u. a. entzündungshemmende, antimikrobielle, antivirale, antiproliferative, antihämorrhagische, antioxidative, spasmolytische, ödemprotektive und aquaretische (harntreibende) Wirkungen beobachtet. Für Silybin (enthalten in Mariendistel) und ähnliche Flavonolignane sind antihepatotoxische Wirkungen in mehreren Leberschädigungsmodellen nachgewiesen. Viele Flavonoide interagieren mit Biopolymeren, wie z. B. Nukleinsäuren und Enzymen, besitzen Radikalfängereigenschaften und beeinflussen die zelluläre Proteinphosphorylierung.

6.8   Gerbstoffe

Bei den pflanzlichen Gerbstoffen handelt es sich um wasserlösliche, phenolische Verbindungen mit einer relativen Molekülmasse von 500–3000 Dalton, die in allen Teilen der Pflanze vorliegen können. Sie ergeben mit Proteinen wasserunlösliche Fällungen. Man teilt die Gerbstoffe in 2 große Gruppen ein:

- Hydrolysierbare Gerbstoffe: Es handelt sich dabei um Stoffe, die aus Gallussäure oder Hexahydroxydiphensäure bestehen und mit Glukose verestert sind. Man unterscheidet Gallotannine und Ellagtannine, die sich durch verdünnte Säuren vollständig in kleinere Moleküle spalten lassen.
- Kondensierte Gerbstoffe: Es handelt sich hierbei überwiegend um oligomere bzw. polymere Catechine, Proanthocyanidine und Leucoanthocyanidine, die durch verdünnte Säure nicht mehr oder nur noch zu einem geringen Teil hydrolytisch gespalten werden können. Zu dieser Gruppe gehören die Gerbstoffe der Eichenrinde, des Gänsefingerkrautes, der Tormentillwurzel u. a.

Gerbstoffe wirken adstringierend, reizmildernd, entzündungs- und sekretionshemmend. Sie hemmen die Freisetzung und/oder Aktivierung von Entzündungsmediatoren sowie die Entstehung von Zahnbelag. Weiterhin hemmen Gerbstoffe die Sekretion von Elektrolyten und Wasser in das Darmlumen und wirken dadurch antidiarrhoisch. Gerbstoffe werden vor allem äußerlich eingesetzt, beispielsweise zur Spülung des Mauls bei Zahnfleischentzündung, lokaler Applikation bei Rachenentzündungen und mittels Umschlägen in der Wundbehandlung.

6.9 Glucosinolate

Früher als Senfölglykoside bezeichnet handelt es sich bei den Glucosinolaten um C-substituierte S-(ß-D-Glucopyranosyl-)methanthiohydroximsäure-O-sulfate, die in Pflanzen in Vakuolen gespeichert werden. Die durch Einwirkung des Enzyms Myrosinase daraus entstehenden Alkylisothiocyanate bezeichnet man als Senföle. Man findet die Substanzklasse bevorzugt bei Brassicaceae (Kreuzblütler), Capparaceae (Kaperngewächse), Resedaceae (Resedagewächse) und Tropaeolaceae (Kapuzinerkressengewächse).

Senföle sind stark haut- und schleimhautreizende, hyperämisierende Substanzen, die auf der Haut sowie im Maul- und Rachenraum Entzündungen, Blasen und Nekrosen verursachen können. Verdünnt und innerlich eingesetzt steigern Senföle die Magensaftsekretion und führen damit zur Anregung des Appetits und der Verdauung. Bei zu hoher Dosierung kann es zur Auslösung einer Gastritis kommen.

Senfzubereitungen werden äußerlich gegen rheumatoide und neuralgische Beschwerden eingesetzt. Gemahlene und entölte Senfsamen werden als »Senfmehl« gehandelt. Durch Vermischen mit warmem Wasser wird ein Brei hergestellt, in dem die Senföle enzymatisch gebildet werden. Der Brei wird dann auf Leinentücher geschmiert und für eine beschränkte Dauer an die gewünschte Körperstelle des Tieres als Wickel aufgebracht.

6.10 Herzwirksame Glykoside

Die herzwirksamen Glykoside besitzen einen Steroidgrundkörper und liegen in der Pflanze in der Regel glykosidisch gebunden vor. Sie entfalten eine spezifische Wirkung auf die Dynamik und Rhythmik des insuffizienten Herzmuskels. Ihre Wirkung beruht auf einer Steigerung der Kontraktionskraft des Herzmuskels (positiv inotrop), die zur Senkung der Schlagfrequenz und einer Verbesserung des Wirkungsgrades führt. Niedrige Konzentrationen zeigen kardiotonische, höhere Konzentrationen kardiotoxische Eigenschaften. Charakteristisch für die herzwirksamen Glykoside ist neben dem Steroidgrundkörper ein am C-17 stehender 5- oder 6-gliedriger, ungesättigter Lactonring und eine am C-3 stehende OH-Gruppe, über die eine Zuckerkette an das Molekül gebunden ist. Je nach Art des vorhandenen Lactonrings teilt man die herzwirksamen Glykoside in die Cardenolidgruppe (z. B. Digitalisglykoside) oder Bufadienolidgruppe (z. B. Meerzwiebelglykoside) ein.

Herzwirksame Glykoside (z. B. in Fingerhutkraut) zeichnen sich durch eine geringe therapeutische Breite aus und müssen deshalb exakt dosiert werden. Aus diesem Grunde werden heute nur noch selten pflanzliche Drogen verwendet, sondern Reinsubstanzen. Sie sind indiziert bei chronischer Herzmuskelinsuffizienz und Arrhythmien (Vorhofflimmern), insbesondere wenn die Arrhythmien von einer Herzinsuffizienz begleitet werden.

6.11 Lauchöle

Lauchöle sind Gemische lipophiler, flüssiger, flüchtiger, stark riechender, schwefelhaltiger Substanzen, die bei Aufnahme durch das Maul die Empfindung »scharf« auslösen. Es handelt sich bevorzugt um Dialkenylmonosulfide, Dialkenyloligosulfide und Alkenylalkan/-alkenthiosulfinate. Sie kommen u. a. in Knoblauch, Zwiebel, Bärlauch vor. Sie gehen durch enzymatische Spaltung (Enzym: Alliinase) aus nichtflüchtigen Verbindungen, den Alliinen hervor. Alliine sind S-Alkenyl-L-cysteinsulfoxide. Substituenten am S-Atom sind u. a. Methyl-, Ethyl-, Propyl-, Alkyl- oder Butylreste.

Lauchöle wirken u. a. antimikrobiell, insektizid, vermizid, verdauungsfördernd, blähungstreibend, appetitanregend und blutdrucksenkend.

6.12 Lignane

Lignane sind dimere Phenylpropanoide ($2 \times C_6\text{-}C_3$-Körper), die durch Verknüpfung der zentralen C-Atome der C_3-Seitenkette (2,2'-Verknüpfung) gebildet werden. Bei der Lignan-Biosynthese nehmen Coniferylalkohol und Sinapylalkohol eine zentrale Rolle ein. Im Zusammenhang mit der Bildung der typischen Lignan-C-C-Bindung treten weitere biochemische Reaktionen (z. B. Zyklisierungsreaktionen) auf, die zur Synthese der verschiedenen Lignantypen führen. Lignane liegen in der Pflanze in freier oder glykosidischer Form vor. Beispiele für pharmazeutisch und pharmakologisch interessante Lignane sind u. a. Pinoresinol, das in den Gattungen Picea und Pinus vorliegt, das Sesamin als Bestandteil des Sesamöls, Cubebin aus den Früchten des Cubebenpfeffers, Liriodendrin als Bestandteil der Taigawurzel oder Podophyllotoxin, das im Podophyllumharz vorkommt.

Die pharmakologische Wirkung der verschiedenen Lignane ist sehr vielfältig. Zwei Beispiele mögen dies verdeutlichen: Liriodendrin soll an der so genannten »adaptogenen Wirkung« der Taigawurzel beteiligt sein, während Podophyllotoxin eine mitosehemmende sowie virustatische Wirkung (z. B. bei Feigwarzen) aufweist.

6.13 Phenylpropane

Phenylpropane sind stickstofffreie, aromatische Verbindungen, die über den Shikimisäure-Zimtsäure-Stoffwechsel gebildet und deren Grundkörper das 1-Phenylpropan ist. Typische Vertreter dieser Stoffklasse sind u. a. Eugenol und Anethol, beides Bestandteile von ätherischen Ölen, wie z. B. Eukalyptusöl und Anisöl. Phenylpropane sind darüber hinaus als Basisverbindung am Aufbau weiterer Naturstoffe mit biologischer Wirkung beteiligt, wie z. B. Lignanen, Alkaloiden, Catechinen und Flavonoiden.

6.14 Polysaccharide/Schleimstoffe

Polysaccharide sind hochmolekulare Polymere, die sich aus verschiedenartigen Monosacchariden in unterschiedlicher Kombination und Menge zusammensetzen. Sie sind in allen Pflanzenteilen enthalten, in größerer Menge jedoch in den unterirdischen Organen als Reservestoffe. Es werden 2 Hauptgruppen unterschieden, die Homo- und Heteropolysaccharide.

Pflanzenschleime sind Heteropolysaccharide, die durch Extraktion mit kaltem oder heißem Wasser aus der pflanzlichen Droge (z. B. Eibischwurzel) gewonnen werden. Sie wirken reizmildernd und entzündungshemmend. Sie werden äußerlich zur Behandlung von Furunkeln, Geschwüren, Drüsenschwellungen und Entzündungen des Rachenraums angewendet. Innerlich dienen sie zur Behandlung von Magen- und Darmerkrankungen, Verstopfungen und Durchfällen.

Gut hydratisierbare Polysaccharide eignen sich als Laxantien, sofern sie im Magen-Darm-Trakt nicht abgebaut werden. Sie besitzen u. a. immunmodulierende Eigenschaften. Sie quellen unter Aufnahme von Wasser und vergrößern dadurch das Volumen des Darminhalts. Damit verhindern sie eine starke Eindickung der Faeces. Andererseits entsteht durch die bessere

Füllung des Darmes ein Dehnungsreiz, der zu einer Verstärkung der Darmperistaltik und damit zu einer beschleunigten Darmpassage führt. Wichtig ist eine ausreichende Aufnahme von Flüssigkeit.

6.15 Saponine

Saponine sind chemisch durch einen Zucker- und Nichtzuckeranteil (Sapogenin) charakterisiert. Durch die Bipolarität der Molekülstruktur besitzen Saponine Emulgatoreigenschaften. Im Wasser schäumen sie wie Seife. Saponine verfügen darüber hinaus über eine ausgeprägte Biomembranaktivität, die u. a. in ihrer hämolytischen Wirkung sichtbar wird. Das heißt, sie setzen durch Zerstörung der Zytoplasmamembran aus den roten Blutkörperchen das Hämoglobin frei. Durch die Herabsetzung der Oberflächenspannung und durch die hämolytischen Eigenschaften sind Saponine toxisch für Fische.

Je nach Sapogeningrundkörper unterscheidet man 2 Hauptgruppen:

- Steroidsaponine: Sie besitzen ein Steroidgrundgerüst vergleichbar zu den verwandten herzwirksamen Glykosiden. Die Seitenkette am C-17 entscheidet darüber, ob ein Spirostanol- oder Furostanoltyp vorliegt.
- Triterpensaponine: Sie besitzen einen zyklischen C-30 Grundkörper. Je nach Anzahl der Ringe unterscheidet man pentazyklische oder tetrazyklische Verbindungen. Typische Triterpensaponine sind z. B. Aescin (in der Rosskastanie), Saporubin (im Seifenkraut) oder Primulasaponin (in der Schlüsselblume).

Saponine bzw. Zubereitungen aus Saponindrogen werden oft als schleimlösendes und auswurfförderndes Mittel bei festsitzendem Husten eingesetzt. Saponine wirken u. a. auch fungizid und lokal reizend auf die Schleimhäute. Einige isolierte Triterpene, z. B. Aescin, werden wegen ihrer antiexsudativen Wirkung verwendet. Verschiedene Saponine erwiesen sich im Tierexperiment (z. B. am carrageenininduzierten Rattenpfotenödem) als entzündungshemmend. Obwohl die entzündungshemmenden Wirkungsmechanismen nicht alle bekannt sind, scheint aber, dass eine verminderte Exsudation, eine direkte oder indirekte glukokortikoidartige Wirkung sowie die Hemmung der enzymatischen Bildung oder Freisetzung von Entzündungsmediatoren dafür verantwortlich sind (Teuscher 2003; Hänsel u. Sticher 2007).

6.16 Scharfstoffe

Zu den Scharfstoffen werden sehr unterschiedliche Substanzen gezählt, die man chemisch in 4 Hauptklassen unterteilen kann: Alkylphenolverbindungen (z. B. Muskatnuss), Säureamide (z. B. Paprika), Senföle (z. B. Senfsamen), Sulfide und Thioverbindungen (z. B. Alliumarten).

Scharfstoffe erregen die Thermo- und/oder Schmerzrezeptoren der Haut. Einige Scharfstoffe wirken hautreizend und entzündungserregend (z. B. Capsaicine und Senföle), andere auch antibiotisch (z. B. Senföle, Lauchöle) oder analgetisch (z. B. Capsaicin). Da einige Scharfstoffe die Speichel- und Magensaftsekretion anregen, werden sie innerlich als Stomachikum und Karminativum angewendet. Äußerlich dienen entsprechende Zubereitungen als Einreibemittel bei Rheumatismus und Muskelschmerzen.

6.17 Terpene

Terpene kann man sich formalchemisch aus Isopreneinheiten aufgebaut vorstellen. Biogenetisch entstehen sie in Pflanzen und Tieren aus Acetyl-CoA. Je nach Anzahl der Isopreneinheiten pro Molekül unterscheidet man Hemiterpene (C5), Monoterpene (C10), Sesquiterpene (C15), Diterpene (C20), Triterpene (C30), Tetraterpene (C40) und Polyterpene. Sie liegen in vielfältiger Form im Pflanzenreich vor. Die niedermolekularen Terpene, wie z. B. Monoterpene und Sesquiterpene, sind u. a. Bestandteile von ätherischen Ölen, wie z. B. im Thymianöl und Rosmarinöl.

Die biologische Wirkung der verschiedenen Terpene ist vielfältig. Auf ihre biologisch-pharmakologische Wirkung wird, soweit notwendig, bei der Besprechung der jeweiligen terpenhaltigen Pflanzendroge eingegangen.

6

Vergiftungen mit Pflanzen

Jürgen Reichling, Marijke Frater-Schröder, Reinhard Saller,
Julika Fitzi-Rathgen, Rosa Gachnian-Mirtscheva

J. Reichling et al., *Heilpflanzenkunde für die Veterinärpraxis,*
DOI 10.1007/978-3-662-48795-2_7, © Springer-Verlag Berlin Heidelberg 2016

Tierärzten in der Kleintierpraxis ist bekannt, dass sich vor allem Haustiere, wie Hund, Katze, Kaninchen, Meerschweinchen oder Ziervögel, mit Arzneimitteln, Pestiziden, verschiedenen Reinigungsmitteln sowie Nahrungs- und Genussmitteln vergiften können. In der Wohnung findet man aber auch Zierpflanzen, die für Haustiere häufig giftig sind. Vor allem Jungtiere, die aus Neugier und Spieltrieb vielerlei ausprobieren sowie in Wohnungen gehaltene Tiere, die in der Wohnung aus Langeweile mit Pflanzen spielen, sind potentiell einer Intoxikation durch Pflanzen ausgesetzt. Gefahrenquellen für Haustiere sind neben Zimmerpflanzen auch Pflanzen in Gärten und Parks, floristische Arrangements (z. B. Blumensträuße, Trockengestecke) sowie pflanzliche Nahrungs- und Genussmittel des Menschen (z. B. Avocado, Kakao, Schokolade, Zwiebeln). Die Küchenzwiebel (Allium cepa), die für Menschen harmlos ist, kann durch ihren Gehalt an n-Propyldisulfid und Allylpropyldisulfid bei Tieren (z. B. Hund, Katze, Geflügel, Rind, Schaf, Ziege), die Zwiebeln in großen Mengen gefressen haben, eine hämolytische Anämie hervorrufen. Die unterschiedliche Wirkung der Küchenzwiebel auf Mensch und Tier hat ihren Grund höchstwahrscheinlich in der andersartigen Ausstattung der Erythrozyten mit protektiven Enzymen (z. B. reduziertes Glutathion, G-6-PD, Katalase). Aber auch für Weidetiere, wie Rinder, Schafe, Ziegen und Pferde, können bestimmte Pflanzen außerordentlich giftig sein. So spielen in der Tierheilkunde z. B. die Tropolonalkaloide der Herbstzeitlosen (Colchicum autumnale) eine bedeutende Rolle. Nach bisherigen Erkenntnissen reagieren alle Tiere auf dieses Alkaloid empfindlich. Besonders betroffen sind jedoch Rinder, wenn sie sich im Frühjahr durch Fressen von Samenkapseln und Blättern vergiften. Da die Tiere die Pflanze in der freien Natur meiden, treten Vergiftungen meist durch verunreinigtes Heu auf (Ziemer 1999; Schwab 2002; www.giftpflanzen.ch).

Glücklicherweise sind Vergiftungen bei Tieren, die auf den Verzehr von Pflanzen oder Pflanzenprodukte zurückgeführt werden können, eher selten. Allerdings bestehen daher bei Tierhaltern, Gärtnern und Floristen aber auch bei Tierärzten, Apothekern und manchen Toxikologen der Giftzentralen häufig Wissensdefizite darüber, welche Pflanzen für welche Tiere giftig sein können. So ist z. B. weitgehend unbekannt, dass für den Menschen unschädliche pflanzliche Produkte, wie Avocado, Küchenzwiebel, Kakao- und Schokoladenprodukte, bei Haustieren unerwünschte Vergiftungen hervorrufen, ja sogar zum Tode führen können. Dies war der Fall bei zwei englischen Bulldoggen, die nach Verzehr eines großen Stückes Kuchen mit Schokoladenglasur starben. Theobromin, ein Purinalkaloid, das in Kakao oder Kakao-Produkten vorkommt, ist für Hunde und andere Tiere giftig (Ziemer 1999; Schwab 2002; Lochstampfer 2013; www.giftpflanzen.ch). Kenntnisse zu veterinärmedizinisch wichtigen Giftpflanzen ermöglichen es, bestimmte Gefahrenquellen zu meiden oder bei eingetretenen pflanzlichen Vergiftungen rechtzeitig geeignete Gegenmaßnahmen zu ergreifen (Habermehl u. Ziemer 2009).

Das Institut für Veterinärpharmakologie und -toxikologie der Universität Zürich hat mit CliniTox/CliniPharm ein deutschsprachiges, internetbasiertes Informationssystem erstellt, das unter **http://www.vetpharm.unizh.ch** abgerufen werden kann. Die Internetplattform schließt eine **Giftpflanzendatenbank für die Veterinärmedizin** ein, die wertvolle Informationen zu giftigen Pflanzen und pflanzlichen Vergiftungen bei Tieren enthält.

Weitere Giftpflanzendatenbanken
Internetzugang über
- http://www.botanikus.de
- http://www.tiermedizinportal.de/giftpflanzen
- http://www.giftpflanzen-fuer-Pferde.de

Teil II
Heilpflanzen und ihre Anwendungsgebiete in der Veterinärpraxis

Übersicht über die Anwendungsgebiete von Heilpflanzen beim kranken Tier

Anwendungsgebiete	Heilpflanzen		Kapitel	Seite	
Angst- und Unruhe-zustände, Reizbarkeit, nervös bedingte Magen-Darm-Störungen	Baldrian Hopfen Lavendel Passionsblume		17	290 293 294 295	
Appetitlosigkeit, Verdauungsbe-schwerden, Blähungen, Entzündun-gen der Magen-Darm-Schleimhaut (Gastrointestinale Erkrankungen I)	Angelika Anis Baldrian Benediktenkraut Bitterer Fenchel Blutwurz Bockshornklee Dill Echte Kamille Echter Alant Echter Eibisch Echter Salbei Fieberklee Gelber Enzian Gemeine Schafgarbe Gemeiner Dost Gemeiner Löwenzahn Gemeiner Wacholder Grüner Tee Heidelbeere Hopfen	Isländisches Moos Johanniskraut Knoblauch Koriander Küchenzwiebel Kümmel Lavendel Lein Mädesüß Medizinalrhabarber Melisse Pfefferminze Sonnenblume Stieleiche Süßholz Tausendgüldenkraut Thymian Walnuss Wermut Wilde Malve Ysop	8	50 53 55 56 58 61 62 62 64 67 69 72 73 75 78 81 81 83 85 88 89	90 92 92 95 97 99 101 103 104 106 106 109 112 114 115 115 117 119 120 123 125
Blase: Nieren- und Blasenerkrankungen Entzündliche Erkrankun-gen der ableitenden Harnwege	Ackerschachtelhalm Bärentraube Brennnessel Gemeiner Löwenzahn Gemeiner Wacholder Gewöhnliche Birke	Goldrute Hauhechel Orthosiphon Schwarze Johannisbeere Spargel	16	269 270 273 275 276 276	278 281 283 284 286
Durchblutungsstö-rungen: Zerebrale und periphere Durchblu-tungsstörungen, Muskel-schmerzen und Rheuma	Arnika Gewürzpaprika Ginkgobaum	Indischer Weihrauch Rosmarin Schwarzer Senf	18	300 301 304	306 308 310
Durchfallerkrankungen, Diarrhoe (Gastrointestinale Erkrankungen II)	Blutwurz Brombeere Echter Salbei Gänsefingerkraut Goldrute Grüner Tee Heidelbeere	Kleiner Odermennig Pfefferminze Ratanhia Stieleiche Weide Zaubernuss	9	130 132 134 136 138 138 139	139 141 142 143 146 148
Ektoparasiten	Dalmatinische Insektenblume		20	324	
Galle: Erkrankungen der Galle, Gallenwege und Leber	Artischocke Gelbes Katzenpfötchen Gemeine Schafgarbe	Gemeiner Löwenzahn Mariendistel Pfefferminze	11	168 170 172	172 173 175
Gastrointestinale Erkrankungen I, II und III	s. Appetitlosigkeit s. Durchfallerkrankung s. Verstopfungen		8 9 10	47 129 151	

Anwendungsgebiete	Heilpflanzen		Kapitel	Seite	
Haut: Lokale entzünd-liche Erkrankungen der Haut und Schleimhaut (Hauterkrankungen II)	Australischer Teebaum	Hirtentäschel	13	204	215
	Blutwurz	Isländisches Moos		206	217
	Bockshornklee	Johanniskraut		206	217
	Breitwegerich	Lein		206	218
	Brombeere	Preiselbeere		208	218
	Echte Kamille	Ratanhia		209	220
	Echter Lorbeer	Ringelblume		209	220
	Echter Salbei	Stieleiche		211	221
	Gänsefingerkraut	Walnuss		212	221
	Gewürznelkenbaum	Wildes Stiefmütterchen		213	223
	Heidelbeere	Zaubernuss		215	225
Hauterkrankungen I und II	s. Verletzungen		12	177	
	s. Haut		13	201	
Herzbeschwerden, Herzinsuffizienz	Chinesischer Limonenbaum		14	228	
	Weissdorn			231	
Leber: Erkrankungen der Galle, Gallenwege und Leber	Artischocke	Gemeiner Löwenzahn	11	168	172
	Gelbes Katzenpfötchen	Mariendistel		170	173
	Gemeine Schafgarbe	Pfefferminze		172	175
Nieren- und Blasen-erkrankungen Entzündliche Erkrankun-gen der ableitenden Harnwege	Ackerschachtelhalm	Goldrute	16	269	278
	Bärentraube	Hauhechel		270	281
	Brennnessel	Orthosiphon		273	283
	Gemeiner Löwenzahn	Schwarze Johannisbeere		275	284
	Gemeiner Wacholder	Spargel		276	286
	Gewöhnliche Birke			276	
Respiratlonstrakt: Erkrankungen des oberen und des unteren Respirationstraktes	Anis	Huflattich	15	237	247
	Bitterer Fenchel	Königskerze		237	249
	Echter Alant	Pupursonnenhut		238	251
	Echter Eibisch	Schlüsselblume		238	253
	Efeu	Süßholz		239	255
	Eukalyptus	Thymian		241	258
	Gemeiner Dost	Waldkiefer		242	258
	Gewöhnliches Seifenkraut	Wiesenklee		243	260
		Wildes Stiefmütterchen			262
	Holunder	Winter- u. Sommerlinde		245	263
Stress- und Ermüdungs-zustände Tumoren, Allergie	Ginseng		19	314	
	Mistel			316	
	Pestwurz			318	
	Taigawurzel			319	
Verletzungen (Prellun-gen, Verstauchungen, Quetschungen) Schlecht heilende Wunden und Geschwüre (Hauterkrankungen I)	Arnika	Knoblauch	12	180	193
	Bockshornklee	Küchenzwiebel		182	193
	Echte Kamille	Melisse		184	194
	Echter Alant	Ratanhia		184	194
	Eukalyptus	Ringelblume		185	195
	Fieberklee	Rosskastanie		187	197
	Frauenmantel	Sonnenblume		187	199
	Gemeiner Beinwell	Waldkiefer		189	200
	Johanniskraut	Wiesenklee		191	200
	Kleiner Odermennig			192	
Verstopfungen (Obstipation) (Gastrointestinale Erkrankungen III)	Aloe	Medizinalrhabarber	10	152	159
	Faulbaum	Rizinus		155	161
	Lein	Sennespflanze		157	164

Gastrointestinale Erkrankungen I: Appetitlosigkeit, Verdauungsbeschwerden, Blähungen, Entzündungen der Magen-Darm-Schleimhaut

Jürgen Reichling, Marijke Frater-Schröder, Reinhard Saller, Julika Fitzi-Rathgen, Rosa Gachnian-Mirtscheva

J. Reichling et al., *Heilpflanzenkunde für die Veterinärpraxis*,
DOI 10.1007/978-3-662-48795-2_8, © Springer-Verlag Berlin Heidelberg 2016

Pflanzenname		Drogenname	
Deutsch	**Lateinisch**	**Deutsch**	**Lateinisch**
Angelika	Angelica archangelica	Angelikawurzel	Anglicae radix
Anis	Pimpinella anisum	Anisfrüchte	Anisi fructus
Baldrian	Valeriana officinalis	Baldrianwurzel	Valerianae radix
Benediktenkraut	Cnicus benedictus	Benediktenkraut	Cnici benedicti herba
Bitterer Fenchel	Foeniculum vulg. ssp. vulgare var. vulgare	Bittere Fenchelfrüchte	Foeniculi amari fructus
Blutwurz	Potentilla erecta	Tormentillwurzelstock	Tormentillae rhizoma
Bockshornklee	Trigonella foenum-graecum	Bockshornsamen	Foenugraeci semen
Dill	Anethum graveolens	Dillfrüchte	Anethi fructus
Echte Kamille	Matricaria chamomilla	Kamillenblüten	Matricariae flos
Echter Alant	Inula helenium	Alantwurzel	Helenii rhizoma
Echter Eibisch	Althaea officinalis	Eibischwurzel	Althaeae radix
Echter Salbei	Salvia officinalis	Salbeiblätter	Salviae officinalis folium
Fieberklee	Menyanthes trifoliata	Fieberkleeblätter	Menyanthidis trifoliatae folium
Gelber Enzian	Gentiana lutea	Enzianwurzel	Gentianae radix
Gemeine Schafgarbe	Achillea millefolium	Schafgarbenkraut	Millefolii herba
Gemeiner Dost	Origanum vulgare	Dostenkraut	Origani herba
Gemeiner Löwenzahn	Taraxacum officinale	Löwenzahnblätter Löwenzahnwurzel Löwenzahnwurzel mit Kraut	Taraxaci folium Taraxaci radix Taraxaci radix cum herba
Gemeiner Wacholder	Juniperus communis	Wacholderbeeren	Juniperi pseudo-fructus
Grüner Tee	Camellia sinensis	Teeblätter	Theae viridis folium
Heidelbeere	Vaccinium myrtillus	Heidelbeerblätter Getrocknete Heidelbeerfrüchte	Myrtilli folium Myrtilli fructus siccus
Hopfen	Humulus lupulus	Hopfenzapfen	Lupuli flos
Isländisches Moos	Cetraria islandica	Isländisches Moos	Lichen islandicus
Johanniskraut	Hypericum perforatum	Johanniskraut	Hyperici herba
Knoblauch	Allium sativum	Knoblauchzwiebel	Allii sativi bulbus
Koriander	Coriandrum sativum	Korianderfrüchte	Coriandri fructus
Küchenzwiebel	Allium cepa	Zwiebel	Allii cepae bulbus
Kümmel	Carum carvi	Kümmelfrüchte	Carvi fructus
Lavendel	Lavandula angustifolia	Lavendelblüten	Lavandulae flos
Lein	Linum usitatissimum	Leinsamen	Lini semen
Mädesüss	Filipendula ulmaria	Mädesüsskraut und Blüten	Filipendulae ulmariae herba und flos
Medizinalrhabarber	Rheum palmatum	Rhabarberwurzel	Rhei radix

Pflanzenname		Drogenname	
Deutsch	**Lateinisch**	**Deutsch**	**Lateinisch**
Melisse	*Melissa officinalis*	Melissenblätter	*Melissae folium*
Pfefferminze	*Mentha x piperita*	Pfefferminzblätter	*Menthae piperitae folium*
Sonnenblume	*Helianthus annuus*	Sonnenblumenöl	*Helianthi annui oleum*
Stieleiche	*Quercus robur*	Eichenrinde	*Quercus cortex*
Süssholz	*Glycyrrhiza glabra*	Süssholzwurzel	*Liquiritiae radix*
Tausendgüldenkraut	*Centaurium erythraea*	Tausendgüldenkraut	*Centaurii herba*
Thymian	*Thymus vulgaris*	Thymiankraut	*Thymi herba*
Walnuss	*Juglans regia*	Walnussblätter	*Juglandis folium*
Wermut	*Artemisia absinthium*	Wermutkraut	*Absinthii herba*
Wilde Malve Wegmalve	*Malva sylvestris* *Malva neglecta*	Malvenblüten Malvenblätter	*Malvae sylvestris flos* *Malvae folium*
Ysop	*Hyssopus officinalis*	Ysopkraut	*Hyssopi herba*

8

In diesem Kapitel werden Heilpflanzen zusammengefasst, die bei Appetitlosigkeit, dyspeptischen Beschwerden und Entzündungen der Magen-Darm-Schleimhaut zur Anwendung kommen. Es handelt sich dabei um eine heterogene Gruppe von Heilpflanzen mit ganz unterschiedlichen sekundären Pflanzenstoffen.

Heilpflanzen mit **appetit- und verdauungsanregender Wirkung** enthalten hauptsächlich bittere und bitteraromatische Stoffe (z. B. Fieberklee, Gelber Enzian), welche die Geschmacksrezeptoren erregen und damit die Speichel- und Magensaftsekretion reflektorisch steigern. Durch die verstärkte Sekretion wird die Fresslust der Tiere erhöht und die Verdauung gefördert. Die Absonderung größerer Mengen von Verdauungssäften und Verdauungsenzymen ist besonders bei den Pflanzenfressern für die Verdauung wichtig. In der Regel werden die bitteren bzw. bitter-aromatischen Einzelstoffe nicht in reiner Form angewendet; bevorzugt wird die pflanzliche Droge. Heilpflanzen, die bei **dyspeptischen Beschwerden** bzw. Reizdarm (z. B. Blähungen, Verdauungsbeschwerden, leichten Krämpfen im Magen-Darm-Trakt) hilfreich sind, enthalten in der Regel ätherische Öle (z. B. Anis, Kümmel) und/oder Bitterstoffe (z. B. Wermut). Heilpflanzen, die Gerbstoffe und/oder Schleimstoffe enthalten, sind auf Grund ihrer adstringierenden (Gerbstoffe), entzündungshemmenden und reizmildernden Wirkung für die Behandlung von **Schleimhautentzündungen im Magen-Darm-Trakt** geeignet.

8.1   Angelika

Stammpflanze *Angelica archangelica* L. (Syn.: *Archangelica officinalis* HOFFM.)

Familie Apiaceae

Verwendeter Pflanzenteil Angelikawurzel (Angelicae radix), bestehend aus den unterirdischen, ganzen, unterhalb 40 °C sorgfältig getrockneten Teilen der Pflanze. Die Droge umfasst den Wurzelstock und die Wurzeln. **Geruch:** Stark würzig, aromatisch. **Geschmack:** Zunächst aromatisch, dann scharf, bitter und anhaltend brennend.

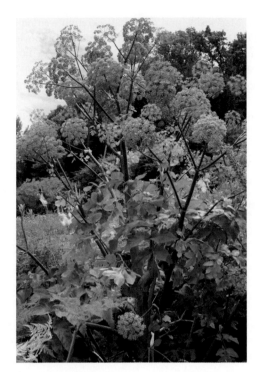

Abb. 8.1 Angelika, Ganzpflanze mit Fruchtstand

Botanik/Herkunft Pflanze 2- bis 4-jährig, in allen Teilen aromatisch duftend, mit einem bis zu 3 m hohen, aufrechten, stielrunden, fein gerillten Stängel und einem dicken Wurzelstock (**Abb. 8.1**). Laubblätter kahl, sehr groß, die unteren 60–90 cm lang, dreifach fiederschnittig, zuweilen fast dreizählig bis mehrfach zerschnitten. Dolden am Stängel und an seinen Ästen endständig. **Blütezeit** von Juni–August.

Die Pflanze ist im nördlichen Europa heimisch. Sie wächst bevorzugt auf feuchten Wiesen, in Flachmooren, Flussufern, Gebüschen und lichten Wäldern, aber auch an Sandstränden. Die Droge stammt überwiegend aus dem Anbau. Hauptlieferländer sind Polen und die Niederlande, seltener stammt die Droge aus Deutschland, Belgien und Italien (Vieweger 2014).

Inhaltsstoffe **Ätherisches Öl:** In der Droge 0,35–1,0 % ätherisches Öl mit Monoterpenen als Hauptbestandteilen, neben geringeren Mengen an Sesquiterpenen und makrozyklischen Laktonen, die für den Geruch verantwortlich sind. **Cumarine:** Osthenol, Osthol, Umbelliferin, Umbelliprenin. **Furanocumarine:** In der Angelikawurzel sind mehr als 20 Furanocumarine beschrieben, darunter z. B. Bergapten, Heraclenol, Imperatorin, Marmesin, Xanthotoxin, Xanthotoxol. **Dihydrofuranocumarine:** Archangelicin u. a. und davon abgeleitete Glukoside, wie z. B. Apterin, Marmesinin. Die Furanocumarine werden bevorzugt in schizogenen Exkretgängen der unterirdischen Organe abgelagert. **Sonstige Inhaltsstoffe:** Pflanzensäuren (z. B. Angelikasäure, Fumarsäure, Malonsäure, Kaffeesäure), Harz, Wachs, Gerbstoffe, Stärke, das Flavanon Archangelenon, verschiedene Zucker (Vieweger 2014).

Wirkungen **Verdauung:** Das ätherische Öl und die Cumarinderivate regen die Sekretion von Verdauungssäften im Maul und Magen an. Die Speicheldrüsen werden direkt und auch über den

Nervus vagus stimuliert. Magensaft- und Gallensaftsekretion werden so reflektorisch angeregt (Schilcher et al. 2010). Die Droge wirkt auch als Expektoranz (Rabinovich 1981). **ZNS**: Xanthotoxol, ein Furanocumarin aus der Wurzeldroge, ruft bei Hunden (1–100 mg/kg KG, p. o.), Katzen (5–20 mg/kg KG, i. p.), Ratten (30–300 mg/kg KG, i. p.), Mäusen (10–300 mg/kg KG, i. p.) und Hamstern (0,3–1,0 mg/kg KG, p. o.) dosisabhängig eine sedative Wirkung hervor (Vieweger 2014).

Anwendungsgebiete Innerlich bei Appetitlosigkeit, Beschwerden wie Blähungen und leichten krampfartigen Magen-Darm-Störungen (Rabinovich 1981).

Dosierung und Art der Anwendung Innerlich: Die Droge wird in Form von Teezubereitungen und als Pulver angewendet.

Dosierung Angelikawurzel innerlich		
Tier	**Mittlere Tagesdosis**	
Große Tiere	10,0–25,0 g	
Kleine Tiere	5,0–10,0 g	
(Rabinovich 1981)		

Unerwünschte Wirkungen Mensch: Steigerung der Lichtempfindlichkeit der Haut durch die in der Droge enthaltenen Furanocumarine (Vieweger 2014).

Gegenanzeigen Mensch: Nicht anzuwenden bei Magen- und Darmgeschwüren (Vieweger 2014).

Pflanzenpräparate Herbi Colan, Deutschland. Pflanzliches Arzneimittel (enthält Extrakte aus Angelikawurzel, Fenchelfrüchten, Kamillenblüten, Korianderfrüchten, Kümmelfrüchten, Löwenzahnwurzel, Mariendistel, Schafgarbenkraut, Wermutkraut) für Kaninchen und Kleinnager zur Regulierung gestörter Verdauungsvorgänge; nicht anwenden bei Tieren, die der Gewinnung von Lebensmitteln dienen (s. Anhang A.5 Lila Liste 2014/2015). Angelikawurzel (s. Anhang A.6 Bezugsquellen).

Hinweise

Angelikawurzel (Angelicae radix) darf derzeit in der EU bei Lebensmittel-liefernden Tieren nicht als Wirkstoff verwendet werden. Hingegen darf das ätherische Öl der Angelikawurzel (Angelicae radix aetheroleum) bei Lebensmittel-liefernden Tieren als Wirkstoff in der EU eingesetzt werden (s. Anhang A.3 VO [EU] Nr. 37/2010). Angelikawurzel darf derzeit in der Schweiz weder bei Tieren, die der Lebensmittelgewinnung dienen, noch bei Heimtieren als Futtermittel bzw. Ergänzungsfuttermittel oder als Tierarzneimittel verwendet werden (s. Anhang A.4 Einstufungsliste pflanzlicher Stoffe und Zubereitungen). Mit Angelikawurzel und dem ätherischen Öl der Angelikawurzel liegen derzeit bei trächtigen und laktierenden Tieren keine Erfahrungen vor.

8.2　Anis

Stammpflanze *Pimpinella anisum* L.

Familie Apiaceae

Verwendeter Pflanzenteil Anisfrüchte (Anisi fructus), bestehend aus den trockenen, unversehrten, 2-teiligen Spaltfrüchten der Pflanze. **Geruch:** Angenehm würzig, an Anethol erinnernd. **Geschmack:** Aromatisch süß.

Botanik/Herkunft Einjährige Pflanze (◪ Abb. 8.2) mit dünner, spindelförmiger Pfahlwurzel. Der 30–50 (75) cm hohe Stängel ist aufrecht, rund, gerillt und im oberen Teil ästig verzweigt. Die grundständigen Blätter sind langgestielt, wechselständig, ungeteilt, rundlich-nierenförmig, am Grunde herzförmig, mit gezähnter Spreite. Die mittleren Stängelblätter sind fiederspaltig mit 3–5 eiförmigen oder umgekehrt-eiförmigen, gezähnten Abschnitten, die oberen sind 2- oder 3fach gefiedert mit lineal-lanzettlichen Abschnitten. Der Blütenstand ist eine zusammengesetzte Dolde mit 7–15 Hauptstrahlen, Hülle fehlend oder einblättrig, Hüllchenblätter 1 bis wenige. Die 5 weißen Kronblätter sind unterseits kurz behaart, 5 Staubblätter, 2 Griffel, unterständiger Fruchtknoten. Die Früchte sind eiförmig bis eiförmig-länglich, 3–5 mm lang, flaumig behaart. **Blütezeit:** Juni–August.

　Die Anispflanze wächst gelegentlich auf Schuttstellen, Gartenland und in Weinbergen. Sie wird in verschiedenen Erdteilen als Ätherischöl- und Arzneipflanze angebaut. Drogenimporte stammen vorwiegend aus Ägypten, Argentinien, Chile, China, Italien, Spanien und der Türkei (Staesche u. Schleinitz 2014).

Inhaltsstoffe Ätherisches Öl: Die Früchte enthalten 2–6 % ätherisches Öl mit einem Anteil von 80–94 % trans-Anethol. Daneben finden sich in geringerer Menge weitere niedermolekulare Terpene, wie z. B. 2–3 % Methylchavicol (Estragol), 1,5 % Anisaldehyd, cis-Anethol, γ-Himachalen, ca. 1 % Pseudoisoeugenyl-2-methylbutyrat, 0,1–0,5 % Epoxypseudoisoeugenyl-

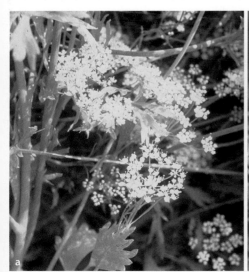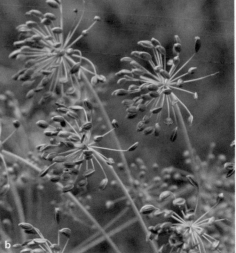

◪ **Abb. 8.2a,b** Anis, **a** blühende Pflanze, **b** Früchte

2-methylbutyrat. **Sonstige Inhaltsstoffe:** Die Früchte enthalten außerdem 10–30 % fettes Öl, das reich an Palmitin-, Petroselin-, Öl- und Linolensäure ist, Phenolcarbonsäuren, wie z. B. Chlorogensäure, Caffeoylchinasäure, Kaffeesäure, sowie Flavonoide, wie z. B. Isoorientin, Isovitexin, Rutosid (Staesche u. Schleinitz 2014).

Wirkungen Der Anisfrucht wird eine expektorierende, schwach spasmolytische, karminative, antibakterielle, antimykotische (u. a. gegen *Aspergillus flavus*, *Penicillium italicum*) (ESCOP 2003; Staesche u. Schleinitz 2014) und antivirale (u. a. gegen Grippe- und Kartoffelvirus) Wirkung zugeschrieben (Horvath 1954; Cutting u. Furusawa 1965; Staesche u. Schleinitz 2014). Die verschiedenen Wirkungen der Droge beruhen auf dem Gehalt an ätherischem Öl (Anisöl). **Sekretolytische Wirkung:** Die Anisfrüchte bzw. das Anisöl erhöhen die Sekretion der Bronchien, verflüssigen das schleimige Sekret und verstärken die Bewegung des Flimmerepithels (Staesche u. Schleinitz 2014). **Verdauungsfördernde Wirkung:** Weiter vermehrt das Anisöl die Sekretion der Verdauungsdrüsen und der Galle. Daraus erklären sich seine blähungstreibende Wirkung sowie der günstige Einfluss auf den Appetit und die Verdauung der Tiere (Popov 1929). **Spasmolytische Wirkung:** Anisfrüchte bzw. Anisöl wirken zudem entspannend auf die glatte Muskulatur des Verdauungstraktes (z. B. Dünndarm der Maus, Meerschweinchenileum). Bei spastischen Zuständen wird der Krampf gelöst, die Schmerzen lassen nach und verschwinden, die Peristaltik wird wieder hergestellt (Teuscher 2003). **Galaktogene Wirkung:** Ferner sollen Anisfrüchte die Milchabsonderung (z. B. bei Kühen und Ziegen) erhöhen, ohne den Fettgehalt der Milch zu beeinflussen (Droumev 1975; Cabaret 1986; Gachnian u. Assenov 1985). **Antiparasitäre, insektizide Wirkung:** Das Anisöl besitzt eine antiparasitäre (z. B. gegen Hautparasiten) sowie insektizide Wirkung (z. B. gegen Hühnerläuse, Federlinge und Flöhe) (Gachnian u. Assenov 1985).

Anwendungsgebiete **Innerlich** als spasmolytisches und antiseptisches Mittel bei dyspeptischen Beschwerden, wie Meteorismus und leichten Krämpfen im Magen-Darm-Trakt; zur Anregung der Fresslust und zur Förderung der Verdauung (Popov 1946; nach Mosgov 1961, 1979; Rabinovich 1981; Gachnian u. Assenov 1985; Cabaret 1986). Für Pferde bei chronischem Darmkatarrh (Faddeev 1958).

Dosierung und Art der Anwendung **Innerlich** werden Anisfrüchte in Form von Pulvern und Aufgüssen (1:10) mit dem Futter verabreicht. Damit Tiere unangenehm schmeckende Arzneimittel leichter annehmen, kann man ihnen u. a. Anisöl als Geschmacksverbesserer (Geschmackskorrigens) zusetzen. So zeigen z. B. große Wiederkäuer eine Vorliebe für die wohlschmeckenden Aromastoffe der Anisfrüchte. Als Geschmacksverbesserer dient Ölzucker, der aus 1 Tropfen Anisöl und 2 g Puderzucker zubereitet wird.

Dosierung Anisfrüchte innerlich	
Tier	**Mittlere Tagesdosis**
Großer Wiederkäuer	25,0–50,0 g
Pferd	10,0–25,0 g
Kleiner Wiederkäuer	5,0–10,0 g
Schwein	3,0–10,0 g
Hund	0,5–2,0 g
Geflügel	0,2–0,5 g
(nach Mosgov 1961, 1979; Rabinovich 1981; Gachnian u. Assenov 1985)	

Rezepturen			
Rp.		**Rp.**	
Sal carol. artific.	10,0	Künstl. Karlsbader Salz	10,0
Anisi fruct. pulv.	25,0	Anisfrüchte, gepulvert	25,0
Foeniculi fruct. pulv.	25,0	Fenchelfrüchte, gepulvert	25,0
Absinthii herb. pulv.	50,0	Wermutkraut, gepulvert	50,0
M. f. pulv.		Pulvermischung herstellen	

D. S. Morgens und abends 1–2 Esslöffel voll mit dem Futter für Pferde bei chronischem Darmkatarrh

(Faddeev 1958)

Kombinationen Anisfrüchte werden oft zusammen mit anderen Arzneimitteln angewendet, z. B. mit Ammoniumchlorid (zum Erleichtern des Abhustens), mit künstlichem Karlsbader Salz (als galletreibendes Mittel) oder mit Bitterstoffen (zur Förderung der Verdauung).

Unerwünschte Wirkungen Mensch: Gelegentlich allergische Reaktionen der Haut, der Atemwege und des Gastrointestinaltraktes. Bei äußerlichen Einreibungen auf mehr als ⅓ der Körperoberfläche kann Anisöl zu Intoxikationen führen.

Gegenanzeigen Mensch: Bei bekannter Allergie gegen Anisfrüchte und ihre Inhaltsstoffe (z. B. Anethol).

Pflanzenpräparate Colosan, Deutschland. Pflanzliches Arzneimittel (enthält Anisöl, Fenchelöl, Kümmelöl, Chinesisches Zimtöl, Schwefel, Leinsamenöl) für Rind, Pferd, Schaf, Ziege, Schwein, Kaninchen, Hund. Traditionell angewendet als mild wirksames Arzneimittel zur unterstützenden Behandlung bei futterbedingten Blähungen und Magen-Darm-Störungen (s. Anhang A.5 Lila Liste 2014/2015). Anisfrüchte (s. Anhang A.6 Bezugsquellen).

Hinweise
Anisfrüchte (Anisi fructus) dürfen in der EU bei Lebensmittel-liefernden Tieren nicht als Wirkstoff eingesetzt werden. Verwendet werden darf hingegen der Wirkstoff Anisi aetheroleum (Anisöl) (s. Anhang A.3 VO [EU] Nr. 37/ 2010). Anis darf in der Schweiz bei Tieren, die der Lebensmittelgewinnung dienen und bei Heimtieren als Futtermittel bzw. Ergänzungsfuttermittel verwendet werden (s. Anhang A.4 Einstufungsliste pflanzlicher Stoffe und Zubereitungen). Mit Anisfrüchten und Anisöl liegen derzeit bei trächtigen und laktierenden Tieren keine Erfahrungen vor.

8.3 Baldrian

Stammpflanze, Familie, verwendeter Pflanzenteil, Botanik/Herkunft, Inhaltsstoffe, Wirkungen, unerwünschte Wirkungen, Gegenanzeigen, Hinweise ► Abschn. 17.1.

Anwendungsgebiete Innerlich bei leichten Magen-Darmkoliken, Meteorismus (Rabinovich 1981; Gachnian u. Assenov 1985; Lipnizkiji et al. 1987).

Dosierung und Art der Anwendung Die Baldrianwurzel wird **innerlich** in Form von Aufgüssen angewendet. Ein Kalb erhält von dem Aufguss 2–3 ml/kg KG 2–3 × tgl. ca. 30–40 min vor der Fütterung.

Dosierung Baldrianwurzel innerlich	
Tier	**Mittlere Tagesdosis**
Großer Wiederkäuer	25,0–50,0 g
Pferd	25,0–50,0 g
Kleiner Wiederkäuer	5,0–10,0 g
Schwein	2,0–5,0 g
Hund	1,0–3,0 g
Katze	0,5–1,5 g
Huhn	0,5–1,0 g
(verändert nach Rabinovich 1981; Gachnian u. Assenov 1985; Lipnizkiji et al. 1987)	

8.4 Benediktenkraut

Stammpflanze *Cnicus benedictus* L.

Familie Asteraceae

Verwendeter Pflanzenteil Benediktenkraut (Cnici benedicti herba), bestehend aus den während der Blütezeit gesammelten und getrockneten oberirdischen Teile der Pflanze. **Geruch:** Schwach aromatisch. **Geschmack:** Stark und andauernd bitter.

Botanik/Herkunft Einjähriges, bis 40 cm hohes distelartiges Kraut (◻ Abb. 8.3). Stängel aufrecht, fünfkantig, gestreift, unten borstig, im oberen Teil drüsig behaart. Laubblätter zottig behaart, bis 30 cm lang, länglich-lanzettlich, unten gestielt, mittlere und obere stängelumfassend. Blütenköpfe einzeln an den Enden der Äste. Blüten gelb. Früchte gelbbraun mit ca. 20 Rippen. **Blütezeit:** Juli–September.

Die Pflanze stammt ursprünglich aus dem europäischen Mittelmeerraum. Sie wurde eingebürgert in Mitteleuropa, Mittel- und Südamerika sowie in Südafrika. Die Droge stammt aus dem Anbau und aus Wildsammlungen. Hauptlieferländer sind Bulgarien, Rumänien, Italien und Spanien (Moeck 2014).

Inhaltsstoffe **Ätherisches Öl:** Die Droge enthält ca. 0,03 % ätherisches Öl, bestehend aus gesättigten Kohlenwasserstoffen (z. B. n-Nonan, n-Undecan), Monoterpenen (z. B. Citronellol, Citronellal, Citral, p-Cymen), Benzaldehyd (Hauptbestandteil), Zimtaldehyd u. a. **Bitterstoffe:** Hauptbestandteil mit 0,2–0,7 % ist Cnicin, ein ungesättigtes Sesquiterpendihydroxylacton vom Germacrantyp. Weitere Bitterstoffe sind u. a. Artemisiifolin und Salonitenolid (Sesquiterpenlactone), Arctigenin, Trachelogenin und Nortrachelosid (Lignanlactone). **Triterpene:** α-Amyrin, Multiflorenol, Multiflorenolacetat, n-Nanocosan, Oleanolsäure, Sitosterol, Stigmasterol u. a.. **Flavonoide:** Nachgewiesen wurden Apigenin-7-glucosid, Luteolin, Luteolindiglucosid und Astragalin. **Mineralstoffe:** In der Droge ca. 10–18 %, hauptsächlich Kalium- und Magnesiumsalze (Moeck 2014).

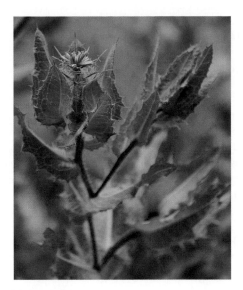

◻ **Abb. 8.3** Benediktenkraut, Blütenstand

Wirkungen **Ödemhemmende Wirkung:** Im Rattenpfotenödem reduzierte Cnicin, der Haupt-
bitterstoff der Droge, nach i. p. Applikation (8, 27, 80 µmol/kg KG) die Ödementwicklung (In-
duktion durch Carrageenin) im Verlauf von 3 h signifikant (19, 77, 97 % Hemmung). Die Wirkung war mit Indometacin (28 µmol/kg KG i. p.) vergleichbar. **Antimikrobielle Wirkung:** Ätherisches Öl, alkoholische Extrakte sowie die Bitterstoffe Cnicin und Arctigenin aus der Droge
erwiesen sich gegen verschiedene grampositive und gramnegative Bakterien in vitro als antimikrobiell wirksam (Moeck 2014).

Anwendungsgebiete **Innerlich:** Bei Appetitlosigkeit und Verdauungsstörungen (dyspeptischen
Beschwerden, Meteorismus, Verstopfung). Die Verwendung der Droge bei den angegebenen
Indikationen ist auf Grund der enthaltenen Bitterstoffe plausibel (Rabinovich 1981).

Dosierung und Art der Anwendung Die Droge wird meist in Form von Teezubereitungen und
als Aufguss angewendet.

Dosierung Benediktenkraut innerlich	
Tier	**Mittlere Tagesdosis**
Großer Wiederkäuer	25,0–50,0 g
Pferd	10,0–25,0 g
Schaf	5,0–10,0 g
Ziege	5,0–10,0 g
Schwein	2,0–5,0 g
(Rabinovich 1981)	

Unerwünschte Wirkungen **Mensch:** In seltenen Fällen allergische Kontaktdermatitis durch die
Anwesenheit von Sesquiterpenlactonen (Moeck 2014).

Gegenanzeigen Bei bekannter Überempfindlichkeit gegenüber Benediktenkraut und anderen Korbblütlern (Moek 2014).

Pflanzenpräparate Benediktenkraut (s. Anhang A.6 Bezugsquellen).

Hinweise

Benediktenkraut (Cnici benedicti herba) darf in der EU bei Lebensmittel-liefernden Tieren nicht als Wirkstoff eingesetzt werden (s. Anhang A.3 VO [EU] Nr. 37/2010). Benediktenkraut darf derzeit in der Schweiz weder bei Tieren, die der Lebensmittelgewinnung dienen, noch bei Heimtieren als Futtermittel bzw. Ergänzungsfuttermittel oder als Tierarzneimittel verwendet werden (s. Anhang A.4 Einstufungsliste pflanzlicher Stoffe und Zubereitungen). Mit Benediktenkraut liegen derzeit bei trächtigen und laktierenden Tieren keine Erfahrungen vor.

8.5   Bitterer Fenchel

Stammpflanze *Foeniculum vulgare* MILLER *ssp. vulgare var. vulgare* (MILLER) THELLUNG

Familie Apiaceae

Verwendeter Pflanzenteil Bittere Fenchelfrüchte (Foeniculi amari fructus), bestehend aus den getrockneten, ganzen Früchten oder Teilfrüchten der Pflanze. **Geruch:** Angenehm würzig, aromatisch. **Geschmack:** Würzig, süßlich.

Botanik/Herkunft Der Fenchel (◘ Abb. 8.4) ist eine 2-jährige bis ausdauernde, in Kultur manchmal nur einjährige Pflanze, die seegrün bis bläulich bereift ist und stark gewürzhaft riecht. Der feingerillte Stängel ist aufrecht, 0,9–2 m hoch, stark verästelt und trägt meist 3- bis 4fach fiederschnittige Blätter. Die kleinen Blüten stehen in 4–25 Döldchen, die meist ungleich lange Stiele (Strahlen) haben und eine Dolde mit einem Durchmesser von bis zu 15 cm bilden. Hülle **und** Hüllchen fehlen. Die 5 goldgelben Kronblätter werden von den Staubblättern mit ihren zitronengelben Staubbeuteln überragt. Vom Fenchel kennt man 2 Unterarten: *F. vulgare* MILLER *ssp. piperitum* (UCRIA) COUT. (Pfefferfenchel) und *F. vulgare* MILLER *ssp. vulgare* (Gartenfenchel). Arzneilich verwendet wird hauptsächlich der Bitterfenchel, der eine Varietät der Subspecies vulgare darstellt. Die verwendeten Teil- oder Spaltfrüchte der Pflanze sind gelblichgrün bis gelbbraun mit 5 geraden, vorspringenden Rippen. **Blütezeit:** Juli–September.

Der Fenchel war ursprünglich im Mittelmeerraum heimisch. Heute wird er in ganz Europa, Asien, Teilen Afrikas und Südamerikas angebaut. Foeniculi amari fructus stammt ausschließlich aus dem Anbau und wird hauptsächlich aus China, Indien, Ägypten, Bulgarien, Polen, Ungarn und Rumänien importiert (Saller et al. 1995).

Inhaltsstoffe **Ätherisches Öl:** Alle Pflanzenteile enthalten ätherisches Öl. Dominierende Substanzen sind einerseits Phenylpropanderivate, wie z. B. trans-Anethol und Estragol und andererseits Monoterpene, wie z. B. α-Pinen, Limonen und (+)-Fenchon. Die Fenchelfrucht enthält 3–8,5 % ätherisches Öl. Hauptkomponenten sind trans-Anethol (50–75 %), Fenchon (13–33 %) und Estragol (2–5 %). Fenchon schmeckt bitter und kampferartig. **Weitere Inhaltsstoffe:** In der Droge findet man noch verschiedene Phenolcarbonsäuren, wie z. B. Äpfelsäure, p-Cumarsäure, Zimtsäure, die als Chinasäurederivate oder in glykosidischer Bindung vorliegen, Flavonoide,

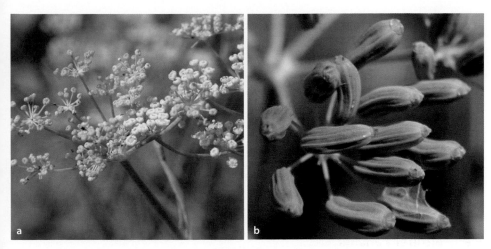

◘ Abb. 8.4a,b Bitterer Fenchel, **a** Pflanze mit goldgelb blühenden Dolden, **b** Früchte

wie z. B. Isoquercetin, Rutin, in geringen Mengen Cumarine bzw. Furanocumarine, wie z. B. Scoparin, Scopoletin, Umbelliferon, Bergapten sowie 9–12 % fettes Öl (Saller et al. 1995; Brand 2014).

Wirkungen Fenchelfrüchte und Fenchelöl (Foeniculi amari aetheroleum) wirken verdauungs-fördernd und blähungstreibend (ESCOP 2003; Teuscher 2003). **Steigerung der Magendarm-motilität:** Beim Kaninchen förderte die Droge die Magen-Darm-Motilität, wobei gleichzeitig die motilitätshemmende Wirkung von Pentobarbital abgeschwächt wurde (Brand 2014). **Anti-mikrobielle Wirkung:** In vitro wirkten das Fenchelöl sowie verschiedene Extrakte aus den Fenchelfrüchten antibakteriell (u. a. gegen *Staphylococcus aureus*, *Streptococcus pyogenes*, *Escherichia coli*, *Proteus vulgaris*, *Klebsiella pneumoniae*, *Pseudomonas aeruginosa*) und anti-mykotisch (u. a. gegen *Candida albicans*, *Trichophyton mentagrophytes*) (Nikolaevskiji et al. 1987; Brand 2014). **Expektorierende Wirkung:** Bitterfencheltee sowie trans-Anethol und Fenchon wirkten experimentell im Bereich der Atemwege sekretolytisch. Am Flimmerepithel des Frosches erhöhte der Bitterfencheltee die mukoziliäre Aktivität (auswurfförderndes Mittel) (Brand 2014). **Spasmolytische Wirkung:** Am Meerschweinchenileum entfalteten sowohl alkoholische als auch wässrige Auszüge aus Fenchelfrüchten antispasmodische Wirkungen. Im gleichen Testsystem reduzierten Fenchelsirup und Fenchelhonig die durch Acetylcholin und Bariumchlorid ausgelösten Darmspasmen (Brand 2014). Darüber hinaus besitzen Fenchel-früchte eine appetitanregende (besonders für Rinder) sowie verdauungsfördernde und gallen-treibende Wirkung (Rabinovich 1981).

Anwendungsgebiete Innerlich bei Appetitlosigkeit, Verdauungsbeschwerden, wie leichte, krampfartige Magen-Darm-Beschwerden, Blähungen und Meteorismus, bei Wiederkäuer, Pferd, Schwein, Kalb, Lamm, Hund und Huhn (nach Mosgov 1961, 1979; Rabinovich 1981, 1987; Lipnizkiji et al. 1987; Schöne et al. 2006).

Dosierung und Art der Anwendung Fenchelfrüchte werden **innerlich** in Form von Aufgüssen (1:10 bis 1:30) und Abkochungen (1:10 bis 1:30) verwendet.

Dosierung Fenchelfrüchte innerlich

Tier	Mittlere Tagesdosis
Großer Wiederkäuer	25,0–50,0 g
Pferd	10,0–25,0 g
Kleiner Wiederkäuer, Schwein	5,0–10,0 g
Hund	0,5–2,0 g
Huhn	0,2–0,5 g
(nach Mosgov 1961, 1979; Rabinovich 1981)	

Bei Verdauungskrankheiten von Kälbern: 300–500 ml wässrige Abkochung im Verlaufe von 1–2 Tagen.

Rezepturen

Rp.		Rp.	
Foeniculi amari fruct.	10,0	Bittere Fenchelfrüchte	10,0
Aqu. comm.	400,0	Trinkwasser	400,0
M. f. infus.		Aufguss herstellen	

D. S. Innerlich 2 × tgl. 200 ml für ein Lamm bei Darmkrämpfen und Meteorismus (Lipnizkiji et al. 1987)

Rp.		Rp.	
Foeniculi amari fruct.	6,0	Bittere Fenchelfrüchte	6,0
Aqu. comm	250,0	Trinkwasser	250,0
M. f. infus.		Aufguss herstellen	
5 min ziehen lassen		5 min ziehen lassen	

D. S. Innerlich 3 × tgl. ¼ Teetasse für Hund bei Meteorismus (Rabinovich 1987)

Fenchelfrüchte sind überdies Bestandteil von gallentreibenden Tees und Brusttees.

Kombinationen Fenchelfrüchte können mit verschiedenen anderen Arzneipflanzen (z. B. Kümmelfrüchte, Kamillenblüten, Pfefferminzblätter, Süßholzwurzel, Breitwegerichkraut) gemischt und in Kombination angewendet werden.

Unerwünschte Wirkungen Mensch: In Einzelfällen wurden bei Verwendung von Fenchelöl und Fenchelfrüchten allergische Reaktionen der Haut und der Atemwege beobachtet. Das allergene Risiko wird als gering eingeschätzt; ein in der Fachliteratur diskutiertes Krebsrisiko stellte sich als vernachlässigbar heraus (Saller et al. 1995; Brand 2014; Iten u. Saller 2007). **Tier:** Allergien gegen Fenchelöl sind möglich (s. Anhang A.5 Lila Liste 2014/2015).

Gegenanzeigen Bei bekannter Überempfindlichkeit gegen Fenchelöl.

Pflanzenpräparate Kombination: **Herbi Colan**, Deutschland. Pflanzliches Arzneimittel (enthält Extrakte aus Angelikawurzel, Fenchelfrüchten, Kamillenblüten, Korianderfrüchten, Kümmelfrüchten, Löwenzahnwurzel, Mariendistel, Schafgarbenkraut, Wermutkraut) für Kaninchen und Kleinnager zur Regulierung gestörter Verdauungsvorgänge; nicht anwenden bei Tieren, die der Gewinnung von Lebensmitteln dienen (s. Anhang A.5 Lila Liste 2014/2015). Fenchelfrüchte (s. Anhang A.6 Bezugsquellen).

Hinweise

Fenchelfrüchte (Foeniculi fructus) dürfen in der EU bei Lebensmittel-liefernden Tieren nicht als Wirkstoff eingesetzt werden. Verwendet werden darf hingegen der Wirkstoff Foeniculi aetheroleum (Fenchelöl) (s. Anhang A.3 VO [EU] Nr. 37/2010). Fenchel darf derzeit in der Schweiz weder bei Tieren, die der Lebensmittelgewinnung dienen, noch bei Heimtieren als Futtermittel bzw. Ergänzungsfuttermittel oder als Tierarzneimittel verwendet werden (s. Anhang A.4 Einstufungsliste pflanzlicher Stoffe und Zubereitungen). Mit Fenchelfrüchten und Fenchelöl liegen derzeit bei trächtigen und laktierenden Tieren keine Erfahrungen vor.

8.6 Blutwurz

Stammpflanze, Familie, verwendeter Pflanzenteil, Botanik/Herkunft, Inhaltsstoffe, Wirkungen, unerwünschte Wirkungen, Gegenanzeigen, Hinweise ► Abschn. 9.1.

Anwendungsgebiete Innerlich bei Schleimhautentzündungen im Magen-Darm-Bereich. Zur unterstützenden Behandlung von Magenblutungen bei Pferden (Rabinovich 1981, 1987; Gachnian u. Assenov 1985; Lipnizkiji et al. 1987; Gachnian-Mirtscheva 2003).

Dosierung und Art der Anwendung Innerlich wird der Tormentillwurzelstock in Form von Aufgüssen (1:10), Abkochungen (1:10), Tinkturen und Latwergen angewendet.

Dosierung Tormentillwurzelstock innerlich

Tier	Mittlere Tagesdosis
Großer Wiederkäuer, Pferd	20,0–40,0 g
Kleiner Wiederkäuer, Schwein	5,0–15,0 g
Ferkel, Lamm	1,0–3,0 g
Hund	1,0–3,0 g
Katze, Huhn	0,5–1,0 g
Fuchs	0,5–2,0 g

(Rabinovich 1981, 1987; Gachnian u. Assenov 1985; Lipnizkiji et al. 1987; Gachnian-Mirtscheva 2003)

Rezepturen

Rp.		Rp.	
Potentillae rhiz.	60,0	Tormentillwurzelstock	60,0
Aqu. comm.	540,0	Trinkwasser	540,0
M. f. decoct.		Abkochung herstellen	

D. S. Innerlich zur unterstützenden Behandlung von Magenblutungen bei Pferden. Es werden 2 × tgl. (morgens und abends) 1½ Tassen voll mit 1 Flasche Wasser 30 min vor der Fütterung an die Tiere verabreicht

(Rabinovich 1987)

8.7   Bockshornklee

Stammpflanze, Familie, verwendeter Pflanzenteil, Botanik/Herkunft, Inhaltsstoffe, Wirkungen, unerwünschte Wirkungen, Gegenanzeigen, Hinweise ► Abschn. 12.2.

Anwendungsgebiete Bei Appetitlosigkeit (Popov 1946).

Dosierung und Art der Anwendung Bockshornsamen werden **innerlich** in Form von Pulvern, Latwergen, Schleim und Aufgüssen (1:10) verwendet.

Dosierung Bockshornsamen innerlich	
Tier	**Maximale einmalige Dosis**
Großer Wiederkäuer	30,0 g
Pferd	50,0 g
Kleiner Wiederkäuer	15,0 g
Schwein	10,0 g
Hund	5,0 g
(Popov 1946)	

8.8   Dill

Stammpflanze *Anethum graveolens* L.

Familie Apiaceae

Verwendeter Pflanzenteil Dillfrüchte (Anethi fructus), bestehend aus den zur Fruchtzeit geernteten und getrockneten Früchten der Pflanze.

Botanik/Herkunft Der Dill (◨ Abb. 8.5) ist eine einjährige Pflanze mit spindelförmiger Wurzel. Der 50–150 cm hohe Stängel ist aufrecht, röhrig, am Grunde hohl, fein gerillt, dunkelgrün mit weißen Streifen, im oberen Teil verzweigt. Die Blätter sind wechselständig, 3- oder 4fach fiederschnittig, mit fadenförmigen Zipfeln. Der Blütenstand ist eine zusammengesetzte Dolde von etwa 15 cm Durchmesser, mit 15–30 ungleich langen Strahlen. Die Blüten sind gelb. Die Frucht ist eiförmig, graubraun, 3–5 mm lang, 2-samig. **Blütezeit:** Juni–September.

Der Dill wird in Gärten angebaut. Man findet ihn auch verwildert auf steinigen Plätzen und an Wegrändern (Schmoltzi 2014).

Inhaltsstoffe Ätherisches Öl: In den Früchten 2,5–4 %, dessen Hauptbestandteil mit 40–60 % D-Carvon ist. In geringeren Mengen finden sich noch D-Limonen, D-Phellandren, Apiol, α-Pinen, β-Myrcen u. a.. **Sonstige Inhaltsstoffe:** 10–20 % fettes Öl, Cumarine, wie z. B. Umbelliferon, Scopoletin, Aesculetin, Umbelliprenin, Bergapten sowie Phenolcarbonsäuren, wie z. B. Ferula-, Kaffee- und Chlorogensäure (Schmoltzi 2014).

Wirkungen Appetitanregend, auswurffördernd, und antibakteriell (Rabinovich 1981, 1987; Gachnian u. Assenov 1985; Lipnizkiji et al. 1987). Darüber hinaus wirkt das ätherische

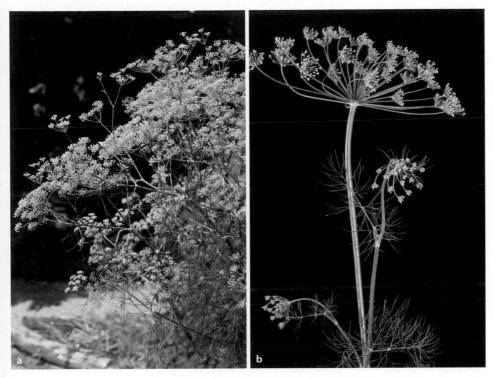

▣ Abb. 8.5a,b Dill, **a** blühende Pflanze, **b** Blütenstand (Doppeldolde)

Öl an der glatten Muskulatur des Gastrointestinaltraktes direkt spasmolytisch (Schilcher et al. 2010).

Anwendungsgebiete In der Veterinärmedizin werden Dillfrüchte zur Anregung des Appetits und bei dyspeptischen Magen-Darm-Beschwerden angewendet (Rabinovich 1981, 1987; Mamleev et al. 1984; Gachnian u. Assenov 1985).

Dosierung und Art der Anwendung Dillfrüchte werden **innerlich** in Form von Bissen (Boli), Latwergen, Pulver, Abkochungen (1:10) und Aufgüssen (1:10) angewendet.

Dosierung Dillfrüchte innerlich	
Tier	**Mittlere Tagesdosis**
Großer Wiederkäuer	25,0-50,0 g
Pferd	10,0-25,0 g
Kleiner Wiederkäuer, Schwein	5,0-10,0 g
Hund	0,5-2,0 g
Geflügel	0,2-0,5 g
(nach Rabinovich 1981; Mamleev et al. 1984; Gachnian u. Assenov 1985)	

Pflanzenpräparate Dillfrüchte (s. Anhang A.6 Bezugsquellen).

Hinweise

Dillfrüchte (Anethi fructus) dürfen in der EU bei Lebensmittel-liefernden Tieren nicht als Wirkstoff eingesetzt werden (s. Anhang A.3 VO [EU] Nr. 37/2010). Dillfrüchte dürfen derzeit in der Schweiz weder bei Tieren, die der Lebensmittelgewinnung dienen, noch bei Heimtieren als Futtermittel bzw. Ergänzungsfuttermittel oder als Tierarzneimittel verwendet werden (s. Anhang A.4 Einstufungsliste pflanzlicher Stoffe und Zubereitungen). Mit Dillfrüchten liegen derzeit bei trächtigen und laktierenden Tieren keine Erfahrungen vor.

8.9   Echte Kamille

Stammpflanze *Matricaria chamomilla* L. (Syn.: *Matricaria recutita* L.)

Familie Asteraceae

Verwendeter Pflanzenteil Kamillenblüten (Matricariae flos), bestehend aus den frischen oder getrockneten Blütenköpfchen der Pflanze. **Geruch**: Aromatisch, angenehm. **Geschmack:** Etwas bitter.

Botanik/Herkunft Einjährige, 10–80 cm hohe Pflanze (◘ Abb. 8.6) mit dünnen, spindelförmigen Wurzeln. Am aufrechten, oft reichverzweigten Stängel, stehen wechselständig 2- bis 3fach fiederteilige Laubblätter. Der Blütenstandsboden der einzeln stehenden Blütenköpfchen ist hohl und besitzt Spreublätter. Die Randblüten sind zungenförmig und weiß, die Scheibenblüten röhrig, fünfzähnig und gelb. Die Früchte besitzen Schleimrippen, ein Pappus fehlt. **Blütezeit:** Mai–September.

Die Pflanze ist in Süd- und Osteuropa sowie in Vorderasien heimisch. Heute in weiten Teilen Europas, Asiens, Afrikas, Nord- und Südamerikas eingebürgert. Die Pflanze wächst bevorzugt auf Brachland, Schutthalden, Dorfwegen, Grasplätzen, Getreidefeldern und in Weinbergen. Die Droge Matricariae flos stammt heute aus dem Feldanbau. Hauptlieferländer sind Spanien, Ägypten, Argentinien, Ungarn, Tschechische Republik, Bulgarien, Polen und Albanien (Saller et al. 1995; Carle 2014).

Inhaltsstoffe **Ätherisches Öl:** In der Droge 0,4–1,5 % enthalten. Die Zusammensetzung des ätherischen Öls hängt von der Zugehörigkeit der Pflanze zu einem der bekannten Chemodeme ab. Nach dem jeweils vorherrschenden Bisaboloid (Sesquiterpenderivat) unterscheidet man bei Handelskamillen 4 verschiedene Typen: Bisabololtyp, Bisabololoxid A-Typ, Bisabololoxid B-Typ und Bisabolonoxidtyp. Neben den Bisaboloiden findet man im Kamillenöl noch weitere Sesquiterpene und Monoterpene sowie Acetylverbindungen, wie die cis/trans-En-In-Dicycloether. **Flavonoide:** In der Droge 1–2 % Flavonoide, wie z. B. Luteolin, Apigenin-7-O-glucosid, Apigenin-7-O-rutinosid. **Sonstige Inhaltsstoffe:** Cumarine (u. a. Aesculetin, Herniarin, Umbelliferon), Phenolcarbonsäuren (u. a. Anissäure, Chlorogensäure, Kaffeesäure, Syringasäure, Vanillinsäure), ca. 10 % Schleimstoffe und 8–10 % mineralische Bestandteile (Saller et al. 1995; Carle 2014).

Wirkung Kamillenzubereitungen werden wegen ihrer traditionell bekannten entzündungshemmenden (v. a. lokal entzündungshemmenden), antimikrobiellen, granulationsfördernden, sekretolytischen, spasmolytischen, verdauungsfördernden und karminativen Wirkungen angewendet (WHO 1999; ESCOP 2003). Tierexperimentell konnten für das ätherische Öl

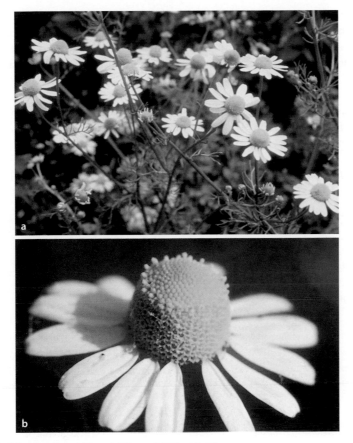

◘ **Abb. 8.6a,b** Echte Kamille, **a** blühende Pflanze, **b** Blütenköpfchen

(Kamillenöl), einzelne Ölbestandteile sowie für verschiedene Flavonoide entzündungshemmende, spasmolytische, wundheilungsfördernde, desodorierende und den Hautstoffwechsel anregende Wirkungen nachgewiesen werden. **Entzündungshemmende und wundheilungsfördernde Wirkung:** So werden z. B. für die entzündungshemmende und wundheilungsfördernde Wirkung der Droge neben Matricin/Chamazulen und Bisaboloiden auch verschiedene Flavonoide, wie z. B. das Apigenin verantwortlich gemacht. Als Wirkungsmechanismen werden Prostaglandin- und Leukotriensynthesehemmung, Antihistamin- und Antiserotoninwirkung sowie Radikalfängereigenschaften diskutiert (Saller et al. 1995). **Spasmolytische Wirkungen:** Die spasmolytische Wirkung der Droge bzw. des Kamillenöls beruht überwiegend auf Matricin/Chamazulen, den Bisaboloiden und z. T. auf Flavonoiden (Carle 2014). **Wirkungen bei Ulzera ventriculi et duodeni:** Im Tierversuch wirkte (-)-α-Bisabolol in verschiedenen Ulkus-Modellen antiulzerogen und ulzerokurativ (Saller et al. 1995; Carle 2014). **Antimikrobielle Wirkung:** Das ätherische Öl wirkte in vitro bakteriostatisch, bakterizid und soll überdies Bakterientoxine (Staphylokokken, Streptokokken) inaktivieren können. In Zellkulturen konnte nachgewiesen werden, dass ein alkoholischer Kamillenextrakt die Replikation von Herpes- und Polioviren hemmt (Saller et al. 1995; Carle 2014). **Wirkung auf die Haut:** (-)-α-Bisabolol förderte tierexperimentell die Epithelisierung und Granulation verletzter Haut und senkte die Hauttemperatur eines UV-Licht-Erythems (Saller et al. 1995). **Wirkung auf die**

Blutgefäße: Die Flavonoide wirkten im Tierversuch protektiv antiödematös (Saller et al. 1995).
Sekretolytische Wirkung: Aufgrund tierexperimenteller Hinweise (in vitro Untersuchungen an Flimmerepithelien) werden wie für einige andere terpenhaltige ätherische Öle auch für das terpenhaltige Kamillenöl sekretolytische Wirkungen diskutiert (Saller et al. 1995; Carle 2014).

Anwendungsgebiete **Innerlich** bei Magen-Darm-Beschwerden, wie gastrointestinale Spasmen, entzündliche Erkrankungen des Gastrointestinaltraktes, Enteritis, Meteorismus (Rabinovich 1981; Droumev et al. 1985; Gachnian und Assenov 1985; Löscher et al. 2002).

Dosierung und Art der Anwendung Kamillenblüten werden **innerlich** in Form eines Aufgusses (5–10:100) verwendet.

Dosierung Kamillenblüten innerlich

Tier	Mittlere Tagesdosis
Großer Wiederkäuer	25,0–50,0 g
Pferd	25,0–50,0 g
Schaf, Ziege	5,0–10,0 g
Schwein	2,0–5,0 g
Hund	1,0–3,0 g
Katze	0,5–1,0 g
Huhn	0,1–0,2 g

(nach Rabinovich 1981; Droumev et al. 1985; Gachnian u. Assenov 1985)

Rezepturen

Rp.		Rp.	
Matricariae flos	25,0	Kamillenblüten	25,0
Aqu. comm.	2950,0	Trinkwasser	2950,0
M. f. infus.		Aufguss herstellen	

D. S. Innerlich eine Gabe für ein Pferd bei Enteritis
(Gachnian u. Assenov 1985)

Rp.		Rp.	
Matricariae flos	20,0	Kamillenblüten	20,0
Aqu. comm.	980,0	Trinkwasser	980,0
M. f. infus.		Aufguss herstellen	

D. S. Innerlich 3 × tgl. ein Esslöffel für ein Ferkel bei Enteritis
(Droumev et al. 1985)

Kombinationen Kamillenblüten können mit anderen pflanzlichen Drogen kombiniert werden:
- **Spasmolytische Wirkung:** Zubereitungen aus Kamillenblüten, Pfefferminzblätter und Kümmel.
- **Entzündungshemmende und wundheilungsfördernde Wirkung:** Zubereitungen aus Süßholzwurzel und Kamillenblüten.

Unerwünschte Wirkungen Mensch: In sehr seltenen Fällen allergische Reaktionen (Kontakt-allergie).

Gegenanzeigen Überempfindlichkeit auf Kamille, deren Inhaltsstoffe und Zubereitungen.

Pflanzenpräparate Herbi Colan, Deutschland. Pflanzliches Arzneimittel (enthält Extrakte aus Angelikawurzel, Fenchelfrüchten, Kamillenblüten, Korianderfrüchten, Kümmelfrüchten, Löwenzahnwurzel, Mariendistel, Schafgarbenkraut, Wermutkraut) für Kaninchen und Klein-nager zur Regulierung gestörter Verdauungsvorgänge; nicht anwenden bei Tieren, die der Ge-winnung von Lebensmitteln dienen (s. Anhang A.5 Lila Liste 2014/2015). Kamillenblüten (s. Anhang A.6 Bezugsquellen).

Hinweise
Kamille (Matricaria chamomilla) und Kamillenblüten (Matricariae flos) dürfen bei Lebensmittel-liefernden Tieren in der EU als Wirkstoffe eingesetzt werden (s. Anhang A.3 VO [EU] Nr. 37/2010). Kamille darf in der Schweiz bei Tieren, die der Lebensmittelgewinnung dienen und bei Heimtieren als Futtermittel bzw. Ergänzungsfuttermittel verwendet werden (s. Anhang A.4 Einstufungsliste pflanzlicher Stoffe und Zubereitungen). Mit Kamillen und Kamillenblüten liegen derzeit bei träch-tigen und laktierenden Tieren keine Erfahrungen vor.

8.10 Echter Alant

Stammpflanze *Inula helenium* L.

Familie Asteraceae

Verwendeter Pflanzenteil Alantwurzel (Helenii rhizoma), bestehend aus dem im Herbst von zwei- bis dreijährigen kultivierten Pflanzen gesammelten, getrockneten und zerkleinerten Wurzelstock mit den Wurzeln. **Geruch:** Aromatisch. **Geschmack:** Würzig-bitter.

Botanik/Herkunft Ausdauernde Pflanze, 80–180 cm hoch (◨ Abb. 8.7). Wurzelstock, kurz, ge-drungen, mit kräftigen, bis zu 1 cm dicken und bis zu 50 cm langen Wurzeln. Stängel aufrecht, sehr kräftig, rundlich, grün. Laubblätter derb, oberseits zerstreut kurzhaarig, unterseits filzig mit ziemlich kurzen, aber sehr dichten Haaren. Grundblätter und untere Stängelblätter breit-lanzettlich bis oval, spitz, am Grunde in einen oberwärts geflügelten Stiel verschmälert, Spreite 15–25 cm breit und 40–80 cm lang. Mittlere Stängelblätter kleiner, oval, spitz, mit herzför-migem, kurz herablaufendem Grunde sitzend. Obere Stängelblätter länglich, herzförmig, spitz, sitzend. Blütenköpfchen zahlreich, 6–7 cm breit und traubig angeordnet. Blüten kräftig gelb. **Blütezeit:** Juni–Oktober.

Die Pflanze dürfte in Zentralasien heimisch sein. Heute findet man sie in Mitteleuropa, südliches Westsibirien, Vorder- und Zentralasien, Südostkanada und nördliche USA. Der Alant wächst bevorzugt an Uferbüschen, Wiesengräben, Weg- und Waldrändern und in Hecken. Anbaugebiete findet man in China, Russland, Bulgarien, den Niederlanden, Belgien, Frank-reich, Deutschland, Ungarn, Polen und den USA (Kobal 2014).

Inhaltsstoffe Ätherisches Öl: Die Alantwurzel enthält je nach Erntezeitpunkt 1–5 % äthe-risches Öl, wobei der größte Teil aus Sesquiterpenlactonen des Eudesmanolidtypus besteht:

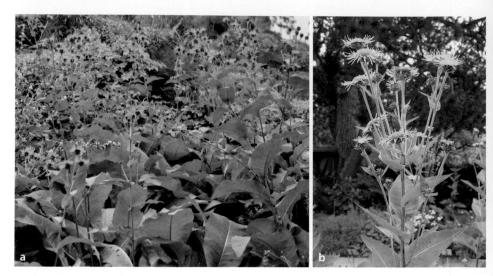

◨ **Abb. 8.7a,b** Echter Alant, **a** ganze Pflanze, **b** Blütenstand

Alantolacton (bis 2 %), Isoalantolacton (bis 2,7 %), in geringerer Menge Dihydroisoalantolacton, Dihydroalantolacton und Tetrahydroalantolacton. Im ätherischen Öl findet man noch Spuren weiterer Eudesmanolide, wie z. B. β-Elemen, Nonacosan, Petaine u. a.. **Sonstige Inhaltsstoffe:** Sterole, wie z. B. γ-Sitosterol, Stigmasterol, sowie Harze, Wachse und Polysaccharide, wie z. B. Inulin (Kobal 2014).

Wirkungen Antimikrobielle Wirkung: Petrolätherauszüge aus der Droge zeigten in vitro antimikrobielle Aktivitäten gegen grampositive und gramnegative Bakterien sowie gegen Hefen und Dermatophyten. **Anthelminthische Wirkung:** Ein wässriger Extrakt (Droge-Extrakt-Verhältnis 1:1) führte in vivo bei infizierten Kaninchen nach p. o.-Gabe (3 ml, 2 × tgl., 30 Tage) zu einem 50 %igen Rückgang der Eibildung von *Clonorchis sinensis*. Interessant ist auch die Beobachtung, dass 0,2 g Helenin/Tier bei Spul- und Bandwürmern der Katze eine vermifuge Wirkung entfalteten. **Blutgerinnung:** Bei Ratten und Kaninchen verkürzte ein wässriger Extrakt aus der Alantwurzel signifikant die Gerinnungszeit des Blutes (Kobal 2014).

Anwendungsgebiete Innerlich bei Erkrankungen der oberen Luftwege als auswurfförderndes Mittel, bei Schleimhautentzündungen im Magen- und Darmbereich, Verdauungsstörungen. Äußerlich zur Behandlung von Wunden, Geschwüren und Ekzemen (Rabinovich 1981).

Dosierung und Art der Anwendung Innerlich und äußerlich in Form von Abkochungen (1:10).

Dosierung Alantwurzel innerlich und äusserlich		
Tier	**Mittlere Tagesdosis**	
Große Tiere	20–30 g	
Kleine Tiere	5–10 g	
(Rabinovich 1981)		

Unerwünschte Wirkungen Mensch: Innerlich bei Überdosierung können Magenschmerzen, Diarrhoe und Übelkeit auftreten. Äußerlich können durch den Gehalt an Sesquiterpenlactonen Kontaktallergien ausgelöst werden (Kobal 2014).

Pflanzenpräparate Alantwurzel (s. Anhang A.6 Bezugsquellen).

Hinweise

Alantwurzel (Helenii rhizoma) darf in der EU bei Lebensmittel-liefernden Tieren nicht als Wirkstoff eingesetzt werden (s. Anhang A.3 VO [EU] Nr. 37/2010). Alantwurzel darf derzeit in der Schweiz weder bei Tieren, die der Lebensmittelgewinnung dienen, noch bei Heimtieren als Futtermittel bzw. Ergänzungsfuttermittel oder als Tierarzneimittel verwendet werden (s. Anhang A.4 Einstufungsliste pflanzlicher Stoffe und Zubereitungen). Mit Alantwurzel liegen derzeit bei trächtigen und laktierenden Tieren keine Erfahrungen vor.

8.11   Echter Eibisch

Stammpflanze *Althaea officinalis* L.

Familie Malvaceae

Verwendeter Pflanzenteil Eibischwurzel (Althaeae radix), bestehend aus der ungeschälten, ganzen oder geschnittenen, getrockneten Wurzel der Pflanze. **Geruch:** Schwach eigenartig. **Geschmack:** Schleimig-süßlich.

Botanik/Herkunft Die bis 1,5 m hohe, ausdauernde Staude (◘ Abb. 8.8) ist filzig behaart. Anfangs treibt sie eine spindelförmige Wurzel, die aber bald durch einen waagrecht kriechenden,

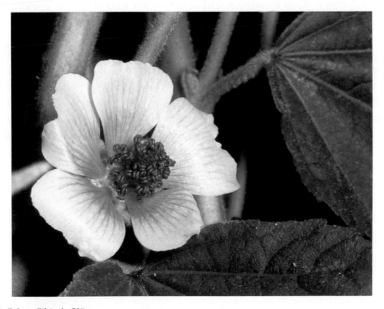

◘ **Abb. 8.8** Echter Eibisch, Blüte

fingerdicken, ästigen Wurzelstock ersetzt wird. Aus einer Wurzel kommen meist mehrere aufrechte, einfache oder verzweigte Stängel. Die Blätter sind wechselständig, die unteren dreieckigherzförmig, mit 3–5 spitzen Lappen, die oberen eiförmig, zugespitzt bis grobzähnig. Die hellrosa, selten weißlichen Blüten sind bis 5 cm breit, stehen in blattachsel- oder endständigen, wenigblütigen Trauben. Kronblätter verkehrt herzförmig, am Grunde bärtig. Kelch 5-teilig, Außenkelch 8- bis 10-teilig. **Blütezeit:** Juli–September.

Der Eibisch kommt besonders auf salz- und kalkhaltigen Böden vor, man findet ihn aber auch auf feuchten Wiesen und auf Viehweiden. Verbreitet ist die Pflanze in Mittel- und Osteuropa sowie Nordasien. Kultiviert wird die Pflanze in Belgien, Frankreich und Nordbayern. Drogenimporte stammen meist aus Bulgarien, Ungarn und Russland (Blaschek 2014).

Inhaltsstoffe In der Wurzel sind, abhängig vom Erntezeitpunkt, 10–20 % Schleimstoffe enthalten sowie 11 % Pektine, 30–38 % Stärke, etwa 10 % Rohrzucker und ca. 10 % Invertzucker (Blaschek 2014).

Wirkungen **Reizmildernde Wirkung:** Durch Ausbildung einer schützenden Schleimschicht werden entzündete Schleimhäute des Rachens und Magens vor Reizeinwirkungen geschützt. Ferner führten Kaltmazerate der Droge am Flimmerepithel des Frosches zur Hemmung der **mukoziliären Aktivität** (WHO 2002; ESCOP 2003; Blaschek 2014).

Anwendungsgebiete **Innerlich** zur Reizlinderung bei Schleimhautreizungen im Mund- und Rachenraum sowie bei leichten Entzündungen der Magenschleimhaut. Bei akuter Tympanie der Kuh, bei Pyelitis und Pyelonephritis für Hunde (Rabinovich 1981; Droumev et al. 1985; Gachnian u. Assenov 1985; Lipnizkiji et al. 1987).

Dosierung und Art der Anwendung Gepulverte Eibischwurzel dient als Grundmasse für verschiedene Arzneiformen. Sie wird häufig zur Herstellung von Teemischungen, Pillen, Bissen, Latwergen und Umschlägen verwendet. Die Schleimstoffe und die Stärke erleichtern die Zubereitung einer plastischen, teigartigen Masse, aus der die einzelnen Arzneiformen hergestellt werden.

Die Wurzel wird in Form von Aufgüssen (1:10 bis 1:30) oder Abkochungen (1:10 bis 1:30) angewendet. Häufiger wird Schleim aus der Droge bereitet. Zu diesem Zweck wird die gepulverte Wurzel 30 min in kaltem Wasser eingeweicht (1:10). Der Auszug wird durch eine doppelte Mullschicht geseiht.

Aus Eibischwurzeln werden auch Sirup, Extrakte, Eibischdisperg und andere Arzneiformen hergestellt. **Eibischdisperg:** Wässriger Trockenextrakt aus der Droge. Er enthält nur die wasserlöslichen Substanzen. ½–1 Teelöffel Disperg wird in 1 Teetasse Wasser aufgelöst. Hunde erhalten ⅓–1 Esslöffel voll.

Dosierung Eibischwurzel innerlich

Tier	Mittlere Tagesdosis
Großer Wiederkäuer	25,0–200,0 g
Pferd	20,0–100,0 g
Esel	30,0 g
Kleiner Wiederkäuer	5,0–50,0 g
Schwein	5,0–25,0 g
Hund	5,0–10,0 g
Katze	1,0–5,0 g
Huhn	0,5–2,0 g
Fuchs	1,0–5,0 g

(verändert nach Rabinovich 1981; Gachnian u. Assenov 1985; Lipnizkiji et al. 1987)

Rezepturen

Rp.		Rp.	
Althaeae rad.	7,0	Eibischwurzel	7,0
Aqu. comm.	593,0	Trinkwasser	593,0
M. f. infus.		Aufguss herstellen	
Adde:		Hinzufügen:	
Ichthammolum	15,0	Ammoniumbituminosulfonat	15,0
Menthae pip. tinct.	10,0	Pfefferminztinktur	10,0
Terebinthinae aether.	20,0	Terpentinöl	20,0
Ethanol 70 %	100,0	Ethanol 70 %	100,0

M. D. S. Innerlich eine Gabe für eine Kuh bei akuter Tympanie

(Gachnian u. Assenov 1985)

Rp.		Rp.	
Althaeae rad.	25,0	Eibischwurzel	25,0
Aqu. comm.	475,0	Trinkwasser	475,0
M. f. infus.		Aufguss herstellen	
Adde:		Hinzufügen:	
Valerianae tinct. aether	20,0	Ätherische Baldriantinktur	20,0
Menthae pip. tinct.	5,0	Pfefferminztinktur	5,0

M. D. S. Innerlich in 2 Gaben in Abständen von 7–8 h für eine Kuh bei Gastroenteritis

(Droumev et al. 1985)

Rp.		Rp.	
Althaeae rad.	6,0	Eibischwurzel	6,0
Aqu. comm.	194,0	Trinkwasser	194,0
*Ammonii chloridum	3,0	*Ammoniumchlorid	3,0
*Dem Trinkschleim werden anschließend 3,0 g Ammoniumchlorid hinzugefügt		*Dem Trinkschleim werden anschließend 3,0 g Ammoniumchlorid hinzugefügt	

D. S. Innerlich 3 × tgl. 1 Esslöffel voll für Hunde (bei Pyelitis und Pyelonephritis)

(Gachnian u. Assenov 1985)

Kombinationen Eibischwurzel kann zusammen mit anderen Arzneipflanzen zu fixen Kombinationen gemischt werden:

- Eibischwurzel, Malvenblätter/-blüten und Königskerzenblüten.
- Eibischwurzel, Malvenblätter/-blüten, Kamillenblüten, Steinkleekraut und Leinsamen.
- Eibischwurzel, Huflattichblätter und Dostenkraut.
- Eibischwurzel, Süßholzwurzel, Königskerzenblüten, Anisfrüchte und Salbeiblätter.
- Eibischwurzel, Süßholzwurzel und Dillfrüchte.
- Eibischwurzel, Wermutkraut, Johanniskraut und Breitwegerichkraut.

Pflanzenpräparate Eibischwurzel (s. Anhang A.6 Bezugsquellen).

Hinweise

Eibischwurzeln (Althaeae radix) dürfen in der EU bei Lebensmittel-liefernden Tieren nicht als Wirkstoffe eingesetzt werden (s. Anhang A.3 VO [EU] Nr. 37/2010). Eibisch darf in der Schweiz bei Tieren, die der Lebensmittelgewinnung dienen und bei Heimtieren als Tierarzneimittel verwendet werden (s. Anhang A.4 Einstufungsliste pflanzlicher Stoffe und Zubereitungen). Mit Eibischblättern und Eibischwurzeln liegen derzeit bei trächtigen und laktierenden Tieren keine Erfahrungen vor.

8.12 Echter Salbei

Stammpflanze, Familie, verwendeter Pflanzenteil, Botanik/Herkunft, Inhaltsstoffe, Wirkungen, unerwünschte Wirkungen, Gegenanzeigen, Hinweise ▶ Abschn. 9.3.

Anwendungsgebiete Innerlich bei dyspeptischen Beschwerden, Blähungen; vermehrter Schweißsekretion (Rabinovich 1981; Gachnian u. Assenov 1985; Lipnizkiji et al. 1987).

Dosierung und Art der Anwendung Zur **innerlichen** Anwendung wird ein Aufguss (1:10) aus getrockneten Salbeiblättern bereitet.

Dosierung Salbeiblätter innerlich	
Tier	**Mittlere Tagesdosis**
Großer Wiederkäuer	30,0–80,0 g
Pferd	25,0–60,0 g
Schaf	10,0–15,0 g
Schwein	5,0–10,0 g
Hund	2,0–6,0 g
Katze, Huhn	1,0–2,0 g
(nach Rabinovich 1981; Gachnian u. Assenov 1985; Lipnizkiji et al. 1987)	

Bei Magen- und Darmstörungen der Kälber gibt man einen Aufguss 1:20 und zwar 3 × tgl. 300–400 ml über 3–5 Tage. Diese Therapie normalisiert die Funktion des Verdauungssystems, regt die Fresslust an und verbessert den Allgemeinzustand der Tiere (Rabinovich 1981).

8.13　Fieberklee

Stammpflanze　*Menyanthes trifoliata* L.

Familie　Menyanthaceae

Verwendeter Pflanzenteil　Fieberkleeblätter (Menyanthidis trifoliatae folium), bestehend aus den zur Blütezeit gesammelten und getrockneten Laubblättern der Pflanze. **Geruch:** Fast geruchlos. **Geschmack:** Sehr bitter.

Botanik/Herkunft　Mehrjährige, 15–30 cm hohe, krautige Pflanze (◩ Abb. 8.9) mit langem, kriechendem und gegliedertem Rhizom. Die Laubblätter sind am Stängel wechselständig angeordnet, dreiteilig und grundständig. Sie besitzen einen 10–20 cm langen, bis 5 mm dicken, in der unteren Hälfte scheidenartig verbreiterten Blattstiel. Die Einzelblättchen sind 3–10 cm lang, 2–5 cm breit, fast sitzend, verkehrt-eiförmig bis breit-lanzettlich oder elliptisch, mit einer kleinen Spitze. Die Blütenstiele sind 10–20 cm lang, blattlos, mit traubenförmigem Blütenstand an der Spitze. Die Blüten sind blassrosa oder weiß mit tiefem fünfteiligem Kelch und trichterförmiger fünfteiliger Krone, die auf der Innenseite lange Härchen trägt. Die Frucht ist eine eiförmige, zugespitzte, einfächrige und mehrsamige Kapsel. **Blütezeit:** Mai–Juli.

Die Pflanze wächst in Sümpfen, Teichen, an verlandenden Seeufern, in Gräben und auf nassen Wiesen von der Ebene bis in die alpine Stufe. Man findet die Pflanze in Europa, im gemäßigten Asien und in Nordamerika. Die Handelsdroge stammt aus Russland, Polen, Ungarn und den Balkanländern (Isaac 2014).

Inhaltsstoffe　**Iridoidglucoside:** Die Blattdroge enthält bis 1 % Bitterstoffe, bestehend aus den Secoiridoidglucosiden Dihydrofoliamenthin (Hauptbestandteil) sowie in geringeren Mengen z. B. Foliamenthin, Menthiafolin und Swerosid. **Flavonoide:** Bis 1,2 % Hyperosid, 0,3–0,9 % Rutosid, Trifolin u. a.. **Pyridinalkaloide:** In geringen Mengen findet man Gentianin und Gentianidin. **Sonstige Inhaltsstoffe:** Die Blattdroge enthält noch Cumarine (z. B. Scopoletin, Cumarin, Scoparon), Gerbstoffe, Phenolcarbonsäuren (z. B. Chlorogensäure, Benzoesäure) sowie Triterpene, wie z. B. Lupeol, β-Amyrenol, Betulin und Spinasterol (Isaac 2014).

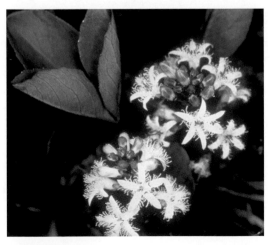

◩ **Abb. 8.9**　Fieberklee, Blätter und Blüten

Wirkungen Antimikrobielle Wirkung: Verschiedene wässrige und alkoholische Extrakte erwiesen sich in verschiedenen In-vitro-Testsystemen (z. B. Plättchentest, Mikrodilutionstest) gegen eine Reihe grampositiver und gramnegativer Bakterien als antimikrobiell aktiv. **Verdauungsfördernde Wirkung:** Durch Reizung der Geschmacksrezeptoren wird reflektorisch die Speichel- und Magensaftsekretion erhöht. Auf Grund dieser Eigenschaften wird die Droge zur Appetitanregung sowie zur Behandlung von Verdauungsstörungen in der Veterinärmedizin angewendet (Rabinovich 1981; Gachnian u. Assenov 1985; Isaac 2014).

Anwendungsgebiete Innerlich bei Appetitlosigkeit, Verdauungsbeschwerden, bei Magen- und Darmkatarrh (Rabinovich 1981; Gachnian u. Assenov 1985).

Dosierung und Art der Anwendung Zur **innerlichen** Behandlung wird meist ein Aufguss aus den Blättern verwendet.

Dosierung Fieberkleeblätter innerlich	
Tier	**Mittlere Tagesdosis**
Großer Wiederkäuer	25,0–50,0 g
Pferd	10,0–25,0 g
Schwein	5,0–10,0
Hund	0,5–2,0 g
Huhn	0,2–1,0 g
(Rabinovich 1981)	

Unerwünschte Wirkungen Mensch: Bei Überdosierung können Fieberkleezubereitungen den Magen reizen und Erbrechen verursachen (Isaac 2014).

Gegenanzeigen Mensch: Fieberkleezubereitungen sollen nicht bei Diarrhoe und Kolitis verabreicht werden (Isaac 2014).

Pflanzenpräparate Fieberkleeblätter (s. Anhang A.6 Bezugsquellen).

Hinweise

Fieberkleeblätter (Menyanthidis trifoliatae folium) dürfen in der EU bei Lebensmittel-liefernde Tieren nicht als Wirkstoff eingesetzt werden (s. Anhang A.3 VO [EU] Nr. 37/2010). Fieberklee darf derzeit in der Schweiz weder bei Tieren, die der Lebensmittelgewinnung dienen, noch bei Heimtieren als Futtermittel bzw. Ergänzungsfuttermittel oder als Tierarzneimittel verwendet werden (s. Anhang A.4 Einstufungsliste pflanzlicher Stoffe und Zubereitungen). Mit Fieberkleeblättern liegen derzeit bei trächtigen und laktierenden Tieren keine Erfahrungen vor.

8.14 Gelber Enzian

Stammpflanze *Gentiana lutea* L.

Familie Gentianaceae

Verwendeter Pflanzenteil Enzianwurzel (Gentianae radix), bestehend aus den getrockneten, nicht fermentierten Wurzeln und Wurzelstöcken bzw. den getrockneten unterirdischen Organen der Pflanze. **Geruch:** Charakteristisch, an getrocknete Feigen erinnernd. **Geschmack:** Zunächst süßlich, dann stark bitter.

Botanik/Herkunft Der Gelbe Enzian (◨ Abb. 8.10) ist eine ausdauernde, 45–140 cm hohe, kahle Pflanze mit mehrköpfigem Rhizom und graubraunen oder rotbraunen Wurzeln. Der Stängel ist aufrecht, stielrund und hohl. Die Blätter sind oval, blaugrün, stark bogennervig gerippt, die grundständigen Blätter sind gestielt, bis 30 cm lang und 15 cm breit. Die Stängelblätter sind kleiner, kurzgestielt oder sitzend und am Stängel kreuzgegenständig inseriert. Die Blüten sind goldgelb und in den Achseln von schalenförmigen Tragblättern in 3- bis 10-blütigen Trug- dolden angeordnet. Die Frucht ist eine vielsamige längliche Kapsel. Vom Gelben Enzian sind bisher zwei Unterarten bekannt, *ssp. lutea* und *ssp. symphyandra* MURBECK. **Blütezeit:** Juni– August (September).

Der Gelbe Enzian besiedelt die höheren Gebirgslagen in Mittel- und Südeuropa sowie in Kleinasien und wächst bevorzugt auf Kalkböden, aber auch auf Urgestein. Die Unterart *G. lutea ssp. symphyandra* MURBECK findet man ausschließlich im Balkan, besonders im ehemaligen Jugoslawien. Die Wurzeldroge stammt von wildwachsenden Pflanzen, hauptsächlich aus Frank-

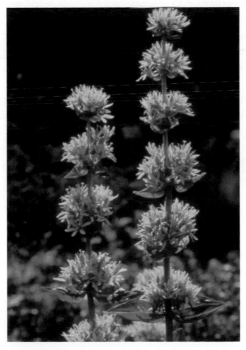

◨ **Abb. 8.10** Gelber Enzian, Blütenstand

reich, Spanien, Italien und den Balkanländern. In Frankreich und Deutschland wird der Gelbe Enzian in begrenztem Umfang angebaut (Meier u. Meier-Liebi 2014).

Inhaltsstoffe Secoiridoid-Bitterstoffe: In der Droge 2–4 % Secoiridoidglykoside mit Gentiopikrosid (2–3 %) als Hauptkomponente, dessen Bitterwert 12.000 beträgt. Das in geringerer Menge vorliegende Amarogentin (bis 0,1 %) stellt mit einem Bitterwert von 58.000.000 die eigentliche wertgebende Komponente der Droge dar. Der Gehalt an Bitterstoffen sowie die Zusammensetzung des Secoiridoidgemisches hängen von der Jahreszeit und von der Höhenlage ab. **Sonstige Inhaltsstoffe:** In der Droge ca. 1 % gelbe Xanthonderivate (u. a. Gentisin, Isogentisin, Gentiosid), 30–55 % Kohlenhydrate (u. a. Saccharose, Gentianose und die bitter schmeckende Gentiobiose bis 5–8 %), keine Stärke. Die Droge enthält in geringer Menge ätherisches Öl von komplexer Zusammensetzung (Saller et al. 1995).

Wirkungen Appetitanregende und verdauungsfördernde Wirkung: Die Bitterstoffe (v. a. Amarogentin) der Enzianwurzel führen über eine Reizung der Geschmacksrezeptoren reflektorisch zu einer Anregung der Speichel- und Magensaftsekretion; darüber hinaus regen sie auch die Sekretion der Leber und des Pankreas an. Durch die verstärkte Sekretion der Verdauungsdrüsen wird der Appetit angeregt und die Verdauung gefördert (Saller et al. 1995; ESCOP 2003; Meier u. Meier-Liebi 2014). Pulver und Extrakte aus der Wurzel des Gelben Enzian sind Bestandteile einiger fester Arzneiformen. Das Enziankraut wird erfolgreich bei Sekretionsstörungen im Magen-Darm-Kanal angewendet. Der wässrige Drogenauszug verstärkt die Motorik und erhöht den Tonus der wellenförmigen Bewegung des Dünndarms. Er stellt bei Hypotonie der Därme die Peristaltik wieder her. Zugleich verbessert er die motorische Funktion der Vormägen. Die Droge ist ein gutes Geschmackskorrigens für große Wiederkäuer (Gachnian u. Assenov 1985).

Anwendungsgebiete Innerlich bei Verdauungsbeschwerden, wie Appetitlosigkeit und Blähungen. Die Droge dient zur Anregung von Appetit und Fresslust, zur Behandlung von chronischem Magenkatarrh, von chronischen Sekretionsstörungen der Verdauungsdrüsen und von Indigestion sowie als Ruminationsmittel (Faddeev 1958; Rabinovich 1981; Gachnian u. Assenov 1985; Lipnizkiji et al. 1987).

Dosierung und Art der Anwendung Enzianwurzel wird **innerlich** in Form von Latwergen, Aufgüssen (1:10) und Abkochungen (1:10) verwendet. Gebräuchlich sind auch Tinkturen und Extrakte. Die Droge ist Bestandteil von appetitanregenden Tees.

Dosierung Enzianwurzel innerlich	
Tier	**Mittlere Tagesdosis**
Großer Wiederkäuer	10,0–50,0 g
Pferd	10,0–30,0 g
Kleiner Wiederkäuer	5,0–10,0 g
Schwein	2,0–4,0 g
Hund	0,5–2,0 g
Katze	0,2–1,0 g
Huhn	0,1–1,0 g
(nach Rabinovich 1981; Gachnian u. Assenov 1985; Lipnizkiji et al. 1987)	

Rezepturen

Rp.			Rp.	
Sal carol. artific.	150,0		Künstliches Karlsbader Salz	150,0
Gentianae rad. pulv.	150,0		Enzianwurzel, gepulvert	150,0
M. f. pulv.			Pulvermischung herstellen	

D. S. Innerlich 2 × tgl. 2 Esslöffel voll vor dem Füttern für Pferde bei chronischem Magenkatarrh
(Faddeev 1958)

Rp.			Rp.	
Sal carol. artific.	250,0		Künstliches Karlsbader Salz	250,0
Gentianae rad. pulv.	50,0		Enzianwurzel, gepulvert	50,0
Absinthii herb. pulv.	50,0		Wermutkraut, gepulvert	50,0
Anisi fruct. pulv.	25,0		Anisfrüchte, gepulvert	25,0
M. f. pulv.			Pulvermischung herstellen	

D. S. Innerlich morgens und abends vor dem Füttern jeweils 2 Esslöffel voll für Kühe bei chronischem Magenkatarrh
(Faddeev 1958)

Fertigzubereitungen Aus der Enzianwurzel können verschiedene Fertigzubereitungen hergestellt werden:

- Dicker Extrakt aus Enzianwurzel (Gentianae extractum spissum).
- Enzianwurzelfluidextrakt (Gentianae extractum fluidum).
- Tinktur aus Enzianwurzel (Gentianae tinctura).
- Enzianwurzelsirup (Gentianae sirupus).
- Bittere Enzianwurzeltinktur, bestehend aus Enzianwurzel, Tausendgüldenkraut, Orangenfruchtrinde jeweils 6 Teile, Zitwerwurzel 1 Teil, Ethanol (verdünnt) 100 Teile (Cabaret 1986).

Unerwünschte Wirkungen Das vorgeschriebene Behandlungsschema ist einzuhalten. Bei Überdosierug oder übermäßig langer Anwendung können Tiere eine Gastritis entwickeln (Rabinovich 1987).

Gegenanzeigen Bei Magen-Darm-Geschwüren, Hyperazidität (Widmaier 1986, 1988; Löscher et al. 2002).

Pflanzenpräparate Enzianwurzel (s. Anhang A.6 Bezugsquellen).

Hinweise

Enzianwurzel (Gentianae radix) darf bei Lebensmittel-liefernden Tieren in der EU als Wirkstoff eingesetzt werden (s. Anhang A.3 VO [EU] Nr. 37/2010). Enzianwurzel darf derzeit in der Schweiz weder bei Tieren, die der Lebensmittelgewinnung dienen, noch bei Heimtieren als Futtermittel bzw. Ergänzungsfuttermittel oder als Tierarzneimittel verwendet werden (s. Anhang A.4 Einstufungsliste pflanzlicher Stoffe und Zubereitungen). Mit Enzianwurzel liegen derzeit bei trächtigen und laktierenden Tieren keine Erfahrungen vor.

8.15   Gemeine Schafgarbe

Stammpflanze *Achillea millefolium* L. s.l.

Familie Asteraceae

Verwendeter Pflanzenteil Schafgarbenkraut (Millefolii herba), bestehend aus den frischen oder getrockneten, zur Blütezeit geernteten oberirdischen Teilen der Pflanze. **Geruch:** Aromatisch. **Geschmack:** Etwas bitter, schwach aromatisch.

Botanik/Herkunft Die Gemeine Schafgarbe (◘ Abb. 8.11) ist eine 70–150 cm hohe Pflanze mit ausdauerndem, waagerechtem Rhizom. Die charakteristischen Blätter sind länglich-schmal und mehrfach fiederschnittig. Der Stängel ist markig, längsfurchig und mehr oder weniger feinzottig behaart. Die Blütenköpfchen sind in Doldenrispen angeordnet und zeigen außen dachziegelartig angeordnete Hüllkelchblätter. Früchte klein (bis 2 mm), länglich, am Rande leicht geflügelt, silbergrau. **Blütezeit:** Juni–Oktober.

Zur polymorphen Sammelart werden, je nach Auffassung, verschiedene Arten, Unterarten oder auch Kleinarten gezählt. Die Schafgarbe ist in Europa, Nordasien und Nordamerika heimisch. Sie wächst bevorzugt auf Wiesen, an Weg- und Feldrändern, Bahndämmen und lichten Wäldern. Die Droge stammt vorwiegend aus Bulgarien, Ungarn, Polen, dem ehemaligen Jugoslawien, Tschechien und Russland (Jurenitsch 2014).

Inhaltsstoffe **Ätherisches Öl:** In Kraut und Blüten 0,2 bis über 1 % ätherisches Öl, das aus Mono- und Sesquiterpenen zusammengesetzt ist. Je nach Herkunft und Ploidiegrad der Pflanzen ist das ätherische Öl proazulenfrei oder enthält bis zu 40 % Proazulene. Das ätherische Öl setzt sich aus über 40 Komponenten zusammen, von denen ca. 24 näher identifiziert werden konnten. Hauptkomponenten sind u. a. Campher (bis 20 %), β-Pinen (bis 23 %), Sabinen (bis 12 %), 1,8-Cineol (bis 10 %), Caryophyllen (bis 10 %), α-Pinen (ca. 5 %) und Isoartemisiaketon (bis 9 %). **Sesquiterpenlactone:** Neben den Proazulenen kommen noch weitere Sesquiterpenlactone vor, wie z. B. die Guaianolide Achillicin, Achillin, Leukodin, die Germacranolide

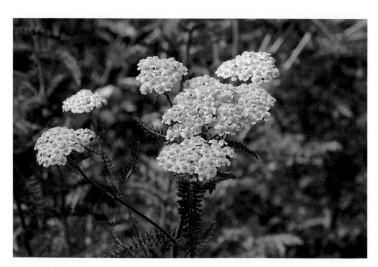

◘ **Abb. 8.11** Gemeine Schafgarbe, blühende Pflanze

Millefin, Millefolid, Achillifolin und Balchanoliddeacetat, sowie die neu entdeckten Achimill-säuremethylester A, B und C. **Flavonoide:** Neben geringen Mengen an Apigenin und Luteolin, v. a. deren 7-0-Glucoside sowie C-Glycosylflavone, wie z. B. Swertisin, Vicenin-2, Vicenin-3, Schaftosid und Isoschaftosid; darüber hinaus noch mehrfach methoxylierte Flavone, wie z. B. Casticin und Artemetin. **N-haltige Verbindungen:** 0,05 % Betaine, wie z. B. Achillein (Betonicin) und Stachydrin (Saller et al. 1995).

Wirkungen **Verdauungsfördernde Wirkung:** In der Veterinärmedizin wird die Droge vorwiegend wegen ihres leicht bitteren Geschmacks und dem ätherischen Öl genutzt. Durch Reizung der Geschmacksrezeptoren wird reflektorisch die Speichel- und Magensaftbildung erhöht. Darüber hinaus werden die Gallensekretion und die Entleerung der Gallenblase gefördert. Aufgrund dieser Eigenschaften wird die Droge zur Anregung des Appetits sowie zur Behandlung von Verdauungsstörungen, v. a. bei Kälbern, angewendet. **Antimikrobielle Wirkung:** Für die Krautdroge wurde in vitro eine leichte antibakterielle Wirkung nachgewiesen. **Entzündungshemmende Wirkung:** Tierexperimentell konnte gezeigt werden, dass ein wässriger Blütenköpfchenextrakt bei Mäusen die Ausbildung hefeinduzierter Rattenpfotenödeme hemmt. **Spasmolytische Wirkung:** Am Kaninchendünndarm zeigten wässrige und methanolische Extrakte aus Schafgarbenkraut eine deutliche antispasmodische Wirkung, wobei der Flavonoidgehalt der Extrakte für deren Spasmolyse mitverantwortlich sein dürfte (ESCOP 2003; Wichtl 2009; Jurenitsch 2014).

Anwendungsgebiete **Innerlich** bei Appetitlosigkeit, dyspeptischen Beschwerden, leichten krampfartigen Magen-Darm-Galle-Störungen, Magenkatarrh und alimentärer Gastroenteritis. Diese Anwendung ist auf Grund der im Schafgarbenkraut vorhandenen Bitterstoffe (Guaianolide der Matricinreihe und die Germacranolide Acetylbalchanolid, Millefolid, Millefin) und Flavonoide plausibel (nach Mosgov 1961, 1979; Rabinovich 1981; Gachnian u. Assenov 1985).

Dosierung und Art der Anwendung **Innerlich** wird die Droge in Form von Pulvern, Pillen, Latwergen und Aufgüssen (1:10) verabreicht.

Dosierung Schafgarbenkraut innerlich	
Tier	**Mittlere Tagesdosis**
Großer Wiederkäuer	25,0–50,0 g
Pferd	10,0–25,0 g
Kleiner Wiederkäuer	5,0–10,0 g
Schwein	2,0–5,0 g
Hund	1,0–2,0 g
Katze	0,2–0,5 g
Huhn	0,2–0,5 g
(nach Mosgov 1961, 1979; Rabinovich 1981; Gachnian u. Assenov 1985)	

Bei alimentärer Gastroenteritis (bei Kälbern) werden von einem Aufguss 2 Esslöffel pro kg KG 3 × tgl. vor der Fütterung den Tieren gegeben. Der Aufguss wird aus 1 Esslöffel der Droge (zerkleinert) mit 200 ml siedendem Wasser bereitet, der 60 min ziehen muss. Anschließend wird der Aufguss durchgeseiht und auf 20 °C abgekühlt. Er muss jeden Tag frisch zubereitet werden, da bei längerem Aufbewahren, auch im Kühlschrank, seine Wirksamkeit abnimmt (Gachnian u. Assenov 1985).

Zur **innerlichen** Anwendung bei Kälbern ist auch eine alkoholische Tinktur geeignet. Sie wird vor der Anwendung 3- oder 4 × mit destilliertem Wasser verdünnt, und dann mehrmals tgl. 30–45 min vor der Fütterung den Tieren verabreicht (Rabinovich 1981).

Rezepturen			
Rp.		**Rp.**	
Millefolii herb.	30,0	Schafgarbenkraut	30,0
Aqu. comm.	270,0	Trinkwasser	270,0
M. f. infus.		Aufguss herstellen	

D. S. Innerlich 3 × tgl. vor dem Füttern 2 Esslöffel voll für ein Kalb (50 kg) bei alimentärer Gastroenteritis
(Gachnian u. Assenov 1985)

Kombinationen Die Blüten und das Kraut der Schafgarbe werden häufig mit verschiedenen anderen Arzneipflanzen kombiniert:

- Schafgarbenkraut und Brennnesselkraut;
- Schafgarbenkraut und Wermutkraut;
- Schafgarbenkraut, Kamillenblüten, Pfefferminzblätter und Lindenblüten.

Unerwünschte Wirkungen In seltenen Fällen allergische Reaktionen mit Ausschlägen und Juckreiz nach äußerlicher oder innerlicher Anwendung (Danilenko u. Rodionov 1982; Manolov 1987; Jurenitsch 2014). Bei längerer Anwendung der Droge kann es zur Ausbildung einer Gastritis kommen.

Gegenanzeigen Bei bekannter Überempfindlichkeit gegen Schafgarbe oder anderen Kompositen. Bei Magen-Darm-Geschwüren (Löscher et al. 2002).

Pflanzenpräparate Kombination: **Herbi Colan**, Deutschland. Pflanzliches Arzneimittel (enthält Extrakte aus Angelikawurzel, Fenchelfrüchten, Kamillenblüten, Korianderfrüchten, Kümmelfrüchten, Löwenzahnwurzel, Mariendistel, Schafgarbenkraut, Wermutkraut) für Kaninchen und Kleinnager zur Regulierung gestörter Verdauungsvorgänge; nicht anwenden bei Tieren, die der Gewinnung von Lebensmitteln dienen (s. Anhang A.5 Lila Liste 2014/2015). Schafgarbenkraut (s. Anhang A.6 Bezugsquellen).

Hinweise

Schafgarbenkraut (Millefolii herba) darf bei Lebensmittel-liefernden Tieren in der EU als Wirkstoff eingesetzt werden (s. Anhang A.3 VO [EU] Nr. 37/2010). Schafgarbenkraut darf derzeit in der Schweiz weder bei Tieren, die der Lebensmittelgewinnung dienen, noch bei Heimtieren als Futtermittel bzw. Ergänzungsfuttermittel oder als Tierarzneimittel verwendet werden (s. Anhang A.4 Einstufungsliste pflanzlicher Stoffe und Zubereitungen). Mit Schafgarbenkraut liegen derzeit bei trächtigen und laktierenden Tieren keine Erfahrungen vor.

8.16 Gemeiner Dost

Stammpflanze, Familie, verwendeter Pflanzenteil, Botanik/Herkunft, Inhaltsstoffe, Wirkungen, unerwünschte Wirkungen, Gegenanzeigen, Hinweise ▶ Abschn. 15.7.

Anwendungsgebiete Innerlich bei Erkrankungen und Beschwerden im Bereich des Magen-Darm-Traktes, Blähungen, zur Förderung der Gallenproduktion sowie als appetitanregendes und krampflösendes Mittel (Gachnian u. Assenov 1985; Rabinovich 1987; Stahl-Biskup 2014).

Dosierung und Art der Anwendung Bei Magen- und Darmstörungen wird ein Aufguss verabreicht, der aus 1–2 Esslöffeln kleingeschnittenem Oreganokraut (Dostenkraut) mit 400 ml kochendem Wasser bereitet und nach 30 min abgeseiht wird.

Für ein Kalb: ⅓–¼ Tasse, 2 × tgl. vor dem Füttern (Gachnian u. Assenov 1985).

8.17 Gemeiner Löwenzahn

Stammpflanze *Taraxacum officinale* WEB. ex WIGG.

Familie Asteraceae

Verwendeter Pflanzenteil Löwenzahnkraut (Taraxaci herba), bestehend aus den frischen oder getrockneten oberirdischen Teilen der Pflanze. Löwenzahnwurzel (Taraxaci radix), bestehend aus den im Herbst gesammelten und getrockneten Wurzeln. Löwenzahnwurzel mit Kraut (Taraxaci radix cum herba), bestehend aus den vor der Blütezeit geernteten und getrockneten ganzen oder zerkleinerten, oberirdischen Teilen der Pflanze mit dem Wurzelstock, der Pfahlwurzel oder mit deren Teilen. **Geruch:** Schwach, eigenartig. **Geschmack:** Etwas bitter.

Botanik/Herkunft Die mehrjährige, ausdauernde, vielgestaltige, 5–100 cm hohe Pflanze (◘ Abb. 8.12) hat ein kurzes Rhizom, welches in eine milchsaftreiche, kräftige, spindelförmige Pfahlwurzel übergeht. Die Blätter sind verkehrt-eiförmig bis schmal-lanzettlich, meist tief eingeschnitten bis tief buchtig-fiederspaltig. Die meist aufrechten Stängel tragen je ein gold- bis hellgelbes Blütenkörbchen. Der Pappus der braunen Achänen ist weiß. Die ganze Pflanze enthält einen kautschukartigen Milchsaft. **Blütezeit:** April–September (Oktober).

Sie ist mit vielen Unterarten und Varietäten auf der gesamten nördlichen Erdhalbkugel heimisch; nach Südamerika wurde sie eingeschleppt. Die Pflanze wächst bevorzugt auf Fettwiesen, Kleeäckern, auf Schutt, Wegrändern und Viehlägern. Die Droge stammt aus Kulturen und Wildvorkommen. Hauptlieferländer sind Bulgarien, Rumänien, Ungarn und Polen (Hiermann 2014).

Inhaltsstoffe Alle Teile der Pflanze führen Milchsaft. Die Blätter enthalten die **Flavone** Apigenin-7-0-glucosid und Luteolin-7-0-glucosid, **Kaffeesäure** sowie pentazyklische und tetrazyklische **Triterpene**, wie z. B. Cycloartenol, Cycloartanol, nor-29-Cycloartanol. In der Wurzel liegt Taraxacosid vor, ein Derivat der p-Hydroxyphenylessigsäure. Man findet weiter die **Sterole** β-Sitosterol, β-Sitosterolglucosid, Stigmasterol, die pentazyklischen **Triterpene** Taraxol, Taraxerol, Taraxeron, Taraxasterol, Arnidol, Faradiol u. a. sowie stark bitter schmeckende **Sesquiterpenlactone** (0,5–1 %), wie die Eudesmanolide Tetrahydroridentin B und Taraxacolid-β-glucosid oder die Germacranolide Taraxinsäure-β-D-glucosid und 11,13-Dihydrotaraxinsäure-

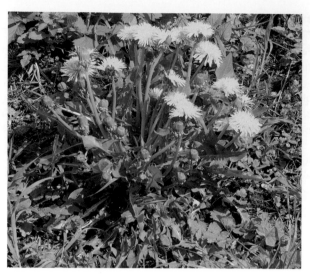

◘ **Abb. 8.12** Gemeiner Löwenzahn, Blätter und Blütenköpfchen

β-D-glucosid. Darüber hinaus enthält die Wurzel im Frühjahr ca. 18 % Fructose und ca. 2 % Inulin, das zum Herbst hin bis 40 % ausmachen kann (Saller et al. 1995).

Wirkungen Appetitanregend, reflektorische Anregung von Magen- und Bauchspeicheldrüsensaft, choleretisch und diuretisch (aquaretisch). **Verdauungsfördernde Wirkung:** Die Bitterstoffe der Pflanze regen die Magen-Darmsekretion sowie den Gallenfluss an und fördern die Verdauung. **Harnvermehrender und saluretischer Effekt:** Tierexperimentell konnten für wässrige Extrakte aus der Wurzel und dem Kraut deutliche diuretische und saluretische Wirkungen festgestellt werden. So nahm z. B. bei Ratten nach p. o. Gabe die Flüssigkeitsdiurese deutlich zu (ESCOP 2003; Hiermann 2014).

Anwendungsgebiete Bei Störungen des Gallenflusses, bei Appetitlosigkeit und Verdauungsbeschwerden sowie bei Meteorismus bei Pferden. Zur Verdauungsförderung bei Kälbern (Rabinovich 1981; Gachnian u. Assenov 1985; Lipnizkiji et al. 1987; Gachnian-Mirtscheva 2003).

Dosierung und Art der Anwendung Die getrocknete Droge wird in Form von Pulvern, Pillen, Bissen, Aufgüssen (1:10 bis 1:50) und Extrakten verwendet.

Dosierung Löwenzahnwurzel, -kraut und Löwenzahnwurzel mit Kraut innerlich	
Tier	**Mittlere Tagesdosis**
Großer Wiederkäuer	15,0–50,0 g
Pferd	10,0–25,0 g
Kleiner Wiederkäuer	3,0–10,0 g
Schwein	2,0–5,0 g
Hund	0,5–2,0 g
Katze	0,5–1,0 g
Huhn	0,1–0,5 g
(nach Rabinovich 1981; Gachnian u. Assenov 1985; Gachnian-Mirtscheva 2003)	

Rezepturen

Rp.		Rp.	
Taraxaci rad. pulv.	15,0	Löwenzahnwurzel, gepulvert	15,0
Absinthii herb. pulv.	15,0	Wermutkraut, gepulvert	15,0
Maydis stip. pulv.	15,0	Maisgriffel, gepulvert	15,0

M. D. S. Die Teemischung wird zusammen mit 2 Gläsern heißem Wasser 30 min lang mazeriert. Innerlich 2 × tgl. 100 ml 15–20 min vor dem Füttern, zur Verdauungsförderung bei Kälbern

(Lipnizkiji et al. 1987)

Unerwünschte Wirkungen Mensch: Bei häufiger Anwendung von Bitterstoffdrogen können gelegentlich Magenbeschwerden auftreten.

Gegenanzeigen Bei Verschluss der Gallenwege, Ileus und Magen-Darmgeschwüren.

Pflanzenpräparate Kombination: **Herbi Colan,** Deutschland. Pflanzliches Arzneimittel (enthält Extrakte aus Angelikawurzel, Fenchelfrüchten, Kamillenblüten, Korianderfrüchten, Kümmelfrüchten, Löwenzahnwurzel, Mariendistel, Schafgarbenkraut, Wermutkraut) für Kaninchen und Kleinnager zur Regulierung gestörter Verdauungsvorgänge; nicht anwenden bei Tieren, die der Gewinnung von Lebensmitteln dienen (s. Anhang A.5 Lila Liste 2014/2015). Löwenzahnkraut, Löwenzahnwurzel (s. Anhang A.6 Bezugsquellen).

Hinweise

Löwenzahnkraut (Taraxaci herba) und Löwenzahnwurzel (Taraxaci radix) dürfen in der EU bei Lebensmittel-liefernden Tieren nicht als Wirkstoffe eingesetzt werden (s. Anhang A.3 VO [EU] Nr. 37/2010). Löwenzahnkraut darf in der Schweiz bei Tieren, die der Lebensmittelgewinnung dienen und bei Heimtieren als Futtermittel verwendet werden. Löwenzahnwurzel darf ausserdem als Tierarzneimittel eingesetzt werden. (s. Anhang A.4 Einstufungsliste pflanzlicher Stoffe und Zubereitungen). Mit Löwenzahnkraut und Löwenzahnwurzel liegen derzeit bei trächtigen und laktierenden Tieren keine Erfahrungen vor.

8.18 Gemeiner Wacholder

Stammpflanze *Juniperus communis* L.

Familie Cupressaceae

Verwendeter Pflanzenteil Wacholderbeeren (Juniperi pseudo-fructus), bestehend aus den reifen, getrockneten Beerenzapfen der Pflanze. **Geruch:** Stark aromatisch, besonders beim Zerdrücken. **Geschmack:** Süß und würzig.

Botanik/Herkunft Immergrüner 2-häusiger Strauch, 1–3 m hoch, seltener 8–12 m hoher Baum (◘ Abb. 8.13), je nach Standort von sehr unterschiedlichem Wuchs. Der Stamm ist aufrecht oder aufsteigend, mit dunkelgrauer oder graubrauner Rinde. Die Blätter sind 1–1,5 cm lang, nadelförmig, stechend spitz, oberseits mit einem deutlich blauweißen Wachsstreifen, in 3-gliedrigen

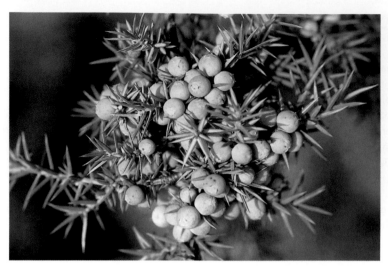

Abb. 8.13 Gemeiner Wacholder, nadelförmige Blätter und kugelige Beerenzapfen

Wirteln angeordnet. Die kugeligen Beerenzapfen haben einen Durchmesser von 5–9 mm, sind blauschwarz, bläulich bereift und haben 3 graubraune Samen. **Blütezeit:** Mai–Juni. Die Beerenzapfen reifen im Herbst des folgenden Jahres.

Die Pflanze wächst bevorzugt auf trockenen, steinigen Hängen, seltener als Unterholz in lichten Wäldern. Sie ist in Europa, Nordasien, Nordafrika und Nordamerika weit verbreitet. Die Droge stammt vorwiegend aus Italien, aber auch aus Rumänien, Ungarn, Spanien und Nordamerika (Hoffmann-Bohm et al. 2014b).

Inhaltsstoffe **Ätherisches Öl:** Die Droge enthält 0,5–2,5 % ätherisches Öl, das hauptsächlich aus den Monoterpenen α-Pinen (ca. 50 %), Campher, Sabinen, Borneol, Isoborneol, Phellandren, Limonen und den Sesquiterpenen Juneol, α-Cadinol und Terpinen-4-ol besteht. **Weitere Inhaltsstoffe:** Diterpene (u. a. Isocommunsäure, cis-Communsäure), Proanthocyanidine, monomere Gerbstoffvorstufen (u. a. Catechin, Epicatechin, Epigallocatechin), Flavonoide (u. a. Rutin, Quercitrin, Hinokiflavon) und ca. 30 % Invertzucker (Hoffmann-Bohm et al. 2014b).

Wirkungen In Tierversuchen wurde u. a. eine vermehrte Harnausscheidung (Wasserdiurese), entzündungshemmende (im Carrageenan-Rattenpfotenödem-Test) sowie antivirale Wirkungen nachgewiesen. Weiter sollen Drogenzubereitungen, wie Infuse, Dekokte oder alkoholische Extrakte, durch Anregung der Darmperistaltik die Verdauung fördern und Spasmen im Darm lösen (Vollmer u. Hübner 1937; Hoffmann-Bohm et al. 2014b; ESCOP 2003).

Anwendungsgebiete **Innerlich** zur Appetitanregung, bei Verdauungsbeschwerden mit leichten Krämpfen im Magen-Darm-Bereich und Blähungen (Rabinovich 1981; Gachnian u. Assenov 1985).

Dosierung und Art der Anwendung Wacholderbeeren werden **innerlich** in Form eines Aufgusses (1:10) oder als Abkochung (1:10), als Teezubereitung, Bissen oder Latwerge angewendet. Die Dauer der Anwendung sollte nicht länger als 4 Wochen betragen.

Dosierung Wacholderbeeren innerlich	
Tier	**Mittlere Tagesdosis**
Großer Wiederkäuer	50,0–80,0 g
Pferd	20,0–45,0 g
Kleiner Wiederkäuer, Schwein	5,0–8,0 g
Hund	1,0–2,5 g
Katze	0,5–1,5 g
Huhn	0,2–0,4 g
(verändert nach Rabinovich 1981; Gachnian u. Assenov 1985)	

Kombinationen Wacholderbeeren können mit anderen pflanzlichen Drogen kombiniert werden:
- Wacholderbeeren und Eibischwurzel,
- Wacholderbeeren und Süßholzwurzel,
- Wacholderbeeren und Leinsamen.

Unerwünschte Wirkungen Bei längerdauernder Anwendung oder bei Überdosierung können Nierenschäden, Erbrechen, Magenschmerzen, Polyurie u. a. m. auftreten (Danilenko u. Rodionov 1982). Die Dauer der Anwendung sollte deshalb nicht länger als 4 Wochen betragen.

Gegenanzeigen Bei entzündlichen Nierenerkrankungen und trächtigen Tieren werden die Droge bzw. Drogenzubereitungen nicht angewendet.

Pflanzenpräparate Wacholderbeeren (s. Anhang A.6 Bezugquellen).

Hinweise
Wacholderbeeren (Juniperi pseudo-fructus) dürfen bei Lebensmittel-liefernden Tieren in der EU als Wirkstoff eingesetzt werden (s. Anhang A.3 VO [EU] Nr. 37/2010). Wacholderbeeren dürfen derzeit in der Schweiz weder bei Tieren, die der Lebensmittelgewinnung dienen, noch bei Heimtieren als Futtermittel bzw. Ergänzungsfutter oder als Tierarzneimittel verwendet werden (s. Anhang A.4 Einstufungsliste pflanzlicher Stoffe und Zubereitungen). Mit Wacholderbeeren liegen derzeit bei laktierenden Tieren keine Erfahrungen vor.

8.19 Grüner Tee

Stammpflanze *Camellia sinensis* (L.) KUNTZE

Familie Theaceae

Verwendeter Pflanzenteil Teeblätter (Theae viridis folium), bestehend aus den sehr jungen, flaumig behaarten Blättern der Pflanze. Sie werden gleich nach der Ernte erhitzt, dann gerollt, anschließend getrocknet und so enzymatischen Veränderungen entzogen. Die natürlichen Inhaltsstoffe bleiben erhalten, weshalb der Grüne Tee als besonders gerbstoffreich und adstringierend gilt. **Geruch:** Fast geruchlos. **Geschmack:** Leicht adstringierend und angenehm bitter.

8

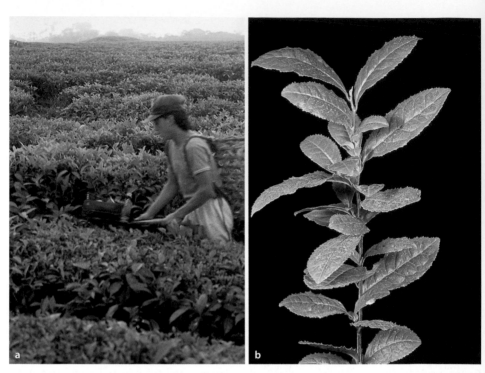

◘ Abb. 8.14a,b Grüner Tee, **a** Teeernte, **b** Laubblätter

Botanik/Herkunft Der baumartige, wildwachsende bis 4 m hohe, immergrüne Strauch (◘ Abb. 8.14) wird auf den Plantagen zur Erleichterung der Ernte nicht höher als 1 m gezogen. Die Laubblätter sind dunkelgrün, wechselständig, kurzgestielt, lederartig, glänzend, lanzettförmig oder lang eiförmig, grob gesägt, in der Jugend auf der Unterseite durch flaumige Behaarung silbrig erscheinend. Die großen, weißen oder leicht rosafarbenen Blüten stehen in den Blattachseln der äußeren Zweige. 5–7 Kronblätter und die gleiche Zahl Kelchblätter, Blütenblätter, die am Grunde mit den zahlreichen Staubblättern verwachsen sind. Der Geruch der Blüten ist jasminartig, die Blätter riechen stark aromatisch. Die grünlich-braune Frucht besitzt eine holzige Kapsel. Die feinste Teesorte liefern die gerade aufgegangenen Blattknospen. **Blütezeit:** August–Oktober.

Die Teedroge stammt aus dem Anbau, z. B. aus Indien, Sri Lanka, Java, Südchina, Burma, Indonesien, Iran, Malaysia, Türkei, Vietnam, Ostafrika und Südamerika (Teuscher 2014).

Inhaltsstoffe **Purinalkaloide:** In der Droge ca. 2,2 % Coffein, geringe Mengen an Theobromin und Theophyllin. **Gerbstoffe:** Je nach Herkunft und Sorte schwankt der Gerbstoffgehalt zwischen 3 und 27 %. Es handelt sich dabei um Polyphenole vom Typ der Epicatechine und Gallussäurederivate. **Weitere Inhaltsstoffe:** Tee ist das fluoridreichste pflanzliche Nahrungsmittel (ca. 200 mg Fluoride/kg Trockengewicht). Außerdem weitere Mineralstoffe, ätherisches Öl, Saponine, Aromastoffe, Flavonoide, Phenolcarbonsäuren, Vitamine u. a. (Wichtl 2009; Teuscher 2014).

Wirkungen Aufgrund seiner Inhaltsstoffe hat Tee eine zentral anregende, leicht diuretische, mehr oder weniger stark stopfende, die Herztätigkeit fördernde Wirkung. Außerdem antioxydative, antiangiogene und apoptotische Wirkungen. **Coffeinwirkung:** Nach Aufnahme von Schwarzem oder Grünem Tee wird besonders der Effekt des Coffeins bemerkbar, das zentral anregend wirkt. Darüber hinaus werden u. a. die Blutgefäße der Nieren dilatiert, was zu einer Erhöhung der glomerulären Filtrationsrate führt. Weiter wird die Durchblutung der Herz-kranzgefäße verbessert und die Magensaftsekretion angeregt. **Kapillarabdichtende und ent-zündungshemmende Wirkungen:** Polyphenole und Flavonolglykoside besitzen eine kapillar-abdichtende und entzündungshemmende Wirkung. Im Tierversuch konnte durch die Poly-phenole z. B. bei der Maus die Kapillarfragilität herabgesetzt werden. Die Polyphenole zeigen weiter antioxidative und antivirale Effekte und können freie Radikale abfangen (Green 1949; Teuscher 2014).

Anwendungsgebiete In der Veterinärmedizin werden Teeblätter in Form einer Abkochung bei Magen- und Darmstörungen mit Durchfall, bei Kolitis, Kolienteritis und Dyspepsie eingesetzt. Coffeinfreier Tee wird als kapillarkräftigendes Mittel benutzt. Weiter dienen Zubereitungen der Droge als Tonikum bei Schwäche im Rekonvaleszenzstadium, als hypertonisches Mittel und zur Anregung der Atmung (Gachnian-Mirtscheva 2003).

Dosierung und Art der Anwendung Die Abkochung wird aus 1 Teelöffel Teeblättern und 500 ml Wasser bereitet. Man lässt 1 min kochen und seiht dann sofort durch.

Dosierung Teeblätter Abkochung innerlich	
Tier	**Mittlere Tagesdosis**
Hund	½ Kaffeetasse im Abstand von 24 h
Katze	1 Teelöffel 1–2 × tgl.
(verändert nach Gachnian-Mirtscheva 2003)	

Unerwünschte Wirkungen Magenreizungen. Bei Teezubereitungen mit hohem Gerbstoffgehalt kann Obstipation ausgelöst werden.

Gegenanzeigen Die Droge ist nicht angezeigt bei Magengeschwüren. Coffeinwirkung be-achten.

Pflanzenpräparate Teeblätter (s. Anhang A.6 Bezugsquellen).

Hinweise

Teeblätter (Theae viridis folium) dürfen derzeit in der EU bei Lebensmittel-liefernden Tieren nicht als Wirkstoff eingesetzt werden (s. Anhang A.3 VO [EU] Nr. 37/2010). Hingegen dürfen Theobromin und Theophyllin in der EU bei allen Lebensmittel-liefernden Tierarten als Wirkstoffe eingesetzt werden (VO [EU] Nr. 37/2010). Teeblätter dürfen derzeit in der Schweiz weder bei Tieren, die der Lebensmittelgewinnung dienen, noch bei Heimtieren als Futtermittel bzw. Ergänzungsfutter-mittel oder als Tierarzneimittel verwendet werden (s. Anhang A.4 Einstufungsliste pflanzlicher Stoffe und Zubereitungen). Mit Teeblättern liegen derzeit bei trächtigen und laktierenden Tieren keine Erfahrungen vor.

8.20 Heidelbeere

Stammpflanze *Vaccinium myrtillus* L.

Familie Ericaceae

Verwendeter Pflanzenteil Heidelbeerblätter (Myrtilli folium) und getrocknete Heidelbeer-früchte (Myrtilli fructus siccus), bestehend aus den getrockneten Laubblättern bzw. aus den reifen, getrockneten Früchten der Pflanze. **Geruch:** Fast geruchlos. **Geschmack:** Früchte an-genehm süßsauer, leicht zusammenziehend.

Botanik/Herkunft Die Heidelbeere (◻ Abb. 8.15) ist ein stark verzweigter bis 50 cm hoher, kleiner Strauch mit weitkriechenden, unterirdischen Ausläufern. Die grünen, kantig geflügelten Zweige tragen sommergrüne, fein gesägte Blätter. Die Blätter sind kurzgestielt, wechselständig, 1–3 cm lang, 6–12 mm breit, eiförmig, zugespitzt, kahl und hellgrün. Die grünlichen bis röt-lichen, gestielten Blüten sitzen einzeln in den Blattachseln. Der grüne Kelch ist mit dem Frucht-knoten verwachsen, die Kronblätter sind kugelig-krugförmig mit kleiner Öffnung. Aus dem unterständigen Fruchtknoten bildet sich die blauschwarze, meist bereifte, vielsamige Heidel-beere (Beerenfrucht). **Blütezeit:** Mai–August.

Der Standort der Heidelbeere sind saure Böden in feuchten Wäldern auf Urgestein oder Sandböden. Sie ist ein wichtiger Bestandteil der Zwergstrauchheiden und Gebüsche der höhe-ren Gebirge sowie der Moore. Verbreitet ist die Heidelbeere in Mittel- und Nordeuropa, Asien und Nordamerika. Drogenimporte stammen aus Südosteuropa (z. B. Albanien, Polen, Russ-land) sowie aus Nordamerika und Nordasien (Moeck 2014).

Inhaltsstoffe Gerbstoffe: In beiden Drogen 5–10 % Catechingerbstoffe. Weiterhin Catechin, Epicatechin, Epigallocatechin und Gallocatechin als Gerbstoffvorstufen sowie Proanthocyani-dine. **Anthocyane:** In den Beeren v. a. Glykoside des Cyanidins, Delphinidins und Malvidins. **Flavonoide:** In Beeren und Blättern Flavonolglykoside, wie z. B. Hyperosid, Quercitrin, Iso-quercitrin, Astragalin. **Weitere Inhaltsstoffe:** Tritepene (u. a. Oleanolsäure), Iridoide (u. a. As-

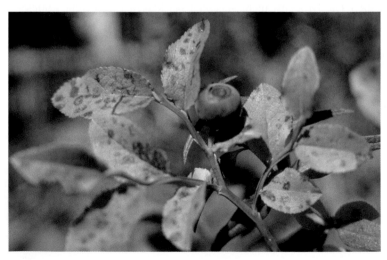

◻ **Abb. 8.15** Heidelbeere, feingesägte Blätter und blauschwarze Beerenfrucht

perulosid, Monotropein), organische Säuren (u. a. China-, Chlorogen-, Kaffeesäure), Vitamine und in den Blättern Alkaloide (u. a. Myrtin, Epimyrtin) (Moeck 2014).

Wirkungen In verschiedenen Tierversuchen konnte gezeigt werden, dass alkoholische bzw. wässrig-alkoholische Zubereitungen aus Früchten und Blättern der Heidelbeere entzündungswidrige, stopfende, wundheilende, gefäßschützende und antimikrobielle Eigenschaften besitzen, die überwiegend auf den Gerbstoff- und Flavonoidgehalt der Drogen zurückzuführen sind (Manolova u. Maximova 1988; ESCOP 2003; Moeck 2014).

Anwendungsgebiete **Innerlich** bei Gastritis, Enteritis und Kolitis bei Klein- u. Jungtieren (Gachnian u. Assenov 1985).

Dosierung und Art der Anwendung Getrocknete Heidelbeerblätter und Heidelbeerfrüchte werden **innerlich** in Form von Aufgüssen (1:10) und Teezubereitungen verwendet. Hund und Schwein erhalten pro Tag 250 ml Aufguss (bereitet aus 2 Teelöffel voll Früchten), auf mehrere Gaben verteilt (Gachnian u. Assenov 1985).

Kombinationen Zur Regulierung der Magen-Darm-Funktion:
- Heidelbeerblätter, Gänsefingerkraut, Salbeiblätter und Kümmelfrüchte.

Pflanzenpräparate Heidelbeerfrüchte (s. Anhang A.6 Bezugsquellen).

Hinweise
Heidelbeerblätter (Myrtilli folium) und Heidelbeerfrüchte (Myrtilli fructus) dürfen derzeit in der EU bei Lebensmittel-liefernden Tieren nicht als Wirkstoff eingesetzt werden (s. Anhang A.3 VO [EU] Nr. 37/2010). Heidelbeerblätter dürfen derzeit in der Schweiz weder bei Tieren, die der Lebensmittelgewinnung dienen, noch bei Heimtieren als Futtermittel bzw. Ergänzungsfuttermittel oder als Tierarzneimittel verwendet werden (s. Anhang A.4 Einstufungsliste pflanzlicher Stoffe und Zubereitungen). Mit Heidelbeerblättern und Heidelbeerfrüchten liegen derzeit bei trächtigen und laktierenden Tieren keine Erfahrungen vor.

8.21 Hopfen

Stammpflanze, Familie, verwendeter Pflanzenteil, Botanik/Herkunft, Inhaltsstoffe, Wirkungen, unerwünschte Wirkungen, Gegenanzeigen, Hinweise ▶ Abschn. 17.2.

Anwendungsgebiete **Innerlich** zur Appetitanregung und Steigerung der Magensaftsekretion (Mosgov 1961).

Dosierung und Art der Anwendung Getrocknete Hopfenzapfen werden **innerlich** in Form von Abkochungen (1:10), Aufgüssen (1:10) und Extrakten verwendet.

Dosierung Hopfenzapfen innerlich	
Tier	**Mittlere Tagesdosis**
Großer Wiederkäuer	2,0–10,0 g
Pferd	2,0–5,0 g
Kleiner Wiederkäuer	0,5–1,0 g
Schwein	0,2–0,5 g
Hund	0,05–0,1 g
(nach Mosgov 1961)	

8.22   Isländisches Moos

Stammpflanze   *Cetraria islandica* (L.) ACH. s. l.

Familie   Parmeliaceae

Verwendeter Pflanzenteil   Isländisches Moos/Isländische Flechte (Lichen islandicus), bestehend aus dem ganzen oder geschnittenen, getrockneten Thallus der Flechte. **Geruch:** Schwach eigenartig. **Geschmack:** Fade, schleimig-bitter.

Botanik/Herkunft   Das Isländische Moos (◘ Abb. 8.16), das in seiner Wuchsform an gewisse Moose erinnert, ist eine Flechte. Flechten stellen eine Lebensgemeinschaft zwischen höheren Pilzen und Algen dar. Das isländische Moos hat einen aufrechten, strauchartigen, bis 10 cm hohen Thallus, der blattartig gelappt ist. Die kleinen, schüsselförmigen Apothecien (Fruchtkörper) bilden sich meist erst nach Jahren und stehen nur auf der Oberseite der Lappenenden. Der innere Teil des Thallus, die Markscheide, besteht aus lockerem Pilzgeflecht.

Es wächst in Wäldern, besonders in Nadelwäldern, auf Sand-, Heide- und Moorboden sowie auf niedrig begrasten Plätzen und ist eine häufig anzutreffende Bodenflechte der Mittelgebirge von Mittel-, Nord- und Osteuropa. Drogenimporte stammen aus Wildbeständen in Bulgarien, dem ehemaligen Jugoslawien, Rumänien und Russland (Kartnig u. Ferstl 2014).

Inhaltsstoffe   **Schleimstoffe:** Über 50 % wasserlösliche Schleimstoffe, wobei den beiden linearen Glukanen Lichenan (= Lichenin) und Isolichenan (= Isolichenin) besondere Bedeutung zukommt. Lichenin stellt ein Polymeres aus 1,3-β- und 1,4-β-glykosidisch verknüpften D-Glucopyranoseeinheiten dar, wogegen im Isolichenin die Glukosemoleküle 1,3-α- und 1,4-α-glykosidisch verknüpft sind. **Flechtensäuren:** 2–3 % bitter schmeckende Flechtensäuren, insbesondere die depsidischen Flechtensäuren der Cetrar-, Fumarprotocetrar- und Protocetrarsäure sowie die zyklischen Laktone L- und D-Protolichesterinsäure, L- und D-Lichesterinsäure und L-Alloprotolichesterinsäure (Kartnig u. Ferstl 2014).

Wirkungen   **Reizlindernde Wirkung:** Die einhüllende Wirkung der Polysaccharide schützt entzündete Schleimhäute und wirkt dadurch entzündungshemmend. **Schwache antimikrobielle Wirkung:** Ein Dekokt aus der Droge zeigte in vitro eine schwache antimikrobielle Wirkung, z. B. gegen *Sarcina lutea*, *Mycobacterium tuberculosis*. **Appetitanregende Wirkung:** Die Flechtensäuren fördern die Magensaftsekretion und aktivieren den Appetit (Wichtl 2009; ESCOP 2003; Kartnig u. Ferstl 2014).

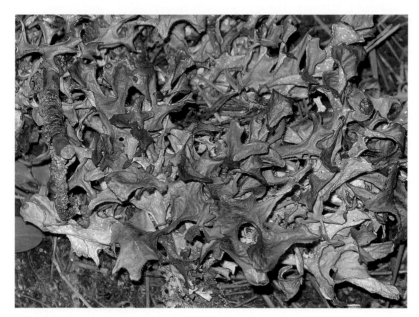

Abb. 8.16 Isländisches Moos, Thallus

Anwendungsgebiete **Innerlich** bei Appetitlosigkeit und entzündlichen Veränderungen im Magen-Darm-Trakt, bei Magenhypotonie und chronischer Obstipation (nach Mosgov 1961, 1979; Rabinovich 1981; Lipnizkiji et al. 1987).

Dosierung und Art der Anwendung **Innerlich** wird Isländisches Moos in Form von Teezubereitungen und Abkochungen (1:10) verwendet.

Dosierung Lichen islandicus innerlich

Tier	Mittlere Tagesdosis
Großer Wiederkäuer	30,0–150,0 g
Pferd	15,0–100,0 g
Kleiner Wiederkäuer	20,0–80,0 g
Schwein	10,0–20,0 g
Hund	2,0–5,0 g
(nach Mosgov 1961, 1979; Rabinovich 1981)	

Rezepturen

Rp.		Rp.	
Lichen island.	20,0	Isländ. Moos	20,0
Aqu. comm.	180,0	Trinkwasser	180,0
M. f. decoct.		Abkochung herstellen	

D. S. Innerlich für Schafe bei Magenhypotonie und chronischer Obstipation

(Lipnizkiji et al. 1987)

Unerwünschte Wirkungen Bei Überdosierung kann es zu Verstopfung kommen.

Pflanzenpräparate Isländisches Moos (s. Anhang A.6 Bezugsquellen).

Hinweise
Isländisches Moos (Lichen islandicus) darf derzeit in der EU bei Lebensmittel-liefernden Tieren nicht als Wirkstoff eingesetzt werden (s. Anhang A.3 VO [EU] Nr. 37/2010). Isländisches Moos darf derzeit in der Schweiz weder bei Tieren, die der Lebensmittelgewinnung dienen, noch bei Heimtieren als Futtermittel bzw. Ergänzungsfuttermittel oder als Tierarzneimittel verwendet werden (s. Anhang A.4 Einstufungsliste pflanzlicher Stoffe und Zubereitungen). Mit isländischem Moos liegt derzeit bei trächtigen und laktierenden Tieren keine Erfahrung vor.

8.23 Johanniskraut

Stammpflanze, Familie, verwendeter Pflanzenteil, Botanik/Herkunft, Inhaltsstoffe, Wirkungen, unerwünschte Wirkungen, Gegenanzeigen, Hinweise ▶ Abschn. 12.9.

Anwendungsgebiete **Innerlich** bei dyspeptischen Beschwerden, Durchfall und Gastroenteritis (Mosgov 1961, 1979; Rabinovich 1981; Gachnian u. Assenov 1985).

Dosierung und Art der Anwendung Johanniskraut wird **innerlich** meist als Abkochung (1:10 bis 1:20) oder als Ölmazerat angewendet.

Dosierung Johanniskraut innerlich	
Tier	**Mittlere Tagesdosis**
Großer Wiederkäuer	20,0–60,0 g
Pferd	10,0–20,0 g
Ziege, Schaf, Schwein	3,0–8,0 g
Hund	0,5–1,0 g
(nach Mosgov 1961, 1979; Rabinovich 1981)	

8.24 Knoblauch

Stammpflanze *Allium sativum* L.

Familie Amaryllidaceae

Verwendeter Pflanzenteil Knoblauchzwiebel (Allii sativi bulbus), bestehend aus den frischen oder schonend getrockneten Sprosszwiebeln der Pflanze, die sich aus einer Hauptzwiebel und mehreren Nebenzwiebeln zusammensetzen. Knoblauchpulver (Allii sativi bulbi pulvis) wird aus den geschnittenen, gefriergetrockneten oder bei einer Temperatur von höchstens 65 °C getrockneten Zwiebeln durch Pulverisieren erhalten. **Geruch:** Stark, intensiv, nach Knoblauch riechend.

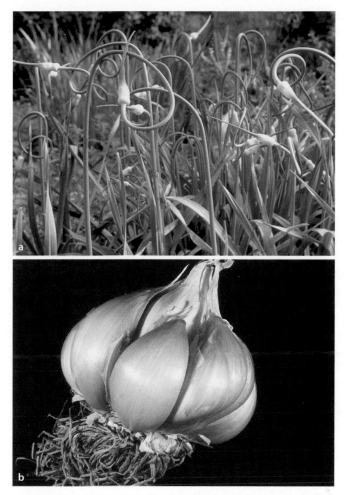

■ **Abb. 8.17a,b** Knoblauch, **a** Blätter und aufrechte Stängel mit Blütenknospen, **b** Zwiebel

Botanik/Herkunft Der Knoblauch (■ Abb. 8.17) ist eine mehrjährige Zwiebelpflanze, die 25–70 cm (bis 150 cm) hoch werden kann. Die Hauptzwiebel ist breit-eiförmig und besteht aus 7–30 kleinen Nebenzwiebeln (sog. Zehen), mit denen sie in weißliche, häutige Schalen einge-schlossen ist. Der Stängel ist bis 50 cm hoch, aufrecht und hohl. Die Blätter sind linealisch, rinnenförmig, etwa 1 cm breit. Die Blüten stehen an der Stängelspitze in einer kugeligen Dolde zwischen zahlreichen kleinen Brutzwiebeln. Die 6 Hüllblätter sind hellrosa oder weißlich. Die Pflanze entwickelt selten Früchte und Samen. **Blütezeit:** Juni–August.

Der Knoblauch stammt aus Süd- und Vorderasien und wird als Gemüsepflanze in vielen gemäßigten und wärmeren Gegenden angebaut (Aye et al. 2014).

Inhaltsstoffe **Schwefelhaltige Substanzen**: Die schwefelhaltigen, geruchsintensiven, phar-makologisch interessanten Knoblauchwirkstoffe liegen in der Pflanze nicht genuin, sondern in Form von Präkursoren vor: ca. 0,35–0,47 % γ-Glutamyl-S-trans-1-propenylcysteine, 0,24–0,56 % γ-Glutamyl-S-allylcystein, 0,06–0,2 % γ-Glutamyl-S-methylcystein, ca. 1 % Alliin (S-Allylcysteinsulfoxid). Erst durch das Einwirken von Alliinase auf Alliin entstehen nach Zerstörung der Zellstruktur Allicin und dessen Umwandlungsprodukte, wie Di- und Oligosulfide, Ajoene und Vinyldithiine. **Sonstige Inhaltsstoffe:** Neben der Aminosäure Alliin, findet man im frischen Knoblauch noch L-Methionin, L-Cystein, Fructane, Steroide, 0,1–0,3 % wasser-dampfflüchtiges Lauchöl (Sulfide, wie Di-, Tri- und Polysulfide), Cholin, Mineralstoffe u. a. m. (Fougere 2004; Aye et al. 2014).

Wirkungen Für frischen Knoblauch und verschiedene Zubereitungsformen wurden durch experimentelle und tierexperimentelle Untersuchungen antibakterielle, antimykotische, anti-virale, lipidsenkende Wirkungen sowie eine Hemmung der Thrombozytenaggregation, Ver-längerung der Blutungs- und Gerinnungszeit und Steigerung der fibrinolytischen Aktivität nachgewiesen (Boeva et al. 1984; Saller et al. 1995; WHO 1999; ESCOP 2003; Aye et al. 2014). Die Schwefelverbindungen des Knoblauchs erwiesen sich auch gegen verschiedene Wurm-erkrankungen beim Tier als wirksam (u. a. bei Trepanidoteniose, Cestoda bei Gänsen, Syn-gamose bei Geflügel, Askaridose, Heteroakidose, bei Kaninchen, die mit Passalurus infiziert waren) (Cabaret 1986; Lipnizkiji et al. 1987).

Anwendungsgebiete   Innerlich bei Verdauungsbeschwerden, Hypotonie der Vormägen der Wiederkäuer, zum Anregen der Fresslust, bei Meteorismus, gegen Madenwürmer (Rabinovich 1981; Gachnian u. Assenov 1985).

Dosierung und Art der Anwendung   Zerkleinerte und schonend getrocknete Knoblauchzwiebel.

Dosierung Knoblauchzwiebel innerlich	
Tier	**Mittlere Tagesdosis**
Großer Wiederkäuer	20,0–30,0 g
Kleintiere	16,0–24,0 g
Ferkel	4,0–6,0 g
(verändert nach Rabinovich 1981; Gachnian und Assenov 1985)	

Unerwünschte Wirkungen   Selten Magen-Darmbeschwerden, allergische Reaktionen. In großen Mengen (mehr als 25 % Zwiebeln im Futter) können klinische Anzeichen einer hämolytischen Anämie auftreten (www.giftpflanzen.ch).

Gegenanzeigen   Bei Leber-, Galle- und Nierenerkrankungen. **Hinweis:** Knoblauchsubstanzen mit starkem, intensivem, unangenehmem Geruch gehen in die Milch über und führen zu einer unangenehmen Veränderung des Milchgeschmacks; sie beeinträchtigen evtl. auch den Geschmack von Eiern.

Pflanzenpräparate   Knoblauchzwiebel (s. Anhang A.6 Bezugsquellen)

Hinweise

Knoblauchzwiebel (Allii sativi bulbus) darf derzeit in der EU bei Lebensmittel-liefernden Tieren nicht als Wirkstoff eingesetzt werden (s. Anhang A.3 VO [EU] Nr. 37/2010). Knoblauchzwiebel darf derzeit in der Schweiz weder bei Tieren, die der Lebensmittelgewinnung dienen, noch bei Heim-tieren als Futtermittel bzw. Ergänzungsfuttermittel oder als Tierarzneimittel verwendet werden (s. Anhang A.4 Einstufungsliste pflanzlicher Stoffe und Zubereitungen). Mit Knoblauchzwiebeln liegen derzeit bei trächtigen und laktierenden Tieren keine Erfahrungen vor.

8.25 Koriander

Stammpflanze *Coriandrum sativum* L.

Familie Apiaceae

Verwendeter Pflanzenteil Korianderfrüchte (Coriandri fructus), bestehend aus den reifen, getrockneten, kugeligen Früchten der Pflanze. **Geruch:** Besonders zerrieben angenehm, kräftig gewürzhaft. **Geschmack:** Etwas süßlich, zugleich brennend.

Botanik/Herkunft Einjährige Pflanze (Abb. 8.18) mit spindelförmiger Wurzel. Der Stängel ist 30–70 (100) cm hoch, fein gerillt, kahl, hohl, im oberen Teil verästelt. Die Blätter sind wechselständig, die grundständigen langgestielt, ganz oder 3-teilig bis 3-blättrig. Die unteren Stängelblätter haben kurze Stiele und sind 2-fiedrig, die mittleren und oberen Blätter sind bis 3-fiedrig eingeschnitten mit linealischen, fast fädlichen Zipfeln. Der Blütenstand ist eine zusammengesetzte Dolde mit 3–5 fast gleich langen Strahlen, am Grund ohne Hülle oder mit nur einem Blättchen. Die Blüten sind weiß oder rosa. Die Früchte haben einen Durchmesser von 2–3 mm. Sie sind kolbenförmig oder elliptisch, hellbraun oder gelb, nicht zerfallend, mit 10 schwach hervortretenden, schlangenförmig gewundenen Hauptrippen und 12 deutlich hervortretenden geraden Rippen. **Blütezeit:** Juni–Juli (August).

Herkunft aus dem östlichen Mittelmeergebiet und Vorderen Orient. Vielfach als Gewürzpflanze kultiviert. Drogenimporte stammen u. a. aus Bulgarien, Marokko, Rumänien, Russland und der Türkei (Brand 2014).

Inhaltsstoffe **Ätherisches Öl:** Die Droge enthält 0,5–1 % ätherisches Öl mit 60–70 % D-(+)-Linalool sowie weitere 20 % Monoterpene, wie z. B. α-Pinen, Terpinen, Geraniol. **Sonstige Inhaltsstoffe:** 13–21 % fettes Öl, ca. 15 % Eiweiß, die Hydroxycumarine Scopoletin und Umbelliferon sowie Phenolcarbonsäuren (u. a. Kaffeesäure-, Ferulasäure- und Vanillinsäurederivate) sowie Triterpene (u. a. Coriandrinondiol) (Brand 2014).

Wirkungen Die Wirkung der Korianderfrüchte beruht hauptsächlich auf deren Gehalt an ätherischem Öl (Korianderöl). **Verdauungsfördernde Wirkung:** Das Korianderöl regt die Magen-

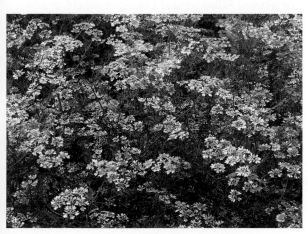
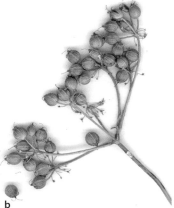

Abb. 8.18a,b Koriander, **a** blühende Pflanzen, **b** Früchte

saftsekretion an, fördert den Gallenfluss und verbessert dadurch die Verdauung der Nahrung. Es wirkt darüber hinaus spasmolytisch, leicht antimikrobiell (u. a. gegen *Staphylococcus aureus*, *Streptococcus pyogenes*, *Escherichia coli*, *Pseudomonas aeruginosa*) und blähungstreibend (Nikolaevskiji et al. 1987; Brand 2014).

Anwendungsgebiete Bei Appetitlosigkeit, Verdauungsbeschwerden mit leichten Krämpfen im Magen-Darm-Bereich, Blähungen und zur Förderung der Verdauung (Rabinovich 1981, Gachnian u. Assenov 1985).

Dosierung und Art der Anwendung

Dosierung Korianderfrüchte innerlich	
Tier	**Mittlere Tagesdosis**
Großer Wiederkäuer	25,0–50,0 g
Pferd	10,0–25,0 g
Kleiner Wiederkäuer, Schwein	5,0–10,0 g
Hund	0,5–2,0 g
Huhn	0,2–0,5 g
(nach Rabinovich 1981)	

Die Früchte sind Bestandteil von Teemischungen: z. B. zusammen mit Fenchelfrüchten, Kamillenblüten und Kümmelfrüchten.

Rezepturen	
Rp.	**Rp.**
Coriandri fruct. 50,0	Korianderfrüchte 50,0
D. S. Innerlich 2 × 1 Esslöffel voll für Kühe zur Förderung der Verdauung	
(Gachnian u. Assenov 1985)	

Unerwünschte Wirkungen Mensch: In seltenen Fällen wurden Überempfindlichkeitsreaktionen der Haut, Übelkeit und Schwindel beobachtet. Beim Einatmen des ätherischen Öls können Niesen, Husten, Tränenfluss und Schnupfen auftreten.

Pflanzenpräparate Herbi Colan, Deutschland. Pflanzliches Arzneimittel (enthält Extrakte aus Angelikawurzel, Fenchelfrüchten, Kamillenblüten, Korianderfrüchten, Kümmelfrüchten, Löwenzahnwurzel, Mariendistel, Schafgarbenkraut, Wermutkraut) für Kaninchen und Kleinnager zur Regulierung gestörter Verdauungsvorgänge; nicht anwenden bei Tieren, die der Gewinnung von Lebensmitteln dienen (s. Anhang A.5 Lila Liste 2014/2015). Korianderfrüchte (s. Anhang A.6 Bezugsquellen).

Hinweise
Korianderfrüchte (Coriandri fructus) dürfen derzeit in der EU bei Lebensmittel-liefernden Tieren nicht als Wirkstoff eingesetzt werden. Verwendet werden darf hingegen der Wirkstoff Coriandri aetheroleum (Korianderöl) (s. Anhang A.3 VO [EU] Nr. 37/2010). Korianderfrüchte dürfen derzeit in der Schweiz weder bei Tieren, die der Lebensmittelgewinnung dienen, noch bei Heimtieren als Futtermittel bzw. Ergänzungsfuttermittel oder als Tierarzneimittel verwendet werden (s. Anhang A.4 Einstufungsliste pflanzlicher Stoffe und Zubereitungen). Mit Koriander liegt derzeit bei trächtigen und laktierenden Tieren keine Erfahrung vor.

8.26 Küchenzwiebel

Stammpflanze *Allium cepa* L.

Familie Amaryllidaceae

Verwendeter Pflanzenteil Zwiebel (Allii cepae bulbus), bestehend aus den frischen oder getrockneten, dick und fleischig gewordenen Blattscheiden und Blattansätzen.

Botanik/Herkunft Mehrjährige krautige Zwiebelpflanze (◨ Abb. 8.19). Die Zwiebel ist flachrund oder eiförmig, mit gelbbraunen oder rötlich-violetten Schalen. Der Stängel ist aufrecht, 30–80 cm hoch, hohl. 4–9 röhrige, grundständige Blätter. Die zahlreichen Blüten stehen in einer kugeligen Dolde an der Stängelspitze. Die 6 Hüllblätter sind weiß mit grünlichen Adern. Die Frucht ist eine kugelige Kapsel mit schwarzen, dreikantigen Samen. **Blütezeit:** Juli–August.

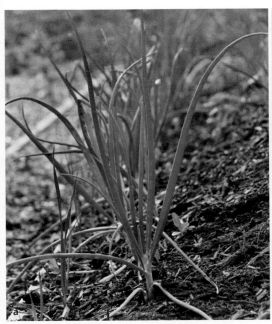
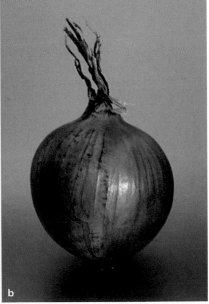

◨ **Abb. 8.19a,b** Küchenzwiebel, **a** ganze Pflanze, **b** Zwiebel

Die Küchenzwiebel ist in Mittelasien heimisch, Vorderasien und das Mittelmeergebiet werden als Sekundärzentren angesehen. Weltweit wird sie in zahlreichen Varietäten als Gemüsepflanze angebaut (Aye et al. 2014).

Inhaltsstoffe Alkylcysteinsulfoxide: In der Droge Cycloalliin (ca. 0,25 %), Alliin, Methylalliin, Propylalliin u. a.. Aus diesen Stoffen entstehen nach fermentativer Umsetzung die entsprechenden (Oligo-) Sulfide, Thiosulfinate und α-Sulfinyldisulfide. **Flavonoide:** In den Schalen der gelben und roten Zwiebelsorten wurde u. a. Spiraeosid, ein Quercetinglykosid, gefunden. **Sonstige Inhaltsstoffe:** γ-Glutamylaminosäuren, wie z. B. γ-Glutamylvalin, γ-Glutamylleucin, γ-Glutamylisoleucin; phenolische Verbindungen, wie z. B. Ferulasäure, Protocatechusäure; Kohlenhydrate, wie z. B Fructosane, Saccharose sowie in geringen Mengen ätherisches Öl (0,005–0,046 %) (Aye et al. 2014).

Wirkungen Antibakterielle und viruzide Wirkung: Zwiebelsaft, ethanolische Zwiebelextrakte sowie isolierte Thiosulfinate zeigten in vitro antibakterielle Wirkungen (u. a. gegen *Bacillus subtilis*, *Salmonella typhi*, *Escherichia coli*, *Pseudomonas aeruginosa*), in vitro wurde auch eine viruzide Wirkung beschrieben. **Lipid- und blutdrucksenkende Wirkung:** Da die Küchenzwiebel ähnliche Inhaltsstoffe wie der Knoblauch enthält, darf eine lipid- und blutdrucksenkende Wirkung angenommen werden. **Verdauungsfördernde Wirkung:** Die Küchenzwiebel fördert die Sekretion der Verdauungssäfte und wirkt dadurch appetitanregend und verdauungsfördernd. Bei Wiederkäuern wird die motorische Aktivität des Magen-Darm-Kanals aktiviert. Die Vormagenmotorik wird verstärkt, Fäulnis- und Gärungsprozesse im Darmkanal gehemmt (Fischer et al. 1954; Rebuelt et al. 1981; Manolova u. Maximova 1988; WHO 1999; Aye et al. 2014).

Anwendungsgebiete Innerlich bei Hypertonie, bei Hypotonie der Vormägen und Därme, gegen Fäulnisprozesse sowie zur Appetitanregung und Verdauungsförderung (Hako 1957; Rabinovich 1981; Cabaret 1986).

Dosierung und Art der Anwendung Innerlich werden Zwiebeln in Form von Extrakten, Latwergen oder mit Wasser verdünntem Saft verordnet.

Dosierung Küchenzwiebel innerlich		
Tier	**Mittlere Tagesdosis**	
Großer Wiederkäuer	30,0–60,0 g	
Kleiner Wiederkäuer	15,0–30,0 g	
(nach Rabinovich 1981)		

Gegen Funktionsstörungen im Magen-Darm-Kanal der Kälber wird ein Aufguss empfohlen, der wie folgt zubereitet wird: In einer Siphonflasche werden zu Brei geriebene Zwiebeln (200 g) mit 2 l 0,85 %iger Natriumchloridlösung vermischt und gut geschüttelt. Damit die flüchtigen Wirkstoffe an der Flaschenwand nicht verdunsten, gießt man 50–100 ml Pflanzenöl auf die Flüssigkeit. Der Aufguss wird ex tempore zubereitet und verabreicht, da seine Wirksamkeit höchstens 2 Tage anhält. Kälber erhalten zunächst 5 × tgl. (in Abständen von 1 h) 3–5 ml/kg KG. In dieser Zeit werden sie nicht gefüttert. Danach wird der Aufguss 30 min vor der Fütterung verabreicht. Aus Zwiebeln kann man ebenso eine Abkochung 5:100 zubereiten, die am selben Tag verwendet werden muss. Kälbern gibt man davon im Abstand von 4–6 h 150–300 ml. In dieser Zeit werden sie nicht gefüttert, und danach erhalten sie Kolostrum oder Milch. Der Aufguss wirkt dank der Inhaltsstoffe bakteriostatisch gegen die Mikroorganismen der Koliparatyphusgruppe, Staphylokokken u. a. (Rabinovich 1981).

Unerwünschte Wirkungen Selten Magen-Darmbeschwerden, allergische Reaktionen. In großen Mengen (mehr als 25 % Zwiebeln im Futter) können klinische Anzeichen einer hämolytischen Anämie auftreten (www.giftpflanzen.ch).

Pflanzenpräparate Küchenzwiebel (s. Anhang A.6 Bezugsquellen).

Hinweise

Die Küchenzwiebel (Allium cepa) darf derzeit in der EU bei Lebensmittel-liefernden Tieren nur in Form homöopathischer Arzneimittel zur Therapie eingesetzt werden (s. Anhang A.3 VO [EU] Nr. 37/2010). Die Küchenzwiebel darf derzeit in der Schweiz weder bei Tieren, die der Lebensmittelgewinnung dienen, noch bei Heimtieren als Futtermittel bzw. Ergänzungsfuttermittel oder als Tierarzneimittel verwendet werden (s. Anhang A.4 Einstufungsliste pflanzlicher Stoffe und Zubereitungen). Mit Küchenzwiebeln liegen derzeit bei trächtigen und laktierenden Tieren keine Erfahrungen vor.

8.27 Kümmel

Stammpflanze *Carum carvi* L.

Familie Apiaceae

Verwendeter Pflanzenteil Kümmelfrüchte (Carvi fructus), bestehend aus den getrockneten, reifen Früchten der Pflanze. **Geruch:** Aromatisch. **Geschmack:** Würzig, schwach brennend.

Botanik/Herkunft Ein zwei- bis mehrjähriges Kraut (◻ Abb. 8.20) mit fleischiger, spindelförmiger Pfahlwurzel. Der Stängel wird 30–100 cm hoch, ist aufrecht, hohl, im oberen Teil verzweigt. Die Blätter sind wechselständig, doppelt bis 3fach fiederteilig mit lineal-lanzettlichen oder linealischen, spitzen, 3–25 mm langen und 1–1,5 mm breiten Randteilen. Der Blütenstand ist eine zusammengesetzte Dolde mit 8–16 ungleich langen Doldenstrahlen, Hülle und Hüllchen meist fehlend. Die 5 Kronblätter der Blüten sind weiß bis schwach rosa. Die Früchte sind 1–5 mm lang, gelbbraun, länglich-elliptisch, mit gut betonten Rippen und breiten Furchen. Bei der Reife zerfallen sie in 2 einsamige sichelförmige Teile. **Blütezeit:** Mai–Juli.

Die Pflanze ist in fast ganz Europa heimisch und wurde in Nordamerika, Neuseeland und der Mongolei eingeführt. Sie wächst bevorzugt auf Wiesen und Weiden, auf grasbewachsenen Steilhängen im Gebirge und Vorgebirge. Die Droge stammt aus dem Anbau, hauptsächlich aus Holland, Polen, Ungarn, Deutschland, Dänemark, Ägypten und der Türkei (Stahl-Biskup 2014).

Inhaltsstoffe **Ätherisches Öl:** In der Droge 3–7 % ätherisches Öl mit den Hauptbestandteilen (+)-Carvon (40–65 %) und (+)-Limonen (30–45 %). In geringerer Menge noch Myrcen, p-Cymen, β-Caryophyllen u. a. **Phenolcarbonsäuren:** In der Droge bis zu 0,35 % Phenolcarbonsäuren, hauptsächlich Kaffeesäure, Ferulasäure, p-Cumarsäure u. a.. **Flavonoide:** In den Früchten ca. 0,04 % Flavonole, wie Quercetin und Kämpferol, 0,014 % Flavonolglykoside, wie z. B. Isoquercitrin, Astragalin. **Fettes Öl:** Die Früchte enthalten 10–18 % fettes Öl bestehend aus Triacylglycerolen hauptsächlich der einfach ungesättigten Petroselinsäure und Ölsäure.

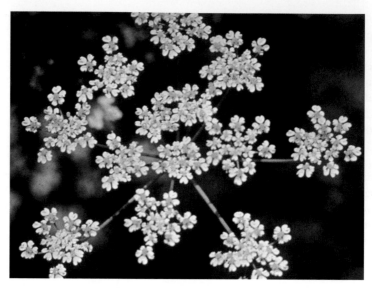

8

◨ **Abb. 8.20** Kümmel, Blütenstand (zusammengesetzte Dolde)

Sonstige Inhaltsstoffe: Bis 13 % Kohlenhydrate sowie Spuren von Hydroxycumarinen, auch Spuren von Bergapten und Xanthotoxin (Stahl-Biskup 2014).

Wirkungen Kümmelfrüchte mit dem darin enthaltenen ätherischen Öl verstärken die Verdauungs- und Gallensekretion, regen den Appetit an und fördern die Verdauung. Bei Meteorismus hemmen sie die Gärungs- und Fäulnisprozesse in den Därmen. Kümmelfrüchte fördern die Laktation bei Kühen und Hunden (Cabaret 1986; Lipnizkiji et al. 1987; ESCOP 2003; Schöne et al. 2006). Das ätherische Öl der Kümmelfrüchte wirkt außerdem spasmolytisch und besitzt darüber hinaus in vitro eine ausgeprägte antibakterielle und antimykotische Wirkung z. B. gegen die Bakterien *Bacillus subtilis, Pseudomonas aeruginosa* sowie gegen die Dermatophyten *Epidermophyton floccosum, Trichophyton mentagrophytes* (Stahl-Biskup 2014).

Anwendungsgebiete Innerlich bei dyspeptischen Beschwerden, wie leichten, krampfartigen Beschwerden im Magen-Darm-Bereich, Blähungen und zur Förderung der Verdauung (Rabinovich 1981; Gachnian u. Assenov 1985).

Dosierung und Art der Anwendung Kümmelfrüchte werden **innerlich** in Form von Pulver oder Sirup verabreicht. Sie sind Bestandteil von Teemischungen.

Dosierung Kümmelfrüchte innerlich	
Tier	**Mittlere Tagesdosis**
Großer Wiederkäuer	25,0–50,0 g
Pferd	10,0–25,0 g
Kleiner Wiederkäuer, Schwein	5,0–10,0 g
Hund	0,5–2,0 g
Katze, Huhn	0,2–0,5 g
(nach Rabinovich 1981)	

Rp.			Rp.	
Carvi fruct. pulv.		100,0	Kümmelfrüchte, zerstoßen	100,0
Sal carol. artific.		100,0	Künstl. Karlsbader Salz	100,0
M. f. pulv.			Pulvermischung herstellen	

D. S. Innerlich 2 × tgl. 2 Esslöffel voll mit dem Futter für Pferde zur Förderung der Verdauung (Gachnian u. Assenov 1985)

Kombinationen als Aufguss:
- Kümmelfrüchte und Baldrianwurzel,
- Kümmelfrüchte und Kamillenblüten,
- Kümmelfrüchte und Fenchelfrüchte.

Pflanzenpräparate Herbi Colan, Deutschland. Pflanzliches Arzneimittel (enthält Extrakte aus Angelikawurzel, Fenchelfrüchten, Kamillenblüten, Korianderfrüchten, Kümmelfrüchten, Löwenzahnwurzel, Mariendistel, Schafgarbenkraut, Wermutkraut) für Kaninchen und Kleinnager zur Regulierung gestörter Verdauungsvorgänge; nicht anwenden bei Tieren, die der Gewinnung von Lebensmitteln dienen (s. Anhang A.5 Lila Liste 2014/2015). Kümmelfrüchte (s. Anhang A.6 Bezugsquellen).

Hinweise

Kümmelfrüchte (Carvi fructus) dürfen derzeit in der EU bei Lebensmittel-liefernden Tieren nicht als Wirkstoff eingesetzt werden. Verwendet werden darf hingegen der Wirkstoff Carvi aetheroleum (Kümmelöl) (s. Anhang A.3 VO [EU] Nr. 37/2010). Kümmelfrüchte dürfen derzeit in der Schweiz weder bei Tieren, die der Lebensmittelgewinnung dienen, noch bei Heimtieren als Futtermittel bzw. Ergänzungsfuttermittel oder als Tierarzneimittel verwendet werden (s. Anhang A.4 Einstufungsliste pflanzlicher Stoffe und Zubereitungen). Mit Kümmel und Kümmelöl liegen derzeit bei trächtigen und laktierenden Tieren keine Erfahrungen vor.

8.28 Lavendel

Stammpflanze *Lavandula angustifolia* MILL.

Familie Lamiaceae

Verwendeter Pflanzenteil Lavendelblüten (Lavandulae flos), bestehend aus den getrockneten Blüten der Pflanzen. **Geruch:** Stark aromatisch. **Geschmack:** Leicht bitter.

Botanik/Herkunft Die Pflanze (◘ Abb. 8.21) ist ein 30–80 cm hoher Halbstrauch mit aufsteigenden oder aufrechten, stark verzweigten Ästen. Die Blütentriebe sind 4-kantig, nur unten dicht beblättert, mit Scheinähren an der Spitze. Die Blätter sind gegenständig, sitzend, länglich-linealisch, ganzrandig, 2–6 cm lang und 2–6 mm breit, in der Jugend sind sie weißfilzig, später graugrün, mit eingerolltem Rand, unterseits mit Drüsenhaaren besetzt. Die Blüten stehen zu 6–10 in Scheinquirlen, die 2–8 cm lange Scheinähren bilden. Die Krone ist blauviolett, selten weiß, 2-lippig, mit 2-teiliger Oberlippe und 3-teiliger Unterlippe. 4 Staubblätter. Die Frucht spaltet sich in der Reife in 4 länglich-eiförmige, glatte schwarzbraune Nüsschen. **Blütezeit:** Juli–August.

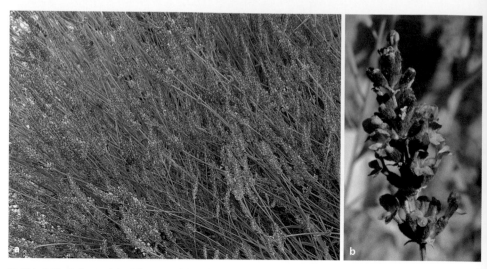

◘ Abb. 8.21a,b Lavendel, **a** Pflanze mit blauvioletten Blüten, **b** Blütenstand

8

Die Pflanze ist im westlichen Mittelmeergebiet, in Dalmatien und Griechenland heimisch. Sie wächst bevorzugt auf trockenen, leichten aber kalkhaltigen Böden. Die Droge stammt aus dem Anbau, v. a. aus Bulgarien, Frankreich, Italien, dem ehemaligen Jugoslawien und Spanien (Stahl-Biskup u. Wissinger-Gräfenhahn 2014).

Inhaltsstoffe Ätherisches Öl: Die Droge enthält 1–3 % ätherisches Öl (Lavendelöl), das je nach Herkunft in seiner Zusammensetzung variiert. Die Hauptkomponenten sind Linalylacetat (30–40 %), Linalool (20–50 %), Campher, α-Ocimen und 1,8-Cineol. **Sonstige Inhaltsstoffe:** Cumarine (u. a. Umbelliferon, Herniarin), Sterole (u. a. Campesterol, Stigmasterol), Gerbstoffe, Penylcarbonsäuren (u. a. Ferulasäure, Gentisinsäure, Kaffeesäure, Syringasäure) (Stahl-Biskup u. Wissinger-Gräfenhahn 2014).

Wirkungen Lavendelöl zeigte in vitro antibakterielle (u. a. gegen *Escherichia coli*, *Pseudomonas aeruginosa*, *Staphylococcus aureus*) und antimykotische (u. a. gegen *Trichophyton rubrum*, *Trichophyton mentagrophytes*) Wirkungen. Gasförmig angewendet förderte es bei Mäusen die Schlafbereitschaft, verlängerte die Schlafdauer der Tiere und führte zu einer signifikanten Abnahme der motorischen Aktivität von männlichen und weiblichen Mäusen im Lichtschrankenkäfig (zentraldämpfende Wirkung). Die wirksamkeitsmitbestimmenden Inhaltsstoffe sind u. a. Linalool und Linalylacetat (Wichtl 2009; Stahl-Biskup u. Wissinger-Gräfenhahn 2014).

Anwendungsgebiete Innerlich bei dyspeptischen Beschwerden, nervösen Magen- und Darmbeschwerden für Hunde (Gachnian-Mirtscheva 2003).

Dosierung und Art der Anwendung Innerlich werden Lavendelblüten in Form von Aufgüssen (Teezubereitungen) verwendet.

Zur Bereitung eines krampflösenden und beruhigenden Tees werden 3 Teelöffel fein zerriebene Blüten mit 2 Tassen (1 Tasse = 150 ml) heißem Wasser übergossen und nach etwa 10 min durch ein Sieb gegeben. Die abgekühlte Flüssigkeit wird Hunden im Verlauf eines Tages in mehreren Gaben verabreicht (Gachnian-Mirtscheva 2003).

Pflanzenpräparate Lavendelblüten (s. Anhang A.6 Bezugsquellen).

Hinweise

Lavendelblüten (Lavandulae flos) dürfen derzeit in der EU bei Lebensmittel-liefernden Tieren nicht als Wirkstoff eingesetzt werden. Verwendet werden darf hingegen der Wirkstoff Lavandulae aetheroleum (Lavendelöl) zur äußerlichen Anwendung (s. Anhang A.3 VO [EU] Nr. 37/2010). Lavendelblüten dürfen derzeit in der Schweiz weder bei Tieren, die der Lebensmittelgewinnung dienen, noch bei Heimtieren als Futtermittel bzw. Ergänzungsfuttermittel oder als Tierarzneimittel verwendet werden (s. Anhang A.4 Einstufungsliste pflanzlicher Stoffe und Zubereitungen). Mit Lavendelblüten und Lavendelöl liegen derzeit bei trächtigen und laktierenden Tieren keine Erfahrungen vor.

8.29 Lein

Stammpflanze, Familie, verwendeter Pflanzenteil, Botanik/Herkunft, Inhaltsstoffe, Wirkungen, unerwünschte Wirkungen, Gegenanzeigen, Hinweise ▶ Abschn. 10.3.

Anwendungsgebiete **Innerlich** bei Entzündungen der Magen- und Darmschleimhaut, Magen-Darm-Störungen. Für ein Kalb bei Gastroenteritis (Rabinovich 1981; Droumev et al. 1985).

Dosierung und Art der Anwendung **Innerlich** werden Leinsamen in Form ganzer Samen oder einer Schleimzubereitung verwendet. Die Schleimzubereitung wird aus 1 Esslöffel voll geschrotetem oder zerkleinertem Leinsamen und 150 ml Flüssigkeit durch Einweichen hergestellt. Die Zubereitung sollte noch am gleichen Tag verwendet werden.

Dosierung Leinsamen innerlich

Tier	Mittlere Tagesdosis
Großer Wiederkäuer, Pferd	50,0–100,0 g
Kleiner Wiederkäuer	25,0–50,0 g
Schwein	10,0–25,0 g
Hund	2,0–5,0 g
Katze	1,0–3,0 g
Huhn	1,0–2,0 g
(nach Rabinovich 1981)	

Dosierung Schleim aus Leinsamen innerlich

Tier	Mittlere Tagesdosis
Großer Wiederkäuer	50,0–200,0 g
Pferd	50,0–100,0 g
Kleiner Wiederkäuer	25,0–50,0 g
Schwein	10,0–30,0 g
Hund	2,0–5,0 g
Katze	1,0–3,0 g
Huhn	1,0–2,0 g
(nach Droumev et al. 1996)	

Rezepturen

Rp.		**Rp.**	
Lini sem.	5,0	Leinsamen	5,0
Aqu. comm.	150,0	Trinkwasser	150,0
M. f. mucilago		Leinsamenschleim herstellen	

D. S. Innerlich für ein Kalb bei Gastroenteritis
(Droumev et al. 1985)

8.30 Echtes Mädesüß

Stammpflanze *Filipendula ulmaria* (L.) MAXIM. (*Spiraea ulmaria* L.)

Familie Rosaceae

Verwendeter Pflanzenteil Mädesüßkraut (Filipendulae ulmariae herba; Spirae herba), bestehend aus den getrockneten, oberirdischen Teilen blühender Pflanzen; Mädesüßblüten (Filipendulae ulmariae flos; Spirae flos), bestehend aus den getrockneten Blüten der Pflanze. **Geruch:** Leicht nach Salicylmethylester; **Geschmack:** Zusammenziehend bitter, adstringierend (Meier, Meier-Liebi 2014).

Botanik/Herkunft Ausdauernde Pflanze mit einem aufrechten, meist oberwärts verzweigten Stängel, an dem wechselständig unpaarig gefiederte Blätter sitzen (▣ Abb. 8.22a). Die zahlreichen radiären, cremeweißen Blüten sind in endständigen, zusammengesetzten Doldentrauben angeordnet (▣ Abb. 8.22b). Die Pflanze blüht im Sommer.

Die Pflanze wächst bevorzugt auf nährstoffarmen Böden, in feuchten Streuwiesen, Sumpfgebieten und an Ufern von Gewässern. Sie ist in ganz Europa sowie in Nordamerika und Nordasien verbreitet (Meier, Meier-Liebi 2014).

Inhaltsstoffe Mädesüßkraut und Mädesüßblüten enthalten weitgehend dieselben Inhaltsstoffe, wobei lediglich quantitative Unterschiede auftreten. So enthalten die Blüten bis 0.5 % Glycoside von Salicylaldehyd, Methylsalicylat und Salicylalkohol. Daraus gewinnt man wenig (0.2 %) ätherisches Öl. Das Öl entsteht während der Trocknung und Lagerung aus den phenolischen Glykosiden und enthält mehrheitlich Salicylaldehyd (neben geringen Mengen Salicylsäuremethylester). In den Blüten kommen noch bis zu 6 % Flavonoide vor, mit dem typischen Quercetinderivat Spiraeosid, einfache Phenolglykoside, wie z. B. Monotropitin, und Spiraein, sowie 10–15 % Gallo- und Ellagitannin-Gerbstoffe, z. B. Rugosin D, wobei die Ellagitannine der Droge ihren adstringierenden Geschmack verleihen (ESCOP 2003; Meier, Meier-Liebi 2014).

Wirkungen Ethanolische Extrakte aus Mädesüßkraut (Droge/Extrakt, 1:10 und 1:25) sind **antimikrobiell** wirksam, u. a. bei grampositiven Bakterien wie *Staphylococcus aureus* und *Bacillus subtilis*. Wässrige Extrakte aus Mädesüsskraut wirken **entzündungshemmend**; sie hemmen die Prostaglandin Biosynthese und die PAF (platelet activating factor) -induzierte Elastase-Freisetzung aus neutrophilen Granulozyten. Der isolierte Inhaltsstoff Quercitin (3–50 µM) reduzierte die Freisetzung von TNF-α und Interleukin-6 aus Monozyten in konzentrationsabhängiger Weise ($p<0.05$) (Drummond 2013). Methanolische, wässrige und weitere Trockenextrakte aus

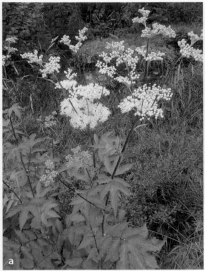
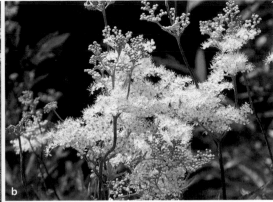

◘ **Abb. 8.22a,b** Mädesüß, **a** blühende Pflanze, **b** Blütenstand mit cremeweißen Einzelblüten

Mädesüßkraut und Mädesüßblüten wirkten **immunmodulatorisch**, indem sie das Komplement-System in vitro hemmen, antioxydativ wirken, die T-Zell Proliferation hemmen, aber die Aktivität von Maus-Makrophagen stimulieren. In Versuchen mit Ratten, Mäusen und Kaninchen reduzierte oder verhinderte die orale Anwendung von wässrigen Abkochungen (Droge/Extrakt 1:10, 1:20) das Auftreten von **Magengeschwüren**, welche durch Acetyl-Salicylsäure oder Ethanol verursacht wurden (Barnaulov 1980). Bei Mäusen reduzierten Spissumextrakte und Abkochungen aus Mädesüßkraut (Droge/Extrakt 1:20) bestimmte Aktivitäten des **zentralen Nervensystems**, indem das Fieber sank und die motorische Aktivität abnahm. Zudem wirkten die Extrakte muskelrelaxierend. Eine Hemmung des **Tumorwachstums** wurde beobachtet, nach längerfristiger oraler Anwendung einer Abkochung der Blüten in Ratten oder Mäusen, bei experimentell induzierten Gehirn- und Spinalganglientumoren sowie beim Sarkom und weiteren Experimentaltumoren (ESCOP 2003).

Anwendungsgebiete Zubereitungen aus Mädesüßkraut und Mädesüßblüten zur Behandlung von Magen-Darm-Erkrankungen bei Jungtieren, insbesondere bei reduzierter Motilität des Darmes (Rabinovich 1981).

Dosierung und Art der Anwendung 20 % Mädesüßkraut in Ethanol/Wasser (V/V 40:60) wird als Extrakt oder als Aufguss zubereitet und an Jungtiere verfüttert (Rabinovich 1981).

Unerwünschte Wirkungen Mensch: Es gibt keine Berichte über unerwünschte Wirkungen.

Gegenanzeigen Die Drogen bzw. Zubereitungen daraus sollten bei bekannter Salicylat-Überempfindlichkeit nicht eingesetzt werden (Meier, Meier-Liebi 2014).

Pflanzenpräparate Mädesüßkraut und Mädesüßblüten (s. Anhang A.6 Bezugsquellen).

Hinweise

Mädesüßkraut (Filipendulae ulmariae herba) und Mädesüßblüten (Filipendulae ulmariae flos) dürfen derzeit in der EU bei Tieren, die der Lebensmittelgewinnung dienen nicht als Wirkstoff eingesetzt werden (s. Anhang A.3 VO [EU] 37/2010). Mädesüß darf in der Schweiz bei Tieren, die der Lebensmittelgewinnung dienen und bei Heimtieren als Futtermittel bzw. Ergänzungsfuttermittel verwendet werden (s. Anhang A.4 Einstufungsliste pflanzlicher Stoffe und Zubereitungen). Mit Mädesüßkraut liegen derzeit bei trächtigen und laktierenden Tieren keine Erfahrungen vor.

8.31   Medizinalrhabarber

Stammpflanze, Familie, verwendeter Pflanzenteil, Botanik/Herkunft, Inhaltsstoffe, Wirkungen, unerwünschte Wirkungen, Gegenanzeigen, Hinweise ▶ Abschn. 10.4.

Anwendungsgebiete Innerlich ist die Rhabarberwurzel in kleinen Mengen zum Anregen der Fresslust und zur Förderung der Verdauung angezeigt (Rabinovich 1981).

Dosierung und Art der Anwendung Rhabarberwurzel wird **innerlich** in Form einer Abkochung (1:10), manchmal auch als Latwerge oder Bissen verabreicht.

Dosierung Rhabarberwurzel innerlich	
Tier	**Mittlere Tagesdosis**
Großer Wiederkäuer	20,0–40,0 g
Pferd	10,0–25,0 g
Kleiner Wiederkäuer	2,0–10,0 g
Schwein	1,0–5,0 g
Hund	0,5–2,0 g
(Rabinovich 1981)	

Zubereitung einer Kombination Bittere Rhabarbertinktur (Rhei tinctura amara): Sie wird aus Rhabarberwurzel, Enzianwurzel und Kalmuswurzelstock hergestellt.

8.32   Melisse

Stammpflanze *Melissa officinalis* L.

Familie Lamiaceae

Verwendeter Pflanzenteil Melissenblätter (Melissae folium), bestehend aus den getrockneten Laubblättern der Pflanze. **Geruch:** Zitronenartig. **Geschmack:** Aromatisch und schwach würzig.

Botanik/Herkunft Die Melisse (◙ Abb. 8.23) ist eine mehrjährige Staude, bis 90 cm hoch, mit 4-kantigem Stängel und kreuzgegenständigen Blättern. Die Blätter sind mehr oder weniger langgestielt, breit-eiförmig, am Grunde abgestutzt oder keilförmig, oberseits dunkelgrün, unterseits heller grün, der Blattrand ist grob kerbig gesägt. Die Blüten sind bläulichweiß, bleich-

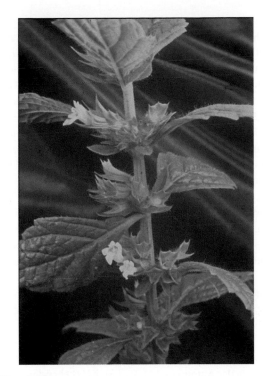

◘ Abb. 8.23 Melisse, blühende Pflanze

lila oder schwach gelblichweiß und stehen zu 3–5 in den Achseln der Blätter. Kelch röhrig-glockig, drüsig-behaart, Oberlippe 3-zähnig, doppelt so lang wie die Unterlippe, mit 2 begrannten, aufwärts gebogenen Zähnen. Krone röhrig, innen locker behaart, Oberlippe flach oder an den Rändern etwas aufgebogen, Unterlippe wenig länger, 3-lappig. 4 Staubblätter, oberwärts miteinander verschmolzen. Nüsschen länglich-eiförmig, kastanienbraun. **Blütezeit:** Juni–August (September).

Die Melisse ist ursprünglich im östlichen Mittelmeerraum und Westasien beheimatet. Heute wird sie u. a. in Mitteleuropa, Westeuropa, Osteuropa, USA, Mexiko und Peru kultiviert. Die Droge stammt ausschließlich aus dem Anbau und wird vorwiegend aus Bulgarien, Deutschland, Rumänien, Russland, Spanien und Südfrankreich importiert (Saller et al. 1995; Stahl-Biskup 2014).

Inhaltsstoffe Ätherisches Öl: Die Droge enthält 0,02–0,2 %, manchmal bis 0,8 % ätherisches Öl. Es besteht überwiegend (40–75 %) aus den Monoterpenaldehyden Citronellal, Geranial (Citral a) und Neral (Citral b) sowie aus weiteren Monoterpenen, wie z. B. Linalool (0,5–3 %), Methylcitronellat (ca. 5 %), trans-β-Ocimen (ca. 2 %), cis-β-Ocimen (ca. 1 %), Geraniol (1–3 %) und Sesquiterpenen, wie z. B. β-Caryophyllen (1–12 %), Germacren-D (5–15 %), Caryophyllenepoxid (0,5–9 %). Citral, ein Gemisch aus Geranial und Neral, ist der Geruchsträger des Melissenöls. **Weitere Inhaltsstoffe:** Darüber hinaus enthält die Droge noch 3–5 % Lamiaceengerbstoffe, wie z. B. Rosmarinsäure, ca. 0,3 % Triterpensäuren (Ursol- und Oleanolsäure), glykosidisch gebundene Phenolcarbonsäuren, wie z. B. Ferulasäure, p-Cumarsäure, Gentisinsäure, Kaffeesäure und 0,003 % Flavon- und Flavonolglykoside, wie z. B. Cynarosid, Cosmosiin, Rhamnocitrin, Isoquercitrin (Saller et al. 1995; Stahl-Biskup 2014).

Wirkungen Der aromatische Geschmack der Melissenblätter dürfte die Sekretion von Speichel, Magensaft und Gallenflüssigkeit stimulieren und somit den Appetit und die Verdauung anregen (WHO 2002; ESCOP 2003). **Beruhigende und spasmolytische Wirkungen:** Für das ätherische Öl sowie einige Ölbestandteile wurden tierexperimentelle Hinweise auf zentral dämpfende Effekte sowie spasmolytische Wirkungen beschrieben (Saller et al. 1995). **Antimikrobielle und pestizide Wirkungen:** Außerdem sind aus in vitro Untersuchungen antibakterielle, antimykotische und insektizide Wirkungen des ätherischen Öls bekannt (u. a. gegen die Bakterien: *Staphylococcus aureus, Streptococcus viridis, Escherichia coli, Proteus vulgaris*; gegen die pathogenen Pilze: *Microsporum gypseum, Trichophyton rubrum*; gegen die Rote Spinne) (Saller et al. 1995; Stahl-Biskup 2014). **Antivirale Effekte:** Am befruchteten Hühnerei konnte gezeigt werden, dass wässrige Melissenextrakte antivirale Effekte gegenüber Newcastle-, Herpes-simplex- und Semliki-Forest-Virus aufweisen. Die antivirale Wirkung des wässrigen Extraktes wird u. a. auf dessen Gehalt an Gerbstoffen zurückgeführt (Cohen et al. 1964; Ronald u.Kucera 1964; Kucera et al. 1965; Herrmann u. Kucera 1967; Stahl-Biskup 2014). **Antioxidative Wirkung:** Ethanolische Melissenextrakte erwiesen sich in vitro als antioxidativ wirksam, wobei die Wirkung auf die Rosmarinsäure und andere Hydroxyzimtsäuren zurückgeführt wird (Stahl-Biskup 2014).

Anwendungsgebiete **Innerlich** bei funktionellen Magen-Darm-Störungen der Tiere. Zur Förderung der Verdauung, bei Blähungen, chronischen Bronchialkatarrhen und zur Beruhigung (Rabinovich 1981; Aichberger et al. 2006).

Dosierung und Art der Anwendung **Innerlich** werden von Melissenblättern wässrige Aufgüsse (1:20) verordnet. Dosierung des Aufgusses: 1–1,5 ml/kg KG (Lebendgewicht) (Rabinovich 1981).

Dosierung Melissenblätter innerlich	
Tier	**Mittlere Tagesdosis**
Rind	10–14 g/500 kg KG
Pferd	10–14 g/500 kg KG
Schwein	3–4 g/100 kg KG
Schaf	3–4 g/100 kg KG
Ziege	3–4 g/100 kg KG
Kleintiere	0.5–0.7 g/10 kg KG
Geflügel	0.5–0.7 g/10 kg KG
(Aichberger et al. 2006)	

Pflanzenpräparate Melissenblätter (s. Anhang A.6 Bezugsquellen).

Hinweise

Melissenblätter (Melissae folium) und Melissenöl (Melissae aetheroleum) dürfen in der EU als Wirkstoffe bei Lebensmittel-liefernden Tieren verwendet werden (s. Anhang A.3 VO [EU] Nr. 37/2010). Melissenblätter dürfen derzeit in der Schweiz weder bei Tieren, die der Lebensmittelgewinnung dienen, noch bei Heimtieren als Futtermittel bzw. Ergänzungsfuttermittel oder als Tierarzneimittel verwendet werden (s. Anhang A.4 Einstufungsliste pflanzlicher Stoffe und Zubereitungen). Mit Melissenblättern und Melissenöl liegen derzeit bei trächtigen und laktierenden Tieren keine Erfahrungen vor.

8.33 Pfefferminze

Stammpflanze *Mentha x piperita* L.

Familie Lamiaceae

Verwendeter Pflanzenteil Pfefferminzblätter (Menthae piperitae folium), bestehend aus den frischen oder getrockneten ganzen oder geschnittenen Blättern der Pflanze. **Geruch:** Charakteristisch, durchdringend. **Geschmack:** Charakteristisch, aromatisch. Das ebenfalls verwendete Pfefferminzöl (Menthae piperitae aetheroleum) wird durch Wasserdampfdestillation der frisch geernteten Zweigspitzen der Pflanze gewonnen.

Botanik/Herkunft Mehrjährige, krautige Pflanze (■ Abb. 8.24a) mit kräftigem, horizontalem, unterirdischem Wurzelstock. Die aufrechten, 30–90 cm hohen Stängel sind 4-kantig, vom Grund an verzweigt, oft dunkelviolett gefärbt. Die Blätter sind kreuzgegenständig am Stängel inseriert, gestielt, 4–8 cm lang und 1,5–4 cm breit, eiförmig-lanzettlich bis lanzettlich, seltener eiförmig, zugespitzt, an der Basis herzförmig, mit gesägtem Rand, beiderseits drüsig punktiert. Die Blüten stehen in 5–8 cm langen Scheinähren an der Spitze der Stängel und der Seitenzweige. Der lila Kelch hat 5 Zähnchen und 10 Adern. Die Krone ist blasslila oder rosa, trichterartig, mit 4-spaltigem Saum (■ Abb. 8.24b). 4 gleichlange Staubblätter, Fruchtknoten oberständig. **Blütezeit:** Juli–August.

Die Pfefferminze wird als Ätherischöl- und Arzneipflanze u. a. in Europa, Indien, Nordamerika, Argentinien, Brasilien und Australien angebaut. Sie wird vegetativ vermehrt. Die Droge stammt vorwiegend aus USA, Kanada, Argentinien, Bulgarien, Griechenland und Spanien (Saller et al. 1995; Stahl-Biskup 2014).

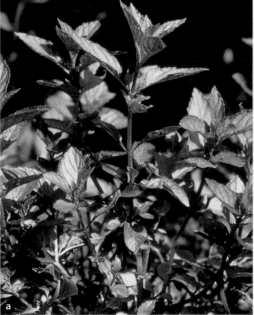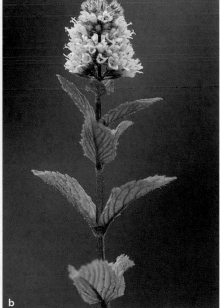

■ **Abb. 8.24a,b** Pfefferminze, **a** mehrjährige krautige Pflanze, **b** blühende Pflanze

Inhaltsstoffe Ätherisches Öl: Die Blätter enthalten ca. 0,5–4 % terpenreiches ätherisches Öl. Es besteht überwiegend aus Monoterpenen, wie z. B. 1,8-Cineol (6–8 %), Menthol (35–45 %), Menthon (15–20 %), Menthofuran (2–7 %), Menthylacetat (3–5 %), trans-Sabinenhydrat (ca. 1 %), neben wenig Sesquiterpenen, wie z. B. β-Caryophyllen (0,5–1,5 %) oder Cadinen. Das Aroma wird u. a. von Menthon und Menthofuran wesentlich mitbestimmt. **Sonstige Inhaltsstoffe:** Verschiedene Flavone, darunter Apigenin-7-rutinosid, Luteolin-7-O-rutinosid und polymethoxylierte Flavone, wie z. B. Xanthomicrol, Gardenin D; Triterpensäuren, wie z. B. ca. 0,3 % Ursolsäure und 0,1 % Oleanolsäure, 3–5 % Lamiaceengerbstoffe; freie Phenolcarbonsäuren, wie z. B. Kaffeesäure, p-Cumarsäure und Ferulasäure sowie 0,1–0,2 % Rosmarinsäure (Saller et al. 1995; Stahl-Biskup 2014).

Wirkungen Antimikrobielle Wirkung: Mit Hilfe verschiedener Methoden konnte nachgewiesen werden, dass Pfefferminzöl und gepulverte Pfefferminzblätter das Wachstum von Mirkoorganismen, wie Bakterien, Hefen und Schimmelpilzen in vitro deutlich hemmen. **Antivirale Wirkung:** Weiter reduzierten wässrige und ethanolische Extrakte aus Pfefferminzkraut in vitro an Kalbsnierenzellkulturen dosisabhängig die Plaquebildung durch das Rinderpestvirus. Am Modell des befruchteten Hühnereis zeigten wässrige Extrakte aus Pfefferminzblättern dosisabhängig eine antivirale Wirkung auch gegen das Newcastle-, Herpes-simplex-, Vaccinia- und Semliki-Forest-Virus. **Diuretische Wirkung:** Wässrige Drogenauszüge führten im Rattenmodell zu einer deutlich erhöhten Wasserausscheidung. **Choleretische Wirkung:** Im Tierversuch erhöhten sowohl wässrige Drogenaufgüsse als auch Pfefferminzöl die Gallensekretion und Gallenmenge. Die choleretische Wirkung wird dem Menthol zugeschrieben. **Spasmolytische Wirkung:** Pfefferminzöl und ethanolische Pfefferminzextrakte wirkten am Meerschweinchenileum, das Pfefferminzöl zusätzlich am Meerschweinchentrachea-Präparat dosisabhängig spasmolytisch auf die glatte Muskulatur. **Akarizide, insektizide und nematozide Wirkung:** Pfefferminzöl erwies sich in verschiedenen Modellsystemen u. a. gegen die rote Spinne, verschiedene Käfer (u. a. *Oryzaephilus surinamensis, Rhyzopertha dominica*) und Nematoden (u. a. *Anguina tritici, Meloidogyne javanica*) biologisch wirksam (Tamm 1952; Horvath 1954; Hermann u. Kucera 1967; Nikolaevskiji et al. 1987; Manolova u. Maximova 1988; WHO 2002; ESCOP 2003; Saller 2004; Stahl-Biskup 2014).

Anwendungsgebiete Innerlich werden Pfefferminzblätter und Pfefferminzöl bei krampfartigen Beschwerden im Magen-Darm-Bereich angewendet. Ferner bei Erbrechen, Kolik, Meteorismus, Gastritis und Enteritis sowie als appetitanregendes Mittel und für ein Pferd bei Darmspasmen. Pfefferminzöl dient darüber hinaus in einigen Fällen als Geschmacks- und Geruchsverbesserer (Gachnian u. Assenov 1985; verändert nach Rabinovich 1987).

Dosierung und Art der Anwendung Zerkleinerte Pfefferminzblätter für Aufgüsse sowie Auszüge aus Pfefferminzblättern zur **inneren** Anwendung. Pfefferminztinktur, Pfefferminzwasser und ätherisches Öl zur inneren und äußeren Anwendung.

Pfefferminzblätter dienen in Form eines Aufgusses im Verhältnis 1:10 bis 1:100 als appetitanregendes und krampflösendes Mittel. Pfefferminzöl in Wasser 1:1000.

Dosierung Pfefferminzblätter innerlich

Tier	Mittlere Tagesdosis
Großer Wiederkäuer	25,0–50,0 g
Pferd	20,0–40,0 g
Kleiner Wiederkäuer	5,0–10,0 g
Schwein	2,0–5,0 g
Hund	1,0–3,0 g
Katze	0,5–1,0 g
Huhn	0,2–0,5 g

(nach Gachnian u. Assenov 1985)

Dosierung Pfefferminztinktur innerlich

Tier	Mittlere Tagesdosis
Großer Wiederkäuer	5,0–15,0 ml
Kleiner Wiederkäuer	2,0–6,0 ml
Hund	0,3–0,8 ml
Katze	0,1–0,3 ml

(nach Gachnian u. Assenov 1985)

Rezepturen

Rp.		Rp.	
Menthae pip. fol.	10,0	Pfefferminzblätter	10,0
Aqu. comm.	190,0	Trinkwasser	190,0
M. f. infus.		Aufguss herzstellen	

D. S. Innerlich für ein Pferd bei Darmspasmen

(verändert nach Rabinovich 1987)

Kombinationen Fixe Kombinationen von Pfefferminzblättern mit anderen Arzneipflanzen:

- Pfefferminzblätter, Fenchelfrüchte, Baldrianwurzel.
- Pfefferminzblätter, Lindenblüten, Holunderblüten/-beeren.
- Pfefferminzblätter, Fenchelfrüchte, Baldrianwurzel, Kamillenblüten und Kümmelfrüchte.
- Pfefferminzblätter, Schafgarbenkraut, Kamillenblüten und Bariumchlorat.

Gegenanzeigen Mensch, Pfefferminzöl: Bei Verschluss der Gallenwege, schwere Leberschäden (Stahl-Biskup 2014).

Pflanzenpräparate Pfefferminzblätter und Pfefferminzöl (s. Anhang A.6 Bezugsquellen).

Hinweise

Pfefferminzblätter (Menthae piperitae folium) dürfen derzeit in der EU bei Lebensmittel-liefernden Tieren nicht als Wirkstoff eingesetzt werden. Verwendet werden darf hingegen der Wirkstoff
Menthae piperitae aetheroleum (Pfefferminzöl) (s. Anhang A.3 VO [EU] Nr. 37/2010). Pfefferminzblätter und Pfefferminzöl dürfen derzeit in der Schweiz weder bei Tieren, die der Lebensmittelgewinnung dienen, noch bei Heimtieren als Futtermittel bzw. Ergänzungsfuttermittel oder
als Tierarzneimittel verwendet werden (s. Anhang A.4 Einstufungsliste pflanzlicher Stoffe und Zubereitungen). Mit Pfefferminzblätter und Pfefferminzöl liegen derzeit bei trächtigen und laktierenden Tieren keine Erfahrungen vor.

8.34   Sonnenblume

Stammpflanze *Helianthus annuus* L.

Familie Asteraceae

Verwendeter Pflanzenteil Sonnenblumenöl (Helianthi annui oleum), das aus den reifen Samen
durch mechanisches Auspressen oder Extraktion und anschließende Raffination gewonnene
fette Öl der Pflanze. **Geruch:** Fast ohne Geruch.

Botanik/Herkunft Einjährige, krautige Pflanze mit 1–2,5 m hohem Stängel, der aufrecht, unverzweigt, rauhaarig und mit Mark gefüllt ist (◨ Abb. 8.25). Die Blätter sind wechselständig (die
untersten 1 oder 2 Paare gegenständig), 10–30 cm lang, herzförmig, mit Stielen, die fast so lang
wie die Spreite sind. Die einzelnen, endständigen, flachen Blütenkörbe haben einen Durch-

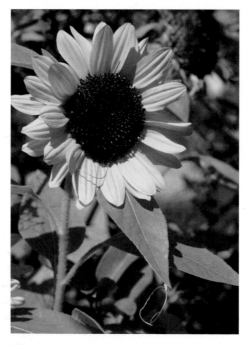

◨ **Abb. 8.25** Sonnenblume, Blüte

messer von 20–40 cm. Der Blütenboden ist flach mit zahlreichen Hüllblättchen. Die zungen-förmigen Randblüten sind leuchtend gelb, 4–6 cm lang, die gelben Scheibenblüten sind röhrig mit 5 Zipfeln. Die Früchte haben eine glatte, harte Schale. **Blütezeit:** Juli–August.

Die Sonnenblume ist in Nordamerika heimisch. Sie wird heute fast weltweit angebaut (Bader 2014).

Inhaltsstoffe Fettsäuren, mit. Palmitinsäure (4–9 %), Stearinsäure (1–7 %), Ölsäure (15–35 %), Linolsäure (50–72 %) als Hauptkomponenten (Bader 2014).

Wirkungen Das Sonnenblumenöl wirkt reizlindernd, erhält die Haut geschmeidig und schützt sie vor dem Austrocknen und Rissigwerden. Rein oder in Form von Emulsionen findet es Anwendung als abdeckendes oder Abführmittel. In größeren Mengen verabreicht, weicht es den Magen- und Darminhalt auf und erleichtert die Fortbewegung der Ingesta durch den Ver-dauungskanal. Das Sonnenblumenöl ist außerdem ein gutes Lösungsmittel für einige Arznei-mittel. Es ist geeignet zur Herstellung von Salben, Pasten und Linimenten (Rabinovich 1981; Bader 2014).

Anwendungsgebiete **Äußere Anwendung** als reines Öl oder in Form von Salben und Linimen-ten (auch vermischt mit anderen Ölen) bei Verbrennungen, Risswunden und als reizlinderndes Mittel. **Innere Anwendung** bei Schlundverstopfung, überfülltem Magen, Kropfverstopfung des Geflügels (Rabinovich 1981).

Dosierung und Art der Anwendung
Innerlich wird das Öl in reiner Form oder in Form von einer Emulsion angewendet.

Dosierung Sonnenblumenöl innerlich	
Tier	**Mittlere Tagesdosis**
Große Wiederkäuer	250–500 ml
Pferd	100–300 ml
Schaf	50–150 ml
Schwein	50–100 ml
Hund	10–50 ml
Huhn	2–5 ml
(Rabinovich 1981)	

Pflanzenpräparate Sonnenblumenöl (s. Anhang A.6 Bezugsquellen).

Hinweise

Sonnenblumenöl (Helianthi annui oleum) darf derzeit in der EU bei Lebensmittel-liefernden Tieren nicht als Wirkstoff eingesetzt werden (s. Anhang A.3 VO [EU] Nr. 37/2010). Sonnenblumenöl darf derzeit in der Schweiz weder bei Tieren, die der Lebensmittelgewinnung dienen, noch bei Heimtieren als Futtermittel bzw. Ergänzungsfuttermittel oder als Tierarzneimittel verwendet werden (s. Anhang A.4 Einstufungsliste pflanzlicher Stoffe und Zubereitungen). Mit Sonnen-blumenöl liegen derzeit bei trächtigen und laktierenden Tieren keine Erfahrungen vor.

8.35   Stieleiche

Stammpflanze, Familie, verwendeter Pflanzenteil, Botanik/Herkunft, Inhaltsstoffe, Wirkungen, unerwünschte Wirkungen, Gegenanzeigen, Hinweise ▶ Abschn. 9.11.

Anwendungsgebiete **Innerlich** bei Gastroenteritis, Magen- und Darmblutungen. Für Küken und Hühner, mit dem Futter vermischt, bei Gastroenteritis (nach Droumev 1975; Rabinovich 1981; Mamleev et al. 1984; Gachnian u. Assenov 1985; Gachnian-Mirtscheva 2003). Für eine Kuh bei akuter und chronischer katarrhalischer Enteritis (Faddeev 1958).

Dosierung und Art der Anwendung **Innerlich** wird die Eichenrinde als Abkochung (1:10) verwendet (Rabinovich 1981).

Dosierung Eichenrinde innerlich	
Tier	**Mittlere Tagesdosis**
Großer Wiederkäuer	25,0–50,0 g
Pferd	15,0–40,0 g
Ziege, Schaf, Schwein	5,0–10,0 g
Hund	1,0–5,0 g
Katze, Huhn	0,2–1,0 g
(nach Droumev 1975; Rabinovich 1981; Mamleev et al. 1984; Gachnian u. Assenov 1985; Gachnian-Mirtscheva 2003)	

Rezepturen

Rp.		Rp.	
Quercus cort.	50,0	Eichenrinde	50,0
Matricariae flos	50,0	Kamillenblüten	50,0
Aqu. comm.	400,0	Trinkwasser	400,0
M. f. decoct.		Abkochung herstellen	

M. D. S. Innerlich für Kühe bei Gastroenteritis
(Gachnian u. Assenov 1985)

Rp.		Rp.	
Quercus cort. pulv.	75,0	Eichenrinde, gepulvert	75,0
Natrii chloridum	50,0	Natriumchlorid	50,0
Natrii hydrogenocarbonas	50,0	Natriumhydrogenkarbonat	50,0
Absinthii herb. pulv.	50,0	Wermutkraut, gepulvert	50,0
M. f. pulv.		Pulvermischung herstellen	

D. S. Innerlich 2 × tgl. (morgens und abends) 2 Esslöffel voll mit dem Futter für eine Kuh
bei akuter und chronischer katarrhalischer Enteritis
(Faddeev 1958)

Rp.		Rp.	
Quercus cort. pulv.	100,0	Eichenrinde, gepulvert	100,0

D. S. Als einmalige Gabe für 1000 Küken oder 300–500 Hühner, mit dem Futter vermischt,
bei Gastroenteritis
(Gachnian u. Assenov 1985)

8.36 Süßholz

Stammpflanze, Familie, verwendeter Pflanzenteil, Botanik/Herkunft, Inhaltsstoffe, Wirkungen, unerwünschte Wirkungen, Gegenanzeigen, Hinweise ▶ Abschn. 15.14.

Anwendungsgebiete **Innerlich** bei Magen-Darm-Störungen, Gastritis sowie Obstipation (Mosgov 1961; Gachnian u. Assenov 1985; Lipnizkiji et al. 1987).

Dosierung und Art der Anwendung Klein geschnittene Droge, Drogenpulver, (Tee-) Aufgüsse (1:20) und Abkochungen zur oralen Anwendung.

Dosierung gepulverte Süßholzwurzel innerlich	
Tier	**Mittlere Tagesdosis**
Großer Wiederkäuer	25,0–100,0 g
Pferd	10,0–60,0 g
Schaf	5,0–15,0 g
Lamm	0,2–1,2 g
Schwein	5,0–10,0 g
Ferkel	0,1–1,0 g
Hund	0,1–2,0 g
Katze	0,05–1,0 g
Huhn	0,1–1,0 g
(nach Mosgov 1961; Gachnian u. Assenov 1985; Lipnizkiji et al. 1987)	

8.37 Tausendgüldenkraut

Stammpflanze *Centaurium erythraea* RAFN

Familie Gentianaceae

Verwendeter Pflanzenteil Tausendgüldenkraut (Centaurii herba), bestehend aus den ganzen oder geschnittenen, getrockneten, oberirdischen Teilen der blühenden Pflanze. **Geruch:** Schwach, eigenartig. **Geschmack:** Stark bitter.

Botanik/Herkunft 2-jähriges Kraut (◘ Abb. 8.26) mit 10–40 (50) cm hohem, 4-kantigem Stängel, der oben verzweigt ist. Die grundständigen Blätter sind verkehrt-eiförmig und bilden eine Rosette. Die Stängelblätter sind gegenständig, sitzend, elliptisch bis lanzettlich, ganzrandig, mit 3–5 Adern. Die röhrig verwachsenen Blüten sind rosarot, 1–1,5 cm lang. Der Blütenstand ist eine Trugdolde. Der röhrige Kelch hat 5 ungleich lange Teile, die 3- bis 4-mal länger sind als die Röhre. Die Blütenkrone ist 5-teilig. 5 Staubblätter mit langen Stielen. Die Frucht ist eine zylindrische Kapsel mit zahlreichen Samen. **Blütezeit:** Juli–August.

Die Pflanze kommt in Asien, Europa, Nordamerika, Nordafrika vor. Sie wächst bevorzugt auf Grasplätzen und steinigen Böden, in Gebüschen und auf Wiesen. Drogenimporte stammen hauptsächlich aus Bulgarien, dem ehemaligen Jugoslawien und Marokko (Hoffmann-Bohm et al. 2014c).

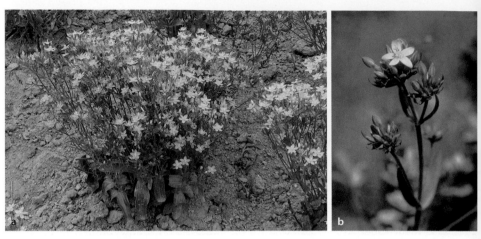

◘ Abb. 8.26a,b Tausendgüldenkraut, **a** blühende Pflanzen, **b** Blütenstand

Inhaltsstoffe Bitterstoffe: In der Droge bitterschmeckende Iridoide und Secoiridoidglykoside mit der Hauptsubstanz Swertiamarin (75 % der gesamten Iridoidmenge) neben geringen Mengen an Swerosid, Gentiopikrosid u. a.. **Secoiridoidalkaloide:** Gentianin und Gentianidin. **Xanthone:** 1,6,8-Trihydroxy-3,5,7-trimethoxyxanthon, 1,2,3-Trihydroxy-5-methoxyxanthon u. a.. **Sonstige Inhaltsstoffe:** Phenolkarbonsäuren (u. a. Protocatechusäure, m-Hydroxybenzoesäure), ferner Triterpene (u. a. Oleanolsäure, Oleanolsäurelacton) sowie geringe Mengen an Flavonoiden (Hoffmann-Bohm et al. 2014c).

Wirkungen Steigerung der Speichel- und Magensaftsekretion: Tausendgüldenkraut ist eine typische Bitterstoffdroge, die reflektorisch die Speichel- und Magensaftsekretion anzuregen vermag und die Verdauung fördert (ESCOP 2003; Hoffmann-Bohm et al. 2014c).

Anwendungsgebiete Innerlich bei Appetitlosigkeit zur Anregung der Fresslust und zur Förderung der Verdauung (Gachnian u. Assenov 1985).

Dosierung und Art der Anwendung Aus dem Kraut wird ein Aufguss (1:10) bereitet. Häufig wird der Drogenaufguss in Kombination mit anderen bitteren und aromatischen Drogen verwendet.

Dosierung Tausendgüldenkraut innerlich	
Tier	**Mittlere Tagesdosis**
Großer Wiederkäuer	25,0–50,0 g
Pferd	10,0–25,0 g
Kleiner Wiederkäuer	5,0–10,0 g
Schwein	2,0–5,0 g
Hund	0.5–2,0 g
Katze, Huhn	0,2–1,0 g
(Gachnian u. Assenov 1985)	

Gegenanzeigen Bei Magen-Darmgeschwüren (Löscher et al. 2002).

Pflanzenpräparate Tausendgüldenkraut (s. Anhang A.6 Bezugsquellen).

Hinweise
Tausendgüldenkraut (Centaurii herba) darf derzeit in der EU bei Lebensmittel-liefernden Tieren nicht als Wirkstoff eingesetzt werden (s. Anhang A.3 VO [EU] Nr. 37/2010). Tausendgüldenkraut darf derzeit in der Schweiz weder bei Tieren, die der Lebensmittelgewinnung dienen, noch bei Heimtieren als Futtermittel bzw. Ergänzungsfuttermittel oder als Tierarzneimittel verwendet werden (s. Anhang A.4 Einstufungsliste pflanzlicher Stoffe und Zubereitungen). Mit Tausendgüldenkraut liegen derzeit bei trächtigen und laktierenden Tieren keine Erfahrungen vor.

8.38 Thymian

Stammpflanze *Thymus vulgaris* L.

Familie Lamiaceae

Verwendeter Pflanzenteil Thymiankraut (Thymi herba), bestehend aus den ganzen, von den Stängeln abgestreiften und getrockneten Laubblättern und Blüten der Pflanze. **Geruch:** Aromatisch, charakteristisch. **Geschmack:** Aromatisch, etwas scharf.

Botanik/Herkunft Zwergstrauch (◼ Abb. 8.27) bis 50 cm hoch, stark verzweigt, mit aufrechten, am Grunde verholzten Zweigen. Blätter 3–8 mm lang und 0,5–3,0 mm breit, länglich bis ellip-

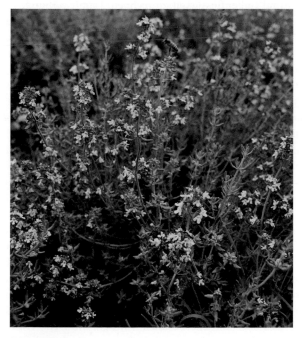

◼ **Abb. 8.27** Thymian, blühende Pflanze

tisch, ganzrandig, gestielt, unterseits filzig behaart, Ränder eingerollt, nicht bewimpert. Die Blüten stehen in ährigen oder köpfchenförmig angeordneten Scheinquirlen. Tragblätter ähnlich wie die Blätter, etwas breiter und manchmal mit fast flachen Rändern. Kelch 3–4 mm, 2-lippig, kurz behaart, die Röhre glockig, die oberen 3 Zähne so breit wie lang, nicht bewimpert. Blütenkrone 2-lippig, blauviolett bis rosa, selten weiß. Die Frucht spaltet sich in 4 kugelige braune Nüsschen. **Blütezeit:** Juni–September (Oktober).

Die Pflanze wächst auf trockenem Grasland, an steinigen, sonnigen Plätzen, in Gebüschen, auf Waldwiesen und Weiden. Sie ist im Mittelmeerraum verbreitet und wird u. a. in Südfrankreich, Spanien, Indien, Israel, Marokko und Nordamerika angebaut. Die Droge stammt überwiegend aus Spanien, Polen, Marokko, Frankreich, Bulgarien und Ungarn (Stahl-Biskup 2014).

Inhaltsstoffe **Ätherisches Öl:** Die Droge enthält 1–2,5 % ätherisches Öl. Man kennt insgesamt 6 Chemotypen, die am natürlichen Standort nebeneinander vorkommen und chemisch stabil sind: Carvacroltyp – bis 85 % Carvacrol neben Thymol, p-Cymen, γ-Terpinen u. a.; Geranioltyp – bis 90 % Geraniol und Geranylacetat; Linalooltyp – bis zu 95 % Linalool und Linalylacetat; α-Terpineoltyp – bis zu 96 % α-Terpineol und Terpinylacetat; trans-Thujanol/Terpinen-4-ol-Typ – sehr komplexer Typ mit unterschiedlichem Mengenverhältnis der beiden Inhaltsstoffe. Daneben kommen u. a. Linalool, cis-Myrcen-8-ol, Carvacrol, Thymol und α-Terpineol vor; Thymoltyp – bis zu 65 % Thymol neben Carvacrol (5–10 %), p-Cymen und γ-Terpinen. **Flavonoide:** U. a. Apigenin, 6-Hydroxyluteolin, Luteolin, die methylierten Flavone Cirsilineol, Cirsimaritin, Thymonin u. a.. **Gerbstoffe und Phenolcarbonsäuren:** Ca. 3 % Lamiaceengerbstoffe, v. a. Rosmarinsäure, ferner freie Phenolcarbonsäuren, wie z. B. Kaffee-, p-Cumar-, Sinapin-, Ferulasäure. **Sonstige Inhaltsstoffe:** Ca. 7,5 % säurelabile Polysaccharide, 0,5 % freie Monosaccharide und ca. 2 % Triterpene, wie z. B. Ursolsäure, Oleanolsäure (Stahl-Biskup 2014).

Wirkungen Auf Grund des Gehaltes an ätherischem Öl ist mit einer gesteigerten Sekretion von Speichel, Magensaft und Gallenflüssigkeit zu rechnen. Damit verbunden ist eine appetitanregende und verdauungsfördernde Wirkung der Droge. Darüber hinaus spielt das ätherische Öl als Expektorans und Bronchospasmolytikum bei akuten und chronischen Bronchitiden sowie bei Katarrhen der oberen Luftwege eine bedeutende Rolle. Thymiankraut und Thymianöl (ätherisches Öl des Krautes) zeigten in vitro vielfältige biologische Aktivitäten (WHO 1999; ESCOP 2003). **Antimikrobielle Wirkung:** Thymianpulver und Thymianöl waren in vitro antibakteriell und antimykotisch wirksam, z. B. gegen die Bakterien *Bacillus subtilis, Staphylococcus aureus, Escherichia coli* sowie gegen die Pilze *Aspergillus niger, Penicillium lilacinum, Rhizopus nigricans*. Die antimikrobielle Wirkung von Thymianöl ist auf den Gehalt an Carvacrol und Thymol zurückzuführen. An verschiedenen Modellsystemen (z. B. befruchtete Hühnereier, Hühnerembryofibroblasten) konnte auch die antivirale Wirkung von wässrigen Thymianextrakten (u. a. gegen Newcastle- und Herpes-simplex-Virus) nachgewiesen werden. **Insektizide Wirkung:** Thymianöl tötete in vitro die Käfer *Oryzaephilus surinamensis, Rhyzopertha dominica, Sitophilus oryzae.* **Spasmolytische Wirkung:** Thymianöl sowie ein nicht näher spezifizierter Drogenextrakt entfalteten am Meerschweinchenileum-Präparat eine ausgeprägte spasmolytische Wirkung. **Hemmung der Prostaglandinsynthese:** Thymianöl und Thymol hemmten beide in vitro deutlich die Prostaglandinsynthese (Mikrosomenfraktion aus Schaf-Samenblase). **Antioxidative Wirkung:** Alkoholische Drogenextrakte, eingearbeitet in verschiedene Fette, erniedrigten dosisabhängig die Peroxidzahl. Die antioxidative Wirkung der Extrakte und des ätherischen Öls dürfte zumindest teilweise auf den radikalbindenden Eigenschaften verschiedener Ätherischölbestandteile beruhen. **Anthelminthische Wirkung:** Verschiedene Würmer, wie z. B. Blutegel, Strongyliden, Askariden, reagierten in vitro äußerst sensibel auf das Thymianöl. Die nematozide Wirkung wird hauptsächlich den Ölbestandteilen Thymol, Carvacrol und Linalool zugeschrieben (Skwarek 1979; Nikolaevskiji et al. 1987; Manolova u. Maximova 1988; Stahl-Biskup 2014; Teuscher 2003; Iten u. Saller 2006).

Anwendungsgebiete **Innerlich** wird Thymiankraut bei Krämpfen, Verdauungsstörungen, Blähungen und zur Appetitanregung verwendet (Rabinovich 1981; Gachnian u. Assenov 1985).

Dosierung und Art der Anwendung **Innerlich** wird Thymiankraut direkt als Droge oder in Form von Aufgüssen eingesetzt.

Dosierung Thymiankraut innerlich	
Tier	**Mittlere Tagesdosis**
Großer Wiederkäuer	25,0–50,0 g
Pferd	6,0–15,0 g
Kleiner Wiederkäuer, Schwein	2,0–10,0 g
Hund	0.5–1,0 g
Katze, Huhn	0,01–0,3 g
(Rabinovich 1981; Gachnian u. Assenov 1985)	

Unerwünschte Wirkungen Bei Überdosierung reizen Thymianzubereitungen und besonders Thymol die Schleimhäute und rufen Erbrechen und Durchfall hervor. Reines Thymol ist in hoher Dosierung toxisch für Tiere. Es schädigt die Nieren, die Leber, verstärkt die Atmung und Herztätigkeit und erhöht den Blutdruck und die Körpertemperatur.

Gegenanzeigen Bei Gastroenteritis, Nephritis, Leber- und Herzerkrankungen sowie Trächtigkeit ist Thymol kontraindiziert.

Pflanzenpräparate Thymiankraut (s. Anhang A.6 Bezugsquellen).

Hinweise

Thymiankraut (Thymi herba) darf derzeit in der EU bei Lebensmittel-liefernden Tieren nicht als Wirkstoff eingesetzt werden. Verwendet werden kann hingegen der Wirkstoff Thymi aetheroleum (Thymianöl) (s. Anhang A.3 VO [EU] Nr. 37/2010). Thymiankraut darf derzeit in der Schweiz weder bei Tieren, die der Lebensmittelgewinnung dienen, noch bei Heimtieren als Futtermittel bzw. Ergänzungsfuttermittel oder als Tierarzneimittel verwendet werden (s. Anhang A.4 Einstufungsliste pflanzlicher Stoffe und Zubereitungen). Mit Tymiankraut und Thymianöl liegen derzeit bei laktierenden Tieren keine Erfahrungen vor.

8.39 Walnuss

Stammpflanze, Familie, verwendeter Pflanzenteil, Botanik/Herkunft, Inhaltsstoffe, Wirkungen, unerwünschte Wirkungen, Gegenanzeigen, Hinweise ▶ Abschn. 13.20.

Anwendungsgebiete **Innerlich** werden die Walnussblätter bei Gastroenteritis eingesetzt (Popov 1946; Droumev et al. 1985).

Dosierung und Art der Anwendung **Innerlich** verwendet man für einen Hund einen Aufguss aus 1 Esslöffel voll getrockneter, kleingeschnittener Blätter mit 300 ml kochendem Wasser, der 10 min ziehen muss und dann abgeseiht wird.

Dosierung Walnussblätter innerlich	
Tier	**Maximale einmalige Dosis**
Großer Wiederkäuer	80,0 g
Pferd	60,0 g
Kleiner Wiederkäuer	25,0 g
Schwein	10,0 g
Hund	5,0 g
Katze, Huhn	2,0 g
(nach Popov 1946)	

Rezepturen			
Rp.		**Rp.**	
Juglandis fol.	20,0	Walnussblätter	20,0
Salviae fol.	20,0	Salbeiblätter	20,0
M. f. species		Teemischung herstellen	
D. S. Mit 1 l Wasser aufbrühen. Innerlich 2 Gaben für ein Kalb (pro Tag) bei Gastroenteritis (Droumev et al. 1985)			

8.40   Wermut

Stammpflanze *Artemisia absinthium* L.

Familie Asteraceae

Verwendeter Pflanzenteil Wermutkraut (Absinthii herba), bestehend aus den getrockneten, zur Blütezeit geernteten oberen Sprossteilen und Laubblättern oder getrockneten basalen Laubblättern der Pflanze. **Geruch:** Aromatisch. **Geschmack:** Aromatisch und stark bitter.

Botanik/Herkunft Mehrjährige, silbergraue, krautige Pflanze (◪ Abb. 8.28) mit charakteristischem, angenehmem Geruch und stark bitterem Geschmack. Der 40–120 (150) cm hohe Stängel ist im oberen Teil verzweigt und am Grund gewöhnlich verholzt. Die grundständigen und unteren Blätter sind 3fach gefiedert und lang gestielt, die oberen Blätter sind einfach- oder doppelt-fiederteilig, kurzgestielt und sitzend. Die Blätter sind beiderseits dicht mit silbergrauen, seidigen Härchen besetzt. Die zahlreichen Blütenköpfe sind fast kugelig, 3–4 mm breit, rispig angeordnet, nickend. Die Hüllblätter sind grau behaart. Die Blüten sind gelb, röhrig. Die Früchte sind ca. 1 mm lang, länglich, zugespitzt, braun und ohne Flughaare. **Blütezeit:** Juli–Oktober (Proksch u. Wissinger-Gräfenhahn 2014).

Der Wermut ist in Europa, Nordafrika, Teilen von Asien sowie in Nord- und Südamerika weit verbreitet. In Süd- und Osteuropa wird die Pflanze angebaut. Sie wächst auf grasigem und

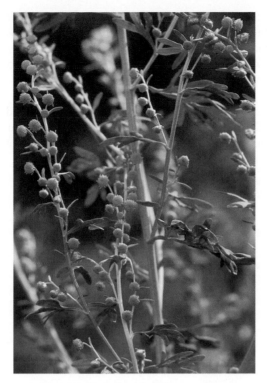

Abb. 8.28 Wermut, Blütenstände mit kugeligen Blütenköpfchen

steinigem Ödland, in Gebüschen und Gärten, an Wegrändern und Zäunen. Der Wermut findet sich häufig in Ebenen und Vorgebirgen, aber auch in Höhen bis zu 1500 m. Die Droge stammt vornehmlich aus Osteuropa, hauptsächlich aus dem Anbau, seltener aus Wildbeständen.

Inhaltsstoffe **Ätherisches Öl:** In der Droge 0,2–1,5 % ätherisches Öl, in dem mind. 50 verschiedene Mono- und Sesquiterpene nachgewiesen wurden, wie z. B. (+)-Thujon, cis-Epoxyocimen, trans-Sabinylacetat, Chrysanthenylacetat, α-Bisabolol, β-Curcumen, Spathulenol. **Bitterstoffe:** In der Droge wurden verschiedene Sesquiterpenlactone nachgewiesen, die für den bitteren Geschmack verantwortlich sind. Dazu gehören Absinthin, Anabsinthin, Artabsin u. a.. **Sonstige Inhaltsstoffe**: Die Droge enthält weiter Glykoside des Kämpferols und Quercetins (Proksch u. Wissinger-Gräfenhahn 2014).

Wirkungen **Verdauungsfördernde und appetitanregende Wirkung:** Wermut ist v. a. ein Magenmittel. Die Wirkung ist auf das ätherische Öl sowie die Bitterstoffe der Droge zurückzuführen, wodurch die Sekretion der Verdauungsdrüsen und der Galle sowie die Absonderung von Pankreassaft angeregt wird (ESCOP 2003). Sie erhöhen die Fresslust und verstärken die Tätigkeit der Verdauungsorgane. Die Droge wirkt auch ruminatorisch. Die Tiere fressen Wermut gerne auf der Weide, besonders im Herbst nach der Blütezeit. Charakteristisch ist, dass die Kühe die Bitterstoffe mit der Milch ausscheiden, wodurch sie einen bitteren Geschmack erhält (Manolov 1987). **Antimikrobielle Wirkung:** Das ätherische Öl wirkt antibakteriell z. B. gegen Staphylococcus aureus, Pseudomonas aeruginosa, Klebsiella pneumoniae (Proksch u. Wissinger-Gräfenhahn 2014).

Anwendungsgebiete In der Veterinärmedizin wird Wermutkraut **innerlich** hauptsächlich als appetitanregendes Mittel, zur Verbesserung der Verdauung sowie als ruminatorisches Mittel angewendet (Rabinovich 1981) Für Pferde bei chronischem Magenkatarrh (Faddeev 1958). Für Kühe bei chronischer katarrhalischer Enterokolitis (Gachnian u. Assenov 1985).

Dosierung und Art der Anwendung Zur **innerlichen** Anwendung wird Wermutkraut in Form von Pulver, Bissen, Tinkturen, Teezubereitungen, Aufgüssen (1:10) und Extrakten verordnet. Beispielsweise dicker Extrakt aus Wermut (Absinthii extractum spissum) oder Wermuttinktur (Absinthii tinctura) zur Anregung der Fresslust und zur Förderung der Verdauung. Die Droge und Drogenzubereitungen sollten nur kurzfristig angewendet werden.

Dosierung Wermutkraut innerlich

Tier	Mittlere Tagesdosis
Großer Wiederkäuer	25,0–50,0 g
Pferd	15,0–25,0 g
Kleiner Wiederkäuer	5,0–10,0 g
Schwein	2,0–5,0 g
Hund	0.5–1,0 g
Katze, Huhn	0,3–0,5 g
(Rabinovich 1981)	

Rezepturen

Rp.		Rp.	
Sal carol. artific.	250,0	Künstliches Karlsbader Salz	250,0
Absinthii herb. pulv.	150,0	Wermutkraut, gepulvert	150,0
M. f. pulv.		Pulvermischung herstellen	

D. S. Innerlich morgens und abends vor der Fütterung 2 Esslöffel voll für Pferde bei chronischem Magenkatarrh

(Faddeev 1958)

Rp.		Rp.	
Magnesii sulfas	100,0	Magnesiumsulfat	100,0
Absinthii herb. pulv.	10,0	Wermutkraut, gepulvert	10,0
Natrii chloridum	10,0	Natriumchlorid	10,0
Pulvermischung für 1 Pulver		Pulvermischung für 1 Pulver	

D. S. Innerlich 2 × tgl. ein Pulver mit dem Futter für Kühe bei chronischer katarrhalischer Enterokolitis

(Gachnian u. Assenov 1985)

Kombinationen Bittere Magentinktur, hergestellt aus Wermutkraut und Enzianwurzel. Die Tinktur ist geeignet zur Anregung der Fresslust und zur Behandlung von Verdauungsstörungen.

Unerwünschte Wirkungen **Mensch:** Bei Überdosierung und zu langer Anwendung tritt gelegentlich Gastritis auf. Nach Anwendung von Wermutzubereitungen erhält die Kuhmilch einen bitteren Geschmack. Das reine ätherische Öl ist giftig (ESCOP 2003).

Gegenanzeigen Bei bekannter Überempfindlichkeit gegen Kompositen.

Pflanzenpräparate Wermutkraut (s. Anhang A.6 Bezugsquelle).

Hinweise

Wermutkraut (Absinthii herba) darf derzeit in der EU bei Lebensmittel-liefernden Tieren nicht als Wirkstoff eingesetzt werden. Verwendet werden kann hingegen der Wirkstoff Absinthium-Extrakt (s. Anhang A.3 VO [EU] Nr. 37/2010). Wermut darf derzeit in der Schweiz weder bei Tieren, die der Lebensmittelgewinnung dienen, noch bei Heimtieren als Futtermittel bzw. Ergänzungsfutter oder als Tierarzneimittel verwendet werden (s. Anhang A.4 Einstufungsliste pflanzlicher Stoffe und Zubereitungen). Mit Wermutkraut liegt derzeit bei trächtigen und laktierenden Tieren keine Erfahrung vor.

8.41 Wilde Malve/Wegmalve

Stammpflanze *Malva sylvestris* L. oder *Malva neglecta* WALLR.

Familie Malvaceae

Verwendete Pflanzenteile Malvenblätter (Malvae folium), bestehend aus den getrockneten Laubblättern der Pflanze. **Geruch:** Schwach, charakteristisch. **Geschmack:** Beim Kauen schleimig fade. Malvenblüten (Malvae sylvestris flos), bestehend aus den getrockneten Blüten der Pflanzen. **Geruch:** Fast geruchlos. **Geschmack:** Beim Kauen schleimig.

Botanik/Herkunft *Malva neglecta* (Wegmalve, ◩ Abb. 8.29a) ist eine einjährige bis ausdauernde Pflanze mit einem 10–50 cm langen Stängel und rundlichen oder nierenförmigen Blättern. Die Blüten sind hellrosa bis weiß mit etwas dunklerer Nervatur. *Malva sylvestris* (Wilde Malve, ◩ Abb. 8.29b) ist eine 2-jährige oder ausdauernde, krautige Pflanze mit einem 0,3–1,2 m langen Stängel, der niederliegend bis bogig aufsteigend, selten aufrecht ist. Die Blätter sind rundlich oder nierenförmig, am Grund herzförmig. Die Kronblätter der Blüten sind rosaviolett, purpurn bis weiß mit jeweils 3 kräftigen, dunklen Längsstreifen. **Blütezeit:** Mai–September.

M. *sylvestris* und M. *neglecta* dürften ursprünglich südeuropäisch-asiatischen Ursprungs gewesen sein. Sie sind heute in den subtropischen und gemäßigten Zonen beider Hemisphären verbreitet. Sie wachsen bevorzugt auf Grasplätzen und verunkrautetem Boden, an Wegrändern, Mauern und Gräben. Die Drogen stammen meist aus Wildsammlungen und werden u. a. aus Ungarn, Albanien, Marokko, dem ehemaligen Jugoslawien, der ehemaligen Tschechoslowakei, Rumänien und Bulgarien importiert (Blaschek 2014).

Inhaltsstoffe **Polysaccharide** (Schleime): In den Schleimzellen von Blättern ca. 8 % und von Blüten ca. 10 % Schleim, der bei der Hydrolyse hauptsächlich Arabinose, Rhamnose, Glucose, Galactose und Galacturonsäure liefert. **Weitere Inhaltsstoffe:** In Blättern und Blüten geringe Mengen an Gerbstoffen, in den Blättern Flavonoidsulfate und in den Blüten Anthocyane, wie z. B. Malvin (Malvidin-3,5-diglucosid) (Saller et al. 1995; Blaschek 2014).

8

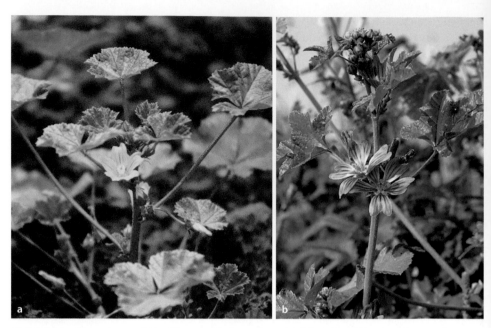

◘ **Abb. 8.29 a** Wegmalve, rundliche Blätter und hellrosa Blüten; **b** Wilde Malve, blühender Pflanzenteil

Wirkungen Malvenblätter und Malvenblüten werden wegen ihres Gehaltes an Pflanzenschleimen (Schleimdrogen) verwendet. Die Pflanzenschleime bilden auf Schleimhäuten eine schützende Schicht und mildern dadurch die Reizeinwirkungen (Blaschek 2014).

Anwendungsgebiete Innerlich bei Entzündungen im Magen-Darm-Trakt (Mosgov 1961, 1979; Rabinovich 1981; Lipnizkiji et al. 1987).

Dosierung und Art der Anwendung Innerlich werden die Drogen als Aufguss (1:10) verordnet.

Dosierung Malvenblätter/-blüten innerlich	
Tier	**Mittlere Tagesdosis**
Großer Wiederkäuer	20,0–60,0 g
Pferd	20,0–40,0 g
Kleiner Wiederkäuer	5,0–30,0 g
Schwein	5,0–15,0 g
Hund	5,0–10,0 g
(nach Mosgov 1961, 1979; Rabinovich 1981)	

Rezepturen			
Rp.		**Rp.**	
Malvae fol.	10,0	Malvenblätter	10,0
Aqu. comm.	190,0	Trinkwasser	190,0
M. f. infus.		Aufguss herstellen	

D. S. Innerlich 1 Gabe für ein Kalb bei Entzündung des Magen-Darm-Traktes (modifiziert nach Lipnizkiji et al. 1987)

Kombinationen Malvenblätter und Malvenblüten können mit anderen Arzneipflanzen kombiniert werden:

- Malvenblätter/-blüten, Eibischwurzel, Königskerzenblüten.
- Malvenblätter/-blüten, Salbeiblätter, Holunderblüten/-beeren.
- Malvenblätter/-blüten, Eibischwurzel, Kamillenblüten, Steinkleekraut und Leinsamen.

Pflanzenpräparate Malvenblätter und Malvenblüten (s. Anhang A.6 Bezugsquellen).

Hinweise

Malvenblüten (Malvae sylvestris flos) und Malvenblätter (Malvea folium) dürfen derzeit in der EU bei Lebensmittel-liefernden Tieren nicht als Wirkstoff eingesetzt werden (s. Anhang A.3 VO [EU] Nr. 37/2010). Malvenblüten dürfen derzeit in der Schweiz weder bei Tieren, die der Lebensmittelgewinnung dienen, noch bei Heimtieren als Futtermittel bzw. Ergänzungsfuttermittel oder als Tierarzneimittel verwendet werden (s. Anhang A.4 Einstufungsliste pflanzlicher Stoffe und Zubereitungen). Mit Malvenblüten und Malvenblättern liegen derzeit bei trächtigen und laktierenden Tieren keine Erfahrungen vor.

8.42   Ysop

Stammpflanze *Hyssopus officinalis* L.

Familie Lamiaceae

Verwendeter Pflanzenteil Ysopkraut (Hyssopi herba), bestehend aus den getrockneten, während der Blütezeit gesammelten oberirdischen Teilen der Pflanze. Die Ganzdroge besteht aus Stängeln, Blättern und Blüten. **Geruch:** Würzig, campherartig. **Geschmack:** Würzig bitter.

Botanik/Herkunft Halbstrauch mit zahlreichen, niederliegenden oder aufsteigenden bis aufrechten, 5–15 cm langen Ästen (◘ Abb. 8.30). Sprosse immergrün, kurzflaumig bis fast samtig behaart oder verkahlend, bleichgrün, mit zahlreichen eingesenkten Drüsenschuppen, scharf aromatisch riechend. Laubblätter gegenständig, fast sitzend, lanzettlich bis lineal-lanzettlich, etwa 1–2 cm lang und 2–6 mm breit, meist abgerundet oder kurz zugespitzt, ganzrandig, beidseitig dicht mit Öldrüsen besetzt. Blüten 8–12 mm lang, in drei- bis siebenblütigen Trugdolden vereinigt. Kelch röhrig, oft violett, Krone meist lebhaft violettblau, seltener rosa oder weiß. Frucht als eiförmige, tetraedrische Nüsschen, etwa 2 mm lang, braun, glatt, feucht, verschleimend. **Blütezeit:** Juli–August.

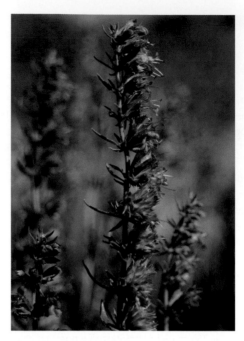

◘ Abb. 8.30 Ysop, Blütenstand

Ysop ist im Mittelmeergebiet, in Kleinasien, im Iran, am Kaspischen und Schwarzen Meer heimisch. Die Pflanze wächst häufig in den Felsenheiden, an Feld- und Wegrändern, auf trockenen, sonnigen, steinigen Hügeln, auf Felsen und Schutthalden. Die Krautdroge stammt überwiegend aus dem Anbau. Hauptlieferländer sind u. a. Spanien, Frankreich, Italien, Ungarn, Tschechien und einige ehemalige Sowjetrepubliken (Winter 2014).

Inhaltsstoffe **Ätherisches Öl:** Die Droge enthält 0,03–0,16 % ätherisches Öl mit den Hauptkomponenten 1-Pinocamphon (ca. 50 %), β-Pinen (14 %) und Campher. Daneben konnten noch 15 weitere Terpene, wie z. B. Germacren, Isopinocamphon, α- und β-Phellandren in geringeren Konzentrationen nachgewiesen werden. **Lamiaceengerbstoffe:** 5–8 % Rosmarinsäure. **Flavonglykoside:** Diosmin (3–6 %), Hesperidin (5–6 %) und Vicenin-2. **Sonstige Inhaltsstoffe:** Den Bitterstoff Marubiin, die Triterpene Oleanolsäure und Ursolsäure, Harz, Gummi und Zucker (Winter 2014).

Wirkungen **Antimikrobielle Wirkung:** Ein Chloroformextrakt aus der Droge wirkte im Agardilutionstest auf verschiedene Keime, wie z. B. *Mycobacterium phlei*, *Staphylococcus aureus*, *Candida albicans*, wachstumshemmend. **Spasmolytische Wirkung:** Ein Methanolextrakt aus der Droge zeigte in vitro eine schwache spasmolytische Wirkung. Hierbei relaxierten 0,56 mg Extrakt/ml Organbad eine präparierte Meerschweinchen-Luftröhre (trachealer Tonus induziert durch 0,1 μmol/l Carbachol) um 20 % im Vergleich zur maximalen Relaxation, die mit 2,2 μmol/l Terbutalin erzielt werden konnte (Winter 2014).

Anwendungsgebiete **Innerlich** bei entzündlichen Magen-Darm-Störungen und Darmkatarrhen. Äußerlich zur Wundbehandlung (Rabinovich 1981).

Dosierung und Art der Anwendung Ysopkraut wird **innerlich** in Form einer relativ stark verdünnten Abkochung (1:100) verwendet. Für Kälber: ⅓–½ Tasse voll, 2 × oder 3 × tgl. (Rabinovich 1981).

Gegenanzeigen Das ätherische Öl aus Ysop gilt als giftig und kann Krämpfe verursachen und soll nicht verwendet werden (Schilcher et al. 2010).

Pflanzenpräparate Ysopkraut (s. Anhang A.6 Bezugsquellen).

Hinweise
Ysopkraut (Hyssopi herba) darf derzeit in der EU bei Lebensmittel-liefernden Tieren nicht als Wirkstoff eingesetzt werden (s. Anhang A.3 VO [EU] Nr. 37/2010). Ysopkraut darf derzeit in der Schweiz weder bei Tieren, die der Lebensmittelgewinnung dienen, noch bei Heimtieren als Futtermittel bzw. Ergänzungsfuttermittel oder als Tierarzneimittel verwendet werden (s. Anhang A.4 Einstufungsliste pflanzlicher Stoffe und Zubereitungen). Mit Ysopkraut liegen derzeit bei trächtigen und laktierenden Tieren keine Erfahrungen vor.

Gastrointestinale Erkrankungen II: Durchfall-erkrankungen (Diarrhoe)

Jürgen Reichling, Marijke Frater-Schröder, Reinhard Saller, Julika Fitzi-Rathgen, Rosa Gachnian-Mirtscheva

J. Reichling et al., *Heilpflanzenkunde für die Veterinärpraxis*,
DOI 10.1007/978-3-662-48795-2_9, © Springer-Verlag Berlin Heidelberg 2016

Pflanzenname		Drogenname	
Deutsch	**Lateinisch**	**Deutsch**	**Lateinisch**
Blutwurz	*Potentilla erecta*	Tormentillwurzelstock	*Tormentillae rhizoma*
Brombeere	*Rubus fruticosus*	Brombeerblätter	*Rubi fruticosi folium*
Echter Salbei	*Salvia officinalis*	Salbeiblätter	*Salviae officinalis folium*
Gänsefingerkraut	*Potentilla anserina*	Gänsefingerkraut	*Anserinae herba*
Goldrute	*Solidago virgaurea/gigantea*	Goldrutenkraut	*Solidaginis virgaureae/ giganteae herba*
Grüner Tee	*Camellia sinensis*	Teeblätter	*Theae viridis folium*
Heidelbeere	*Vaccinium myrtillus*	Heidelbeerblätter Getrocknete Heidelbeerfrüchte	*Myrtilli folium Myrtilli fructus siccus*
Kleiner Odermennig	*Agrimonia eupatoria*	Odermennigkraut	*Agrimoniae herba*
Pfefferminze	*Mentha x piperita*	Pfefferminzblätter	*Menthae piperitae folium*
Ratanhia	*Krameria lappacea*	Ratanhiawurzel	*Ratanhiae radix*
Stieleiche	*Quercus robur*	Eichenrinde	*Quercus cortex*
Weide	*Salix purpurea, S. fragilis*	Weidenrinde	*Salicis cortex*
Zaubernuss	*Hamamelis virginiana*	Hamamelisblätter Hamamelisrinde	*Hamamelidis folium Hamamelidis cortex*

Durchfall kann durch ganz unterschiedliche Krankheiten verursacht werden, wie z. B. durch bakterielle und virale Infektionen, allergische Enteropathien, Tumoren und funktionelle Darmstörungen. Zur symptomatischen Behandlung kurzfristiger akuter Durchfälle eignen sich pflanzliche Antidiarrhoika, die überwiegend Gerbstoffe enthalten (u. a. Blutwurz, Heidelbeere, Brombeere und Eiche). Gerbstoffe, die man gewöhnlich in kondensierte und hydrolysierbare Gerbstoffe einteilt, zeigen in vitro vielfältige biologische Wirkungen, wie z. B. antisekretorische und peristaltikhemmende Wirkung, antibakterielle, antimykotische und antivirale Effekte, adstringierende, entzündungshemmende und antioxidative Wirkungen. Für die pharmakologische Wirkung pflanzlicher Antidiarrhoika dürfte v. a. die adstringierende, antisekretorische, peristaltikhemmende und entzündungshemmende sowie antimikrobielle Wirkung der enthaltenen Gerbstoffe mitverantwortlich sein.

9.1   Blutwurz

Stammpflanze *Potentilla erecta* (L.) RÄUSCH.

Familie Rosaceae

Verwendeter Pflanzenteil Tormentillwurzelstock (Tormentillae rhizoma), bestehend aus dem von den Wurzeln befreiten und getrockneten, ganzen oder geschnittenen Rhizom der Pflanze. **Geruch:** Fast geruchlos. **Geschmack:** Stark zusammenziehend.

Botanik/Herkunft Die bis zu 50 cm hohe Pflanze (◘ Abb. 9.1) überwintert mit einem fast horizontalen, zylindrischen, fingerdicken, schwarzbraunen Wurzelstock. Meist kommen mehrere

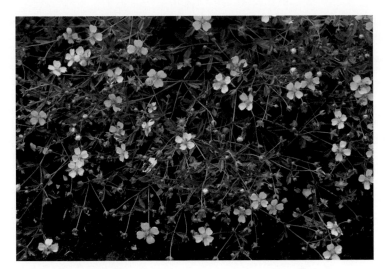

◩ **Abb. 9.1** Blutwurz, blühende Pflanze

Stängel aus einem 2- bis mehrgabelig verzweigten Wurzelstock, die meist in einem Kreis stehen. Die äußeren Stängel liegen nieder, die inneren sind aufsteigend, die innersten sind aufrecht. Die langgestielten, handförmig gespaltenen Grundblätter setzen sich aus 3–5 Blättchen zusammen. Die Stängelblätter sind sitzend, 3-zählig und erscheinen durch 2 große Nebenblätter 5-zählig. Die etwa 10 mm breiten, meist vielzähligen, gelben, am Grund etwas dunkleren Blüten stehen auf langen, dünnen, weichhaarigen Stielen. Sie besitzen einen 4-blättrigen Innen- und Außenkelch. Die 4 gelben Kronblätter sind verkehrt-eiförmig. 15–20 Staubblätter. Die Früchte sind eiförmige, braungelbe Nüsschen. Die Pflanze ist vielgestaltig, deshalb werden einige Varietäten und Formen unterschieden. **Blütezeit:** Mai–August.

Die Pflanze wächst an Ödplätzen, Wegrändern, Weiden, auf feuchten und morastigen Wiesen, an Bächen im Gebirge und Vorgebirge. Die Pflanze ist in Europa, Nordamerika, Nordasien und Nordwestafrika verbreitet. Die Droge wird aus osteuropäischen Ländern importiert (Horz u. Reichling 2014).

Inhaltsstoffe Gerbstoffe: Die Droge enthält 15–25 % Gerbstoffe überwiegend vom Catechintyp, daneben in geringer Menge Gallo- und Ellagitannine. **Sonstige Inhaltsstoffe:** Flavonoide (u. a. Kämpferol, Cyanidinglucosid, Leucoanthocyanidin), Triterpene (u. a. Tormentosid, Chinovasäure), Spuren von ätherischem Öl und Fettsäuren (u. a. Laurin-, Linol-, Palmitin- und Ölsäure) (Horz u. Reichling 2014).

Wirkungen Drogenzubereitungen wirken stark adstringierend, entzündungshemmend, antimikrobiell (z. B. gegen *Staphylococcus aureus*, *Proteus vulgaris*, *Escherichia coli*), antiviral (z. B. Herpes-simplex-Virus und Vacciniaviren), molluskizid (u. a. gegen die Posthornschnecke) und antiallergisch (May u. Willuhn 1978; Gachnian-Mirtscheva u. Rainowa 1997; Horz u. Reichling 2014).

Anwendungsgebiete Innerlich bei unspezifischen, akuten Durchfallerkrankungen und bei Schleimhautentzündungen im Magen-Darm-Bereich (Rabinovich 1981, 1987; Gachnian u. Assenov 1985; Lipnizkiji et al. 1987; Gachnian-Mirtscheva 2003).

Dosierung und Art der Anwendung   Innerlich wendet man den Tormentillwurzelstock in Form von Aufgüssen (1:10), Abkochungen (1:10), Tinkturen und Latwergen an.

Dosierung Tormentillwurzelstock innerlich		
Tier	**Mittlere Tagesdosis**	
Großer Wiederkäuer, Pferd	20,0–40,0 g	
Kleiner Wiederkäuer, Schwein	5,0–15,0 g	
Ferkel, Lamm	1,0–3,0 g	
Hund	1,0–3,0 g	
Katze, Huhn	0,5–1,0 g	
Fuchs	0,5–2,0 g	
(nach Rabinovich 1981, 1987; Gachnian u. Assenov 1985; Lipnizkiji et al. 1987; Gachnian-Mirtscheva 2003)		

Kombinationen   Die Blutwurz kann mit Heidelbeerfrüchten, Gänsefingerkraut, Salbeiblättern und Kümmelfrüchten kombiniert werden.

Unerwünschte Wirkungen   Bei empfindlichen Tieren gelegentlich Magenbeschwerden und Erbrechen.

Pflanzenpräparate   Tormentillwurzelstock (s. Anhang A.6 Bezugsquellen).

Hinweise
Tormentillwurzelstock (Tormentillae rhizoma) darf derzeit in der EU bei Lebensmittel-liefernden Tieren nicht als Wirkstoff eingesetzt werden (s. Anhang A.3 VO [EU] Nr. 37/2010). Tormentillwurzelstock darf derzeit in der Schweiz weder bei Tieren, die der Lebensmittelgewinnung dienen, noch bei Heimtieren als Futtermittel bzw. Ergänzungsfuttermittel oder als Tierarzneimittel verwendet werden (s. Anhang A.4 Einstufungsliste pflanzlicher Stoffe und Zubereitungen). Mit Tormentillwurzelstock liegen derzeit bei trächtigen und laktierenden Tieren keine Erfahrungen vor.

9.2   Brombeere

Stammpflanze   *Rubus fruticosus* L. s. l.

Familie   Rosaceae

Verwendeter Pflanzenteil   *Brombeerblätter* (Rubi fruticosi folium), bestehend aus den während der Blütezeit gesammelten, getrockneten, ganzen oder geschnittenen Laubblättern der Pflanze. **Geruch:** Schwach, cumarinartig. **Geschmack:** Zusammenziehend (adstringierend).

Botanik/Herkunft   Die als Schößlinge bezeichneten Sprosse des 1. Jahres haben meist nur Laubblätter und erst im 2. Jahr Blüten (◘ Abb. 9.2). Die Sprosse und oft auch die Stiele der Laubblätter sind mit Stacheln besetzt. Die Blätter sind 3- bis 7-zählig gefiedert, ihre Unterseite ist meist nur schwach behaart. Die traubigen bis rispigen Blütenstände entspringen den Blattachseln und schließen mit einer sich zuerst entfaltenden Endblüte ab. Aus den Achseln der Tragblätter

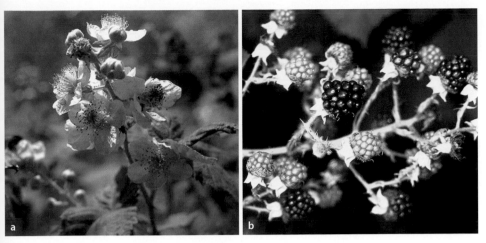

◻ Abb. 9.2a,b Brombeere, **a** Blüten, **b** Sammelfrucht mit Steinfrüchtchen

wachsen unter der Endblüte die meist mehrblütigen Seitenästchen hervor. Die 5 weißen bis rötlichen Kronblätter umschließen die zahlreichen aufrechten Staubblätter, die den Griffel meist überragen. Die violettschwarze Sammelfrucht birgt die Steinfrüchtchen. **Blütezeit:** Juni–Juli.

Die Brombeere ist sehr formenreich, in Mitteleuropa gibt es mehrere hundert teilweise schwer unterscheidbare Sippen und Kleinarten. Die Brombeere wächst in Mitteleuropa an Waldrändern, Hecken, steinigen Hängen und Zäunen. Sie wird in Gärten kultiviert. Drogenimporte stammen aus Albanien, Bulgarien, dem ehemaligen Jugoslawien, Ungarn und Russland (Wichtl 2009).

Inhaltsstoffe Die Droge enthält ca. 10 % hydrolysierbare Gerbstoffe (Gallotannine); dimere Ellagitannine, Pflanzensäuren (u. a. Ascorbinsäure, Bernsteinsäure, Äpfelsäure, Zitronensäure), Flavonoide, pentacyclische Triterpensäuren (Wichtl 2009).

Wirkungen Wässrige Drogenzubereitungen wirken auf Grund ihres Gerbstoffgehalts adstringierend, antibakteriell, antiviral (u. a. gegen Herpes-simplex-Virus und Grippeviren), entzündungshemmend und blutstillend (Tomov und Baev 1963; Andonov et al. 1967; Doundarov u. Andonov 1971; Andonov u. Doundarov 1971; Doundarov et al. 1973).

Anwendungsgebiete **Innerlich** bei unspezifischen, akuten Durchfallerkrankungen (besonders bei Pferden) (Allen u. Hatfield 2004).

Dosierung und Art der Anwendung Zur **innerlichen** Anwendung wird für große Tiere ein Aufguss oder eine Abkochung aus 6–10 g Blättern (oder 15–20 g Früchten) mit 500 ml siedendem Wasser bereitet. Bei Durchfall von Pferden und Kühen werden dem Trinkwasser zwei Handvoll zerkleinerte Blätter hinzugefügt (Wynn u. Fougère 2007).

Pflanzenpräparate Brombeerblätter (s. Anhang A.6 Bezugsquellen).

Hinweise

Brombeerblätter (Rubi fruticosi folium) dürfen derzeit in der EU bei Lebensmittel-liefernden Tieren nicht als Wirkstoff eingesetzt werden (s. Anhang A.3 VO [EU] Nr. 37/2010). Brombeerblätter dürfen derzeit in der Schweiz weder bei Tieren, die der Lebensmittelgewinnung dienen, noch bei Heimtieren als Futtermittel bzw. Ergänzungsfuttermittel oder als Tierarzneimittel verwendet werden (s. Anhang A.4 Einstufungsliste pflanzlicher Stoffe und Zubereitungen). Mit Brombeerblättern liegen derzeit bei trächtigen und laktierenden Tieren keine Erfahrungen vor.

9.3   Echter Salbei

Stammpflanze *Salvia officinalis* L.

Familie Lamiaceae

Verwendeter Pflanzenteil Salbeiblätter (Salviae officinalis folium), bestehend aus den ganzen oder geschnittenen, getrockneten Laubblättern der Pflanze. **Geschmack:** Würzig, herb und schwach bitter.

Botanik/Herkunft Der Echte Salbei (◘ Abb. 9.3) ist ein 60–80 cm hoher, ausdauernder, in den basalen Teilen verholzender, wintergrüner Halbstrauch, der bevorzugt an sonnigen Kalkhängen wächst. Die langgestielten, oberseits graugrünen, unterseits weißfilzigen Blätter sind von länglich-eiförmiger bis elliptischer Gestalt, am Grunde verschmälert und zuweilen geöhrt. Die

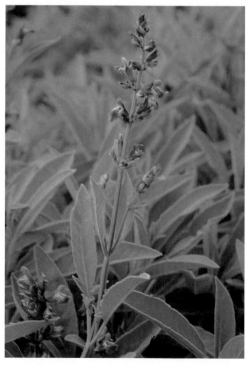

◘ **Abb. 9.3** Echter Salbei, blühende Pflanze

hellblauen bis violettblauen Blüten stehen in Scheinquirlen angeordnet übereinander. Die Frucht zerfällt in 4 dunkelbraune, fast runde Nüsschen. **Blütezeit:** Juni–Oktober.

Von *Salvia officinalis* L. existieren verschiedene Unterarten, wie z. B. der Dalmatinische und Spanische Salbei und zahlreiche Kulturformen. Der Echte Salbei ist im Mittelmeerraum heimisch und wird in Deutschland, Ungarn, Albanien, dem ehemaligen Jugoslawien und Frankreich kultiviert (Brand 2014).

Inhaltsstoffe **Ätherisches Öl:** Die Droge enthält je nach Standort und Erntezeitpunkt 1,0–3,0 % ätherisches Öl, das sich in der Zusammensetzung stark unterscheidet. Im dalmatinischen Salbeiöl liegen α,β-Thujon (ca. 43 %), 1,8-Cineol (ca. 14 %) und (+)-Campher (ca. 18 %) als Hauptkomponenten vor, Nebenkomponenten sind u. a. α-Pinen, Camphen, Borneol, Bornylacetat, Linalool, Viridiflorol, Humulen, Caryophyllen. Das ätherische Öl vom spanischen Salbei enthält kein Thujon, dafür einen höheren Anteil an 1,8-Cineol (ca. 29 %) und (+)-Campher (ca. 34 %). **Sonstige Inhaltsstoffe:** Die Droge enthält noch 3–6 % Lamiaceengerbstoffe (hauptsächlich Rosmarinsäure), Triterpene (u. a. Ursol- und Oleanolsäure), 1–3 % Flavonoide (u. a. Luteolin, Genkwanin, Hispidulin, 5-Methoxysalvigenin), Diterpenbitterstoffe (u. a. Carnosol, Carnosolsäure) und Phenolcarbonsäuren (u. a. Caffeoyl-, p-Hydroxybenzoe- und Kaffeesäure) (Brand 2014).

Wirkungen Drogenzubereitungen wirken antibakteriell (gegen *Staphylococcus aureus*, *Escherichia coli* u. a.), antiviral (u. a. Influenza A2, Vacciniaviren und Herpes-simplex-Virus), antihypertensiv (u. a. bei Katzen, Ratten), choleretisch (z. B. wässriger Aufguss bei Ratten), schweißhemmend, spasmolytisch (z. B. am Rattenduodenum, Meerschweinchenileum) und antioxidativ (Lipidperoxidation wird von Rosmarinsäure gehemmt). Auf Grund des bitteren Geschmacks wirken Salbeiblätter appetitanregend und verdauungsfördernd (May u. Willuhn 1978; ESCOP 2003; Teuscher 2003; Brand 2014).

Anwendungsgebiete **Innere** Anwendung bei unspezifischen, akuten Durchfallerkrankungen (Rabinovich 1981; Gachnian u. Assenov 1985; Lipnizkiji et al. 1987).

Dosierung und Art der Anwendung Zur **innerlichen** Anwendung wird ein Aufguss (1:10) aus getrockneten Salbeiblättern bereitet.

Dosierung Salbeiblätter innerlich	
Tier	**Mittlere Tagesdosis**
Großer Wiederkäuer	30,0–80,0 g
Pferd	25,0–60,0 g
Schaf	10,0–15,0 g
Schwein	5,0–10,0 g
Hund	2,0–5,0 g
Katze, Huhn	1,0–2,0 g
(nach Rabinovich 1981; Gachnian u. Assenov 1985; Lipnizkiji et al. 1987)	

Bei Kälberdiarrhoe gibt man einen Aufguss (1:20) und zwar 300–400 ml 3 × pro Tag über 3–5 Tage. Diese Therapie normalisiert die Funktion des Verdauungssystems, regt die Fresslust an und verbessert den Allgemeinzustand der Tiere (Rabinovich 1981).

Rezepturen			
Rp.		**Rp.**	
Salviae fol.	2,5	Salbeiblätter	2,5
Aqu. comm.	47,5	Trinkwasser	47,5
M. f. infus.		Aufguss herstellen	
D. S. Innerlich 3 × tgl. 1 Esslöffel für einen Hund bei Durchfall			
(Gachnian u. Assenov 1985)			

Unerwünschte Wirkungen Mensch: Bei Überdosierung können Erbrechen, Hypotonie, Übelkeit, Herz- und Atmungsdepression auftreten (Brand 2014).

Kombinationen Salbeiblätter können mit anderen Arzneipflanzen gemischt und in folgenden Kombinationen angewendet werden:
- Salbeiblätter, Anisfrüchte, Eibischwurzel, Süßholzwurzel, Kiefernadelöl.
- Salbeiblätter, Anisfrüchte, Eibischwurzel, Kiefernadelöl, Süßholzwurzel, Königskerzenblüten.
- Salbeiblätter, Heidelbeerblätter/-früchte, Gänsefingerkraut, Thymiankraut.
- Salbeiblätter, Malvenblätter/-blüten, Holunderblüten/-beeren und Königskerzenblüten.

Pflanzenpräparate Salbeiblätter (s. Anhang A.6 Bezugsquellen).

Hinweise
Salbeiblätter (Salviae officinalis folium) dürfen bei Lebensmittel-liefernden Tieren in der EU als Wirkstoff verwendet werden (s. Anhang A.3 VO [EU] Nr. 37/2010). Salbeiblätter dürfen derzeit in der Schweiz weder bei Tieren, die der Lebensmittelgewinnung dienen, noch bei Heimtieren als Futtermittel bzw. Ergänzungsfuttermittel oder als Tierarzneimittel verwendet werden (s. Anhang A.4 Einstufungsliste pflanzlicher Stoffe und Zubereitungen). Mit Salbeiblättern liegen derzeit bei trächtigen und laktierenden Tieren keine Erfahrungen vor.

9.4   Gänsefingerkraut

Stammpflanze *Potentilla anserina* L.

Familie Rosaceae

Verwendeter Pflanzenteil Gänsefingerkraut (Anserinae herba), bestehend aus den kurz vor oder während der Blüte gesammelten, getrockneten, ganzen oder zerkleinerten Blättern und Blüten der Pflanze. **Geruch:** Schwach. **Geschmack:** Sehr schwach adstringierend.

Botanik/Herkunft Das Gänsefingerkraut (◻ Abb. 9.4) ist eine bis 15 cm hohe Staude. Sie überdauert mit kurzem, dickem, verzweigtem Rhizom, das oberseits von den Resten abgestorbener Nebenblätter und Blattstiele bedeckt ist. Die Grundblätter sind gefiedert, bis 30 cm lang und gestielt. Die Fiederblätter sind schmalelliptisch, am Rande grob gesägt, oberseits meist kahl, unterseits weißschimmernd, dichtfilzig behaart. Die Stängelblätter sind kürzer gestielt bis fast sitzend, mit wenigen Fiederblättchen. Die Blüten stehen einzeln, sind langgestielt und 2–3 cm

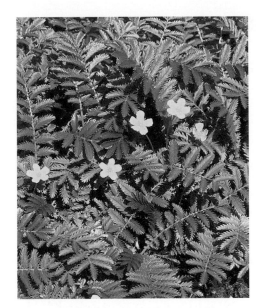

Abb. 9.4 Gänsefingerkraut, Fiederblätter und Blüten

breit. 5 Kelchblätter, ungeteilt, dazu noch 5 meist 3-spaltige Außenkelchblätter. Die Kronblätter sind doppelt so lang wie die Kelchblätter. Früchte zahlreich mit einem dünnen, bleibenden Griffel. **Blütezeit:** Mai–August.

Der Standort der Pflanze sind Weiden, Wegränder, Ödplätze. Verbreitet ist das Gänsefingerkraut in den gemäßigten Zonen Europas. Drogenimporte stammen aus Polen, dem ehemaligen Jugoslawien und Ungarn (Horz u. Reichling 2014).

Inhaltsstoffe Die Droge enthält 5–10 % **Gerbstoffe**, überwiegend hydrolysierbare Ellagitannine. **Flavonoide:** Ferner die Flavonole Kämpferol, Quercetin u. a., das Flavonolglykosid Quercitrin sowie die Anthocyanidine Cyanidin, Leucodelphinidin. **Phenolcarbonsäuren:** Im Kraut p-Cumar-, Ellag-, Ferula- und Kaffeesäure u. a.. **Sonstige Inhaltsstoffe:** In der Droge Cumarine (u. a. Scopoletin, Umbelliferon), Fettsäuren, Sterole und Vitamine (Horz u. Reichling 2014).

Wirkungen Auf Grund des hohen Gerbstoffgehalts wirkt die Droge adstringierend. Eine spasmolytische und tonussteigernde Wirkung ist umstritten und wird kontrovers diskutiert. Ein Drogeninfus erwies sich in vitro als antiviral wirksam (u. a. gegen Herpes- und Vacciniaviren) (Horz u. Reichling 2014).

Anwendungsgebiete Innerlich bei unspezifischen, akuten Durchfallerkrankungen mit spastischen Beschwerden (Lipnizkiji et al. 1987).

Dosierung und Art der Anwendung Gänsefingerkraut wird **innerlich** meist in Form von Aufgüssen (1:10), seltener als Abkochung angewendet.

Dosierung Gänsefingerkraut innerlich	
Tier	**Mittlere Tagesdosis**
Grosser Wiederkäuer, Pferd	20,0–40,0 g
Kleiner Wiederkäuer, Schwein	5,0–15,0 g
Ferkel, Lamm	1,0–3,0 g
Hund	1,0–4,0 g
Katze, Huhn	0,5–1,0 g
Fuchs	0,5–2,0 g
(verändert nach Lipnizkiji et al. 1987)	

Unerwünschte Wirkungen Mensch: Bei Überdosierung können gastrointestinale Beschwerden verstärkt werden (Horz u. Reichling 2014).

Pflanzenpräparate Gänsefingerkraut (s. Anhang A.6 Bezugsquellen).

Hinweise
Gänsefingerkraut (Anserinae herba) darf derzeit in der EU bei Lebensmittel-liefernden Tieren nicht als Wirkstoff eingesetzt werden (s. Anhang A.3 VO [EU] Nr. 37/2010). Gänsefingerkraut darf derzeit in der Schweiz weder bei Tieren, die der Lebensmittelgewinnung dienen, noch bei Heimtieren als Futtermittel bzw. Ergänzungsfuttermittel oder als Tierarzneimittel verwendet werden (s. Anhang A.4 Einstufungsliste pflanzlicher Stoffe und Zubereitungen). Mit Gänsefingerkraut liegt derzeit bei trächtigen und laktierenden Tieren keine Erfahrung vor.

9.5   Goldrute

Stammpflanze, Familie, verwendeter Pflanzenteil, Botanik/Herkunft, Inhaltsstoffe, Wirkungen, unerwünschte Wirkungen, Gegenanzeigen, Hinweise ▶ Abschn. 16.7.

Anwendungsgebiete Innerlich zur Behandlung von Durchfällen (Rabinovich 1981).

Dosierung und Art der Anwendung Innerlich wird das zerkleinerte Goldrutenkraut in Form von Abkochungen (1:10 bis 1:30) und Aufgüssen (1:10 bis 1:30) verwendet.
   Mittlere Tagesdosis Goldrutenkraut: Große Tiere 20–30 g; kleine Tiere 5–10 g (Rabinovich 1981).

Hinweise
Goldrute darf in der Schweiz bei Tieren, die der Lebensmittelgewinnung dienen und bei Heimtieren als Tierarzneimittel verwendet werden (s. Anhang A.4 Einstufungsliste pflanzlicher Stoffe und Zubereitungen).

9.6   Grüner Tee

Stammpflanze, Familie, verwendeter Pflanzenteil, Botanik/Herkunft, Inhaltsstoffe, Wirkungen, unerwünschte Wirkungen, Gegenanzeigen, Hinweise ▶ Abschn. 8.19.

Anwendungsgebiete **Innerlich** bei unspezifischen Durchfallerkrankungen (Gachnian-Mirt-scheva 2003).

Dosierung und Art der Anwendung Die Teeblätter werden in Form einer Abkochung angewendet. Die Abkochung wird aus 1 Teelöffel voll Teeblättern und 500 ml Wasser bereitet. Man lässt 1 min kochen und seiht dann sofort durch.

Dosierung Teeblätter Abkochung innerlich	
Tier	**Mittlere Tagesdosis**
Hund	½ Kaffeetasse im Abstand von 24 h
Katze	1 Teelöffel 1–2 × tgl.
(nach Gachnian-Mirtscheva 2003)	

9.7 Heidelbeere

Stammpflanze, Familie, verwendeter Pflanzenteil, Botanik/Herkunft, Inhaltsstoffe, Wirkungen, unerwünschte Wirkungen, Gegenanzeigen, Hinweise ▶ Abschn. 8.20.

Anwendungsgebiete **Innerlich** bei unspezifischen Durchfallerkrankungen (Gachnian u. Assenov 1985).

Dosierung und Art der Anwendung Heidelbeerblätter und -früchte werden **innerlich** in Form von Aufgüssen und Teezubereitungen verwendet.

    Innerlich: Hund und Schwein erhalten pro Tag 250 ml Aufguss (bereitet aus 2 Teelöffel voll getrockneten Heidelbeeren) auf mehrere Gaben verteilt (Gachnian u. Assenov 1985).

9.8 Kleiner Odermennig

Stammpflanze *Agrimonia eupatoria* L.

Familie Rosaceae

Verwendeter Pflanzenteil Odermennigkraut (Agrimoniae herba), bestehend aus den zur Blütezeit gesammelten und getrockneten oberirdischen Teilen der Pflanze. **Geruch:** Schwach, aromatisch. **Geschmack:** Gewürzhaft adstringierend, schwach bitter.

Botanik/Herkunft Der Odermennig (◘ Abb. 9.5) ist eine 30–100 cm große Staude mit kriechendem Wurzelstock. Dieser treibt meist einen einzelnen, aufrechten, zottig behaarten Stängel, der gar nicht oder nur schwach verzweigt ist. An der Basis stehen die wechselständigen Blätter wie eine Rosette dicht gedrängt. Die Blätter sind unpaarig gefiedert und abwechselnd aus großen und kleinen Fiederblattpaaren zusammengesetzt. Die schief-eiförmigen Nebenblätter umfassen am Grunde des Blattstieles den Stängel. Die dunkelgrüne Blattoberseite ist seidig kurzhaarig, die hellgrüne Blattunterseite dicht graufilzig, mit wenigen im Filz versteckten, sitzenden Drüsen. Die goldgelben, 5–8 mm breiten Blüten mit meist nicht ausgerandeten Kronblättern stehen am

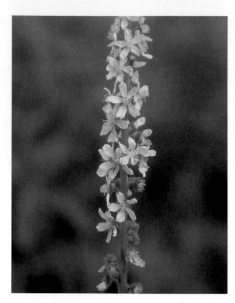

◻ **Abb. 9.5** Odermennig, Blütenstand

9

Ende des Stängels in einer ährenförmigen Traube. Die Scheinfrucht ist verkehrt-kegelförmig, der ganzen Länge nach tief und eng gefurcht, am Grunde mit mehr oder weniger aufrecht-weitabstehenden, weichen Stacheln besetzt. **Blütezeit:** Juni–Juli.

Die Pflanze wächst bevorzugt auf trockenen kalkhaltigen Böden, in den Alpen bis 900 m ansteigend. Sie ist verbreitet im mittleren und atlantischen Europa, Nordafrika, Klein- und Mittelasien. Drogenimporte stammen aus Bulgarien, dem ehemaligen Jugoslawien und Ungarn (Moeck 2014).

Inhaltsstoffe **Gerbstoffe:** In der Droge 4–10 % Catechingerbstoffe, nur wenig Ellagitannine. Flavonoide: Ca. 1,2 % Gesamtflavonoide; neben Luteolin und Apigenin und deren 7-O-β-D-Glucosiden auch Quercetin und Kämpferol, frei sowie als Mono- und Diglucoside. **Phenol-carbonsäuren:** U. a. Ferula-, Gentisin-, Salicyl- und Vanillinsäure. Triterpene: Im frischen Kraut 1,5 % Triterpene, davon 0,6 % Ursolsäure (Moeck 2014).

Wirkungen **Adstringierende Wirkung:** Aufgrund des hohen Gerbstoffgehalts besitzt die Droge eine adstringierende Wirkung. Adstringierende Stoffe bewirken eine Austrocknung der Hautoberfläche und eine Verringerung der Reizbarkeit der nervösen Rezeptoren (milde Oberflächenanästhesie). **Antimikrobielle Wirkung:** Wässrige und ethanolische Extrakte aus der Droge zeigten in vitro vorwiegend antibakterielle Effekte, wie z. B. gegen *Shigella dysenteria*, *Shigella sonnei*, *Staphylococcus albus* und *Staphylococcus aureus*. Hingegen erwiesen sich im gewählten Testsystem die Extrakte gegen verschiedene Pilze als unwirksam. **Antivirale Wirkung:** Ferner konnte für wässrige und alkoholische Drogenauszüge auch eine antivirale Aktivität in vitro nachgewiesen werden (u. a. gegen Herpes-simplex-Virus, Enzephalomyocarditisviren und Vacciniaviren) (Cutting u. Furusawa 1965; Andonov et al. 1967; Doundarov u. Andonov 1971; Doundarov et al. 1973; May u. Willuhn 1978; Moeck 2014). **Antiparasitäre Wirkung:** In Russland wurde die Pflanze volkstümlich bei Schafen und Rindern gegen Darmparasiten eingesetzt (Cabaret 1986).

Anwendungsgebiete Innerlich bei leichten unspezifischen, akuten Durchfallerkrankungen (Rabinovich 1987).

Dosierung und Art der Anwendung Odermennigkraut wird **innerlich** in Form einer Abkochung angewendet: 1 Teelöffel voll Odermennigkraut wird mit 200 ml (1 Tasse voll) kaltem Wasser angesetzt und 2–3 min lang aufgekocht. Anschließend lässt man die Abkochung für 2–3 h ziehen und gibt sie dann durch ein Teesieb.

  D.S. Innerlich 3 × tgl. 50–60 ml (¼–⅓ Tasse) für ein Kalb bei Durchfall (Rabinovich 1987).

Pflanzenpräparate Odermennigkraut (s. Anhang A.6 Bezugsquellen).

Hinweise

Odermennigkraut (Agrimoniae herba) darf derzeit in der EU bei Lebensmittel-liefernden Tieren nicht als Wirkstoff eingesetzt werden (s. Anhang A.3 VO [EU] Nr. 37/2010). Odermennigkraut darf derzeit in der Schweiz weder bei Tieren, die der Lebensmittelgewinnung dienen, noch bei Heimtieren als Futtermittel bzw. Ergänzungsfuttermittel oder als Tierarzneimittel verwendet werden (s. Anhang A.4 Einstufungsliste pflanzlicher Stoffe und Zubereitungen). Mit Odermennigkraut liegt derzeit bei trächtigen und laktierenden Tieren keine Erfahrung vor.

9.9 Pfefferminze

Stammpflanze, Familie, verwendeter Pflanzenteil, Botanik/Herkunft, Inhaltsstoffe, Wirkungen, unerwünschte Wirkungen, Gegenanzeigen, Hinweise ▶ Abschn. 8.33.

Anwendungsgebiete Innerlich bei unspezifischen Durchfallerkrankungen (Gachnian-Mirtscheva 2003).

Dosierung und Art der Anwendung Pfefferminzblätter **innerlich** in Form eines Aufgusses. Gegen Durchfall von 6–10 Tage alten Kälbern wird ein Aufguss (1:50) von 1 Teil Pfefferminzblätter und 3 Teilen Kamillenblüten empfohlen. Er wird frisch zubereitet; verabreicht werden 250–1000 ml. Als Prophylaktikum ist ein Aufguss von 1 Teil Pfefferminzblätter, 2 Teilen Kamillenblüten und 1 Teil Schafgarbenkraut ratsam (Gachnian-Mirtscheva 2003).

Pflanzenpräparate Ventrarctin, Deutschland. Pflanzliches Tierarzneimittel (enthält Auszüge aus Kamillenblüten, Pfefferminzblättern, Schafgarbenkraut) für Pferde, Rinder, Schafe, Ziegen, Schweine, Hunde, Hühnerküken. Traditionell angewendet als mild wirkendes Arzneimittel zur unterstützenden Behandlung unspezifischer Durchfälle und zur Unterstützung der Organfunktion des Magen-Darm-Trakts (s. Anhang A.5 Lila Liste 2014/2015). Pfefferminzblätter (s. Anhang A.6 Bezugsquellen).

9.10   Ratanhia

Stammpflanze *Krameria lappacea* (DOMB.) BURD. et SIMP.

Familie Krameriaceae

Verwendeter Pflanzenteil Ratanhiawurzel (Ratanhiae radix), bestehend aus den getrockneten, meist zerbrochenen, unterirdischen Organen der Pflanze. **Geruch:** Fast geruchlos. **Geschmack:** Rinde stark zusammenziehend.

Botanik/Herkunft Ratanhia (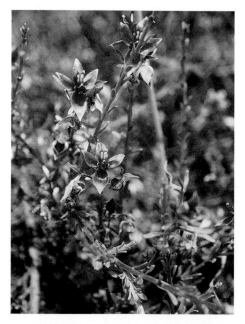 Abb. 9.6) ist ein aufrechter oder polsterbildender, 0,3–1 m hoher Strauch mit langen, niederliegenden behaarten Ästen und einer reich verzweigten, 1–3 cm dicken, kräftigen, rotbraunen Wurzel. Die ganzrandigen, länglich-eiförmigen oder umgekehrt eiförmigen, 6–15 mm langen, 2–6 cm breiten, wechselständig angeordneten, sitzenden Blätter sind beidseitig seidig bis borstig behaart. In den Blattachseln stehen die gestielten, 7–12 mm langen Blüten in spärlichen, endständigen Trauben. Sie besitzen 4 lanzettliche, außen grau behaarte und an der Innenseite rote Kelchblätter, 4 keilförmige purpurrote Blütenblätter, 3 (selten 4) Staubblätter und einen oberständigen Fruchtknoten. Der Fruchtknoten ist dicht borstig behaart und trägt einen dicken, unbehaarten Griffel. Früchte eiförmig, mit zahlreichen, rotschwarzen, langen, borstigen Stacheln. **Hauptblütezeit:** Oktober–November.

Die Pflanze ist in Bolivien heimisch, findet sich aber auch mit wenigen Standorten in Chile, Peru, Ecuador und Argentinien. Sie wächst bevorzugt an trockenen, felsigen Standorten, an Hängen in Höhen zwischen 600 und 3600 m. Die Droge stammt aus Wildvorkommen in Peru, seltener aus Ecuador (Scholz 2014).

Inhaltsstoffe **Gerbstoff:** In der Droge (hauptsächlich in der Rinde) 5–15 % kondensierte Catechingerbstoffe. Für die adstringierende Wirkung der Droge sind hauptsächlich Proantho-

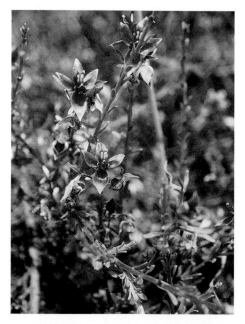

◘ Abb. 9.6 Ratanhia, blühender Pflanzenteil

cyanidine mit 5–10 Flavanoleinheiten verantwortlich. **Sonstige Inhaltsstoffe:** Ferner lipophile Neolignane, Norneolignane (u. a. Ratanhiaphenole I, II, III), Dineolignane (z. B. Ratanhin), lipophile Benzofuranderivate sowie N-Methyltyrosin (Wichtl 2009; Scholz 2014).

Wirkungen Aufgrund des hohen Gerbstoffgehalts besitzt die Droge eine ausgeprägte adstringierende und entzündungshemmende Wirkung. Wässrige bzw. wässrig-acetonische Drogenextrakte erwiesen sich in vitro als antibakteriell (u. a. gegen *Staphylococcus aureus*) und antiviral (u. a. gegen Polio- und Grippeviren) wirksam (Wichtl 2009; Scholz 2014).

Anwendungsgebiete **Innerlich** bei akuten, unspezifischen Durchfällen (Popov 1946).

Dosierung und Art der Anwendung **Innerlich** wird die Ratanhiawurzel in Form von Pulver, Abkochung, Tinktur und als wässriger Extrakt verwendet. Die Ratanhiatinktur wird verdünnt oder als Latwerge benutzt.

Dosierung Ratanhiawurzel innerlich	
Tier	**MaximaleTagesdosis**
Großer Wiederkäuer, Pferd	20,0–30,0 g
Kleiner Wiederkäuer, Schwein	5,0 g
Hund	4,0 g
Katze, Huhn	2,0 g
(nach Popov 1946)	

Unerwünschte Wirkungen **Mensch:** In sehr seltenen Fällen können allergische Schleimhautreaktionen auftreten.

Pflanzenpräparate Ratanhiawurzel (s. Anhang A.6 Bezugsquellen).

Hinweise
Ratanhiawurzel (Ratanhiae radix) darf derzeit in der EU bei Lebensmittel-liefernden Tieren nicht als Wirkstoff eingesetzt werden (s. Anhang A.3 VO [EU] Nr. 37/2010). Ratanhiawurzel darf derzeit in der Schweiz weder bei Tieren, die der Lebensmittelgewinnung dienen, noch bei Heimtieren als Futtermittel bzw. Ergänzungsfuttermittel oder als Tierarzneimittel verwendet werden (s. Anhang A.4 Einstufungsliste pflanzlicher Stoffe und Zubereitungen). Mit Ratanhiawurzel liegt derzeit bei trächtigen und laktierenden Tieren keine Erfahrung vor.

9.11 Stieleiche

Stammpflanze *Quercus robur* L.

Familie Fagaceae

Verwendeter Pflanzenteil Eichenrinde (Quercus cortex), bestehend aus der getrockneten, ganzen oder geschnittenen Rinde jüngerer Stämme und Zweige der Pflanze. **Geruch:** Trocken ganz schwach, nach dem Befeuchten kräftig loheartig. **Geschmack:** Adstringierend, schwach bitter.

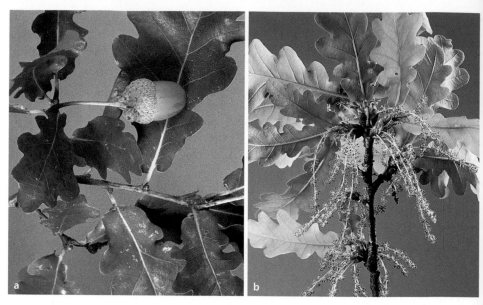

◘ **Abb. 9.7a,b** Stieleiche, **a** Blätter und Frucht (Eichel), **b** Blätter und männliche Blütenstände (Kätzchen)

Botanik/Herkunft Die Stieleiche (◘ Abb. 9.7) ist ein bis über 50 m hoher Baum mit dunkelgrauer, tiefrissiger Borke. Der Stamm kann bis zu 1,5 m Durchmesser erreichen. Die wechselständigen Blätter sind verkehrt-eiförmig, gleichmäßig und tief gebuchtet, sitzend oder kurzgestielt. Die Blüten sind getrenntgeschlechtlich. Die männlichen stehen in 3–5 cm langen hängenden Kätzchen, die weiblichen einzeln oder in spärlichen Trauben. Die Früchte (Eicheln) sind kurzgestielt oder sitzen dem Fruchtbecher auf. **Blütezeit:** Mai.

Die Stieleiche wächst einzeln oder in kleinen Beständen in gemischten Laubwäldern und in Flusstälern. Die Heimat der Eiche ist fast ganz Europa, man findet sie aber auch im Kaukasus, in Kleinasien und in Nordafrika (Moeck 2014).

Inhaltsstoffe **Gerbstoffe:** Die Droge enthält 12–16 % hydrolysierbare (Ellagitannine, komplexe Tannine) und kondensierte (oligomere Proanthocyanidine) Gerbstoffe sowie freie Gallus und Ellagsäure. **Sonstige Inhaltsstoffe**: Ferner ca. 40 % Suberin im Kork der Rinde, Polyphenole (u. a. Castalagin, Vescalagin) sowie Triterpene (u. a. Friedelin, Friedelinol, β-Sitosterol) (Moeck 2014).

Wirkungen Aufgrund des hohen Gerbstoffgehalts besitzt die Droge vorwiegend adstringierende und entzündungshemmende Wirkungen. Ferner wurden für wässrige Drogenzubereitungen in vitro auch antivirale (u. a. gegen Influenza-, Herpes- und Vacciniaviren) und anthelmintische (gegen Nematoden) Wirkungen nachgewiesen (Doundarov u. Andonov 1971; May u. Willuhn 1978; Moeck 2014).

Anwendungsgebiete **Innere** Anwendung bei unspezifischen, akuten Durchfallerkrankungen und Magen-Darm-Erkrankungen (Droumev 1975; Rabinovich 1981; Mamleev u. Mamleev 1984; Gachnian u. Assenov 1985; Gachnian-Mirtscheva 2003).

Dosierung und Art der Anwendung Eichenrinde wird **innerlich** in Form von Abkochungen (1:10), Pulvern, Latwergen und Bissen angewendet.

Dosierung Eichenrinde innerlich		
Tier	**Mittlere Tagesdosis**	
Großer Wiederkäuer	25,0–50,0 g	
Pferd	15,0–40,0 g	
Ziege, Schaf, -Schwein	5,0–10,0 g	
Hund	1,0–5,0 g	
Katze, Huhn (3 × tgl.)	0,2–1,0 g	
(nach Droumev 1975; Rabinovich 1981; Mamleev u. Mamleev 1984; Gachnian u. Assenov 1985; Gachnian-Mirtscheva 2003)		

Unerwünschte Wirkungen Bei Überdosierung der Droge und hohen Konzentrationen von Tanninen wurden in der Vergangenheit bei verschiedenen Tieren Intoxikationen beobachtet, wie z. B. starke Hautreizungen, Leber- und Nierenschäden, Gastroenteritis, Eieranomalien bei Enten, Milchverminderung bei laktierenden Kühen. Tannine binden an Proteine und verhindern dadurch die Aufnahme und Verdauung von Nährstoffen; sie komplexieren Eisen (Angeloff u. Tomov 1936; Natschev 1955; Danilenko u. Rodionov 1982; www.giftpflanzen.ch).

Pflanzenpräparate Enteroconpulver, Deutschland. Pflanzliches Tierarzneimittel (enthält Eichenrindenpulver) für Pferd, Rind, Schwein, Schaf, Ziege. Traditionell angewendet zur unterstützenden Behandlung von Durchfällen (s. Anhang A.5 Lila Liste 2014/2015). **Ventrasan N**, Deutschland. Pflanzliches Tierarzneimittel (enthält Eichenrindenpulver) für Rind, Pferd, Schaf, Ziege, Schwein, Hund, Kaninchen, Nerz, Huhn. Traditionell angewendet zur unterstützenden Behandlung nichtinfektiöser Durchfälle und Magen-Darm-Erkrankungen (s. Anhang A.5 Lila Liste 2014/2015). **Durchfallpulver**, Deutschland. Pflanzliches Tierarzneimittel (enthält u. a. Eichenrinden-Pulver) für Rinder, Kälber, Schafe, Ziegen und Lämmer. Traditionell angewendet zur Vorbeugung von Durchfällen bei Futterunverträglichkeit und zur Verhütung von Durchfällen bei Jungtieren (Dr. Schaette AG, Deutschland). **Rurrex**, Deutschland. Pflanzliches Tierarzneimittel (enthält Eichenrinde, Tannin, Chinesisches Zimtöl) für Rinder, Pferde, Schafe, Ziegen, Schweine und deren Jungtiere sowie für Hühner. Traditionell angewendet zur Behandlung von Durchfällen bei Futterunverträglichkeit und zur Verhütung von Durchfällen bei Jungtieren (Dr. Schaette AG, Deutschland). Eichenrinde (s. Anhang A.6 Bezugsquellen).

Hinweise

Eichenrinde (Quercus cortex) darf als Wirkstoff bei Lebensmittel-liefernden Tieren in der EU angewendet werden (s. Anhang A.3 VO [EU] Nr. 37/2010). Eichenrinde darf derzeit in der Schweiz weder bei Tieren, die der Lebensmittelgewinnung dienen, noch bei Heimtieren als Futtermittel bzw. Ergänzungsfuttermittel oder als Tierarzneimittel verwendet werden (s. Anhang A.4 Einstufungsliste pflanzlicher Stoffe und Zubereitungen). Mit Eichenrinde liegt derzeit bei trächtigen und laktierenden Tieren keine Erfahrung vor.

9.12 Weide

Stammpflanze Bruchweide oder Knackweide (*Salix fragilis* L.), Purpurweide (*Salix purpurea* L.) und Reifweide (*Salix daphnoides* VILL.).

Familie Salicaceae

Verwendeter Pflanzenteil Weidenrinde (Salicis cortex), bestehend aus der ganzen oder geschnittenen, getrockneten Rinde junger Zweige oder aus ganzen, getrockneten Stücken junger Zweige des laufenden Jahres verschiedener Salix-Arten (*S. purpurea*, *S. daphnoides*, und *S. fragilis*; gemäss europäischer Pharmakopöe). **Geruch:** Nahezu geruchlos. **Geschmack:** Sehr bitter und herb. Die Salicin-arme Droge ist demgegenüber nicht oder nur schwach bitter (Meier u. Meier-Liebi 2014).

Botanik/Herkunft Die Bruchweide (*Salix fragilis*) ist ein bis 15 m hoch werdender Baum mit einem krummen Stamm und starken Ästen. Die gelblich bis bräunlichen Zweige brechen an ihren Ansatzstellen leicht mit vernehmlichen Knacken ab; daher der deutsche Name Bruchweide oder Knackweide. Die Pflanze ist zweihäusig, was bedeutet, dass männliche und weibliche Blüten getrennt auf zwei unterschiedlichen Pflanzen vorkommen. Die Borke ist dunkelbraun und längsrissig. Die wechselständig angeordneten Laubblätter sind groß, lanzettlich, lang zugespitzt, am Rande gesägt und mit gut entwickelten Nebenblättern ausgestattet. Am Blattstiel sind unterhalb der Blattspreite zwei Drüsen zu erkennen. Die Blüten sind in Blütenständen, sog. Kätzchen, angeordnet. Die männlichen Kätzchen sind 2–5 cm lang und gelb gefärbt, die weiblichen sind bis 10 cm lang und grün. Die Früchte sind Kapselfrüchte mit wolliger Behaarung. **Blütezeit:** März–April. Die Pflanze bevorzugt kalkarme Böden und wächst vornehmlich an Bachläufen. Sie ist in ganz Europa und weiten Teilen Asiens heimisch; in Nordamerika ist die Pflanze eingebürgert und inzwischen verwildert.

Hingegen ist die Purpurweide (*Salix purpurea*) ein großer, aufrechter, buschiger Strauch, der eine Höhe von 6 m erreichen kann (◘ Abb. 9.8a). Der Name der Pflanze beruht auf den auffällig roten Trieben und den anfangs purpurnen Kätzchen. Die Blätter sind schlank lanzettlich und kurz zugespitzt. Der Blattrand ist von der Mitte bis zur Spitze fein scharf gesägt. Die männlichen Kätzchen sind dichtblütig. Ihre Staubbeutel sind anfangs purpurn, im blühenden Zustand gelb. **Blütezeit:** März–April. Die Pflanze ist in ganz Europa verbreitet. Sie fehlt lediglich im Norden Schottlands und in Skandinavien.

Die Reifweide (*Salix daphnoides*) ist ein kleiner, in seltenen Fällen auch ein größerer Baum (◘ Abb. 9.8b) mit lockerer Krone und glatter Rinde. Die Äste sind rötlich oder grünlich und bläulich bis weißlich bereift (Reifweide). Die Blätter sind meist länglich-elliptisch, scharf drüsig gezähnt, oberseits glänzend grün, auf der Unterseite blaugrün. Männliche Blüten mit langen, kahlen Staubfäden, weibliche Blüten mit kurzgestieltem, kahlem, flach zusammengedrücktem Fruchtknoten. **Blütezeit:** März–Mai. Die Pflanze bevorzugt einen feuchten Untergrund. Man findet sie meist auf Geröll-, Kies- und Sandbänken an Gebirgsflüssen. Sie ist in Europa relativ weit verbreitet (Meier u. Meier-Liebi 2014).

Inhaltsstoffe Hauptinhaltsstoff der Weidenrinde ist das Phenolglykosid 2′-0-Acetylsalicortin mit einem Gehalt von 1–8 %. Darüber hinaus können Phenolcarbonsäuren (Chlorogensäure), Phenolglykoside, wie z. B. Salicortin, Salireposide, Tremulacin sowie oligomere Procyanidine und Flavonoide in der Droge nachgewiesen werden (Meier u. Meier-Liebi 2014).

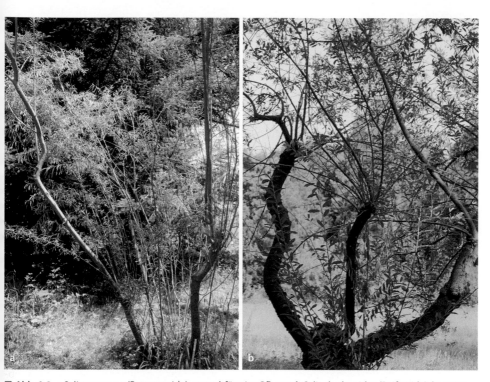

Abb. 9.8 a Salix purpurea (Purpurweide), strauchförmige Pflanze; **b** Salix daphnoides (Reifweide), knorrige, strauchförmige Pflanze

Wirkungen und Wirksamkeit Die **entzündungshemmende** Wirkung von isoliertem Salicin und Tremulacin wurde im Hühnerei-CAM-Test, im Vergleich mit dem etwas aktiveren Saligenin und Natrium-Salicylat, nachgewiesen. Ein Weidenrindenextrakt hemmte die COX-2-induzierte PGE2 Freisetzung aus Monozyten. In einer Endothelzellkultur unterdrückte Salicin die experimentelle Angiogenese (in vitro Gefässbildung). Im Tierversuch wurde die **entzündungshemmende** Wirkung, nach subkutaner Verabreichung von Tremulacin, beim Rattenpfoten-Ödem und Mäuseohr-Ödem, nachgewiesen. Die signifikant **fiebersenkende** und auch **fieberverhindernde** Wirkung von oral verabreichtem Salicin (5 mmol/kg) wurde an Ratten, bei Hefe-induziertem Fieber, nachgewiesen. In einem experimentellen Tumormodell wurde bei Mäusen, nach oraler Verabreichung eines Weidenrindenextraktes (750 mg Salicin-Äquivalent/kg), die **Tumorangiogenese** und das **Tumorwachstum** signifikant reduziert und das Sterben der Mäuse um 35 Tage verzögert. In 8 kontrollierten, randomisierten klinischen Studien wurden Weidenrindenextrakte (äquivalent 120 und 240 mg/d Salicin/Person) bei Menschen mit **chronischen Rückenschmerzen** und **rheumatischen Erkrankungen** auf ihre **schmerzstillende Wirkung** untersucht. In die Untersuchung wurde auch der weitere Krankheitsverlauf miteinbezogen. Der Schmerz-Score war, im Vergleich mit Placebo, bei Studienende mehrheitlich signifikant erniedrigt. In einer Studie war der Weidenrindenextrakt ähnlich wirksam wie Diclofenac (Meier u. Meier-Liebig 2014; ESCOP 2003, 2016).

Anwendungsgebiete Mensch. Innerlich: Zubereitungen der Weidenrinde werden zur Behandlung von rheumatischen Beschwerden, fieberhaften Erkältungen, Rückenschmerzen und Kopfschmerzen eingesetzt; Anwendungsdauer: 4 Wochen bis 6 Monate (Meier u. Meier-Liebig 2014; ESCOP 2016).

Tier. Innerlich: Zubereitungen der Weidenrinde werden beim Kalb zur Behandlung von Durchfällen und bei Fieber eingesetzt (Rabinovich 1981).

Dosierung und Art der Anwendung Die Weidenrinde wird als Pulver, als Aufguss oder Tee (Droge/Wasser 1:10) zubereitet und oral an Kälber verabreicht. **Mittlere Tagesdosis:** 10 ml/kg Körpergewicht, beim Kalb (Rabinovich 1981).

Unerwünschte Wirkungen Mensch: nach der Einnahme von Weidenrinde wurde in seltenen Fällen über eine allergische Hautreaktion berichtet (ESCOP 2003, 2016).

Gegenanzeigen Mensch: Die Drogen bzw. Zubereitungen daraus sollten nicht bei bekannter Salicylat-Überempfindlichkeit eingesetzt werden (Meier u. Meier-Liebi 2014).

Pflanzenpräparate Weidenrinde, gemäß europäischer Pharmakopöe (s. Anhang A.6 Bezugsquellen).

Hinweise
Weidenrinde (Salicis cortex) darf derzeit in der EU bei Lebensmittel-liefernden Tieren nicht als Wirkstoff eingesetzt werden (s. Anhang A.3 VO [EU] 37/2010). Weidenrinde darf in der Schweiz bei Tieren, die der Lebensmittelgewinnung dienen und bei Heimtieren als Tierarzneimittel verwendet werden (s. Anhang A.4 Einstufungsliste pflanzlicher Stoffe und Zubereitungen).

9.13   Zaubernuss

Stammpflanze *Hamamelis virginiana* L.

Familie Hamamelidaceae

Verwendeter Pflanzenteil Hamamelisblätter (Hamamelidis folium), bestehend aus den ganzen oder geschnittenen, getrockneten Laubblättern der Pflanze. **Geruch:** Schwach, typisch. **Geschmack:** Herb, schwach zusammenziehend. Hamamelisrinde (Hamamelidis cortex), bestehend aus der getrockneten, zerkleinerten Rinde der Stämme und Zweige der Pflanze. **Geruch:** Kaum wahrnehmbar. **Geschmack:** Zusammenziehend, bitter.

Botanik/Herkunft Die Zaubernuss (◨ Abb. 9.9) ist ein 2–7 m hoch werdender, sommergrüner Strauch oder kleiner Baum. Blätter wechselständig, verkehrt-eiförmig bis rhombisch, häufig schief und ungleichhälftig mit grob gekerbtem oder gezähntem Blattrand. Die Oberseite der Blätter ist dunkelgrün, die Unterseite hellgrün. Die Blüten sind klein, gelb und besitzen lange Korollzipfel. Die haselnussähnlichen Früchte reifen erst im nächsten Sommer. **Blütezeit:** September–Januar.
Die Pflanze ist in den Laubmischwäldern des östlichen Nordamerikas (USA, Kanada) beheimatet. In Europa wurde Hamamelis im Jahre 1736 eingebürgert und wird seitdem in Gärten und Parkanlagen als winterharte Pflanze angepflanzt, auch in subtropischen Ländern wird die Pflanze kultiviert. Die Droge stammt u. a. aus USA und Kanada (Hoffmann-Bohm et al. 2014a).

Inhaltsstoffe Gerbstoffe: In den Blättern mind. 5 % Gerbstoffe, die aus Gallotanninen und Procyanidinen bestehen. Möglicherweise enthalten sie auch Hamamelitannin. In der Rinde

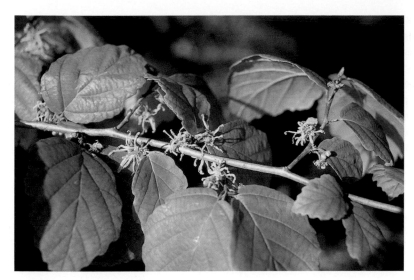

◘ Abb. 9.9 Zaubernuss, Spross mit Blüten

9–12 % Gerbstoffe, die aus Hamamelitannin, Monogalloylhamamelosen und aus geringen Mengen Procyanidinen bestehen. **Sonstige Inhaltsstoffe:** Die Blätter enthalten weiter Gallussäure, Hamamelose, verschiedene Flavonoidglykoside mit Myricetin, Quercetin und Kämpferol als Aglykone. Weiter 0,01–0,5 % ätherisches Öl, das sich aus 40 % aliphatischen Alkoholen, 15 % aliphatischen Estern, 25 % Carbonylverbindungen (z. B. α,β-Ionen) und Safrol zusammensetzt (Saller et al. 1995; Hoffmann-Bohm et al. 2014a).

Wirkungen Tierexperimentell liegen Hinweise auf adstringierende, hämostyptische, entzündungshemmende, vasokonstriktorische und venentonisierende Wirkungen vor (Saller et al. 1995; WHO 2002; Hoffmann-Bohm et al. 2014a). Für eine Reihe von Hamamelis-Gerbstoffen wurden tierexperimentell gewisse antisekretorische, antiperistaltische, antimikrobielle sowie Radikalfänger-Wirkungen beschrieben (Saller et al. 1995; ESCOP 2012).

Anwendungsgebiete Innerlich bei akuten, unspezifischen Durchfallerkrankungen (Aichberger et al. 2006).

Dosierung und Art der Anwendung Innerlich werden Blätter und Rinde in Form von Aufgüssen (seltener Abkochungen) und wässrigen Extrakten angewendet (Aichberger et al. 2006).

Dosierung Hamamelisblätter/-rinde innerlich	
Tier	**Mittlere Tagesdosis**
Rind, Pferd	10,0–15,0 g
Schwein, Schaf, Ziege	3,0–4,0 g
Kleintiere, Geflügel	0,5–0,7 g
(Aichberger et al. 2006)	

Pflanzenpräparate Hamamelisblätter und Hamamelisrinde (s. Anhang A.6 Bezugsquelle).

Hinweise

Hamamelis (Hamamelis virginiana) darf als Wirkstoff bei Lebensmittel-liefernden Tieren in der
EU zur äußerlichen Anwendung und in Form homöopatischer Tierarzneimittel eingesetzt werden
(s. Anhang A.3 VO [EU] Nr. 37/2010). Hamamelis darf derzeit in der Schweiz weder bei Tieren, die
der Lebensmittelgewinnung dienen, noch bei Heimtieren als Futtermittel bzw. Ergänzungsfuttermittel oder als Tierarzneimittel verwendet werden (s. Anhang A.4 Einstufungsliste pflanzlicher
Stoffe und Zubereitungen). Mit Hamamelisblättern und Hamamelisrinde liegen derzeit bei trächtigen und laktierenden Tieren keine Erfahrungen vor.

Gastrointestinale Erkrankungen III: Verstopfungen (Obstipation)

Jürgen Reichling, Marijke Frater-Schröder, Reinhard Saller,
Julika Fitzi-Rathgen, Rosa Gachnian-Mirtscheva

J. Reichling et al., *Heilpflanzenkunde für die Veterinärpraxis*,
DOI 10.1007/978-3-662-48795-2_10, © Springer-Verlag Berlin Heidelberg 2016

Pflanzenname		Drogenname	
Deutsch	**Lateinisch**	**Deutsch**	**Lateinisch**
Aloe	*Aloe vera* *Aloe ferox*	Trockener Saft der Blätter	*Curacao-Aloe* *Kap-Aloe*
Faulbaum	*Frangula alnus*	Faulbaumrinde	*Frangulae cortex*
Lein	*Linum usitatissimum*	Leinsamen	*Lini semen*
Medizinalrhabarber	*Rheum palmatum*	Rhabarberwurzel	*Rhei radix*
Rizinus (Wunderbaum)	*Ricinus communis*	Rizinusöl	*Ricini oleum virginale*
Sennespflanze	*Senna alexandrina*	Sennesblätter Sennesfrüchte	*Sennae folium* *Sennae fructus*

Pflanzen mit abführender Wirkung (pflanzliche Laxantia) können ganz unterschiedliche Wirkstoffe, wie z. B. Anthranoide, Rizinusöl, Harze, Schleime, osmotisch wirkende Zuckeralkohole und Fruchtsäuren enthalten. Im Buch werden Heilpflanzen bzw. pflanzliche Drogen behandelt, die als Wirkstoffe Anthranoide (Aloe), Schleime (Lein) und Rizinusöl (Wunderbaum) führen. Die Wirkstoffe verstärken u. a. die Darmperistaltik und beschleunigen so den Transport der Ingesta und erleichtern ihre Ausscheidung aus dem Organismus. Die abführende (laxierende) Wirkung in den verschiedenen Darmabschnitten (Dünn- und Dickdarm) hängt von den pharmakologischen Eigenschaften und vom Wirkungsmechanismus der jeweiligen Wirkstoffe ab (Rimpler 1999; Wagner 1999; Weiss 1991).

Die Anwendung von Abführmitteln erfordert eine Diagnose und indizierte Verordnung. Eine Überdosierung hat meist stark abführende Effekte zur Folge oder führt zu verstärkter Peristaltik mit häufiger Defäkation und zu Tenesmen mit Blut im Kot. Bei Jungtieren (Welpen) besteht die Gefahr eines Rektumprolapses. Bei trächtigen Tieren können zu hohe Dosen die Uteruskontraktion verstärken und damit einen Abort herbeiführen. Die beschriebenen unerwünschten Wirkungen sind v. a. für Pflanzen charakteristisch, die Anthrachinone als Wirkstoffe enthalten.

10.1 Aloe

Stammpflanze *Aloe vera* (L.) BURM. F. (früher *Aloe barbadensis* MILL.); *Aloe ferox* MILL.

Familie Xanthorrhoeaceae

Verwendeter Pflanzenteil **Curacao-Aloe** ist der zur Trockene eingedickte Saft der Blätter von *Aloe vera* ; **Kap-Aloe** ist der zur Trockene eingedickte Saft der Blätter verschiedener Aloearten, insbesondere von *Aloe ferox*. **Geruch:** Charakteristisch, intensiv. **Geschmack:** Bitter, unangenehm.

Botanik/Herkunft Die Aloearten sind kraut- oder strauchige, am Grund verholzte, mehrjährige Pflanzen (◘ Abb. 10.1). Die Wurzel ist faserig-ästig. Einige Arten sind stängellos. Die dicken fleischigen Blätter sind dicht-spiralig angeordnet. Blattrand und Blattspitze sind meist dornig bewehrt (stechende Rosettenblätter). Die Blüten stehen in einfachen oder rispigen Trauben. Die hängende, rote oder gelbe Blütenhülle ist röhrig, 6-lappig. Die in 2 Reihen stehenden Zipfel sind meist etwas zurückgeschlagen. Die Frucht ist eine walzliche, häutige, 3-fächrige Kapsel oder

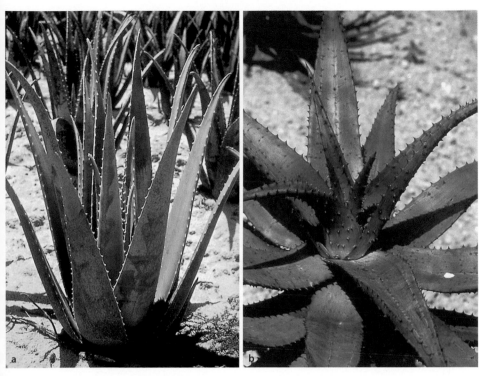

Abb. 10.1 **a** Aloe vera, **b** Aloe ferox

Beere. *Aloe ferox* ist eine mehrjährige Pflanze mit vielen endständigen Blattrosetten aus großen, fleischigen, hellblaugrünen, dunkelgrünen oder rötlichen, lanzettlichen Blättern mit einigen kurzen, stacheligen Zähnen. Die etwa 3 cm langen Blüten sind gelb mit grünlichem Rand, tief 6-lappig. Der Stamm ist von etwa 10 cm Dicke und wird bis zu 6 m hoch.

Die Kap-Aloe ist in Afrika heimisch und wird in Süd- und Ostafrika angebaut. Die Curacao-Aloe ist ebenfalls in Afrika heimisch, wurde aber nach Amerika eingeführt. Heute wird sie auf den westindischen Inseln und den Küstengebieten Venezuelas kultiviert. Die Droge gelangt über Curacao in den Export (Beil u. Rauwald 2014).

Inhaltsstoffe **Anthranoide:** Hauptkomponente der Droge ist Aloin (22–38 %), ein 1,8-Dihydroxy-3-hydroxymethyl-10-β-D-glucopyranosyl-9-anthron (Aloin ist ein Gemisch der beiden Stereoisomeren Aloin A und Aloin B). In kleineren Mengen Aloeemodin, Chrysophanol und deren Glykoside. **Aloe-Harz:** Es besteht zu einem großen Teil aus 8-Glucosylchromonderivaten, wie Aloeresin A, B und F einschließlich deren Cinnamoyl- und p-Cumaroylester (Beil u. Rauwald 2014).

Wirkungen **Abführende Wirkung:** 1,8-Dihydroxyanthracenderivate (Anthronaglyka) haben einen laxierenden Effekt, der vorwiegend auf einer direkten Beeinflussung der Motilität des Dickdarms (prokinetische Wirkung) sowie einer verstärkten Elektrolyt- und Wassersekretion in das Darmlumen (hydragoge Wirkung) beruht. Daraus resultiert eine beschleunigte Darmpassage und aufgrund der verkürzten Kontaktzeit eine Verminderung der Flüssigkeitsresorption. Die hydragoge Wirkung kommt dadurch zustande, dass aktiv Chloridionen ins Darmlumen sezerniert werden (wahrscheinlich PGE2-vermittelt), denen osmotisch Wasser und Elektrolyte folgen (WHO 1999; ESCOP 2014; Beil u. Rauwald 2014). **Antibakterielle Wirkung:** In vitro zeigte sich eine bakteriostatische Wirkung gegen verschiedene grampositive und gram-negative Bakterien (Beil u. Rauwald 2014).

Auf Aloe reagieren Pferde am empfindlichsten. Bei großen Wiederkäuern hat Aloe hin-gegen nur eine mäßig abführende Wirkung. Kleine Wiederkäuer und Schweine reagieren ähn-lich wie große Wiederkäuer (Rabinovich 1981; Gachnian u. Assenov 1985).

Anwendungsgebiete Innerlich zur kurzzeitigen Anwendung bei Verstopfung (Obstipation). Aloe ist ein ausgezeichnetes Abführmittel für Pferde. Es wird bei Obstipation und bei chronisch verlaufendem Meteorismus verordnet (Rabinovich 1981; Gachnian u. Assenov 1985).

Dosierung und Art der Anwendung Die Droge wird in Form von Bissen (mit Seife) und zu-weilen auch als Latwerge in Kombination mit anderen Abführmittel verabreicht. Reichliches Tränken der Tiere mit Wasser beschleunigt die Wirkung.

Dosierung Aloe innerlich	
Tier	**Mittlere Tagesdosis**
Großer Wiederkäuer	25,0–40,0 g
Pferd	20,0–35,0 g
Kleiner Wiederkäuer	10,0–15,0 g
Schwein	5,0–10,0 g
Hund	0,5–3,0 g
(Rabinovich 1981)	

Unerwünschte Wirkungen Bei langfristiger Anwendung Elektrolytverlust (insbesondere Kaliumverlust), Störungen der Herz- und Muskelfunktionen, Darmreizung mit blutiger Diarrhoe (Danilenko u. Rodionov 1982; WHO 1999; ESCOP 2014; Beil u. Rauwald 2014). Da die Uteruskontraktionen reflektorisch verstärkt werden, kann Aloe bei trächtigen Tieren zum Abort führen.

Die Wirkstoffe der Aloe werden mit dem Urin, Kot, Schweiß und der Milch ausgeschieden. Sie verleihen der Milch eine gelblichgrüne bis rote Farbe und einen bitteren Geschmack. Da sie in aktiver Form ausgeschieden werden, wirkt die Milch der behandelten Tiere abführend. Diese Besonderheiten der Aloe sind bei der Anwendung und bei der Freigabe der Milch für den Verzehr zu berücksichtigen.

Gegenanzeigen Bei trächtigen und laktierenden Tieren; bei Entzündungen im Magen-Darm-Trakt.

Pflanzenpräparate Aloe (s. Anhang A.6 Bezugsquellen).

Hinweise

Aloen, Barbados- und Kap-Aloen als auch standardisierte Trockenextrakte und Zubereitungen daraus dürfen bei Lebensmittel-liefernden Tieren in der EU als Wirkstoff verwendet werden (s. An-hang A.3 VO [EU] Nr. 37/2010). Aloe und Aloe vera dürfen in der Schweiz bei Tieren, die der Lebens-mittelgewinnung dienen und bei Heimtieren als Tierarzneimittel und als Futtermittel verwendet werden (s. Anhang A.4 Einstufungsliste pflanzlicher Stoffe und Zubereitungen).

10.2 Faulbaum

Stammpflanze *Frangula alnus* MILL.

Familie Rhamnaceae

Verwendeter Pflanzenteil Faulbaumrinde (Frangulae cortex), bestehend aus der getrockneten und mind. 1 Jahr gelagerten ganzen oder zerkleinerten Rinde der Stämme und Zweige der Pflanze. **Geruch:** Schwach, eigenartig. **Geschmack:** Schleimig-süßlich und etwas bitter, schwach zusammenziehend.

Botanik/Herkunft Der Faulbaum (■ Abb. 10.2) ist ein 1–3 m hoher Strauch, selten baumförmig. Seine in der Jugend grüne oder dunkel überlaufene, glatte Rinde wird später graubraun, wobei die hellen, langen Lentizellen charakteristisch sind. Die Blätter sind an den Zweigenden gehäuft, kurzgestielt, breitelliptisch bis verkehrt eiförmig, bis 5 cm lang, vorne spitz, meist ganzrandig mit einem deutlichen Mittelnerv und beiderseits mit 7–9 in Richtung Rand in scharfem Bogen zum nächstvorderen Nerv verlaufenden Seitennerven. Die 5-zähligen, grün-weißen Blüten stehen gestielt in 2- bis 10-blütigen, blattachselständigen Trugdolden. Die Frucht ist eine 2- bis 3-samige Steinfrucht, anfangs grün, später rot und bei der Reife schwarz. **Blütezeit:** Mai–Juni.

Der Faulbaum findet sich besonders häufig auf feuchten Böden, in Mooren, an Bächen, an Teichufern, an lichten Waldrändern, in Hecken und Feldrainen. Verbreitet ist der Faulbaum in ganz Europa, im Mittelmeergebiet, Nordwestasien und in Nordamerika. Drogenimporte stammen meist aus Wildvorkommen im ehemaligen Jugoslawien, Polen und Russland (Staesche u. Schleinitz 2014).

Inhaltsstoffe **Anthranoide:** Die getrocknete Droge enthält mind. 6 % Glucofranguline. Glucofrangulin A und B, Frangulin A und B sowie die Aglykone Frangulaemodin, Chrysophanol

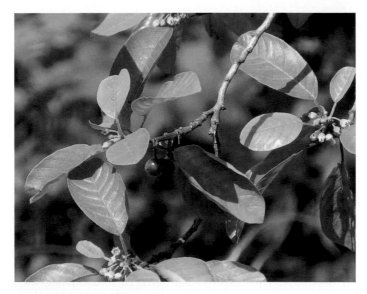

■ **Abb. 10.2** Faulbaum, Spross mit Früchten

und Physcion. **Weitere Inhaltsstoffe:** Ferner Naphthochinone, 1,8-Dihydroxynaphthaline und Spuren von Alkaloiden (u. a. die Peptidalkaloide Frangulanin und Franganin) (Staesche u. Schleinitz 2014).

Wirkungen 1,8-Dihydroxyanthracenderivate wirken, wie unter Aloe eingehend beschrieben, abführend. Sie beeinflussen die Kolonmotilität, wodurch eine beschleunigte Darmpassage resultiert (vgl. hierzu auch den entsprechenden Abschnitt unter Aloe). Verschiedene Extrakte aus der Faulbaumrinde zeigten in vitro sowohl eine fungizide Wirkung (z. B. gegen *Aspergillus fumigatus*, *Fusarium oxysporum*) als auch eine antivirale Wirkung gegen Lippenherpes (Staesche u. Schleinitz 2014).

Anwendungsgebiete Innerlich zur kurzzeitigen Anwendung bei Verstopfung (Obstipation). Für Schweine als Abführmittel (Rabinovich 1981; Gachnian u. Assenov 1985).

Dosierung und Art der Anwendung Faulbaumrinde wird **innerlich** in Form von Abkochungen (1:10), Bissen oder Extrakten verabreicht.

Dosierung Faulbaumrinde innerlich	
Tier	**Mittlere Tagesdosis**
Großer Wiederkäuer	200,0–400,0 g
Pferd	100,0–250,0 g
Kleiner Wiederkäuer	25,0–50,0 g
Schwein	5,0–15,0 g
Hund	5,0–10,0 g
Katze	1,0–5,0 g
(Rabinovich 1981; Gachnian u. Assenov 1985)	

Rezepturen			
Rp.		**Rp.**	
Frangulae cort. pulv.	10,0	Faulbaumrinde, gepulvert	10,0
Althaeae rad. pul.	q. s.	Eibischwurzel, gepulvert, nach Bedarf	
Aqu. comm.	q. s.	Trinkwasser, nach Bedarf	
M. f. electuarium		Breizubereitung herstellen	
D. S. Innerlich für Schweine als Abführmittel			
(Rabinovich 1987)			

Unerwünschte Wirkungen Die unerwünschten Wirkungen bei Anwendung von Zubereitungen aus der Faulbaumrinde sind vergleichbar mit denen von Aloe-Zubereitungen. So können bei langfristiger Anwendung Elektrolytverlust (insbesondere Kaliumverlust) sowie Störungen der Herz- und Muskelfunktionen auftreten. Da die Uteruskontraktionen reflektorisch verstärkt werden, kann es bei trächtigen Tieren zum Abort kommen (vgl. hierzu auch ▶ Abschn. 10.1 Aloe).

Gegenanzeigen Bei trächtigen und laktierenden Tieren; bei Entzündungen im Magen-Darm-Trakt.

Pflanzenpräparate: Faulbaumrinde (s. Anhang A.6 Bezugsquellen).

Hinweise

Faulbaumrinde (Frangulae cortex) und standardisierte Extrakte und Zubereitungen daraus dürfen bei Lebensmittel-liefernden Tieren in der EU als Wirkstoffe verwendet werden (s. Anhang A.3 VO [EU] Nr. 37/2010). Faulbaumrinde darf derzeit in der Schweiz weder bei Tieren, die der Lebensmittelgewinnung dienen, noch bei Heimtieren als Futtermittel bzw. Ergänzungsfuttermittel oder als Tierarzneimittel verwendet werden (s. Anhang A.4 Einstufungsliste pflanzlicher Stoffe und Zubereitungen).

10.3 Lein

Stammpflanze *Linum usitatissimum* L.

Familie Linaceae

Verwendeter Pflanzenteil Leinsamen (Lini semen), bestehend aus den getrockneten, reifen Samen der Pflanze. **Geschmack:** Mild ölig, beim Kauen schleimig.

Botanik/Herkunft Die Pflanze (◘ Abb. 10.3) ist 60–120 cm hoch mit dünnen runden Stängeln. Die Blätter sind wechselständig, 2–4 cm lang, linealisch oder lineal-lanzettlich, sitzend, ganzrandig. Die blauen bis himmelblauen Blütenblätter sind verkehrt-eiförmig und wesentlich länger als der Kelch. 5 Staubblätter mit blauen Staubbeuteln, am Grunde kurz miteinander verwachsen. Die Frucht ist eine mehrsamige kugelige hellbraune Kapsel, die 5-spaltig aufspringt. Die Samen sind länglich eiförmig, flachgedrückt, braun, glatt und glänzend. Sie sind an einem Ende breit abgerundet, am anderen konisch zugespitzt, hier mit einem seitlich gebogenen, kleinen Schnabel ausgestattet. **Blütezeit:** Juni–Juli.

Der Lein ist eine der ältesten Kulturpflanzen der Welt. Er wird als Faser- und Ölpflanze angebaut. Drogenimporte stammen überwiegend aus Kulturen in Argentinien, Belgien, Holland, Indien, Kanada, Marokko, Rumänien, Russland, Ungarn und USA (Leng-Peschlow 2014).

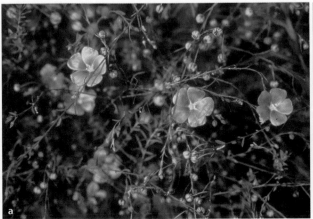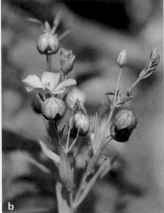

◘ **Abb. 10.3a,b** Lein, **a** Pflanze mit himmelblauen Blüten, **b** Blüten und Früchte

Inhaltsstoffe Gesamtballaststoffe 26–27 %, davon 3–6 % Schleimstoffe und 4–7 % Rohfaser, weiter 30–45 % fettes Öl, das hauptsächlich Glyzeride ungesättigter höherer Fettsäuren (Linolen-, Linol- und Oleinsäure) enthält. Ferner enthalten die Leinsamen noch bis 1,5 % cyanogene Glykoside (u. a. Linamarin, Linustatin, Neolinustatin, Lotaustralin), außerdem Lignanglykoside, die im Säugerorganismus zu Enterolakton und Enterodiol umgesetzt werden, 20–27 % Rohproteine, 3–5 % Mineralstoffe, Phytosterole, wie z. B. Sitosterol, Campesterol und Cholesterol, 10–25 % Kohlenhydrate und organische Säuren (ESCOP 2003; Hall et al. 2006; Leng-Peschlow 2014; Muir 2006).

Wirkungen **Abführende Wirkung:** Durch die Quellung der Schleimstoffe wird Wasser im Darm zurückgehalten, der Stuhl damit erweicht und gleichzeitig die Gleitfähigkeit des Darminhaltes durch die Schleimstoffe verbessert. Darüber hinaus wird infolge der Volumenzunahme über den Dehnungsreiz die Darmperistaltik, v. a. des Dickdarms, angeregt und somit der Transit der Ingesta beschleunigt. **Schleimhautschützende Wirkung:** Die Schleimstoffe schützen Haut und Schleimhaut vor äußeren Reizeinflüssen und Entzündungen. **Sonstige Wirkungen:** In Tierversuchen mit Leinsamen wurden tumorprotektive, kardiovaskulärprotektive und Diabetes-vorbeugende Wirkungen gezeigt (Weill et al. 2002; ESCOP 2003; Hall et al. 2006; Leng-Peschlow 2014).

Anwendungsgebiete **Innerlich** bei habitueller Obstipation und bei Entzündungen der Magenschleimhaut (Rabinovich 1981; Droumev et al. 1996).

Dosierung und Art der Anwendung **Innerlich** wird Leinsamen in Form ganzer Samen oder einer Schleimzubereitung verwendet. Die Schleimzubereitung wird aus 1 Esslöffel voll geschrotetem oder zerkleinertem Leinsamen und 150 ml Flüssigkeit durch Einweichen hergestellt. Die Zubereitung sollte noch am gleichen Tag verwendet werden.

Leinsamenmehl ist eine gute Grundmasse für Latwergen. Schleim aus Leinsamen dient als flüssiges Bindemittel für Bissen, Pillen, Pasten und Mixturen sowie als Emulgator für Emulsionen. Leinöl wird als Füllstoff für Salben, Pasten und Linimente gebraucht.

Dosierung Leinsamen innerlich	
Tier	**Mittlere Tagesdosis**
Großer Wiederkäuer, Pferd	50,0–100,0 g
Kleiner Wiederkäuer	25,0–50,0 g
Schwein	10,0–25,0 g
Hund	2,0–5,0 g
Katze	1,0–3,0 g
Huhn	1,0–2,0 g
(nach Rabinovich 1981)	

Dosierung Schleim aus Leinsamen innerlich	
Tier	**Mittlere Tagesdosis**
Großer Wiederkäuer	50,0–200,0 g
Pferd	50,0–100,0 g
Kleiner Wiederkäuer	25,0–50,0 g
Schwein	10,0–30,0 g
Hund	2,0–5,0 g
Katze	1,0–3,0 g
Huhn	1,0–2,0 g
(nach Droumev et al. 1996)	

Unerwünschte Wirkungen Schleimhaltige Arzneimittel (Mucilaginosa) bzw. Schleimstoffe können die Resorption von anderen Arzneistoffen (z. B. Eisenpräparate) aus dem Magen-Darm-Trakt beeinträchtigen bzw. verzögern. Eine 30 %ige Leinsamendiät hatte bei Hühnern einen wachstumsretardierenden Effekt, der durch Zufuhr von Vitamin B6 wieder aufgehoben werden konnte. Als Vitamin B6-Antagonist wurde das Dipeptid Linatin in Leinsamen identifiziert. Pathophysiologisch dürfte diese Beobachtung nur dann von Interesse sein, wenn schon eine Unterversorgung mit Vitamin B6 besteht (Leng-Peschlow 2014).

Gegenanzeigen Mensch: Bei Darmverschluss (Leng-Peschlow 2014).

Pflanzenpräparate Leinsamen (s. Anhang A.6 Bezugsquellen).

Hinweise

Leinsamen (Lini semen) darf derzeit in der EU bei Lebensmittel-liefernden Tieren nicht als Wirkstoff eingesetzt werden. Verwendet werden darf hingegen der Wirkstoff Leinöl (Lini oleum) (s. Anhang A.3 VO [EU] Nr. 37/2010). Leinsamen dürfen derzeit in der Schweiz weder bei Tieren, die der Lebensmittelgewinnung dienen, noch bei Heimtieren als Futtermittel bzw. Ergänzungsfuttermittel oder als Tierarzneimittel verwendet werden (s. Anhang A.4 Einstufungsliste pflanzlicher Stoffe und Zubereitungen). Mit Leinsamen und Leinöl liegen derzeit bei trächtigen und laktierenden Tieren keine Erfahrungen vor.

10.4 Medizinalrhabarber

Stammpflanze *Rheum palmatum* L.

Familie Polygonaceae

Verwendeter Pflanzenteil Rhabarberwurzel (Rhei radix), bestehend aus den getrockneten unterirdischen Teilen der Pflanze. **Geruch:** Charakteristisch. **Geschmack:** Bitter, leicht adstringierend.

Botanik/Herkunft Mehrjährige, große kräftige Staude (◨ Abb. 10.4) mit einer 10–15 cm dicken Rübe, die armdicke Seitenwurzeln besitzt (Rübengeophyt). Der 1–2 m hohe aufrechte Stängel hat eine Rosette aus grundständigen Blättern mit bis zu 30 cm langen Stielen und breiter, eiförmiger, 5- bis 7-teiliger Spreite. Die Rosette hat einen Durchmesser von bis zu 75 cm. Die Stängel-

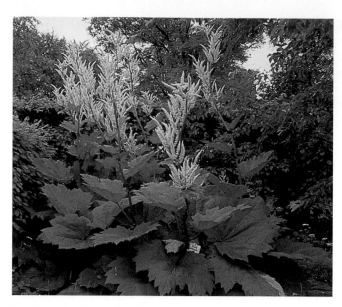

◻ **Abb. 10.4** Medizinalrhabarber, Pflanze mit Blütenrispen

blätter sind kürzer gestielt, die obersten fast sitzend. Die zahlreichen Blüten sind in endständigen Rispen vereinigt. Die Blütenhülle besteht aus 6 freien weißen, rosa oder roten Perigonblättern. Die Blütenblätter werden bei der reifen Blüte weit nach hinten geschlagen, wodurch die 9 Staubblätter und die Narbe für die Windbestäubung frei werden. Die Frucht ist eine 3-wandige, braune, breitflügelige Nuss. **Blütezeit:** Mai–Juni.

Der Medizinalrhabarber kommt in den Gebirgen Nordosttibets und Nordwestchinas wild wachsend vor. Er wächst bevorzugt in Hochstaudenfluren der obersten Waldstufe. In verschiedenen Gebieten der ehemaligen Sowjetunion, in China und teilweise auch in Europa wird die Pflanze zur Drogengewinnung kultiviert (Hoffmann-Bohm u. Ferstl 2014).

Inhaltsstoffe Anthranoide: In der Droge liegt ein komplexes Gemisch verschiedener Anthranoide vor, die sich von den 1,8-Dihydroxyanthrachinonen Aloeemodin, Chrysophanol, Emodin, Physcion und Rhein ableiten. Der Gesamtgehalt an Anthranoiden beträgt mindestens 2,2 %, berechnet als Rhein. Das Anthranoidgemisch besteht zu 60–80 % aus Anthrachinonglykosiden und zwar vorwiegend aus Monoglucosiden obiger Genine. **Sonstige Inhaltsstoffe:** Phenylbutanonglucoside und ein komplexes Gerbstoffgemisch, bestehend aus partiell galloylierten Proanthocyanidinen und von Gallotanninen bzw. deren Bausteinen (ESCOP 2003; Hoffmann-Bohm u. Ferstl 2014; Hänsel u. Sticher 2007).

Wirkungen Laxierende Wirkung: Für die laxierende (abführende) Wirkung der Droge sind die darin enthaltenen Anthranoide verantwortlich. Da die laxierende Wirkung von Rhabarberwurzel-Zubereitungen durch einen hohen Gerbstoffgehalt der Droge teilweise wieder aufgehoben werden kann, sollten nur Drogenzubereitungen mit einem hohen Anthranoidgehalt und niedrigem Gerbstoffanteil zur Therapie eingesetzt werden. **Antimikrobielle Wirkung:** Dekokte und Glycerinextrakte aus der Droge wirkten in vitro virustatisch bzw. viruzid (u. a. gegen Herpes- und Influenzaviren) sowie gegen verschiedene grampositive und gramnegative Bakterien antibakteriell. (WHO 1999; ESCOP 2003; Hoffmann-Bohm u. Ferstl 2014).

Anwendungsgebiete **Innerlich** zur kurzzeitigen Anwendung bei Verstopfung (Obstipation) (Mosgov 1961, 1979; Rabinovich 1981; Gachnian u. Assenov 1985).

Dosierung und Art der Anwendung Die Rhabarberwurzel wird in Form einer Abkochung (1:10), manchmal auch als Latwerge oder Bissen verabreicht.

Dosierung Rhabarberwurzel innerlich		
Tier	**Mittlere Tagesdosis**	
Großer Wiederkäuer	300,0–400,0 g	
Pferd	300,0–400,0 g	
Kleiner Wiederkäuer	80,0–90,0 g	
Schwein	50,0–75,0 g	
Hund	15,0–20,0 g	
Katze	2,5–5,0 g	
Huhn	1,0–4,0 g	
(nach Mosgov 1961, 1979; Rabinovich 1981; Gachnian u. Assenov 1985)		

Unerwünschte Wirkungen Die Wirkstoffe der Droge werden mit dem Urin, dem Schweiß und der Milch ausgeschieden. Letzterer verleihen sie eine gelbliche Farbe, was bei ihrem Verbrauch zu berücksichtigen ist.

Pflanzenpräparate Rhabarberwurzel (s. Anhang A.6 Bezugsquellen).

Hinweise
Rhabarberwurzel (Rhei radix), standardisierte Extrakte und Zubereitungen dürfen als Wirkstoffe bei Lebensmittel-liefernden Tieren in der EU verwendet werden (s. Anhang A.3 VO [EU] Nr. 37/2010). Rhabarberwurzel darf derzeit in der Schweiz weder bei Tieren, die der Lebensmittelgewinnung dienen, noch bei Heimtieren als Futtermittel bzw. Ergänzungsfuttermittel oder als Tierarzneimittel verwendet werden (s. Anhang A.4 Einstufungsliste pflanzlicher Stoffe und Zubereitungen). Mit Rhabarberwurzel liegt derzeit bei trächtigen Tieren keine Erfahrung vor.

10.5 Rizinus (Wunderbaum)

Stammpflanze *Ricinus communis* L.

Familie Euphorbiaceae

Verwendeter Pflanzenteil Rizinusöl (Ricini oleum virginale), das durch Kaltpressung aus den Samen der Pflanze gewonnene fette Öl. Eigenschaften: Klare, dickflüssige, fast farblose bis schwach gelbgefärbte Flüssigkeit. **Geschmack:** Mild, später kratzend.

Botanik/Herkunft Der Wunderbaum (◘ Abb. 10.5) ist eine 1-jährige, in seiner Heimat mehrjährige Pflanze. Der bis zu 3 m hohe Stängel ist hohl, nackt, stark verzweigt, zuweilen rötlich gefärbt mit bläulichem Belag. Die Blätter sind wechselständig, langgestielt, handförmig tief gespalten, mit 7–9 gezähnten Abschnitten. Die Blüten sind eingeschlechtlich, mit einfacher

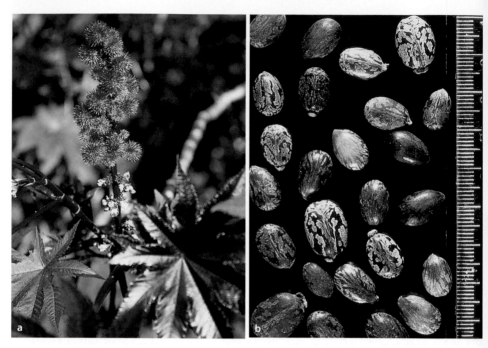

◻ **Abb. 10.5a,b** Rizinus (Wunderbaum), **a** Blütenstand, **b** Samen

Blütenhülle. Die männlichen Blüten, die viele Staubblätter haben, befinden sich im unteren, die weiblichen im oberen Teil des traubigen Blütenstandes. Die Frucht ist eine 3-fächrige Kapsel mit 3 bunten, zeckenähnlichen Teilfrüchten. **Blütezeit:** Juli–August.

Rizinus wird als Zier- und Ölpflanze in Gärten angepflanzt. Seine Heimat ist das subtropische/ tropische Afrika. Die Pflanze kommt auch im Mittelmeerraum vor (Kretschmer et al. 2014).

Inhaltsstoffe Das Rizinusöl enthält fettes Öl, dessen Hauptbestandteil das Glyzerid der ungesättigten Rizinolsäure ist (80–85 %). Ferner Sterole mit β-Sitosterol als Hauptkomponente (Kretschmer et al. 2014).

Wirkungen Abführende Wirkung: Das Glyzerid wird im Dünndarm durch Pankreaslipasen gespalten und dadurch die Rizinolsäure freigesetzt. Rizinolsäure bewirkt durch Reizung der Darmschleimhaut eine vermehrte Darmperistaltik. Tierexperimentell ließ sich am Kolon der Ratte nach Zusatz von Rizinolsäure eine Steigerung der Flüssigkeitssekretion und der Prostaglandin E_2-Synthese im Darm nachweisen. Es wird vermutet, dass die abführende Wirkung des Rizinusöls u. a. auf der Stimulierung der endogenen PGE_2-Synthese beruht. Das freigesetzte PGE_2 bewirkt eine vermehrte Freisetzung von Elektrolyten und Wasser in das Darmlumen (Rimpler 1999; Kretschmer et al. 2014).

Anwendungsgebiete Innerlich zur kurzfristigen Anwendung bei Verstopfung (Obstipation). Zum Abführen bei Küken und Hühner mit Vergiftungen. Für Kühe bei Koprostase (Kotstauung im Dickdarm) (Gachnian u. Assenov 1985; Droumev et al. 1985).

Dosierung und Art der Anwendung

Dosierung Rizinusöl innerlich

Tier	Mittlere Tagesdosis
Großer Wiederkäuer	250,0–700,0 g
Pferd	250,0–450,0 g
Kleiner Wiederkäuer	50,0–150,0 g
Schwein	20,0–100,0 g
Hund	5,0–15,0 g
(nach Gachnian u. Assenov 1985)	

Rezepturen

Rp.
Ricini ol. virginale   1500 ml
D. S. Mit Kraftfutter vermischen. Innerlich als einmalige Gabe für 1000 Küken oder 500 Hühner bei Vergiftungen zum Abführen
(Gachnian u. Assenov 1985)

Rp.
Natives Rizinusöl   1500 ml

Rp.
Ricini ol. virginale   600 ml
Ethanol 90 %   100 ml
M. D. S. Innerlich für Kühe bei Koprostase (Kotstauung im Dickdarm)
(Droumev et al. 1985)

Rp.
Natives Rizinusöl   600 ml
Ethanol 90 %   100 ml

Unerwünschte Wirkungen Bei Überdosierung Magenreizungen mit Übelkeit, Erbrechen, Koliken und heftigen Durchfällen, bei trächtigen Tieren verstärkte Uteruskontraktion mit nachfolgendem Abort (Jones Meyer 1971; Danilenko u. Rodionov 1982; Kretschmer et al. 2014).

Gegenanzeigen Mensch: Bei Darmverschluss (Kretschmer et al. 2014).

Pflanzenpräparate Rizinusöl (s. Anhang A.6 Bezugsquellen).

Hinweise

Rizinusöl (Ricini oleum virginale) darf in der EU zur Verwendung als Hilfsstoff bei Lebensmittel-liefernden Tieren verwendet werden (s. Anhang A.3 VO [EU] Nr. 37/2010). Rizinusöl darf derzeit in der Schweiz weder bei Tieren, die der Lebensmittelgewinnung dienen, noch bei Heimtieren als Futtermittel bzw. Ergänzungsfuttermittel oder als Tierarzneimittel verwendet werden (s. Anhang A.4 Einstufungsliste pflanzlicher Stoffe und Zubereitungen). Mit Rizinusöl liegt derzeit bei laktierenden Tieren keine Erfahrung vor.

10.6   Sennespflanze

Stammpflanze *Senna alexandrina* MILL.. Diese Art war früher in die zwei Arten *Cassia senna* L. und *Cassia angustifolia* VAHL. getrennt. Da sich *C. senna* und *C. angustifolia* morphologisch, mikroskopisch sowie hinsichtlich ihrer Inhaltsstoffe nur unwesentlich voneinander unterscheiden, wurden beide Arten zur neuen Art *Senna alexandrina* MILL. vereinigt. Für diese Zusammenführung sprechen auch neuere Daten aus molekulargenetischen Untersuchungen.

Familie Fabaceae

Verwendeter Pflanzenteil Sennesblätter (Sennae folium), bestehend aus den getrockneten Fiederblättern von *Senna alexandrina* (früher *C. senna* [Alexandriner-Senna] oder *C. angustifolia* [Tinnevelly-Senna] oder aus einer Mischung beider Arten). **Geruch:** Schwach, charakteristisch. **Geschmack:** Anfangs schleimig-süßlich, später bitter. Sennesfrüchte (Sennae fructus) (früher Alexandriner-Sennesfrüchte [Sennae fructus acutifoliae] bzw. Tinnevelly-Sennesfrüchte [Sennae fructus angustifoliae]), bestehend aus den getrockneten Früchten von *S. alexandrina* (früher *C. senna* bzw. *C. angustifolia*). **Geruch:** Vgl. Sennesblätter **Geschmack:** Vgl. Sennesblätter.

Botanik/Herkunft Bei *Senna alexandrina* handelt es sich um einen 0,6–1,5 m hoher Strauch oder Halbstrauch (◨ Abb. 10.6). Der Stängel ist vom Grund an verzweigt. Die Blätter sind wechselständig, unpaarig gefiedert, mit 4–6 Paaren fast sitzenden, lanzettlichen, ganzrandigen, zugespitzten, nackten Fiederblättchen, die beim Alexandriner-Senna (früher *C. senna*) 2–3 cm lang und 1 cm breit, beim Tinnevelly-Senna (früher *C. angustifolia*) 2,5–6 cm lang und 1–2 cm

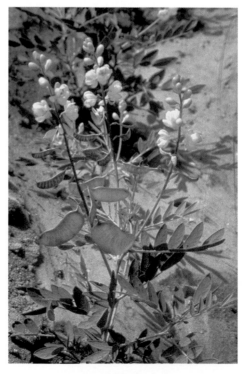

◨ **Abb. 10.6** Sennespflanze, blühende Pflanze mit Früchten

breit sind. Die Blüten sind goldgelb, mit 5 Kelchblättern, 5 Kronblättern und 10 Staubblättern. Die traubigen Blütenstände sitzen an langen Stielen in den Blattachseln. Die Frucht ist eine flache, leicht gebogene braune Bohne, 3–5 cm lang und 1,5–2,5 cm breit. **Blütezeit:** Juli–Oktober.

Alexandriner-Senna wächst im Niltal und im Sudan, Tinnevelly-Senna auf der Arabischen Halbinsel im Gebiet des Roten Meeres und im Sambesital in Ostafrika. In Indien (im Distrikt Tinnevelly) und in einigen afrikanischen Ländern wird die Pflanze kultiviert (Staesche u.Schleinitz 20014).

Inhaltsstoffe Anthranoide: Sennesblätter und -früchte enthalten ca. 3 % Anthranoide, die in der Blattdroge zu 75–80 % als Dianthrone und zu 20–25 % als Anthrone vorliegen. In der Regel sind sie glykosidisch gebunden. Dianthronglykoside: hauptsächlich Sennosid A, A1, B, C und D. **Anthronglykoside:** Rhein-8-O-β-glucosid, Rheindiglucosid, Aloeemodin-8-O-β-glucosid u. a.. **Naphthalinglykosid:** Tinnevellinglucosid kommt hauptsächlich im Tinnevelly-Senna vor, wohingegen 6-Hydroxymusizinglucosid nur im Alexandriner-Senna zu finden ist (Staesche u. Schleinitz 2014).

Wirkungen Die Wirkung der Droge bzw. ihrer Zubereitungen beruht auf den darin enthaltenen Anthranoiden. Ihre Wirkung bzw. Wirkungsweise wurde im entsprechenden Abschnitt von Aloe ausführlich besprochen (▶ Abschn. 10.1).

Anwendungsgebiete Innerlich zur kurzzeitigen Anwendung bei Verstopfung (Obstipation), auch für ein Schaf als Abführmittel (Rabinovich 1981; Gachnian u. Assenov 1985; Lipnizkiji et al. 1987).

Dosierung und Art der Anwendung Sennesblätter und -früchte werden in Form von Latwergen oder Aufgüssen (5–10:100) verabreicht. Bevorzugt werden wässrige Aufgüsse verwendet, die man aber nach dem Abkühlen noch durchseihen muss, um die harzigen Substanzen, die krampfartige Schmerzen verursachen können, zu entfernen. Die Droge ist Bestandteil von Teemischungen.

Dosierung Sennesblätter und -früchte innerlich	
Tier	**Mittlere Tagesdosis**
Großer Wiederkäuer	250,0–350,0 g
Pferd	200,0–300,0 g
Kleiner Wiederkäuer	30,0–50,0 g
Schwein	10,0–15,0 g
Hund	5,0–12,0 g
Katze	2,0–5,0 g
Huhn	1,0–1,5 g
(verändert nach Rabinovich 1981; Gachnian u. Assenov 1985)	

Rezepturen			
Rp.		**Rp.**	
Sennae fol.	30,0	Sennesblätter	30,0
Aqu. comm.	270,0	Trinkwasser	270,0
M. f. infus.		Aufguss herstellen	

D. S. Innerlich 3 × tgl. 100 ml für ein Schaf als Abführmittel
(verändert nach Lipnizkiji et al. 1987)

Unerwünschte Wirkungen Vgl. die Ausführungen bei Aloe (▶ Abschn. 10.1).

Gegenanzeigen Vgl. die entsprechenden Ausführungen bei Aloe (▶ Abschn. 10.1).

Pflanzenpräparate Sennesblätter und Sennesfrüchte (s. Anhang A.6 Bezugsquellen).

Hinweise

Sennesblätter (Sennae folium) und Sennesfrüchte (Sennae fructus) dürfen derzeit in der EU
bei Lebensmittel-liefernden Tieren nicht als Wirkstoffe eingesetzt werden (s. Anhang A.3 VO [EWG]
Nr. 2377/90). Sennesblätter und -früchte dürfen derzeit in der Schweiz weder bei Tieren, die der
Lebensmittelgewinnung dienen, noch bei Heimtieren als Futtermittel bzw. Ergänzungsfuttermittel oder als Tierarzneimittel verwendet werden (s. Anhang A.4 Einstufungsliste pflanzlicher
Stoffe und Zubereitungen). Mit Sennesblättern und -früchten liegen derzeit bei trächtigen und
laktierenden Tieren keine Erfahrungen vor.

10

Erkrankungen der Galle, Gallenwege und Leber

Jürgen Reichling, Marijke Frater-Schröder, Reinhard Saller, Julika Fitzi-Rathgen, Rosa Gachnian-Mirtscheva

J. Reichling et al., *Heilpflanzenkunde für die Veterinärpraxis*,
DOI 10.1007/978-3-662-48795-2_11, © Springer-Verlag Berlin Heidelberg 2016

Pflanzenname		Drogenname	
Deutsch	**Lateinisch**	**Deutsch**	**Lateinisch**
Artischocke	*Cynara scolymus*	Artischockenblätter	*Cynarae folium*
Gelbes Katzenpfötchen	*Helichrysum arenarium*	Katzenpfötchenblüten	*Helichrysi flos*
Gemeine Schafgarbe	*Achillea millefolium*	Schafgarbenkraut	*Millefolii herba*
Gemeiner Löwenzahn	*Taraxacum officinale*	Löwenzahnkraut Löwenzahnwurzel	*Taraxaci herba Taraxaci radix*
Mariendistel	*Silybum marianum*	Mariendistelfrüchte	*Cardui mariae fructus*
Pfefferminze	*Mentha x piperita*	Pfefferminzblätter	*Menthae piperitae folium*

Die Galle ist für die Verdauung und den Stoffwechsel wichtig. Praktische Bedeutung haben Pflanzen mit galletreibender Wirkung, deren Inhaltsstoffe die Bildung von Gallensaft und seine Absonderung in den Zwölffingerdarm unmittelbar beeinflussen. Anwendung finden auch pflanzliche Drogen mit gallesaftbildender Wirkung, die die Produktion von Gallensekret anregen. Eine bestimmte Bedeutung kommt auch Drogen zu, die fette Öle enthalten, welche die Entleerung der Gallenwege fördern. Nicht minder bedeutsam sind Drogen, deren Inhaltsstoffe auf die Gallenwege krampflösend wirken. Sie sind wertvoll bei Cholelithiasis (Gallensteinleiden) und tragen zum schmerzlosen Transport der Gallensteine bei. Zu den pflanzlichen Cholagoga (galletreibende Arzneimittel), die bei funktionellen Störungen der Gallenwege indiziert sind, gehören Heilpflanzen, die u. a. ätherische Öle, Alkaloide, Kaffesäurederivate und Bitterstoffe enthalten.

11.1   Artischocke

Stammpflanze *Cynara scolymus* L.

Familie Asteraceae

Verwendeter Pflanzenteil Artischockenblätter (Cynarae folium), bestehend aus den frischen oder getrockneten, ganzen oder geschnittenen Laubblättern der Pflanze. **Geruch:** Schwach aromatisch, leicht beißend. **Geschmack:** Zunächst leicht salzig, dann sehr bitter.

Botanik/Herkunft Die Artischocke (◘ Abb. 11.1) ist eine krautige, 1,5–2 m hohe Pflanze mit distelartigem Habitus, großen violetten Blütenständen und kurzem, ausdauerndem Wurzelstock. Die Laubblätter sind 1- bis 2fach fiederschnittig, oberseits hellgrün und unbehaart, unterseits graufilzig behaart. Die Blattnervatur ist auf der Blattunterseite deutlich zu erkennen. Einzelne Blütenköpfchen mit 6–8 cm Durchmesser. Die Hüllblätter sind schuppenförmig angeordnet und nackt, die äußeren haben ein spitzes, dreieckiges Anhängsel. Die Blüten sind röhrig, blau oder hellrot. Die Früchte sind länglich, 6–8 cm lang, graubraun mit dunklen Flecken und mit einem 25–40 mm langen Pappus an der Spitze. **Blütezeit:** Juli–August.
  Die Pflanze soll ursprünglich in Äthiopien beheimatet gewesen sein. Sie war schon den Römern bekannt, geriet dann aber in Vergessenheit. Sie wurde erst wieder im 15. Jahrhundert in Kultur genommen. Nach Europa kam die Artischocke erst im 17. Jahrhundert. Heute stammt

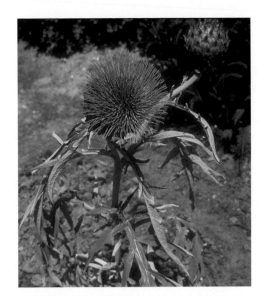

◘ **Abb. 11.1** Artischocke, fiederschnittige Blätter und großer violetter Blütenstand

die Artischocke ausschließlich aus Kulturvorkommen. In Europa wird die Pflanze, von der zahlreiche Zuchtsorten existieren, hauptsächlich in Italien, Frankreich, Spanien und Rumänien, in den USA v. a. in Florida angebaut (Brand 2014).

Inhaltsstoffe **Hydroxyzimtsäuren:** Hydroxyzimtsäuren sind in allen Pflanzenteilen enthalten. Es handelt sich um Mono- und Di-Caffeoylchinasäuren (0,02–2 %) mit den Hauptkomponenten Chlorogensäure, Neochlorogensäure und Cryptochlorogensäure. Cynarin liegt in der Pflanze nicht genuin vor; es entsteht bei der Pflanzenverarbeitung artifiziell aus 1,3-Dicaffeoylchina-säure. **Sesquiterpenlactone:** Bis 4 % Sesquiterpenlactone mit Bitterstoffcharakter: Cynaropikrin (Hauptkomponente), Grosheimin, Cynaratriol und Dehydrocynaropikrin. Die Substanzen befinden sich nur in den grünen Pflanzenteilen und werden dort von Compositen-Drüsenschuppen sezerniert. **Flavonoide:** In der Droge ca. 0,5 % mit Cynarosid, Scolymosid und Cynarotriosid als Hauptkomponenten (Saller et al. 1995; Brand 2014).

Je nach Herkunft, Erntetermin und Drogenaufbereitung variiert der Gehalt an Bitterstoffen und Hydroxyzimtsäuren in der Droge beträchtlich.

Wirkungen Aufgrund tierexperimenteller Untersuchungen werden Artischockenblättern und ihren Zubereitungen choleretische, cholkinetische, lipid- und cholesterinsenkende sowie hepato-stimulierende Wirkungen zugesprochen. **Choleretische Wirkung:** Alkoholische Zubereitungen steigerten z. B. bei der Ratte die Galleproduktion um 20–40 %. **Lipid- und cholesterinsenkende Wirkung:** Bei hyperlipidämisierten Ratten senkte ein wässrig-alkoholischer Extrakt die Triclyce-ridwerte um 33 % und die Cholesterinwerte um 45 %. **Bitterstoffwirkung:** Aufgrund der bitter schmeckenden Sesquiterpenlactone wird die Speichel- und Magensaftsekretion auf reflekto-rischem Wege angeregt (Gachnian u. Assenov 1978; Wagner 1999; ESCOP 2003; Brand 2014).

Anwendungsgebiete Bei Funktionsstörungen im Bereich von Leber und Gallenblase sowie bei dyspeptischen Beschwerden, die hauptsächlich durch Störungen des Leber-Galle-Systems verursacht werden (Gachnian u. Assenov 1978, 1985).

Dosierung und Art der Anwendung Aufguss (1:10): Hunde erhalten davon oral 1–2 × tgl. 1 Teelöffel voll (Gachnian u. Assenov 1978, 1985).

Gegenanzeigen Bei bekannter Überempfindlichkeit gegen Artischocken und andere Korbblütler. Verschluss der Gallenwege; Gallensteine.

Pflanzenpräparate PlantaHepar, Deutschland. Ergänzungsfuttermittel (enthält Extrakte aus Artischockenblätter, Mariendistelfrüchte, Enzianwurzel) für Hunde, Katzen, Kaninchen, Meerschweinchen, zur Unterstützung des Leberstoffwechsels (s. Anhang A.5 Lila Liste 2014/2015). **Hepa Zoom**, Deutschland. Diätergänzungsfuttermittel (enthält u. a. Extrakte aus Artischockenblätter und Mariendistelfrüchten) für Hunde und Katzen zur Unterstützung der Leberfunktion bei chronischer Leberinsuffizienz (s. Anhang A.5 Lila Liste 2014/2015). Artischockenblätter (s. Anhang A.6 Bezugsquellen).

Hinweise

Artischockenblätter (Cynarae folium) dürfen derzeit in der EU bei Lebensmittel-liefernden Tieren nicht als Wirkstoff eingesetzt werden (s. Anhang A.3 VO [EU] Nr. 37/2010). Artischockenblätter dürfen in der Schweiz bei Tieren, die der Lebensmittelgewinnung dienen und bei Heimtieren als Futtermittel bzw. Ergänzungsfuttermittel verwendet werden (s. Anhang A.4 Einstufungsliste pflanzlicher Stoffe und Zubereitungen). Mit Artischockenblättern liegen derzeit für trächtige und laktierende Tiere keine Erfahrungen vor.

11.2 Gelbes Katzenpfötchen

Stammpflanze *Helichrysum arenarium* (L.) MOENCH

Familie Asteraceae

Verwendeter Pflanzenteil Katzenpfötchenblüten (Helichrysi flos), bestehend aus den getrockneten, vor dem völligen Aufblühen gesammelten Trugdolden. **Geruch:** Schwach aromatisch. **Geschmack:** Schwach bitter und würzig aromatisch.

Botanik/Herkunft Ausdauernde Pflanze, 10–30 cm hoch, mit kurzem, kräftigem Wurzelstock und aufrechtem, graufilzig behaartem Stängel (◘ Abb. 11.2). Laubblätter ganzrandig, 4–7 cm lang, weißfilzig behaart, die unteren länglich, verkehrt eiförmig und stumpf, die oberen lineal lanzettlich und spitz. Blütenköpfchen zu 3 bis 40 in einer dichten endständigen, zusammengesetzten Trugdolde von 2–8 cm Durchmesser angeordnet. Blütenstandsstiel mit langen, peitschenförmigen Gliederhaaren wollig behaart. Hüllkelchblätter zahlreich, zitronengelb, mehrreihig, regelmäßig dachziegelartig angeordnet, die äußeren trockenhäutig. Achänen elliptisch und abgeflacht. Der Pappus ist hellgelb, fast gleich lang wie die Kronröhre. **Blütezeit:** Juli–Oktober.

Die Pflanze ist in Mitteleuropa von den Niederlanden bis Dänemark, im Osten bis Ungarn verbreitet. Sie wächst bevorzugt auf sandigen, trockenen, warmen und nährstoffarmen Böden. Die Droge stammt aus Wildsammlungen. Hauptlieferländer sind Polen, Russland und die Türkei (Mechler 2014).

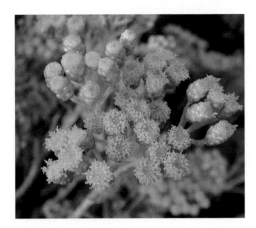

Abb. 11.2 Gelbes Katzenpfötchen, Blütenstand

Inhaltsstoffe **Flavonoide:** In den Blütenköpfchen 0,6 % Flavonoide, darunter Apigenin, Luteolin, Kämpferol, Naringenin und deren Glykoside. Daneben findet man noch methylierte Flavonoide sowie 0,4 % Isosalipurposid, ein Chalcon, das die gelbe Farbe der Hüllkelchblätter verursacht. **Pyranonderivate:** Die gelbe Farbe der Blütenköpfchen basiert darüber hinaus noch auf den gelbgefärbten Pyranonderivaten Arenol und Homoarenol. **Sonstige Inhaltsstoffe:** Bitterstoffe, Gerbstoffe, Inosit, 0,05 % ätherisches Öl und Phenolcarbonsäuren (Mechler 2014).

Wirkungen An Hunden wurde ein schwacher choleretischer und spasmolytischer Effekt nachgewiesen. **Antibakterielle Wirkung:** Ein ethanolischer Drogenextrakt erwies sich gegen *Staphylococcus albus*, *Staphylococcus aureus* und *Pseudomonas aeruginosa* als antibakteriell wirksam (MHK: 1 mg/ml) (Rabinovich 1981; Schilcher et al. 2010; Mechler 2014).

Anwendungsgebiete Zur Unterstützung bei der Behandlung von akuten und chronischen nichtentzündlichen Gallenblasen- und Leberbeschwerden (Rabinovich 1981).

Dosierung und Art der Anwendung Die zerkleinerte Droge wird meist in Form eines Dekoktes eingesetzt.

Dosierung Katzenpfötchenblüten innerlich	
Tier	**Mittlere Tagesdosis**
Großer Wiederkäuer	20–40 g
Pferd	20–40 g
Schwein	2–5 g
Hund	0,5–1 g
(Rabinovich 1981)	

Gegenanzeigen **Mensch:** Bei Verschluss der Gallenwege (Schilcher et al. 2010).

Pflanzenpräparate Katzenpfötchenblüten (s. Anhang A.6 Bezugsquellen).

Hinweise

Katzenpfötchenblüten (Helichrysi flos) dürfen derzeit in der EU bei Lebensmittel-liefernden Tieren nicht als Wirkstoff eingesetzt werden (s. Anhang A.3 VO [EU] Nr. 37/2010). Katzenpfötchenblüten dürfen derzeit in der Schweiz weder bei Tieren, die der Lebensmittelgewinnung dienen, noch bei Heimtieren als Futtermittel bzw. Ergänzungsfuttermittel oder als Tierarzneimittel verwendet werden (s. Anhang A.4 Einstufungsliste pflanzlicher Stoffe und Zubereitungen). Mit Katzenpfötchenblüten liegen derzeit bei trächtigen und laktierenden Tieren keine Erfahrungen vor.

11.3   Gemeine Schafgarbe

Stammpflanze, Familie, verwendeter Pflanzenteil, Botanik/Herkunft, Inhaltsstoffe, Wirkungen, unerwünschte Wirkungen, Gegenanzeigen, Hinweise ▶ Abschn. 8.15.

Anwendungsgebiete Innerlich bei leichten krampfartigen Magen-Darm-Galle-Störungen (Mosgov 1961; Rabinovich 1981; Gachnian u. Assenov 1985).

Dosierung und Art der Anwendung Innerlich wird Schafgarbenkraut in Form von Pulvern, Pillen, Latwergen oder Tinkturen verwendet. Es ist Bestandteil von Teemischungen.

Dosierung Schafgarbenkraut innerlich	
Tier	**Mittlere Tagesdosis**
Großer Wiederkäuer	25,0–50,0 g
Pferd	10,0–25,0 g
Kleiner Wiederkäuer	5,0–10,0 g
Schwein	2,0–5,0 g
Hund	0,5–1,0 g
Katze, Huhn	0,2–0,5 g
(nach Mosgov 1961; Rabinovich 1981; Gachnian u. Assenov 1985)	

Pflanzenpräparate Schafgarbenkraut (s. Anhang A.6 Bezugsquellen).

11.4   Gemeiner Löwenzahn

Stammpflanze, Familie, verwendeter Pflanzenteil, Botanik/Herkunft, Inhaltsstoffe, Wirkungen, unerwünschte Wirkungen, Gegenanzeigen, Hinweise ▶ Abschn. 8.17.

Anwendungsgebiete Innerlich bei Verdauungsbeschwerden und Störungen des Gallenflusses (Rabinovich 1981; Gachnian u. Assenov 1985).

Dosierung und Art der Anwendung Löwenzahnwurzel und -kraut werden in Form von Pulvern, Pillen, Bissen und Extrakten verwendet.

Dosierung Löwenzahnwurzel und -kraut innerlich	
Tier	**Mittlere Tagesdosis**
Großer Wiederkäuer	15,0–50,0 g
Pferd	10,0–25,0 g
Kleiner Wiederkäuer	3,0–10,0 g
Schwein	2,0–5,0 g
Hund	0,5–2,0 g
Katze	0,5–1,0 g
Huhn	0,1–0,5 g
(nach Rabinovich 1981; Gachnian u. Assenov 1985)	

Pflanzenpräparate Löwenzahnkraut und Löwenzahnwurzel (s. Anhang A.6 Bezugsquellen).

11.5 Mariendistel

Stammpflanze *Silybum marianum* (L.) GAERTN.

Familie Asteraceae

Verwendeter Pflanzenteil Mariendistelfrüchte (Cardui mariae fructus), bestehend aus den reifen, vom Pappus befreiten Früchten der Pflanze. **Geruch:** Nahezu geruchlos. **Geschmack:** Die Fruchtschale hat einen bitteren, der Samen einen öligen Geschmack.

Botanik/Herkunft Die 1-jährige überwinternde oder 2-jährige Pflanze (◨ Abb. 11.3a) wird bis 1,5 m hoch und besitzt eine Pfahlwurzel. Sie ist durch die großen grün-weiß marmorierten Blätter die kräftige Dornen, tragen und die großen Blütenköpfchen mit ihren purpurroten Röhrenblüten charakterisiert. Die braunfleckigen Achänen tragen einen silbrig glänzenden Pappus (◨ Abb. 11.3b). **Blütezeit:** Juli–August.
Die Pflanze ist im Mittelmeergebiet beheimatet und in Nord- und Mittelamerika sowie in Südaustralien eingebürgert. Die Droge stammt aus dem Anbau und wird v. a. aus Nordafrika, Südamerika, China und Mitteleuropa importiert (Saller et al. 1995).

Inhaltsstoffe Flavonolignane: Die Früchte enthalten 1–3 % Silymarin, ein komplexes Gemisch aus verschiedenen Flavonolignanen. Die Substanzen sind aus dem Flavanonol Taxifolin und dem Coniferylalkohol aufgebaut, wobei beide Bauelemente unterschiedlich miteinander verknüpft sind. Das Flavonolignangemisch besteht hauptsächlich aus den Strukturisomeren Silybin (Silibinin), Isosilybin, Silychristin und Silydianin. In geringerer Menge kommen noch die Flavonolignane Isosilychristin, Silymonin, Silandrin u. a. vor. Zusätzlich findet man in den Früchten noch Taxifolin in freier Form und Coniferylalkohol als Dimerisierungsprodukt (Dehydrodiconiferylalkohol). **Flavonoide:** Die Früchte enthalten u. a. Quercetin, Dihydrokämpferol, Kämpferol, Apigenin und Naringenin. Im Kraut konnten Apigenin, Apigenin-7-O-glucosid, Apigenin-7-O-glucuronid, Apigenin-4,7'-O-diglucosid, Kämpferol, Kämpferol-7-O-glucosid, Kämpferol-3-sulfat, Luteolin und Luteolin-7-O-glucosid nachgewiesen werden. **Sonstige Inhaltsstoffe:** Die Frucht enthält 26–28 % Eiweiß und 20–30 % fettes Öl mit hohem Anteil an Linolsäure, Ölsäure und Palmitinsäure. Im Blatt konnten neben Flavonoiden noch

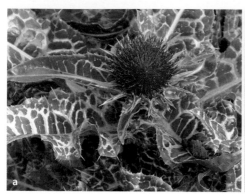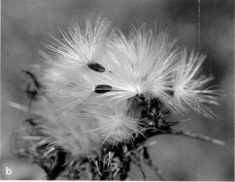

◘ **Abb. 11.3a,b** Mariendistel, **a** blühende Pflanze, **b** Achänen mit silbrig glänzendem Pappus

Fumarsäure nachgewiesen werden. Bis auf die Frucht findet man in allen Pflanzenteilen Polyacetylene, wobei die Wurzel die meisten Verbindungen aufweist (Saller et al. 1995).

Wirkungen und Wirksamkeit Silymarin wirkt antagonistisch gegenüber zahlreichen Leberschädigungsmodellen. Die therapeutische Wirksamkeit beruht hierbei auf 3 Eigenschaften: Zum einen verändert Silymarin die Struktur der äußeren Zellmembran der Hepatozyten derart, dass Lebergifte nicht in das Zellinnere eindringen können. Zum anderen stimuliert Silymarin die Aktivität der nukleolären Polymerase I mit der Konsequenz einer gesteigerten ribosomalen Ribonukleinsäure(rRNS)-Synthese. Damit wird die Regeneration der Leber angeregt (gesteigerte Proteinbiosynthese) und die Neubildung von Hepatozyten stimuliert. Darüber hinaus hemmen die Silymarine die Lipidperoxidation sowie die Bildung von Entzündungsmediatoren (WHO 2002; Liersch et al. 2014; Saller et al. 2001, 2007).

Anwendungsgebiete Zubereitungen: Zur unterstützenden Behandlung bei chronisch-entzündlichen Lebererkrankungen, toxischen Leberschäden. **Droge:** Verdauungsbeschwerden, besonders bei funktionellen Störungen des ableitenden Gallensystems (Schoen u. Wynn 1998; Mandelker u. Wynn 2004; Wynn u. Fougère 2007).

Dosierung und Art der Anwendung Mariendistelfrüchte werden in Form von Extraktzubereitungen in pflanzlichen Fertigpräparaten angewendet. Die Dosierung der Pulverdroge für Kleintiere beträgt 50–100 mg/kg (in 3 Portionen) am Tag (Wynn u. Fougère 2007).

Gegenanzeigen Bei bekannter Überempfindlichkeit gegen Mariendistel oder verwandter Asteraceen.

Pflanzenpräparate Legaphyton 200, Legaphyton 50, Deutschland. Ergänzungsfuttermittel für Hund und Katze zur Unterstützung der Leberfunktionen (s. Anhang A.5 Lila Liste 2014/2015). Mariendistelfrüchte (s. Anhang A.6 Bezugsquellen).

Hinweise

Mariendistelfrüchte (Cardui mariae fructus) dürfen derzeit in der EU bei Lebensmittel-liefernden Tieren nicht als Wirkstoff eingesetzt werden (s. Anhang A.3 VO [EU] Nr. 37/2010). Mariendistelfrüchte dürfen in der Schweiz bei Tieren, die der Lebensmittelgewinnung dienen und bei Heimtieren als Tierarzneimittel verwendet werden (s. Anhang A.4 Einstufungsliste pflanzlicher Stoffe und Zubereitungen). Mit Mariendistelfrüchten liegen derzeit für trächtige und laktierende Tiere keine Erfahrungen vor.

11.6 Pfefferminze

Stammpflanze, Familie, verwendeter Pflanzenteil, Botanik/Herkunft, Inhaltsstoffe, Wirkungen, unerwünschte Wirkungen, Gegenanzeigen, Hinweise ▶ Abschn. 8.33.

Anwendungsgebiete Innerlich werden Pfefferminzblätter bei krampfartigen Beschwerden der Gallenblase und Gallenwege sowie als galletreibendes Mittel verwendet (Mosgov 1961, 1979; Gachnian u. Assenov 1985; Rabinovich 1987; Lipnizkiji et al. 1987).

Dosierung und Art der Anwendung Zerkleinerte Pfefferminzblätter für Aufgüsse, Auszüge aus Pfefferminzblättern zur inneren Anwendung. Pfefferminztinktur, Pfefferminzwasser und ätherisches Öl zur **inneren** und **äußeren** Anwendung.

Pfefferminzblätter dienen in Form eines Aufgusses im Verhältnis 1:10 bis 1:100 als galletreibendes Mittel.

Dosierung Pfefferminzblätter innerlich	
Tier	**Mittlere Tagesdosis**
Großer Wiederkäuer	25,0–50,0 g
Pferd	20,0–40,0 g
Kleiner Wiederkäuer	5,0–10,0 g
Schwein	2,0–5,0 g
Hund	1,0–3,0 g
Katze	0,5–1,0 g
Huhn	0,2–0,5 g
(nach Mosgov 1961, 1979; Gachnian u. Assenov 1985; Rabinovich 1987; Lipnizkiji et al. 1987)	

Pflanzenpräparate Pfefferminzblätter (s. Anhang A.6 Bezugsquellen).

Hauterkrankungen I: Verletzungen (Prellungen, Verstauchungen, Quetschungen), schlecht heilende Wunden und Geschwüre

Jürgen Reichling, Marijke Frater-Schröder, Reinhard Saller, Julika Fitzi-Rathgen, Rosa Gachnian-Mirtscheva

J. Reichling et al., *Heilpflanzenkunde für die Veterinärpraxis*,
DOI 10.1007/978-3-662-48795-2_12, © Springer-Verlag Berlin Heidelberg 2016

Pflanzenname		Drogenname	
Deutsch	**Lateinisch**	**Deutsch**	**Lateinisch**
Arnika	*Arnica montana*	Arnikablüten	*Arnicae flos*
Bockshornklee	*Trigonella foenum- greacum*	Bockshornsamen	*Foenugraeci semen*
Echte Kamille	*Matricaria chamomilla*	Kamillenblüten	*Matricariae flos*
Echter Alant	*Inula helenium*	Alantwurzel	*Helenii rhizoma*
Eukalyptus	*Eucalyptus globulus*	Eukalyptusblätter	*Eucalypti folium*
Fieberklee	*Menyanthes trifoliata*	Fieberkleeblätter	*Menyanthidis trifoliatae folium*
Frauenmantel	*Alchemilla vulgaris*	Frauenmantelkraut	*Alchemillae herba*
Gemeiner Beinwell	*Symphytum officinale*	Beinwellblätter/-kraut/-wurzel	*Symphyti folium/herba/radix*
Johanniskraut	*Hypericum perforatum*	Johanniskraut	*Hyperici herba*
Kleiner Odermennig	*Agrimonia eupatoria*	Odermennigkraut	*Agrimoniae herba*
Knoblauch	*Allium sativum*	Knoblauchzwiebel	*Allii sativi bulbus*
Küchenzwiebel	*Allium cepa*	Zwiebel	*Allii cepae bulbus*
Melisse	*Melissa officinalis*	Melissenkraut	*Melissae folium*
Ratanhia	*Krameria lappacea*	Ratanhiawurzel	*Ratanhiae radix*
Ringelblume	*Calendula officinalis*	Ringelblumenblüten	*Calendulae flos*
Rosskastanie	*Aesculus hippocastanum*	Rosskastaniesamen	*Hippocastani semen*
Sonnenblume	*Helianthus annuus*	Sonnenblumenöl	*Helianthi annui oleum*
Waldkiefer	*Pinus sylvestris*	Junge Kiefernsprosse	*Pini turiones/Pini aetheroleum*
Wiesenklee	*Trifolium pratense*	Wiesenkleeblüten	*Trifolii pratensis flos*

Die Haut stellt für den Organismus die äußerste Begrenzung gegenüber der Umwelt dar. Sie schützt die darunter gelegenen Gewebe und Organe vor chemischen, mechanischen und physikalischen Schädigungen von außen und verhindert somit das Eindringen von unerwünschten Krankheitskeimen. Die Haut erfüllt außerdem wichtige Aufgaben bei der Regulation des Wasser- und Wärmehaushaltes.

Durch Einwirkung spitzer Gewalt von außen können oberflächliche oder tiefe Wunden entstehen; durch Einwirkung stumpfer Gewalt werden in der Regel Prellungen, Quetschungen, Verstauchungen oder Zerrungen hervorgerufen. In all diesen Fällen wird die normale Hautfunktion gestört, Nerven und Gefäße verletzt und nicht selten entstehen Ödeme und Hämatome. Zudem kann es in Folge der Verletzungen dazu kommen, dass die geschädigten Hautpartien mit Krankheitskeimen infiziert werden. Hämatome, Nekrosen, Störungen der Hautsekretion, Infektionen, Vitaminmangel u. a. m. sind Ursache dafür, dass gelegentlich der physiologische Wundheilungsprozess gestört wird.

Für die Behandlung von schlecht heilenden Wunden und Geschwüren eignen sich v. a. Heilpflanzen, die antiphlogistische, granulationsfördernde, antimikrobielle und immunstimulierende Eigenschaften aufweisen (z. B. Kamille, Ringelblume). Zur Behandlung stumpfer Traumen sind bevorzugt solche Heilpflanzen geeignet, die über Wirkstoffe mit entzündungshemmender

Potenz verfügen und/oder die Ausbildung von Ödemen und Hämatomen verhindern sowie ihre Abheilung fördern können (z. B. Arnika, Beinwell).

12.1   Arnika

Stammpflanze *Arnica montana* L.

Familie Asteraceae

Verwendeter Pflanzenteil Arnikablüten (Arnicae flos), bestehend aus den ganzen oder teilweise zerfallenen, getrockneten Blütenständen bzw. Blütenkörbchen der Pflanze. **Geruch:** Stark aromatisch. **Geschmack:** Stark aromatisch, kratzend und leicht bitter.

Botanik/Herkunft *Arnika montana* (◨ Abb. 12.1) tritt in 2 Unterarten, *ssp. montana* und *spp. atlantica* BOLOS auf. Beide Unterarten lassen sich anhand ihrer Blätter unterscheiden. Es handelt sich um eine 20–60 cm hohe, krautige Staude mit einem meist unverzweigten, 3-gliedrigen, sympodialen, bräunlichen Rhizom und einer 4- bis 6-blättrigen, auf dem Boden flach ausgebreiteten Blattrosette. Die Laubblätter sind sitzend, ganzrandig, eiförmig bis länglich verkehrt-eiförmig mit meist 5 (bis 7) unterseits hervortretenden Längsnerven. Die dotter- bis orangegelben Blütenkörbchen stehen endständig an einem drüsig behaarten Stängel. Die Frucht besitzt einen borstig behaarten Pappus. **Blütezeit:** Juli–August.

   Arnika montana wächst bevorzugt auf nicht oder nur wenig gedüngten Wiesen und Heidekrautbeständen im Gebirge. Sie ist in Europa und Mittelasien weit verbreitet. Die Droge stammt aus Wildvorkommen in Spanien, Italien, dem ehemaligen Jugoslawien und wird in der Schweiz angebaut (Merfort 2014).

Inhaltsstoffe **Ätherisches Öl:** Die Blütenköpfchen enthalten 0,2–0,35 % ätherisches Öl. Es besteht im Wesentlichen aus Monoterpenen und Sesquiterpenen, wie z. B. Thymol, Thymolmethylether, α-Phellandren, Myrcen, Humulen, Cadinen, Caryophyllenoxid. **Sesquiterpenlactone:** In den Blütenköpfchen 0,4–0,9 %, wie z. B. Helenalin- und 11α,13-Dihydrohelenalinester (Helenaline). Die Substanzen werden zu den Pseudoguaianoliden gerechnet. Ihre Grundstrukturen sind mit verschiedenen kurzkettigen Carbonsäuren verestert. **Flavonoide:** In den Blüten 0,4–0,6 % Flavon- und Flavonolglykoside, wie z. B. Kämpferol-3-0-β-glucosid, Quercetin-3-0-β-glucosid, Patuletin-3-0-β-glucosid, Spinacetin-3-0-β-glucosid. **Sonstige Inhaltsstoffe:** In der Blütendroge findet man noch Triterpene, Carotinoide, Phenolcarbonsäuren, wie z. B. Chlorogensäure und Cynarin; Cumarine, wie z. B. Umbelliferon und Scopoletin; Polyacetylene, wie z. B. Tridecen-(1)-pentain; Pyrrolizidin-Alkaloide, wie z. B. Tussilagin, Isotussilagin sowie Kaffeesäure und Kaffesäurederivate mit 1,5-Dicaffeoylchinasäure als Hauptkomponente (Saller et al. 1995; Merfort 2014).

Wirkungen Für Arnikablüten und eine Reihe von Inhaltsstoffen und Zubereitungen liegen tierexperimentelle Hinweise auf verschiedene biologische Effekte vor, u. a. entzündungshemmende, antimikrobielle, antirheumatische, antiarthritische, immunstimulierende und granulopoetische Wirkungen. Die **entzündungshemmenden Wirkungen** sind tierexperimentell genauer charakterisiert, z. B. im Vergleich mit Indometacin und Phenylbutazon; festgestellt wurden u. a. Hemmung von Chemotaxis, Leukozytenmigration, Histaminfreisetzung aus Mastzellen, Serotoninfreisetzung aus Thrombozyten, Aktivität von lysosomalen Enzymen, Aktivität

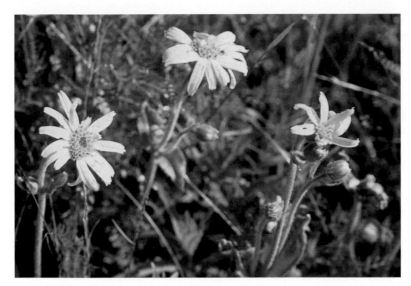

◘ **Abb. 12.1** Arnika, Blütenköpfchen

der Phospholipase A_2. Die **antiseptische und antibakterielle Wirkung** der Droge bzw. Drogenzubereitungen beruht in erster Linie auf dem Vorkommen der Sesquiterpenlactone, wie z. B. Helenalin, Helenalinacetat (Saller et al. 1995; ESCOP 2003; Merfort 2014).

Anwendungsgebiete **Äußerlich** bei Verletzungen, wie Blutergüssen, Verstauchungen, Prellungen, Quetschungen, Ödemen, schlecht heilenden Wunden (Aichberger et al. 2006).

Dosierung und Art der Anwendung Teeaufguss und verdünnte Tinktur zur **äußerlichen** Anwendung.

Teeaufguss: 4 Teelöffel (ca. 2 g) Arnikablüten mit 100 ml siedendem Wasser übergießen und etwa 10–15 min ziehen lassen. Leinen, Zellstoff oder ein ähnliches Material werden mit dem Teeaufguss durchtränkt und auf die entsprechenden Körperpartien aufgelegt. Die Umschläge werden mehrmals tgl. gewechselt.

Arnikatinktur: Hergestellt aus 1 Teil Arnikablüten und 10 Teilen Ethanol 70 % (V/V) (vorzugsweise durch Perkolation). Zur Bereitung feuchter Umschläge (zum Auflegen auf oder zum Einreiben von Wunden) wird die Arnikatinktur 5fach mit Wasser verdünnt. **Hinweis:** Arnikatinktur darf nicht unverdünnt angewendet werden (Aichberger et al. 2006).

Unerwünschte Wirkungen Längere Anwendung an geschädigter Haut ruft relativ häufig eine ödematöse Dermatitis mit Bläschenbildung hervor. Ferner können bei längerer Anwendung Ekzeme auftreten. Bei zu hoher Konzentration in der Darreichung sind primär toxisch bedingte Hautreaktionen mit Bläschenbildung bis zur Nekrotisierung möglich.

Bei lokaler Anwendung können toxisch und/oder allergisch bedingte Dermatosen auftreten. Beim Menschen wird die Sensibilisierungspotenz von Arnikazubereitungen als stark eingeschätzt. Kreuzreaktionen mit anderen Kompositen (z. B. Schafgarbe) sind zu beachten (Danilenko u. Rodionov 1982; Börngen 1988; Saller et al. 1995; Merfort 2014).

Gegenanzeigen Bei bekannter Überempfindlichkeit gegenüber Arnika (Arnikaallergie).

Pflanzenpräparate Restitutionsfluid Plus, Deutschland. Pflanzliches Tierarzneimittel (enthält alkoholische Extraktzubereitungen aus Arnikablüten, Beinwellwurzeln, Chilischoten, Senfsamen sowie Rosmarinöl und Eukalyptusöl); äußerlich angewendet zur Unterstützung der Regeneration, Anregung der Durchblutung und milden Durchwärmung von Muskeln und Sehnen. (s. Anhang A.5 Lila Liste 2014/2015). **Euterbalsam.** Traditionelles Arzneimittel für Tiere (Rind, Pferd, Schaf, Ziege), angewendet als mildes Euterdesinfektionsmittel zur Vorbeugung von Euterkrankheiten und zur Unterstützung der Euterfunktion; es enthält als arzneilich wirksame Bestandteile Arnikatinktur, Johanniskrautöl, Campher, Eukalyptusöl, Rosmarinöl, Nelkenöl und Lorbeerblätteröl (Dr. Schaette AG, Deutschland). Arnikablüten (s. Anhang A.6 Bezugsquellen).

Hinweise

Arnika (Arnicae flos und Arnicae planta tota) darf bei Lebensmittel-liefernden Tieren als Wirkstoff zur äußerlichen Anwendung eingesetzt werden (s. Anhang A.3 VO [EU] Nr. 37/2010). Arnika darf in der Schweiz bei Tieren, die der Lebensmittelgewinnung dienen und bei Heimtieren als Tierarzneimittel verwendet werden (s. Anhang A.4 Einstufungsliste pflanzlicher Stoffe und Zubereitungen). Mit Arnika und Arnikablüten liegen derzeit bei trächtigen und laktierenden Tieren keine Erfahrungen vor.

12.2 Bockshornklee

Stammpflanze *Trigonella foenum-graecum* L.

Familie Fabaceae

Verwendeter Pflanzenteil Bockshornsamen (Foenugraeci semen), bestehend aus den getrockneten, reifen Samen der Pflanze. **Geruch:** Kräftig, charakteristisch, aromatisch. **Geschmack:** Leicht salzig, beim Kauen etwas schleimig und bitter.

Botanik/Herkunft Die Pflanze (◻ Abb. 12.2) wird 10–50 cm hoch und ist 1-jährig mit langer, senkrechter Pfahlwurzel. Der Stängel ist aufrecht und rund, die Blätter sind grün, zahlreich, kurz gestielt und aus 3 verkehrt-eiförmigen bis lanzettlichen Blättchen zusammengesetzt. Die Blüten sind gelblichweiß, zu 1–2 in den Achseln der oberen Blätter und fast sitzend. Der Kelch ist röhrig mit 5 langen, schmalen, behaarten Zähnen. Die Krone ist 0,8–1,8 cm lang, wobei die Flügel und das Schiffchen viel kürzer sind als die Fahne. Die Staubfäden sind verwachsen, der oberste Staubfaden ist frei. Die 3–10 cm lange Hülse, die 10–20 flache, eiwürfelförmige, gelbbraune Samen enthält ist aufrecht, gebogen und besitzt einen 2–3 cm langen Schnabel. Die Pflanze besitzt einen charakteristischen Geruch. **Blütezeit:** April–Juli.

Beheimatet ist der Bockshornklee in Mesopotamien, China, Indien und im Mittelmeergebiet. Drogenimporte stammen aus Kulturen in Ägypten, Äthiopien, China, Frankreich, Indien, Marokko, Pakistan, Syrien, Tunesien, Ukraine und USA (Horz u. Reichling 2014).

Inhaltsstoffe Die Droge enthält 25–45 % Schleimstoffe, 2–3 % Steroidsaponine (u. a. Foenugraecin), 0,015 % ätherisches Öl mit dem Geruchsträger 3-Hydroxy-4,5-dimethyl-2-furanon, Flavonoide (u. a. Isoorientin, Isovitexin, Saponaretin), Sterole (u. a. Cholesterol, Sitosterol), 27 % Eiweiß und 6–10 % fettes Öl (Horz u. Reichling 2014).

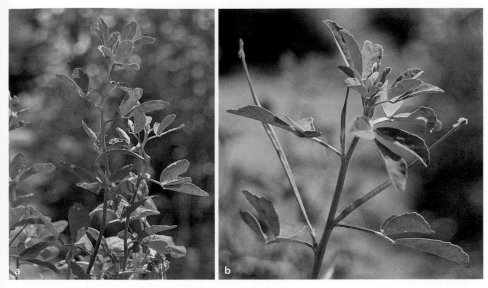

◘ **Abb. 12.2a,b** Bockshornklee, **a** Pflanze, **b** Blätter und Früchte

Wirkungen **Äußerlich** wirkt die Droge entzündungshemmend, reizlindernd, antiseptisch, anti-ödematös und antiviral (u. a. gegen Grippe- und Tabakmosaikviren). **Innerlich** soll die Droge die Sekretion der Magen- und Darmdrüsen sowie die Gallensekretion fördern und dadurch den Appetit der Tiere anregen. Tierexperimentell ist eine cholesterinsenkende sowie choleretische Wirkung nachgewiesen. Das cholesterinspiegelsenkende Prinzip ist noch nicht eindeutig geklärt. (Popov 1946; Manolova et al. 1971, 1973; Verma 1979; ESCOP 2003).

Anwendungsgebiete **Äußere** Anwendung bei lokalen Entzündungen der Haut, bei eitrigen Wunden und Geschwüren (Popov 1946).

Dosierung und Art der Anwendung Bockshornsamen werden **äußerlich** in Form von Pulvern, Latwergen, Schleim, Breiumschlägen und Aufgüssen (1:10) angewendet.

Dosierung Bockshornsamen äußerlich	
Tier	**Mittlere Tagesdosis**
Großer Wiederkäuer, Pferd	30,0/50,0 g
Kleiner Wiederkäuer	15,0 g
Schwein	10,0 g
Hund	5,0 g
(nach Popov 1946)	

Pflanzenpräparate Bockhornsamen (s. Anhang A.6 Bezugsquellen).

Hinweise

Bockshornsamen (Foenugraeci semen) dürfen derzeit in der EU bei Lebensmittel-liefernden Tieren nicht als Wirkstoff eingesetzt werden (s. Anhang A.3 VO [EU] Nr. 37/2010). Bockshornsamen dürfen derzeit in der Schweiz weder bei Tieren, die der Lebensmittelgewinnung dienen, noch bei Heimtieren als Futtermittel bzw. Ergänzungsfuttermittel oder als Tierarzneimittel verwendet werden (s. Anhang A.4 Einstufungsliste pflanzlicher Stoffe und Zubereitungen). Mit Bockshornsamen liegen derzeit bei trächtigen und laktierenden Tieren keine Erfahrungen vor.

12.3 Echte Kamille

Stammpflanze, Familie, verwendeter Pflanzenteil, Botanik/Herkunft, Inhaltsstoffe, Wirkungen, unerwünschte Wirkungen, Gegenanzeigen, Hinweise ▶ Abschn. 8.9.

Anwendungsgebiete Äußerlich bei infizierten Wunden und Geschwüren, bei Abszessen, Furunkeln, zur Anregung und Förderung der Gewebegranulation und zur Desodorierung nekrotischen Gewebes (Rabinovich 1981).

Dosierung und Art der Anwendung Äußerlich werden Kamillenblüten als Aufguss (1:10) für Spülungen und Kompressen verwendet (Rabinovich 1981).

Pflanzenpräparate Phlogasept, Kombinationspräparat, Deutschland. Pflanzliches Tierarzneimittel (enthält Extrakte aus Kamillenblüten, Salbeiblättern, Ringelblumen, Hamamelis) für Pferd, Rind, Schwein, Schaf, Ziege, Huhn, Puten, Ente, Gans, Fasan, Taube, Kaninchen, Hund, Katze und sonstige Kleintiere. Traditionell angewendet zur Wundreinigung, zur lokalen Behandlung von Haut und Schleimhaut, bei Wunden, Hautentzündungen und Ekzemen (s. Anhang A.5 Lila Liste 2014/2015). Kamillenblüten (s. Anhang A.6 Bezugsquellen).

12.4 Echter Alant

Stammpflanze, Familie, verwendeter Pflanzenteil, Botanik/Herkunft, Inhaltsstoffe, Wirkungen, unerwünschte Wirkungen, Gegenanzeigen, Hinweise ▶ Abschn. 8.10.

Anwendungsgebiete Äußerlich, Alantwurzel zur Behandlung von Wunden, Geschwüren und Ekzemen (Rabinovich 1981).

Dosierung und Art der Anwendung Äußerlich in Form von Abkochungen (1:10). **Mittlere Tagesdosis** der Alantwurzel: Große Tiere 20–30 g; kleine Tiere 5–10 g (Rabinovich 1981).

Pflanzenpräparate Alantwurzel (s. Anhang A.6 Bezugsquellen).

12.5 Eukalyptus

Stammpflanze *Eucalyptus globulus* LABILL.

Familie Myrtaceae

Verwendeter Pflanzenteil Eukalyptusblätter (Eucalypti folium), bestehend aus den getrockneten Laubblättern (Folgeblättern) älterer Bäume. **Geruch:** Beim Zerreiben kräftig würzig-aromatisch, an Kampfer erinnernd. **Geschmack:** Zunächst würzig, dann leicht adstringierend und etwas bitter. Eukalyptusöl (Eucalypti aetheroleum), das durch Wasserdampfdestillation und anschließende Rektifikation aus den frischen Blättern oder frischen Zweigspitzen gewonnene flüchtige Öl. **Geruch:** Aromatisch, kampferartig. **Geschmack:** Zunächst brennend und kampferartig, dann kühlend (Brand 2014).

Botanik/Herkunft Bei Eukalyptus (◘ Abb. 12.3a) handelt es sich um einen bis 60 m hohen Baum mit silbergrauer, zerstreut warziger Rinde und gedrehtem Stamm. Die jungen Laubblätter (Primärblätter) sind eirund bis länglich-lanzettlich, an der Spitze abgerundet und kurz bedornt, am Grunde herzförmig, stängelumfassend, blaugrün. Die Folgeblätter sind länglich-elliptisch, sichelförmig, senkrecht herunterhängend, allmählich in eine lange Spitze auslaufend. Im durchscheinenden Licht erkennt man zahlreiche Ölbehälter. Die Blütenknospen einzeln, auf kurzer Infloreszenzachse sitzend, mit abspringendem Deckel. Kelchblätter fehlend; Staubblätter zahlreich (◘ Abb. 12.3b).

Die Pflanze ist im subtropischen Regenwald Südost-Australiens und Tasmaniens beheimatet. Heute gehören u. a. Spanien, Portugal, Südfrankreich, Italien, Mexiko, Jamaika und Indien zu den bekanntesten Anbaugebieten der Pflanze (Brand 2014).

Inhaltsstoffe Eukalyptusblätter enthalten 1,2–3,0 % ätherisches Öl (nach Ph. Eur. mindestens 2,0 %). Die Blätter enthalten ausserdem: Gerbstoffe vom Typ der Ellagitannine, Proantho cyanidine, Flavonoide, inbesondere Quercetin Derivate, Triterpene (Derivate der Ursol- und Oleanolsäure) und Phloroglucinderivate.

Eukalyptusöl, das ätherische Öl, enthält als Hauptkomponenten: 1,8-Cineol (70–90 %) und weitere Monoterpene, Limonen (4–12 %), α-Pinen (2–8 %), α-Phellandren (<1,5 %), β-Pinen (<0,5 %), Kamfer (<0,1 %). Weitere Komponenten im Öl sind: γ-Terpinen (2,2 %), p-Cymen (2,2 %), Terpinen-4-ol (1,2 %), α-Terpineol (0,8 %), Myrtenol (0,5 %) und Terpinolen (0,3 %) sowie die Sesquiterpene Alloaromadendren, Aromadendren, Globulol und α-Grujunen (ESCOP 2003; Wichtl 2009; Brand 2014).

Wirkungen Eukalyptusblätter und ihre Inhaltsstoffe wirken antimikrobiell, adstringierend und entzündungshemmend. Die beschriebenen sekretomotorischen, expektorierenden, antibakteriellen, fungiziden, antiviralen und schwach spasmolytischen Wirkungen werden primär dem Eukalyptusöl und/oder 1,8-Cineol sowie den Gerbstoffen zugeschrieben (Cermelli et al. 2008; Wichtl 2009; Juergens 2014). Bei Meerschweinchen wurde die hustenstillende Wirkung von Eukalyptusöl im Vergleich zu Codein untersucht. Nach Inhalation von Eukalyptusöl zeigte sich eine mit Codein vergleichbare gute Wirkung (p<0,05) (Misawa u. Kizawa 1990; ESCOP 2003).

Anwendungsgebiete **Äußerlich:** Ein Aufguss aus Eukalyptusblätter wird zum Desinfizieren, Desodorieren und Spülen von Wunden, Geschwüren und Fisteln verwendet. Dieser fördert die Wundheilung (Rabinovich 1981). Lokal wird **traditionell** mit Eukalyptusöl behandelt bei rheu-

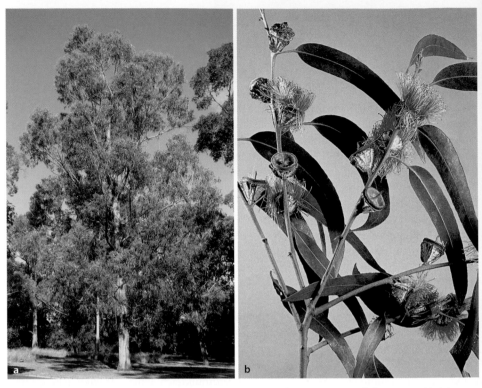

◻ **Abb. 12.3a,b** Eukalyptus, **a** Baum, **b** länglich-elliptische, sichelförmige Blätter und Blüten mit zahlreichen Staubblättern

matischen Beschwerden und zur Steigerung der Durchblutung der Haut (Fachinformation von Dr. Schaette GmbH, s. Anhang A.6 Bezugsquellen).

Dosierung und Art der Anwendung **Äußerlich:** Eukalyptusblätter, als Aufguss (1:20) (Rabinovich 1981). Eukalyptusöl mit fettem Öl verdünnt, zum Einreiben.

Unerwünschte Wirkungen Bei der Inhalation von Eukalyptusöl kann es zur Reizung der Augen kommen. Bei Überdosierung des Öls können Magen-Darm- und nervöse Störungen auftreten. Einnahme von 30 ml Eukalyptusöl kann beim Menschen tödlich sein (ESCOP 2003).

Gegenanzeigen Eukalyptusöl ist für Neugeborene und sehr junge Tiere nicht geeignet, da es zu reflektorischen Spasmen in den Atemwegen kommen kann. Das Öl ist nicht anzuwenden bei entzündlichen Erkrankungen im Magen-Darm-Galle-Bereich und bei schweren Lebererkrankungen. Ebenso muss bei topischen Anwendungen darauf geachtet werden, dass die Haut »atmen« kann. Also Vorsicht bei Euterödemen und entzündeten Schenkelinnenseiten. Nach der Einreibung nicht mit Verbänden abdecken. Bei Katzen ist von der Anwendung abzusehen.

Pflanzenpräparate Eukalyptusblätter und Eukalyptusöl. **Eukalyptusöl** ist ein freiverkäufliches traditionelles Arzneimittel, erhältlich bei Dr. Schaette GmbH (s. Anhang A.6 Bezugsquellen).

Hinweise
Eukalyptusblätter (Eucalypti folium) dürfen derzeit in der EU bei Lebensmittel-liefernden Tieren nicht als Wirkstoff eingesetzt werden. Hingegen darf Eukalyptusöl (Eucalypti aetheroleum) in der EU bei Lebensmittel-liefernden Tieren sowohl äußerlich als auch innerlich angewendet werden (s. Anhang A.3 VO [EU] Nr. 37/2010). Eukalyptus darf in der Schweiz bei Tieren, die der Lebensmittelgewinnung dienen und bei Heimtieren als Futtermittel bzw. als Ergänzungsfuttermittel verwendet werden (s. Anhang A.4 Einstufungsliste pflanzlicher Stoffe und Zubereitungen). Mit Eukalyptusblättern und Eukalyptusöl liegen derzeit bei trächtigen und laktierenden Tieren keine Erfahrungen vor.

12.6 Fieberklee

Stammpflanze, Familie, verwendeter Pflanzenteil, Botanik/Herkunft, Inhaltsstoffe, Wirkungen, unerwünschte Wirkungen, Gegenanzeigen, Hinweise ▶ Abschn. 8.13.

Anwendungsgebiete Äußerlich zur Behandlung von Wunden, Geschwüren und Ekzemen (Rabinovich 1981, Gachnian 1990).

Dosierung und Art der Anwendung Äußerlich in Form eines Aufgusses (1:10) aus den Blättern der Pflanze (Rabinovich 1981).

Pflanzenpräparate Fieberkleeblätter (s. Anhang A.6 Bezugsquellen).

12.7 Frauenmantel

Stammpflanze *Alchemilla vulgaris* L.

Familie Rosaceae

Verwendeter Pflanzenteil Frauenmantelkraut (Alchemillae herba), bestehend aus dem zur Blütezeit gesammelten und getrockneten Kraut der Pflanze. **Geruch:** Nahezu geruchlos. **Geschmack:** Leicht bitter, etwas zusammenziehend.

Botanik/Herkunft Bei Alchemilla vulgaris (◘ Abb. 12.4) handelt es sich um eine formenreiche Sammelart, die am natürlichen Standort eine ausdauernde Halbrosettenstaude ausbildet. Die Sprossachse ist 30–50 cm hoch, kahl bis dicht zottig behaart. Die grundständigen Laubblätter sind langgestielt, 7- bis 9-lappig, die stängelständigen sind hingegen kurzgestielt bis fast sitzend, 5- bis 7-lappig, stets gekerbt oder gesägt und zottig behaart. Der Blütenstand ist kahl, oft sehr reichblütig. Die Blüten sind klein, grün und unscheinbar. **Blütezeit:** Mai–September.
Die Sammelart ist über die gesamte Nordhemisphäre verbreitet; man findet sie u. a. in Nordamerika, Grönland, Europa vom Mittelmeer bis Island, Himalaya bis Sibirien. Sie wächst vom Tiefland bis in die alpinen Lagen (Moeck 2014).

Inhaltsstoffe Gerbstoffe: In der Droge 5–8 %, wobei es sich hauptsächlich um Ellagitannine handelt. Nachgewiesen wurden u. a. die dimeren Ellagitannine Agrimoniin (ca. 3–4 %) und Laevigatin (ca. 0,9 %) sowie das monomere Pendunculagin (ca. 1,2 %). **Flavonoide:** Im Kraut

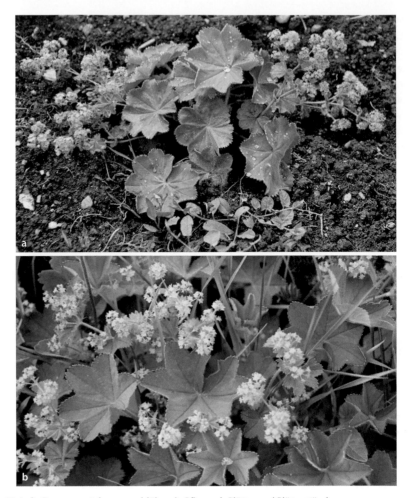

◻ **Abb. 12.4a,b** Frauenmantel, **a** ganze blühende Pflanze, **b** Blätter und Blütenstände

ca. 0,2 % Flavonoidglykoside und in den Blüten ca. 3,0 % Leukocyanidine. Eine nähere Identifizierung der Substanzen ist bisher noch nicht erfolgt (Moeck 2014).

Wirkungen Durch die vorhandenen Gerbstoffe ist eine adstringierende Wirkung der Droge bzw. von Drogenzubereitungen plausibel. In vitro soll ein nicht näher charakterisierter Extrakt aus dem Frauenmantelkraut die Aktivität verschiedener proteolytischer Enzyme (z. B. Elastase, Trypsin) hemmen. Ein möglicher Schutz des Gewebes vor proteolytischen Enzymen wird diskutiert (Moeck 2014).

Anwendungsgebiete **Äußerlich** zur Behandlung von Wunden und Geschwüren (Gachnian u. Assenov 1990).

Dosierung und Art der Anwendung Frauenmantelkraut wird **äußerlich** (für Waschungen und Kompressen) in Form von Abkochungen und Mazeraten angewendet (Gachnian u. Assenov 1990).

Rp.			Rp.	
Alchemillae herb.	5,0		Fraumantelkraut	5,0
Aqu. comm.	250,0		Trinkwasser	250,0
M. f. infus.			Aufguss herstellen	

D. S. Äußerlich für Spülungen und Kompressen, zur Wundbehandlung
(Gachnian u. Assenov 1990)

Pflanzenpräparate Frauenmantelkraut (s. Anhang A.6 Bezugsquellen).

Hinweise

Frauenmantelkraut (Alchemillae herba) darf derzeit in der EU bei Lebensmittel-liefernden Tieren nicht als Wirkstoff eingesetzt werden (s. Anhang A.3 VO [EU] Nr. 37/2010). Frauenmantelkraut darf derzeit in der Schweiz weder bei Tieren, die der Lebensmittelgewinnung dienen, noch bei Heimtieren als Futtermittel bzw. Ergänzungsfuttermittel oder als Tierarzneimittel verwendet werden (s. Anhang A.4 Einstufungsliste pflanzlicher Stoffe und Zubereitungen). Mit Frauenmantelkraut liegen derzeit für trächtige und laktierende Tiere keine Erfahrungen vor.

12.8 Gemeiner Beinwell

Stammpflanze *Symphytum officinale* L.

Familie Boraginaceae

Verwendeter Pflanzenteil Beinwellblätter (Symphyti folium), bestehend aus den frischen oder getrockneten Laubblättern der Pflanze. Beinwellkraut (Symphyti herba), bestehend aus den frischen oder getrockneten oberirdischen Teilen der Pflanze. Beinwellwurzel (Symphyti radix), bestehend aus den frischen oder getrockneten unterirdischen Teilen der Pflanze.

Botanik/Herkunft Mehrjährige Staude (◘ Abb. 12.5) mit kurzem, senkrechtem Wurzelstock und langen, fleischigen Wurzeln, die außen dunkelbraun bis fast schwarz und innen weißlich sind. Der Stängel ist 50–120 cm hoch, aufrecht, im oberen Teil verzweigt, kantig, zum Teil mit Flügeln versehen. Die Blätter sind wechselständig, 10–15 cm lang. Die grundständigen Blätter und die unteren Stängelblätter sind länglich-eiförmig und haben einen langen, unscharf abgesetzten Stiel. Die oberen Blätter sind lanzettlich, sitzend. Die Stängel und die unterseits hervortretenden Nerven der Blätter sind steifborstig behaart. Die Blüten sind in Doppelwickeln vereinigt. Die violette bis purpurrote Krone ist eine glockige Röhre mit 5 Zipfeln. An den Staubgefäßen sind die dunkelvioletten Staubbeutel meist länger als die Staubfäden. Die Frucht ist trocken und zerfällt in 4 schwarze, glatte, glänzende Nüsschen. **Blütezeit:** Mai–Juni.

Die Pflanze wächst bevorzugt auf feuchten Plätzen, nassen Wiesen, in Gräben, in Gebüschen an Flussufern, als Unkraut an Zäunen und Wegen. Sie ist in ganz Europa heimisch. Die Droge stammt überwiegend aus dem Anbau. Hauptlieferländer sind Bulgarien, Polen, Rumänien und Ungarn (Wichtl 2009; Staiger 2014).

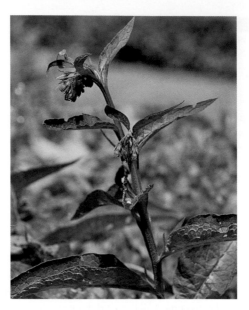

◻ **Abb. 12.5** Gemeiner Beinwell, Sprossspitze mit Blüten in Doppelwickeln

Inhaltsstoffe Blätter und Kraut enthalten Allantoin, Gerbstoffe, Rosmarinsäure, Schleimstoffe und Spuren von Pyrrolizidinalkaloiden. In der Wurzel findet man 0,6–1,5 % Allantoin, reichlich Schleimstoffe (Fructosane), Cholin, 4–6 % Gerbstoffe, Stärke, Triterpene (u. a. Isobauerenol), Sterole (u. a. β-Sitosterol) und geringe Mengen an Pyrrolizidinalkaloiden (Wichtl 2009).

Wirkungen Abschwellend, entzündungshemmend; Förderung der Kallusbildung und der Wundheilung (Allantoin); lokal reizend (Denovski 1979; Staiger 2014).

Anwendungsgebiete Nur **äußerlich** bei Prellungen, Verstauchungen (bei Pferden) und Zerrungen (Cabaret 1986).

Dosierung und Art der Anwendung Zur **äußerlichen** Anwendung werden Blätter, Kraut und Wurzel in Form von Umschlägen und Pasten verwendet. Abkochung (1:10) für Umschläge. Brei frischer Wurzeln zur Bereitung von Pasten (Cabaret 1986).

Pflanzenpräparate Beinwellblätter, Beinwellkraut und Beinwellwurzel (s. Anhang A.6 Bezugsquellen).

Hinweise

Beinwellblätter (Symphyti folium) und Beinwellkraut (Symphyti herba) dürfen derzeit in der EU bei Lebensmittel-liefernden Tieren nicht als Wirkstoff eingesetzt werden. Verwendet werden darf hingegen der Wirkstoff Beinwellwurzel (Symphyti radix) zur äußerlichen Anwendung auf intakter Haut (s. Anhang A.3 VO [EU] Nr. 37/2010). Beinwell darf derzeit in der Schweiz weder bei Tieren, die der Lebensmittelgewinnung dienen, noch bei Heimtieren als Futtermittel bzw. Ergänzungsfuttermittel oder als Tierarzneimittel verwendet werden (s. Anhang A.4 Einstufungsliste pflanzlicher Stoffe und Zubereitungen). Mit Beinwellblättern und -wurzeln liegen derzeit bei trächtigen und laktierenden Tieren keine Erfahrungen vor.

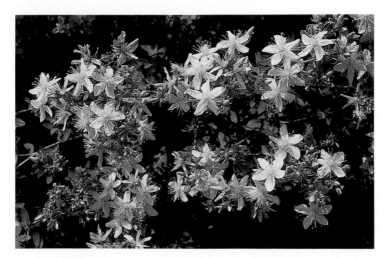

◻ **Abb. 12.6** Johanniskraut, Blüten

12.9 Johanniskraut

Stammpflanze *Hypericum perforatum* L.

Familie Hypericaceae

Verwendeter Pflanzenteil Johanniskraut (Hyperici herba), bestehend aus den während der Blütezeit gesammelten frischen oder getrockneten, ganzen oder zerkleinerten oberirdischen Teilen der Pflanze. **Geruch:** Schwach. **Geschmack:** Herb bitter, adstringierend.

Botanik/Herkunft Johanniskraut (◻ Abb. 12.6) ist eine 20–100 cm hohe und ausdauernde Pflanze mit spindelförmiger Wurzel und reichästigem Rhizom. Die Laubblätter sind elliptisch-eiförmig, länglich oder lineal, zuweilen etwas stachelspitzig, ganzrandig, kahl und durchscheinend punktiert. Am Rande und teilweise auch auf der Blattspreite sitzen schwarze Drüsen. Die Blüten sind goldgelb, besitzen 50–60 Staubblätter und bilden einen trugdoldigen Blütenstand. An Kelch- und Kronblättern findet man ebenfalls Drüsen. Kapselfrucht breit- bis schmaleiförmig, 5–10 mm lang, mit breiten strich- bis punktförmigen Drüsen und unregelmäßigen Riefen. **Blütezeit:** Mai–August.

Die Pflanze ist in ganz Europa, Westasien, auf den Kanarischen Inseln und in Nordafrika heimisch. Eingeschleppt wurde sie in Ostasien, Nord- und Südamerika sowie in Australien und Neuseeland. Die Droge stammt überwiegend aus dem Anbau, seltener aus Wildsammlungen. Drogenimporte stammen vorwiegend aus Polen, den Balkanländern, Russland, Ukraine sowie aus Indien und dem Iran (Schütt u. Schulz 2014).

Inhaltsstoffe Naphthodianthrone: Mit Ausnahme der Wurzel findet man Naphthodianthrone in der ganzen Pflanze. Ihr Gehalt liegt im getrockneten Kraut bei ca. 0,1 %, in Blüten und Knospen bei 0,2–0,3 %, während Blätter wenig (ca. 0,08 %) und Stängel nur Spuren davon enthalten. Hauptsubstanzen sind Hypericin und Pseudohypericin, in Spuren noch Protohypericin, Protopseudohypericin und Cyclopseudohypericin. **Flavonoide:** Kraut und Blüten enthalten 2–4 % Flavon- und Flavonolglykoside und deren Aglyka. Hauptkomponenten sind

Hyperosid (0,7–1,1 %), Quercitrin (0,3 %), Rutosid (0,3 %) und Isoquercitrin (0,3 %). In den Blüten findet man noch die beiden Biflavonoide Amentoflavon (0,01–0,05 %) und I3,II8-Biapigenin (0,1–0,5 %). **Proanthocyanidine und Gerbstoffe:** Das getrocknete Kraut enthält ca. 1 % Proanthocyanidine und 6–15 % Catechingerbstoffe. **Phloroglucinderivate:** In Kraut und Blüten 2–4 % Hyperforin als Hauptkomponente und Adhyperforin als Nebenkomponente. Die Früchte weisen mit ca. 4,5 % Hyperforin und ca. 1,8 % Adhyperforin den höchsten Gehalt auf. **Ätherisches Öl:** In Blüten ca. 0,2 % und im Kraut 0,1–1 % mit verschiedenen n-Alkanen als Hauptkomponenten (z. B. Methyl-2-octan, n-Nonan, n-Octanal, n-Decanal), neben α- und β-Pinen, Cineol, Myrcen u. a. (Schütt u. Schulz 2014).

Wirkungen In verschiedenen in vitro Studien und tierexperimentellen Untersuchungen wurden für Johanniskrautzubereitungen (wässrige, wässrig-alkoholische, ölige) antidepressive, antibakterielle, antivirale, antiproliferative, apoptoseinduzierende und entzündungshemmende Wirkungen beobachtet (Rabinovich 1981; Saller et al. 1995; Bourke 2000; Reichling et al. 2001; Weseler et al. 2002; WHO 2002; ESCOP 2003; Saller et al. 2003; Schütt u. Schulz 2014).

Anwendungsgebiete **Äußerlich** zur Behandlung von Wunden, Verbrennungen, Geschwüren (Rabinovich 1981).

Dosierung und Art der Anwendung **Äußerlich** Johanniskrautöl (Olivenölmazerat der Blüten) sowie Johanniskraut in Form von Abkochungen (1:10 bis 1:20) (Rabinovich 1981).

Unerwünschte Wirkungen Bei Weidetieren (z. B. Schafe, Kühe, Kälber, Pferde) wurde durch nahrungsbedingte Aufnahme von frischem oder getrocknetem Johanniskraut Photosensibilisierung beobachtet. Die photosensibilisierende Wirkung beruht auf den im Johanniskraut enthaltenen Hypericinen. Tiere mit pigmentarmer Haut entwickeln bei Sonneneinstrahlung auf der Haut oder an wenig behaarten Stellen (z. B. Euter) Blasen und mit Juckreiz verbundene Entzündungen (Araya u. Ford 1981; Sidorov u. Rogojkin 1986; Bourke 2000; WHO 2002; Schütt u. Schulz 2014).

Pflanzenpräparate Johanniskraut (s. Anhang A.6 Bezugsquellen).

Hinweise

Johanniskraut (Hyperici herba) darf derzeit in der EU bei Lebensmittel-liefernden Tieren nicht als Wirkstoff eingesetzt werden. Verwendet werden darf hingegen der Wirkstoff Johanniskrautöl (Hyperici oleum) (s. Anhang A.3 VO [EU] Nr. 37/2010). Johanniskraut darf in der Schweiz bei Tieren, die der Lebensmittelgewinnung dienen und bei Heimtieren als Tierarzneimittel verwendet werden (s. Anhang A.4 Einstufungsliste pflanzlicher Stoffe und Zubereitungen). Mit Johanniskraut liegt derzeit bei trächtigen und laktierenden Tieren keine Erfahrung vor.

12.10 Kleiner Odermennig

Stammpflanze, Familie, verwendeter Pflanzenteil, Botanik/Herkunft, Inhaltsstoffe, Wirkungen, unerwünschte Wirkungen, Gegenanzeigen, Hinweise ▶ Abschn. 9.8.

Anwendungsgebiete **Äußerlich** bei schlecht heilenden Wunden und Geschwüren (Rabinovich 1987).

Dosierung und Art der Anwendung Teeaufguss: 1 Teelöffel voll (ca. 1,5 g) zerkleinertes Odermennigkraut wird mit 300 ml siedendem Wasser übergossen. 1 h ziehen lassen und anschließend durch ein Sieb geben. Der Teeaufguss wird **äußerlich** zur Behandlung von infizierten Wunden und Geschwüren verwendet (Rabinovich 1987).

Pflanzenpräparate Odermennigkraut (s. Anhang A.6 Bezugsquellen).

12.11 Knoblauch

Stammpflanze, Familie, verwendeter Pflanzenteil, Botanik/Herkunft, Inhaltsstoffe, Wirkungen, unerwünschte Wirkungen, Gegenanzeigen, Hinweise ► Abschn. 8.24.

Anwendungsgebiete Äußerlich wird Knoblauch zur Behandlung von eitrigen Wunden, Geschwüren, Fisteln, Vaginitis und Trichomonasis bei Pferden verwendet (Rabinovich 1981, 1987; Lipnizkiji et al. 1987).

Dosierung und Art der Anwendung Zur lokalen Behandlung wird Saft oder Latwerge aus geriebenen Knoblauchzwiebeln mit Wasser im Verhältnis 1:50 oder 1:100 bereitet. Der erkrankte Bereich wird mit wasserdichtem Material abgedeckt. Die Latwerge wird mit 0,9 %iger Natriumchloridlösung verdünnt, damit die Wundheilung beschleunigt wird. Bei Vaginitis werden Wattetampons mit verdünntem Saft (1:10) getränkt (Rabinovich 1981, 1987a,b; Lipnizkiji et al. 1987).

Pflanzenpräparate Knoblauchzwiebel (s. Anhang A.6 Bezugsquellen).

12.12 Küchenzwiebel

Stammpflanze, Familie, verwendeter Pflanzenteil, Botanik/Herkunft, Inhaltsstoffe, Wirkungen, unerwünschte Wirkungen, Gegenanzeigen, Hinweise ► Abschn. 8.26.

Anwendungsgebiete Äußerlich werden Zwiebeln bzw. Zwiebelzubereitungen zur Behandlung von eitrigen Wunden, Geschwüren, Fisteln, Phlegmonen und Trichomonasis eingesetzt (Rabinovich 1981).

Dosierung und Art der Anwendung Zur **äußerlichen** Anwendung bereitet man frischen Saft oder Latwerge aus geriebenen Zwiebeln mit isotonischer Natriumchloridlösung oder Wasser im Verhältnis 1:50 oder 1:100. Mit der Arzneiform getränkter Mull wird auf die Wunde gelegt und mit wasserdichtem Material bedeckt, damit die flüchtigen Inhaltsstoffe nicht so schnell verdunsten. Gebräuchlich ist auch eine Drainage mit Gazestreifen, die mit der Arzneiform getränkt ist. Verdünnte Latwerge und Saft dienen zu Waschungen oder zum Tränken von Tampons (Rabinovich 1981, 1987).

Pflanzenpräparate Küchenzwiebel (s. Anhang A.6 Bezugsquellen).

12.13 Melisse

Stammpflanze, Familie, verwendeter Pflanzenteil, Botanik/Herkunft, Inhaltsstoffe, Wirkungen, unerwünschte Wirkungen, Gegenanzeigen, Hinweise ▶ Abschn. 8.32.

Anwendungsgebiete Äußerlich bei Furunkulose, Quetschungen und Geschwüren bei Kälber (Rabinovich 1981; Gachnian-Mirtscheva 2003).

Dosierung und Art der Anwendung Äußerlich werden Aufgüsse (1:20) von Melissenblättern zur Bereitung von Kompressen hergestellt.

Rezepturen			
Rp.		**Rp.**	
Melissae herb.	10,0	Melissenblätter	10,0
Aqu. comm.	90,0	Trinkwasser	90,0
M. f. infus.		Aufguss herstellen	
D. S. Äußerlich zur Bereitung von Kompressen für ein Kalb bei Quetschungen, Geschwüren und Furunkulose			
(Gachnian-Mirtscheva 2003)			

Pflanzenpräparate Melissenblätter (s. Anhang A.6 Bezugsquellen).

12.14 Ratanhia

Stammpflanze, Familie, verwendeter Pflanzenteil, Botanik/Herkunft, Inhaltsstoffe, Wirkungen, unerwünschte Wirkungen, Gegenanzeigen, Hinweise ▶ Abschn. 9.10.

Anwendungsgebiete Äußere Anwendung von Ratanhiawurzel zur Behandlung von Wunden, Geschwüren, Verbrennungen und Ekzemen beim Hund (Gachnian-Mirtscheva 2003).

Dosierung und Art der Anwendung Ratanhiawurzel wird **äußerlich** in Form von Abkochungen (1:10 bis 1:40) und Tinkturen (1:5) für Spülungen angewendet.

Rezepturen			
Rp.		**Rp.**	
Ratanhiae tinct.	10,0 ml	Ratanhiatinktur	10,0 ml
D. S. Äußerlich zur Behandlung von Wunden und Geschwüren beim Hund			
(Gachnian-Mirtscheva 2003)			
Rp.		**Rp.**	
Ratanhiae tinct.	5 ml	Ratanhiatinktur	5 ml
Myrrhae tinct.	5 ml	Myrrhetinktur	5 ml
M. D. S. Äußerlich zur unterstützenden Behandlung von Wunden und Geschwüren beim Hund			
(Gachnian-Mirtscheva 2003)			

Pflanzenpräparate Ratanhiawurzel (s. Anhang A.6 Bezugsquellen).

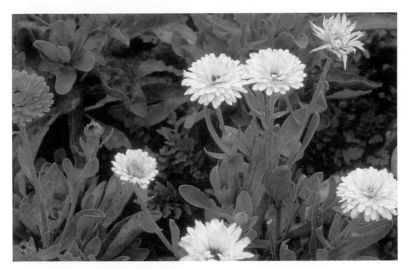

■ **Abb. 12.7** Ringelblume, Pflanzen mit Blütenköpfchen

12.15 **Ringelblume**

Stammpflanze *Calendula officinalis* L.

Familie Asteraceae

Verwendeter Pflanzenteil Ringelblumenblüten (Calendulae flos), bestehend aus den ganzen oder geschnittenen, vollig entfalteten, getrockneten, vom Blütenstandsboden befreiten Einzelblüten der Pflanze. **Geruch:** Schwach, eigenartig. **Geschmack:** Aromatisch und bitter.

Botanik/Herkunft Die Ringelblume (■ Abb. 12.7) ist eine 1-jährige, selten 2-jährige Pflanze, die etwa 30–50 cm hoch werden kann und eine etwa 20 cm lange Pfahlwurzel mit zahlreichen dünnen Nebenwurzeln besitzt. Stängel aufrecht, vom Boden an oder erst im oberen Teil verzweigt, kantig, behaart. Die wechselständig inserierten Blätter sind im unteren Stängelabschnitt spatelförmig, im oberen länglich bis lanzettlich geformt; alle sind filzig behaart. Jeder Stängel trägt an seiner Spitze ein Blütenköpfchen, das einen Durchmesser von 2–7 cm besitzt. Die Früchte sind sichelförmig, gekrümmt bis geringelt, und werden entsprechend ihrer Form als Haken-, Flug- oder Larvenfrüchte bezeichnet. **Blütezeit:** Juni–September.

Der Ursprung der Wildpflanze wird zwischen Tetuan und Tanger im nordwestlichen Afrika vermutet. Die Pflanze wurde nachweislich im 12. Jahrhundert in Deutschland zuerst in Klostergärten und später in Gärten und Friedhöfen angebaut. Als Zier- und Arzneipflanze ist die Ringelblume inzwischen weltweit verbreitet. Zur Drogengewinnung werden bevorzugt gefüllt blühende orangefarbene Sorten angebaut. In der Bundesrepublik Deutschland werden jährlich 100–200 t Ringelblumenblüten benötigt, die vorwiegend aus den Hauptanbauländern Tschechische Republik, Ungarn, dem ehemaligen Jugoslawien, Bulgarien, Frankreich, Syrien und Ägypten bezogen werden (Wichtl 2002; Isaac 2014).

Inhaltsstoffe Ätherisches Öl: In Zungenblüten bis 0,12 % und im Blütenstandsboden bis 0,4 %, hauptsächlich Sesquiterpene enthaltend mit α-Cadinol als Hauptbestandteil. Daneben in geringerer Menge über 60 weitere Bestandteile, wie z. B. α,β-Jonon, Caryophyllen, Caryophyllen-keton, Dihydroactinidiolid. **Triterpenalkohole:** Die Blüten enthalten ca. 2–5 % von überwiegend acylierten, pentazyklischen Triterpenalkoholen, die sich vom ψ-Taraxen, Taraxen, Lupen, Oleanan und Ursen ableiten und als Monole, z. B. α-,β-Amyrin, Lupeol, Taraxasterol, Diole, z. B. Arnidiol, Faradiol und Triole, z. B. Lupentriol, Ursatriol, Heliantriole frei oder verestert in der Blüte vorkommen. Die Monole sind meist mit Essigsäure, die Diole mit Laurin-, Myristin- und Palmitinsäure verestert. **Triterpenglykoside:** In den getrockneten Blüten 2–10 % Saponoside mit Oleanolsäure als Aglykon. Die Substanzen sind am C-3 der Oleanolsäure immer mit Glucuronsäure glykosidisch verknüpft, an die noch β-D-Glucose und/oder β-D-Galactose gebunden sind. Die Verbindungen bezeichnet man als Glykoside A bis F. **Sterole:** In den getrockneten Blüten 0,06–0,08 % Sterole, die als freie Alkohole, wie z. B. Stigmasterol, β-Sitosterol, Campesterol, Cholesterol, als Stearylester mit β-Sitosterol, Stigmasterol und Isofucosterol als Aglyka sowie Essigsäure, Laurinsäure, Myristinsäure und Palmitinsäure als Säurereste oder als Sterylglykoside mit β-Sitosterol, Stigmasterol, Isofucosterol, 24-Methylencholesterol, 28-Isofucosterol u. a. vorliegen. **Flavonoide:** In den Zungenblüten bis 0,88 % und im Blütenstandsboden bis 0,33 % mit Isorhamnetin- und Quercetinglykosiden u. a. (Saller et al. 1995; Wichtl 2009; Isaac 2014).

Wirkungen In In-vitro-Untersuchungen wurden beschränkte phagozytosestimulierende, antibakterielle, antimykotische, antivirale, antiparasitäre (Trichomonaden) und immunstimulierende Wirkungen gefunden. Tierexperimentelle Befunde deuten auf eine entzündungshemmende, granulationsfördernde Wirkung, eine Stimulierung der Phagozytose und allgemein die Wundheilung fördernde Wirkung hin. Nach neueren Untersuchungen erwiesen sich v. a. die freien und veresterten Triterpenalkohole als entzündungshemmend wirksam. So zeigte z. B. Faradiol dosisabhängig eine dem Indometacin vergleichbare entzündungshemmende Wirkung (Lipinzkiji et al. 1987; Rabinovich 1987; Manolova u. Maximova 1988; Saller et al. 1995; Wichtl 2009; WHO 2002; ESCOP 2003; Isaac 2014).

Anwendungsgebiete **Äußere Anwendung** bei Wunden, z. B. Riss-, Quetsch- und Brandwunden, bei Wunden mit schlechter Heilungstendenz, zur Behandlung von oberflächlichen Wunden, u. a. bei der Ziege. Außerdem bei Prellungen, eitrigen Wunden und bei Verbrennungen (Sviridonov 1986; Cabaret 1986; Lipinzkiji et al. 1987; Isaac 2014).

Dosierung und Art der Anwendung Die Blütendroge findet Verwendung zur Herstellung von Tinkturen, Fluidextrakten und Aufgüssen, Salben, Pulvern und Pflastern (Cabaret 1986).

Teeaufguss: 1–2 Teelöffel voll Ringelblumenblüten werden mit heißem Wasser (150 ml) übergossen und nach 10 min durch ein Teesieb gegeben.

Wundbehandlung: Leinen oder ein ähnliches Material wird mit dem Aufguss durchtränkt und auf die Wunden gelegt. Die Umschläge werden mehrmals tgl. gewechselt.

Rp.			Rp.	
Calendulae flos sicc.	2,0		Ringelblumenextrakt	2,0
Lanolin aut Vaselin	18,0		Lanolin bzw. Vaselin	18,0
M. f. unguentum			Salbe herstellen	

D. S. Äußerlich zur Behandlung von oberflächlichen Wunden bei Ziegen
(nach Lipnizkiji et al. 1987)

Rp.			Rp.	
Calendulae tinct. gutt.	25 Tropfen		Ringelblumentinktur	25 Tropfen
Aqu. comm.	250 ml		Trinkwasser	250 ml

M. D. S. Als Kompressen bei Prellungen, bei eitrigen Wunden, bei Verbrennungen und
Quetschungen
(nach Cabaret 1986)

Gegenanzeigen Bei bekannter Überempfindlichkeit gegen Ringelblumen.

Pflanzenpräparate Wund-Pflege-Spray, Deutschland. Wundpflegemittel (enthält Extrakte aus Salbei, Hamamelis und Ringelblumenblüten sowie Thymianöl) zur Förderung einer gesunden Hautfunktion und zur pflegenden Wundversorgung (Dr. Schaette AG, Deutschland). Ringelblumenblüten (s. Anhang A.6 Bezugsquellen).

Hinweise

Ringelblumenblüten (Calendulae flos) dürfen in der EU bei Lebensmittel-liefernden Tieren als Wirkstoff zur äußerlichen Anwendung eingesetzt werden (s. Anhang A.3 VO [EU] Nr. 37/2010). Ringelblumenblüten dürfen derzeit in der Schweiz weder bei Tieren, die der Lebensmittelgewinnung dienen, noch bei Heimtieren als Futtermittel bzw. Ergänzungsfuttermittel oder als Tierarzneimittel verwendet werden (s. Anhang A.4 Einstufungsliste pflanzlicher Stoffe und Zubereitungen). Mit Ringelblumen liegen derzeit bei trächtigen und laktierenden Tieren keine Erfahrungen vor.

12.16 Rosskastanie

Stammpflanze *Aesculus hippocastanum* L.

Familie Sapindaceae

Verwendeter Pflanzenteil Rosskastaniensamen (Hippocastani semen), bestehend aus den getrockneten Samen der Pflanze (gemäss DAB, Deutsches Arzneibuch). **Geruch:** Geruchlos. **Geschmack:** Süßlich, später bitter; die Samenschale schmeckt adstringierend (Beck u. Schulz 2014).

Botanik/Herkunft Ein bis 30 m hoher Baum mit gewölbter Krone und graubrauner Borke. Die Blätter sind gegenständig, langgestielt, fünf- bis siebenzählig gefingert, verkehrt-eiförmig, am Grund keilförmig, kurz zugespitzt, am Rand faltig (◘ Abb. 12.8a). Die 15–35 cm langen kerzenförmigen Blütenstände haben zahlreiche zwittrige, weiße Blüten. Die 5 weißen Kronblätter

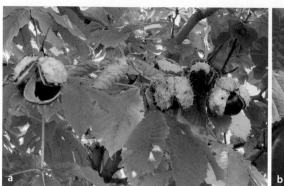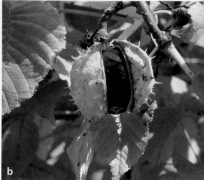

◘ Abb. 12.8a,b Rosskastanie, **a** Blätter und Früchte mit Samen, **b** Frucht mit Samen

tragen am Grund ein gelbes, später rot werdendes Saftmal. Die Frucht ist eine kugelige, stachelige Kapsel, die 1–2 braune, glänzende Samen enthält (◘ Abb. 12.8b). Die Pflanze blüht von April bis Mai. Die Früchte reifen im September bis Oktober.

Die Pflanze ist in Südosteuropa, wie z. B. in Albanien, Bulgarien und Griechenland beheimatet, wird aber auch in anderen Teilen Europas und auch in Nordamerika als Zierpflanze kultiviert (Beck u. Schulz 2014).

Inhaltsstoffe Die charakteristischen Inhaltsstoffe der Rosskastaniensamen sind ein komplexes **Triterpensaponin Gemisch**, welches als Aescin (3–10 %) bezeichnet wird. Aescin ist eine Mischung aus acetylierten Triterpen-Glykosiden (Saponine), die aus je 2 Aglyconen (der Teil ohne Zuckerrest) aufgebaut sind, nämlich Protoaescigenin und Barringtogenol C. Über 30 verschiedene Saponine wurden in 2 Fraktionen, α-Aescin und β-Aescin, identifiziert. **Weitere Inhaltsstoffe** sind: Flavonoide, hauptsächlich Glykoside von Quercetin und Kaempferol, Sterole, Gerbstoffe, ätherisches Öl, fettes Öl und relativ viel Stärke (30–60 %) (ESCOP 2003; Beck u. Schulz 2014).

Wirkungen **Entzündungshemmende**, **antiexsudative** und **ödemprotektive** Wirkungen von oral und intravenös verabreichten, alkoholisch-wässerigen Auszügen und Extrakten der Rosskastaniensamen wurden in vivo an der Rattenpfote, bei Kaninchen und an narkotisierten Hunden untersucht. Bei Entzündungsprozessen mit hämorrhagischer Diathese und bei Magenblutungen dichten die Extrakte durchlässige Gefässwände ab. Sie verringern und verhindern das Austreten der Blutflüssigkeit und somit die Ödembildung. Alkoholisch-wässerige Auszüge verbessern die Spannkraft der Venenwände, sind **venentonisierend**, **membranstabilisierend** und **kapillargefässabdichtend** (Guillaume 1994; Maffei et al. 1995, ESCOP 2003). 2 % Aescin als Salbe oder Gel, äußerlich angewendet, wirkte bei freiwilligen Probanden mit einem experimentell erzeugten Hämatom (induziert durch Injektionen) deutlich schmerzlindernd. Der Schmerz wurde durch Druck erzeugt (Calabrese u. Preston 1993).

Anwendungsgebiete **Innerlich, Mensch**: Zur Behandlung von Beschwerden bei Erkrankungen der Beinvenen (chronisch venöse Insuffizienz). In kontrollierten klinischen Studien konnte gezeigt werden, dass die Symptome Schmerzen, Müdigkeit, Spannungsgefühl, geschwollene Beine, nächtliche Wadenkrämpfe und Juckreiz sowie die Tendenz zur Ödembildung durch einen oral eingenommenen Rosskastanienextrakt (1–3 Tabletten/Tag, DEV 5:1, entspr. 50 mg

Aescin/200 mg Tablette) erheblich verbessert werden konnten. **Äußerlich, Mensch:** bei Krampf-aderbeschwerden lokal 2x/d dünn auftragen (ESCOP 2003; Wichtl 2009).

Innerlich, Tier: Hunde mit Kapillarblutungen, Venenentzündung, auch infolge Thromben-bildung, und mit Ödemen, erhalten die auf Aescin eingestellten Rosskastaniensamenextrakte oral verabreicht. **Äußerlich, Tier:** Salben mit Rosskastanienextrakt dienen bei Tieren zur Behandlung von Rhagaden (spaltförmiger Einriss der Haut) und Fissuren (Gachnian u. Assenov 1985).

Dosierung und Art der Anwendung **Innerlich** wird bei Hunden ein alkohol-wässriger Auszug (1:10) von Rosskastaniensamen verabreicht; Anwendung: 5–7 Tage, 1 × tgl. 10–15 Tropfen in einer Kaffeetasse Wasser, unmittelbar vor dem Füttern. **Äußerlich,** beim Tier, 1–2 × tgl. Salbe mit Rosskastanienextrakt (2 % Aescin) auftragen (Gachnian u. Assenov 1985).

Unerwünschte Wirkungen Bei **Hunden** wurden nach 34 Wochen (je 5 Tage/Woche), bei oraler Anwendung von 20, 40 und 80 mg/kg Körpergewicht Trockenextrakt, keine toxischen Effekte und keine Organschäden beobachtet. Höhere Dosen verursachten Erbrechen und wurden des-halb nicht weiter untersucht. Die höchste Dosis, die bei Hunden untersucht wurde, entsprach einer 8fachen Humandosis (Liehn 1972). **Mensch:** Reizung der Magen-/Darmschleimhaut, Übelkeit oder Juckreiz.

Gegenanzeigen **Mensch:** Nierenschädigung, Niereninsuffizienz. Schwangerschaft und Still-zeit. Bei äußerlicher Anwendung nicht auf offene Wunden auftragen.

Pflanzenpräparate Rosskastaniensamen, gemahlen (auf Aescin eingestellt, gemäss DAB, Deut-sches Arzneibuch) (s. Anhang A.6 Bezugsquellen).

Hinweise
Rosskastaniensamen (Hippocastani semen) darf derzeit in der EU bei Lebensmittel-liefernden Tieren als Wirkstoff zur topischen Anwendung eingesetzt werden (s. Anhang A.3 VO [EU] Nr. 37/2010). Ross-kastanie darf in der Schweiz (CH) als Tierarzneimittel verwendet werden (s. Anhang A.4 Einstufungs-liste pflanzlicher Stoffe und Zubereitungen).

12.17 **Sonnenblume**

Stammpflanze, Familie, verwendeter Pflanzenteil, Botanik/Herkunft, Inhaltsstoffe, Wirkungen, unerwünschte Wirkungen, Gegenanzeigen, Hinweise ▶ Abschn. 8.34.

Anwendungsgebiete **Äußere Anwendung** von Sonnenblumenöl (Helianthi annui oleum) zur Behandlung von Verbrennungen, Risswunden und als reizlinderndes Mittel (Rabinovich 1981).

Dosierung und Art der Anwendung **Äußerlich** als reines Sonnenblumenöl oder in Form von Salben und Linimenten, auch vermischt mit anderen fetten Ölen (Rabinovich 1981).

Pflanzenpräparate Sonnenblumenöl (s. Anhang A.6 Bezugsquellen).

12.18 **Waldkiefer**

Stammpflanze, Familie, verwendeter Pflanzenteil, Botanik/Herkunft, Inhaltsstoffe, Wirkungen, unerwünschte Wirkungen, Gegenanzeigen, Hinweise ▶ Abschn. 15.16.

Anwendungsgebiete Äußerlich: Junge Kiefernsprossen und Kiefernnadelöl werden zur Behandlung von akuten sowie schlecht heilenden Wunden und Fisteln eingesetzt. (Gachnian u. Assenov 1985).

Dosierung und Art der Anwendung Äußerlich: Zubereitungen aus Kiefernsprossen werden in Form eines Aufgusses oder einer Tinktur eingesetzt. Kiefernnadelöl wird bei gleicher Indikation äußerlich angewendet, in der Regel mit Pflanzenöl (1:3) verdünnt (Gachnian u. Assenov 1985; Laux 2014).

Pflanzenpräparate Junge Kiefernsprossen, Kiefernnadelöl (s. Anhang A.6 Bezugsquellen).

12.19 **Wiesenklee**

Stammpflanze, Familie, verwendeter Pflanzenteil, Botanik/Herkunft, Inhaltsstoffe, Wirkungen, unerwünschte Wirkungen, Gegenanzeigen, Hinweise ▶ Abschn. 15.17.

Anwendungsgebiete Äußerlich werden Wiesenkleeblüten zur Behandlung von Wunden, eitrigen Geschwüren und Verbrennungen verwendet (Rabinovich 1981).

Dosierung und Art der Anwendung Äußerlich werden Umschläge mit Wiesenkleeblüten angewendet (Rabinovich 1981).

Pflanzenpräparate Wiesenkleeblüten (s. Anhang A.6 Bezugsquellen).

12

Hauterkrankungen II: Lokale entzündliche Erkrankungen der Haut und Schleimhaut

Jürgen Reichling, Marijke Frater-Schröder, Reinhard Saller, Julika Fitzi-Rathgen, Rosa Gachnian-Mirtscheva

J. Reichling et al., *Heilpflanzenkunde für die Veterinärpraxis*,
DOI 10.1007/978-3-662-48795-2_13, © Springer-Verlag Berlin Heidelberg 2016

Pflanzenname		Drogenname	
Deutsch	Lateinisch	Deutsch	Lateinisch
Australischer Teebaum	*Melaleuca alternifolia*	Teebaumöl	*Melaleucae aetheroleum*
Blutwurz	*Potentilla erecta*	Tormentillwurzelstock	*Tormentillae rhizoma*
Bockshornklee	*Trigonella foenum-graecum*	Bockshornsamen	*Foenugraeci semen*
Breitwegerich	*Plantago major*	Breitwegerichkraut	*Plantaginis majoris herba*
Brombeere	*Rubus fruticosus*	Brombeerblätter	*Rubi fruticosi folium*
Echte Kamille	*Matricaria chamomilla*	Kamillenblüten	*Matricariae flos*
Echter Lorbeer	*Laurus nobilis*	Ätherisches Öl aus den Blättern Lorbeerfett aus Früchten	*Lauri folii aetheroleum Lauri oleum*
Echter Salbei	*Salvia officinalis*	Salbeiblätter	*Salviae officinalis folium*
Gänsefingerkraut	*Potentilla anserina*	Gänsefingerkraut	*Anserinae herba*
Gewürznelkenbaum	*Syzygium aromaticum*	Gewürznelken	*Caryophylli flos*
Heidelbeere	*Vaccinium myrtillus*	Getrocknete Heidelbeerfrüchte	*Myrtilli fructus siccus*
Hirtentäschel	*Capsella bursa-pastoris*	Hirtentäschelkraut	*Bursae pastoris herba*
Isländisches Moos	*Cetraria islandica*	Isländisches Moos	*Lichen islandicus*
Johanniskraut	*Hypericum perforatum*	Johanniskraut	*Hyperici herba*
Lein	*Linum usitatissimum*	Leinsamen	*Lini semen*
Preiselbeere	*Vaccinium vitis-idaea*	Preiselbeerfrüchte	*Vitis-idaeae fructus*
Ratanhia	*Krameria lappacea*	Ratanhiawurzel	*Ratanhiae radix*
Ringelblume	*Calendula officinalis*	Ringelblumenblüten	*Calendulae flos*
Stieleiche	*Quercus robur*	Eichenrinde	*Quercus cortex*
Walnuss	*Juglans regia*	Walnussblätter	*Juglandis folium*
Wildes Stiefmütterchen	*Viola tricolor*	Stiefmütterchenkraut	*Violae herba cum flore*
Zaubernuss	*Hamamelis virginiana*	Hamamelisblätter	*Hamamelidis folium*

Entzündungen der Haut bzw. Schleimhaut können lokal oder auch als generalisiertes Geschehen auftreten. Ihre Genese ist in der Regel ein komplizierter Prozess, an dem viele verschiedene Faktoren, wie Psyche, Haltung, Pflege, Infektionen, chemische Agentien, Sonneneinwirkung, allergische oder andere Krankheitsursachen, beteiligt sein können. Typisch für eine oberflächliche Hautentzündung sind verklebte Haare mit deutlichen Entzündungsherden, Juckreiz, Schuppen und haarlose Stellen.

In der Veterinärmedizin dienen gerbstoffhaltige, Ätherischöl-führende sowie schleimstoffhaltige Heilpflanzen u. a. zur symptomatischen topischen oder lokalen Behandlung von entzündlichen Erkrankungen der Haut und Schleimhaut, leichten Hautekzemen und -infektionen. So bilden pflanzliche Schleimstoffe auf der Haut bzw. Schleimhaut eine Schutzschicht, die durch den Schutz sensitiver Nervenendigungen vor der Reizwirkung chemischer und entzündlicher Agentien reizlindernd wirkt. Darüber hinaus weichen pflanzliche Schleimstoffe die Haut auf und machen sie geschmeidig. Gerbstoffe wirken aufgrund ihrer adstringierenden Potenz reizmildernd, entzündungs- und sekretionshemmend, schwach lokalanästhesierend, antioxidativ und antimikrobiell. Viele ätherische Öle zeigen in vitro ausgeprägte antibakterielle, antimykotische und antivirale Effekte. Darüber hinaus besitzen sie häufig auch entzündungshemmende, wundheilende und juckreizstillende Wirkungen.

13.1   Australischer Teebaum

Stammpflanze *Melaleuca alternifolia* CHEEL

Familie Myrtaceae

Verwendeter Pflanzenteil Teebaumöl (Melaleucae aetheroleum) ist das durch Wasserdampf-destillation aus den frischen Blättern und Zweigen der Pflanze gewonnene ätherische Öl.

Botanik/Herkunft Ein immergrüner buschförmiger Baum oder Strauch (■ Abb. 13.1), der 6–7 m hoch werden kann. Die grünen bis bläulichgrünen Blätter sind ungeteilt, ganzrandig, nadelförmig schmal, mit deutlich erkennbaren Öldrüsen. Stehen die Bäume dicht beieinander, so sind nur die Krone und Endzweige beblättert. Die kleinen Blüten sind cremeweiß, manchmal gelblich getönt, in dichten, 3–5 cm langen Ähren angeordnet. Die Frucht ist eine zylindrische, holzige Kapsel, die winzig kleine, braune Samen enthält. Das ätherische Öl befindet sich in den lysigenen Sekretbehältern der Blätter. **Blütezeit:** Oktober–Dezember.

Die Pflanze ist in den östlichen subtropischen Küstenregionen von Australien in Höhen bis 300 m beheimatet. Sie bevorzugt sumpfige Gebiete und Flussläufe. Die Wildbestände ziehen sich v. a. entlang der Flüsse Clarence und Richmond. Die Pflanze wird in Australien angebaut (Reichling et al. 1997, 2001b, 2006b).

Inhaltsstoffe Junge, frische Blätter der Pflanze enthalten 1–2 % ätherisches Öl, das einen eigentümlichen, muskatnussähnlichen Geruch besitzt. Es handelt sich dabei um ein komplexes Gemisch von ca. 100 Substanzen. Neben 1,8-Cineol (<15 %) und Terpinen-4-ol (>30 %) enthält es noch weitere Monoterpene, wie z. B. α-Pinen (ca. 2,5 %), β-Pinen (ca. 0,7 %), Myrcen (ca. 0,8 %), α-Terpinen (ca. 9 %), γ-Terpinen (ca. 20 %), Terpinolen (ca. 4 %), Linalool (0,1–0,2 %)

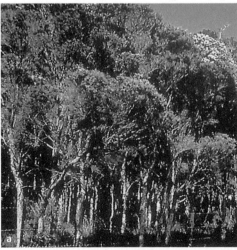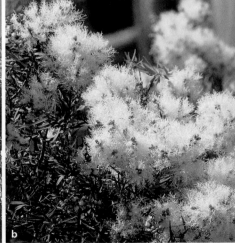

■ **Abb. 13.1a,b** Australischer Teebaum, **a** Baumallee, **b** Blütenähren

sowie verschiedene Sesquiterpene, wie z. B. Aromadendren (ca. 1,5 %), Viridifloren (ca. 1,6 %) und δ-Cadinen (ca. 1,5 %) (Reichling et al. 1997, 2001b, 2006b).

Wirkungen Das Teebaumöl besitzt eine antibakterielle (u. a. gegen *Staphylococcus aureus, Staphylococcus epidermidis, Streptococcus pyogenes, Mycoplasma pneumoniae, Propionibacterium acnes, Escherichia coli*), antimykotische (u. a. gegen Candida-, Malassezia- und Trichophytonarten), antivirale (u. a. gegen Herpes- und Tabakmosaikviren) und antientzündliche (z. B. bei Histamin-indizierter Hautentzündung) Wirkung. Verursacht Kälteempfindungen auf Haut und Schleimhäuten (Saller et al. 1995; Schnitzler et al. 2000; Reichling et al. 2001b; Koh et al. 2002; WHO 2002; Weseler et al. 2002; ESCOP 2009). In der Veterinärmedizin ist der Hefepilz *Malassezia pachydermatis* v. a. bei Hunden und Katzen gelegentlich an der Ausbildung verschiedener Hauterkrankungen, wie z. B. der seborrhoischen Dermatitis, beteiligt. In vitro konnte gezeigt werden, dass verschiedene Stämme von *M. pachydermatis* gegen Teebaumöl bemerkenswert empfindlich reagieren (Minimale Hemmkonzentration [MHK]: 560–1120 µg/ml). In 2 klinischen Studien (eine davon doppelblind, kontrolliert) wurde eine standardisierte 10 %ige Teebaumölcreme bei Hunden mit akuter oder chronischer, nicht generalisierter Dermatitis mit Juckreiz geprüft. Die standardisierte Teebaumölcreme erwies sich für die symptomatische Behandlung einer lokal begrenzten, nicht generalisierten Dermatitis als eine schnell und gut wirksame, topisch einsetzbare Zubereitung, die außerdem rasch einzieht und gut hautverträglich ist. Der Juckreiz hatte in der Teebaumölgruppe gegenüber einer Kontrollgruppe innerhalb kurzer Zeit signifikant abgenommen (Fitzi et al. 2002; Reichling et al. 2004a,b, 2006b).

Anwendungsgebiete In Verdünnung (1:10) z. B. mit Mandelöl oder Cremegrundlage wird Teebaumöl aufgrund seiner antiseptischen und antientzündlichen Wirkung bei Dermatitis mit Juckreiz empfohlen (Fitzi et al. 2002; Reichling et al. 2004a,b, 2006b).

Dosierung und Art der Anwendung 10 % Teebaumöl in Mandelöl oder Olivenöl zur äußerlichen Anwendung, 2 × täglich. (Fitzi et al. 2002; Reichling et al. 2004a,b).

Unerwünschte Wirkungen In unverdünnter Form angewendet kann es zu entzündlichen Hautreaktionen kommen. Vorsicht bei der Anwendung von ätherischen Ölen bei Katzen. **Mensch:** Bei Überdosierung innerlich, oder wenn grössere Teile der Körperoberfläche behandelt wurden, kann es zu neurologischen Störungen kommen (Bischoff u. Guale 1998; Hammer et al. 2006; ESCOP 2009).

Gegenanzeigen Bei bekannter Überempfindlichkeit gegen Teebaumöl, Teebaumölbestandteilen oder Abbauprodukten (durch falsche Lagerung entstanden) von Teebaumölbestandteilen (Hammer et al. 2006; ESCOP 2009).

Pflanzenpräparat Teebaumöl (s. Anhang A.6 Bezugsquellen).

Hinweise

Teebaumöl (Melaleucae aetheroleum) darf derzeit in der EU bei Lebensmittel-liefernden Tieren nicht als Wirkstoff zur Therapie eingesetzt werden (s. Anhang A.3 VO [EU] Nr. 37/2010). Teebaumöl darf derzeit in der Schweiz weder bei Tieren, die der Lebensmittelgewinnung dienen, noch bei Heimtieren als Futtermittel bzw. Ergänzungsfuttermittel oder als Tierarzneimittel verwendet werden (s. Anhang A.4 Einstufungsliste pflanzlicher Stoffe und Zubereitungen). Mit Teebaumöl liegen derzeit bei trächtigen und laktierenden Tieren keine Erfahrungen vor.

13.2 Blutwurz

Stammpflanze, Familie, verwendeter Pflanzenteil, Botanik/Herkunft, Inhaltsstoffe, Wirkungen, unerwünschte Wirkungen, Gegenanzeigen, Hinweise ▶ Abschn. 9.1.

Anwendungsgebiete **Äußerlich** bei leichten Entzündungen im Maul- und Rachenraum beim Kalb (z. B. Gingivitis, Stomatitis) (Rabinovich 1981; Lipnizkiji et al. 1987).

Dosierung und Art der Anwendung **Äußerlich** wird der Tormentillwurzelstock in Form einer Abkochung (1:10 bis 1:40) oder Tinktur (1:5) eingesetzt.

Rezepturen		
Rp.		**Rp.**
Tormentillae tinct. 10 ml		Tormentilltinktur 10 ml
D. S. Äußerlich zur unterstützenden Behandlung von Stomatitis beim Kalb. Hierzu wird die verdünnte Tinktur auf das Zahnfleisch des Tieres aufgebracht (verändert nach Lipnizkiji et al. 1987)		

Pflanzenpräparate Tormentillwurzelstock (s. Anhang A.6 Bezugsquellen).

13.3 Bockshornklee

Stammpflanze, Familie, verwendeter Pflanzenteil, Botanik/Herkunft, Inhaltsstoffe, Wirkungen, unerwünschte Wirkungen, Gegenanzeigen, Hinweise ▶ Abschn. 12.2.

Anwendungsgebiete **Äußerlich** bei lokalen Entzündungen der Haut (Popov 1946).

Dosierung und Art der Anwendung Bockshornsamen wird **äußerlich** in Form von Pulvern, Latwergen, Schleim, Breiumschlägen und Aufgüssen (1:10) angewendet (nach Popov 1946).

Pflanzenpräparate Bockshornsamen (s. Anhang A.6 Bezugsquellen).

13.4 Breitwegerich

Stammpflanze *Plantago major* L.

Familie Plantaginaceae

Verwendeter Pflanzenteil Breitwegerichkraut (Plantaginis majoris herba), bestehend aus dem zur Blütezeit geernteten, getrockneten oder frischen Kraut der Pflanze. **Geschmack:** Etwas herb und bitter.

Botanik/Herkunft Meist ausdauernde Pflanze (◼ Abb. 13.2), 10–40 cm hoch, mit kurzem, dicklichem Wurzelstock. Alle Laubblätter in grundständiger Rosette angeordnet, breit-eiförmig,

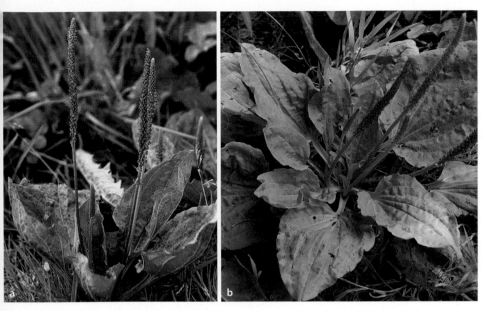

◘ **Abb. 13.2a,b** Breitwegerich, **a** blühende Pflanze, **b** Blattrosette mit Blütenähren

meist 7-nervig, ganzrandig, kahl oder spärlich behaart, am Grunde in den gleich langen oder etwas kürzeren flachen Stiel plötzlich zusammengezogen. Schäfte aufsteigend oder aufrecht, stielrund, angedrückt oder unten etwas abstehend 2-zackhaarig. Blütenähre lineal-walzlich, so lang oder wenig kürzer als der Schaft. Tragblätter eiförmig, grün, mit breitem, weißem Randhäutchen, kürzer als der Kelch. Kelch breit elliptisch, mit gekieltem Mittelnerv. Blumenkrone dünnhäutig, gelblichweiß, mit kahler Röhre, vertrocknend und bis zur Fruchtreife bleibend. Staubblätter 2- bis 3-mal so lang wie die Blumenkrone; Antheren erst helllila, nach dem Verstäuben schmutziggelb. Fruchtkapsel eiförmig, 2–4 mm lang, 8-samig; Samen dunkelbraun, schwach gerunzelt. **Blütezeit:** Juni–Oktober.

Die Pflanze ist in Europa, Nord- und Mittelasien, Nordamerika heimisch, verschleppt über die ganze Erde. Sie wächst bevorzugt auf Wiesen, Weiden und Schutthaufen. Anbaugebiete in Mitteleuropa, Indien, Südostasien, Südchina, Südbrasilien und Russland (Bräutigam 2014).

Inhaltsstoffe **Iridoidglykoside:** Die Droge enthält Iridoidglykoside, hauptsächlich Aucubin und Catalpol. **Polysaccharide:** In den Blättern findet man Arabinogalactane, Galactane sowie rhamnose-, arabinose- und galactosehaltige Polygalacturonane. **Sonstige Inhaltsstoffe:** Weiter konnten in der Droge 18 Flavonoide (u. a. Baicalein, Baicalin, Luteolin) und 14 Hydroxyzimtsäurederivate (u. a. Chlorogen- und Neochlorogensäure) nachgewiesen werden (Bräutigam 2014).

Wirkungen Der Droge bzw. den Drogenzubereitungen werden antibakterielle, epithelisierende, wundheilende, entzündungshemmende, blutgerinnende, immunstimulierende und leberprotektive Wirkungen zugeschrieben. Die Droge wird wie Spitzwegerichkraut genutzt (Cabaret 1986; Lipinzkiji et al. 1987; Rabinovich 1987; Gorodinskaja 1989; ESCOP 2003; Bräutigam 2014).

Anwendungsgebiete **Äußerlich** bei entzündlichen Veränderungen der Maul- und Rachenschleimhaut, bei Furunkeln, Exanthemen und Wunden (Rabinovich 1981).

Dosierung und Art der Anwendung Breitwegerichkraut wird **äußerlich** als Aufguss (1:20) für Waschungen oder Umschläge gebraucht (Rabinovich 1981).

Pflanzenpräparate Breitwegerichkraut (s. Anhang A.6 Bezugsquellen).

Hinweise
Breitwegerichkraut (Plantaginis majoris herba) darf derzeit in der EU bei Lebensmittel-liefernden Tieren nicht als Wirkstoff zur Therapie eingesetzt werden (s. Anhang A.3 VO [EU] Nr. 37/2010). Breitwegerichkraut darf derzeit in der Schweiz weder bei Tieren, die der Lebensmittelgewinnung dienen, noch bei Heimtieren als Futtermittel bzw. Ergänzungsfuttermittel oder als Tierarzneimittel verwendet werden (s. Anhang A.4 Einstufungsliste pflanzlicher Stoffe und Zubereitungen). Mit Breitwegerichkraut liegt derzeit bei trächtigen und laktierenden Tieren keine Erfahrung vor.

13.5 Brombeere

Stammpflanze, Familie, verwendeter Pflanzenteil, Botanik/Herkunft, Inhaltsstoffe, Wirkungen, unerwünschte Wirkungen, Gegenanzeigen, Hinweise ▶ Abschn. 9.2.

Anwendungsgebiete **Äußerlich** bei leichten Schleimhautentzündungen im Maul- und Rachenraum, Blutungen des Zahnfleisches, bei auf die gesamte Mundschleimhaut übergreifender Gingivitis, bei Aphthen und Halsentzündungen (Gachnian-Mirtscheva u. Gachnian-Milkovitsch 1998).

Dosierung und Art der Anwendung Zur **äußerlichen** Anwendung (Spülungen) wird ein Aufguss oder eine Abkochung aus 6–10 g bzw. 15 g getrockneten Brombeerblättern mit 500 ml siedendem Wasser bereitet.

Rezepturen		
Rp.		**Rp.**
Rubi fruticos. fol.	15,0	Brombeerblätter	15,0
Aqu. comm.	500,0	Trinkwasser	500,0
M. f. infus.		Aufguss herstellen
D. S. Äußerlich bei Zahnfleischblutung des Hundes, zur Spülung des Zahnfleisches (Gachnian-Mirtscheva u. Gachnian-Milkovitsch 1998)		

Pflanzenpräparate Brombeerblätter (s. Anhang A.6 Bezugsquellen).

13.6   Echte Kamille

Stammpflanze, Familie, verwendeter Pflanzenteil, Botanik/Herkunft, Inhaltsstoffe, Wirkungen, unerwünschte Wirkungen, Gegenanzeigen, Hinweise ▶ Abschn. 8.9.

Anwendungsgebiete Äußerlich bei Haut- und Schleimhautentzündungen (z. B. Maul- und Rachenschleimhaut; Zahnfleisch). Reinigung von infizierten Wunden und Geschwüren, von Abszessen, Furunkeln, Anregung und Förderung der Granulation, zur Desodorierung nekrotischen Gewebes (Rabinovich 1981).

Dosierung und Art der Anwendung Äußerlich wird die Droge (Kamillenblüten) als Aufguss (1:10) für Spülungen und Kompressen verwendet (Rabinovich 1981).

Pflanzenpräparate Kamillenblüten (s. Anhang A.6 Bezugsquellen).

13.7   Echter Lorbeer

Stammpflanze *Laurus nobilis* L.

Familie Lauraceae

Verwendeter Pflanzenteil Lorbeerblattöl (Lauri folii aetheroleum), das aus den Blättern der Pflanzen durch Wasserdampfdestillation gewonnene ätherische Öl. **Geruch:** Aromatisch und würzig (Vieweger 2014). Lorbeerfett (Lauri oleum), das aus den Früchten unter Anwendung von Wärme gepresste oder durch Auskochen gewonnene salbenartige Gemenge von Fett und ätherischem Öl. **Geruch:** Charakteristisch aromatisch, würzig. **Geschmack:** Würzig und bitter (Vieweger 2014).

Botanik/Herkunft Der Lorbeer ist ein immergrüner, 7–15 m hoher Baum oder Strauch mit schwarzer Borke (◘ Abb. 13.3a). Die Blätter sind ledrig und kahl, länglich-lanzettlich bis elliptisch geformt und an beiden Enden zugespitzt. In den Achseln der Blätter stehen auf kurzen Stielen Blütenstände (Dolden oder traubenartige Rispen), die eingeschlechtliche oder zwittrige Blüten von weißer, leicht gelblicher bis grüner Farbe tragen (◘ Abb. 13.3b). Die Pflanze entwickelt nach der Befruchtung eiförmige, glatte, beerenartige Steinfrüchte. **Blütezeit** dauert von März bis Mai.

Die Pflanze ist ursprünglich in Vorderasien beheimatet. Sie wird heute u. a. im gesamten Mittelmeergebiet, den Balkanländern, den subtropischen Gebieten Russlands und in Mittel- und Südamerika kultiviert (Vieweger 2014).

Inhaltsstoffe Das ätherische Lorbeerblattöl (Lauri folii aetheroleum) enthält als Hauptbestandteil 25–56 % 1,8-Cineol. Darüber hinaus kommen im Lorbeerblattöl noch weitere Monoterpenkohlenwasserstoffe, Monoterpenalkohole, Monoterpenester, Sesquiterpen-Derivate sowie Phenylpropan-Derivate vor. Wesentliche Bestandteile sind neben 1,8-Cineol u. a. Linalool, α-Pinen, Sabinen, Terpinen-4-ol, Eugenol, Methyleugenol und ß-Bisabolol. Das Lorbeerfett aus den Früchten (Lauri oleum) besteht aus einem Gemisch von ätherischem Öl, fettem Öl und Chlorophyll. Das ätherische Öl der Früchte duftet nicht so intensiv wie das ätherische Öl der Blätter und besteht u. a. aus 1,8-Cineol, Camphen, p-Cymen, Linalool, Terpineol neben anderen

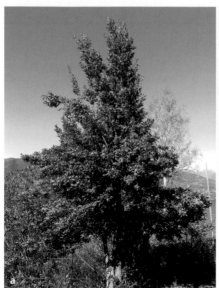
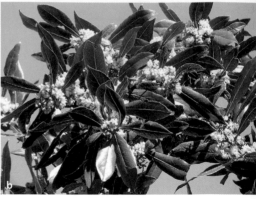

◘ **Abb. 13.3** Echter Lorbeer, **a** Ganzpflanze, **b** blühende Pflanze

13

Terpenen. Dazu enthält das Lorbeerfett Glyceride der Capryl-, Laurin-, Linol-, Öl- und Palmitinsäure (Vieweger 2014).

Wirkungen In der Literatur wird für das ätherische Lorbeerblattöl eine schwache antimikrobielle und insektizide Wirkung beschrieben. **Mensch:** In der Lebensmittelindustrie wird das Öl als Aromazusatz und Geschmackskomponente eingesetzt. **Äußerlich** wird das Lorbeerblattöl als Bestandteil von Seifen, Cremen und als Antischuppenmittel verwendet. Das Lorbeerfett der Früchte wird ebenfalls als Aromazusatz in Seifen und Zahnpasta verwendet (Opdyke 1976; Vieweger 2014).

Anwendungsgebiete Lorbeerblattöl (Lauri folii aetheroleum) wird **äußerlich** angewendet, meist in Kombination mit anderen ätherischen Ölen. Bei Rindern, Schafen, Ziegen und Pferden wird es für die Durchblutungsförderung sowie als Desinfektionsmittel zur Vorbeugung von Haut- und Euterkrankheiten und zur Unterstützung der Euterfunktion eingesetzt (s. Fachinformation zu Euterbalsam, pflanzliche Emulsion für die Anwendung auf der Haut bei Tieren von Dr. Schaette GmbH, D). Das Lorbeerfett aus den Früchten (Lauri oleum) wird überwiegend in der Veterinärmedizin verwendet. Die **Aromatische Salbe** (Unguentum aromaticum/Wundsalbe) enthält 10 % Lorbeerfett und wird traditionell zur Behandlung von Furunkeln und Abszessen und zur Durchblutungsförderung eingesetzt. Sie ist Bestandteil von Eutersalben für Kühe und dient bei Pferden der Förderung des Hufwachstums (Vieweger 2014).

Dosierung und Art der Anwendung **Äußerlich:** Euterbalsam (enthält Lorbeerblattöl) zur lokalbeschränkten Anwendung auf der Haut bei Rindern, Schafen, Ziegen und Pferden. (s. Anhang: Dr. Schaette GmbH und Fachinformation). Die Aromatische Salbe (Unguentum aromaticum/ Wundsalbe, in ÖAB 2012/009) enthält 10 % Lorbeerfett (Lauri oleum). Sie wird lokal bei Tiere appliziert.

Unerwünschte Wirkungen Beim Menschen sind Kontaktallergien durch das ätherische Lorbeerblattöl und Lorbeerfett aus den Früchten beschrieben (Sesquiterpenlactone, u. a. Costunolid, Eremanthin). Das Sensibilisierungspotential wird als mittelstark eingestuft. Beim Hautirritationstest an freiwilligen Probanden mit 10 %igen Loorbeerblattöl-Lösungen sind keine Reaktionen aufgetreten. Das Sensibilisierungspotential von Lorbeerblattöl wurde bei Nacktmäusen und Schweinen untersucht und verursachte ebenfalls keine Hautirritationen. Beim 24 h Okklusionstest kam es bei behaarten und rasierten Ratten zu leichten Irritationen (Opdyke 1967; Vieweger 2014).

Gegenanzeigen Allergien gegen Sesquiterpenlactone. Vor der Anwendung bei Geschwüren und Geschwülsten wird eindringlich gewarnt. Bei Tieren sind keine allergischen Reaktionen bekannt (Vieweger 2014).

Pflanzenpräparate Euterbalsam, pflanzliches Tierarzneimittel für die Anwendung auf der Haut (enthält u. a. Arnikatinktur, Johanniskrautblütenöl, Eukalyptusöl, Lorbeerblattöl, Nelkenöl, Rosmarinöl) (s. Anhang Dr. Schaette GmbH, Deutschland). Die **Aromatische Salbe** (Unguentum aromaticum/Wundsalbe) enthält 10 % Lorbeerfett (Lauri oleum), sowie weitere ätherische Öle, Lavendelöl, Rosmarinöl und Wacholderöl (s. Österreichisches Arzneibuch, ÖAB 2012/009). Lorbeerblattöl und Lorbeerfett der Früchte (s. Anhang A.6 Bezugsquellen).

Hinweise

Lorbeerfrüchte (Lauri fructus) und Lorbeerblattöl (Lauri folii aetheroleum) dürfen in der EU bei Lebensmittel-liefernden Tieren und bei Heimtieren als Wirkstoffe eingesetzt werden (s. Anhang A.3 VO [EU] 37/2010). In der Schweiz darf Lorbeeröl äußerlich bei Heimtieren und auch ohne Zulassung als Formula magistralis oder F. officinalis für ein bestimmtes Tier oder einen bestimmten Tierbestand, das oder die der Lebensmittelgewinnung dienen, verwendet werden. (s. Art. 14 Tierarzneimittelverordnung TAMV). Mit beiden Drogen liegen derzeit bei trächtigen und laktierenden Tieren keine Erfahrungen vor.

13.8   Echter Salbei

Stammpflanze, Familie, verwendeter Pflanzenteil, Botanik/Herkunft, Inhaltsstoffe, Wirkungen, unerwünschte Wirkungen, Gegenanzeigen, Hinweise ▶ Abschn. 9.3.

Anwendungsgebiete Äußerlich bei Entzündungen der Maul- und Rachenschleimhaut, zur Reizlinderung, für Spülungen der Mundschleimhaut der Pferden. Als reizmilderndes Mittel für die wunde Haut bei Hunde (Rabinovich 1981; Gachnian u. Assenov 1985).

Dosierung und Art der Anwendung Zur **äußerlichen** Anwendung, zu Mundspülungen, wird ein Aufguss (1:20) aus Salbeiblättern hergestellt.

Rezepturen

Rp.		Rp.	
Salviae fol.	5,0	Salbeiblätter	5,0
Aqu. comm.	95,0	Trinkwasser	95,0
M. f. infusum.		Aufguss herstellen	

D. S. Für Spülungen der Mundschleimhaut von Pferden
(Gachnian u. Assenov 1985)

Rp.		Rp.	
Salviae fol.	5,0	Salbeiblätter	5,0
Malvae flos	5,0	Malvenblüten	5,0
Sambuci nigri flos	5,0	Schwarze Holunderblüten	5,0
M. f. infus.		Aufguss herstellen	

D.S. In einer Tasse mit kochendem Wasser überbrühen, 5 min ziehen lassen, abseihen, das
Filtrat auf Mull streichen und auf die kranke Stelle legen. Als reizmilderndes Mittel für Hunde
(Gachnian u. Assenov 1985)

Pflanzenpräparate Salbeiblätter (s. Anhang A.6 Bezugsquellen).

13.9   Gänsefingerkraut

Stammpflanze, Familie, verwendeter Pflanzenteil, Botanik/Herkunft, Inhaltsstoffe, Wirkungen, unerwünschte Wirkungen, Gegenanzeigen, Hinweise ▶ Abschn. 9.4.

Anwendungsgebiete **Äußerlich** bei leichten Entzündungen der Maul- und Rachenschleimhaut, bei Ekzemen und nässenden Wunden (Lipnizkiji et al. 1987).

Dosierung und Art der Anwendung Zerkleinertes Gänsefingerkraut wird **äußerlich** meist in Form von Aufgüssen (1:10) oder Tinkturen, für Waschungen, Spülungen und Kompressen verwendet.

Rezepturen

Rp.		Rp.	
Potentillae tinct.	10 ml	Gänsefingerkrauttinktur	10 ml

D. S. Für ein Kalb bei Stomatitis; die verdünnte Tinktur wird äußerlich auf das Zahnfleisch des
Tieres aufgebracht
(verändert nach Lipnizkiji et al. 1987)

Pflanzenpräparate Gänsefingerkraut (s. Anhang A.6 Bezugsquellen).

13.10 Gewürznelkenbaum

Stammpflanze *Syzygium aromaticum* (L.) MERR. et L. M. PERRY

Familie Myrtaceae

Verwendeter Pflanzenteil Gewürznelken (Caryophylli flos) bestehend aus den ganzen, getrockneten Blütenknospen der Pflanze, die so lange getrocknet wurden, bis sie rötlichbraun geworden sind. **Geruch:** Charakteristisch, aromatisch. **Geschmack:** Würzig, brennend. Gewürznelkenöl (Caryophylli aetheroleum) ist das durch Wasserdampfdestillation aus den getrockneten, ganzen oder zerkleinerten Blütenknospen der Pflanze gewonnene ätherische Öl. **Geruch**: Würzig. **Geschmack**: Brennend.

Botanik/Herkunft Ein bis zu 20 m hoher, immergrüner Baum mit dichter Krone (■ Abb. 13.4). Blätter bis 2,5 cm lang gestielt, ledrig, elliptisch bis lanzettförmig, kurz stumpfspitzig, am Grunde keilförmig in den Blattstiel verschmälert. Blüten mit 2 schuppenförmigen Vorblättern in endständigen, fast regelmäßig 3-gabeligen Trugdolden. Achsenbecher röhrenförmig, 10–14 mm lang, rot. 4 Kelchblätter, dreieckig, dick. 4 Kronblätter, rundlich, weiß. Staubblätter zahlreich. Beerenfrucht.

Die Pflanze ist auf den Molukken und südlichen Philippinen heimisch. Kultiviert wird sie in vielen tropischen Ländern. Die Drogenimporte stammen hauptsächlich aus Indonesien, den Inseln Sansibar und Pemba, Madagaskar, Malaysia, Ostafrika, Sri Lanka, Südamerika und den Molukken (Horz u. Reichling 2014).

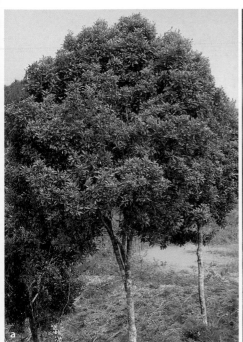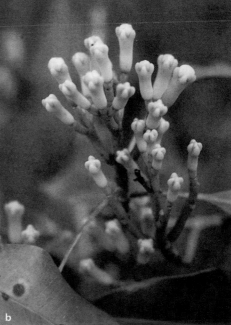

■ **Abb. 13.4a,b** Gewürznelkenbaum, **a** immergrüner Baum, **b** Blüten in Trugdolden

Inhaltsstoffe Ätherisches Öl: In der Gewürznelke sind 16–21 % ätherisches Öl enthalten, das zu 75–95 % aus Eugenol, bis zu 17 % aus Acetyleugenol, zu 5–12 % aus Caryophyllen sowie aus weiteren flüchtigen Stoffen besteht. **Aromaträger:** Methylheptylketon und Salicylsäure-methylester. **Gerbstoffe und Phenolcarbonsäuren:** Ferner sind in der Gewürznelke etwa 10 % Galloylgerbstoffe (u. a. Eugeniin) sowie Phenolcarbonsäuren (u. a. Ferula-, p-Hydroxybenzoe-, Kaffee-, Syringasäure) enthalten. **Flavonoide:** Weiter Flavonole, wie z. B. Quercetin, Kämpferol, Quercetin-3-O-β-glucosid, Kämpferol-3-O-β-glucosid. **Triterpene und Sterole:** In der Ge-würznelke findet man noch 1–2 % Oleanolsäure und bis zu 0,15 % Crataegolsäure sowie 0,1 % β-Sitosterol und geringe Mengen an Stigmasterol und Campesterol, die als β-Glucoside vor-liegen (Horz u. Reichling 2014).

Wirkungen Den Gewürznelken sowie dem daraus gewonnenen Gewürznelkenöl werden entzündungshemmende, antiseptische, trichomonazide, antimikrobielle, verdauungsför-dernde, choleretische, motilitätshemmende, lokalanästhetische und spasmolytische Wirkungen zugeschrieben. Die beanspruchten Wirkungen sind durch experimentelle Arbeiten belegt (Popov 1946; Georgievskiji et al. 1990; WHO 2002; Wichtl 2009, Horz u. Reichling 2014; ESCOP-online 2014).

Anwendungsgebiete Äußerlich, Mensch: Gewürznelkenöl wird verdünnt (1–3 %) als Mund-spülung angewendet (Wichtl 2009; ESCOP-online 2014). Es wird beim **Tier** bei entzündlichen Veränderungen der Maul- und Rachenschleimhaut sowie bei Zahnfleischentzündungen einge-setzt (Gachnian-Mirtscheva u. Gachnian-Milkovitsch 1998).

Dosierung und Art der Anwendung

Dosierung Gewürznelkenöl lokal	
Verdünnung 1–5 %, maximal 3 × tgl.	
Hund	4 Tropfen
Katze, Huhn	2 Tropfen

Rezepturen	
Rp.	**Rp.**
Caryophylli aetherol. 10 ml (1–5 %)	Gewürznelkenöl 10 ml (1–5 %)
D. S. Zur Spülung des kranken Zahns oder als Kompresse bei Zahnschmerz	
(nach Gachnian-Mirtscheva u. Gachnian-Milkovitsch 1998; nach Wichtl 2009)	

Unerwünschte Wirkungen Mensch, äußerlich: Gelegentlich treten allergische Haut- und Schleimhautreaktionen auf (ESCOP-online 2014).

Gegenanzeigen Bei bekannter Überempfindlichkeit gegen Gewürznelkenöl, Eugenol oder Perubalsam.

Pflanzenpräparate Aktiv Lotion für Kleintiere/für Pferde, Deutschland. Pflanzliche Pflege-produkte (enthalten Extraktzubereitungen aus Brennnessel, Gewürznelken, Johanniskraut) für

Kleintiere bzw. Pferde. Äußerlich zur Beruhigung und Pflege besonders strapazierter Haut (s. Anhang A.5 Lila Liste 2014/2015). Gewürznelken und Gewürznelkenöl (s. Anhang A.6 Bezugsquellen).

Hinweise
Gewürznelken (Caryophylli flos) dürfen derzeit in der EU bei Lebensmittel-liefernden Tieren nicht als Wirkstoff eingesetzt werden. Verwendet werden darf hingegen der Wirkstoff Gewürznelkenöl (Caryophylli aetheroleum) (s. Anhang A.3 VO [EU] Nr. 37/2010). Gewürznelken dürfen derzeit in der Schweiz weder bei Tieren, die der Lebensmittelgewinnung dienen, noch bei Heimtieren als Futtermittel bzw. Ergänzungsfuttermittel oder als Tierarzneimittel verwendet werden (s. Anhang A.4 Einstufungsliste pflanzlicher Stoffe und Zubereitungen). Mit Gewürznelken liegen derzeit bei trächtigen und laktierenden Tieren keine Erfahrungen vor.

13.11 Heidelbeere

Stammpflanze, Familie, verwendeter Pflanzenteil, Botanik/Herkunft, Inhaltsstoffe, Wirkungen, unerwünschte Wirkungen, Gegenanzeigen, Hinweise ▶ Abschn. 8.20.

Anwendungsgebiete Äußerlich bei leichten Schleimhautentzündungen im Maul- und Rachenraum (Aichberger et al. 2006).

Dosierung und Art der Anwendung Die getrockneten Früchte werden **äußerlich** in Form einer Abkochung (1:10) zum Spülen verwendet.
  Abkochung: 10 g getrocknete Heidelbeerfrüchte werden mit 100 ml Wasser übergossen, 10–15 min zum Sieden erhitzt und noch heiß durch ein Teesieb gegeben. Spülungen müssen mehrmals tgl. wiederholt werden.

Pflanzenpräparate Heidelbeerfrüchte (s. Anhang A.6 Bezugsquellen).

13.12 Hirtentäschel

Stammpflanze *Capsella bursa-pastoris* (L.) MEDIK.

Familie Brassicaceae

Verwendeter Pflanzenteil Hirtentäschelkraut (Bursae pastoris herba), bestehend aus den zur Blütezeit gesammelten, getrockneten, ganzen oder geschnittenen, oberirdischen Teilen der Pflanze. **Geruch:** Schwach und unangenehm. **Geschmack:** Etwas scharf und bitter.

Botanik/Herkunft Eine bis 40 cm hohe, wenig behaarte, 1- oder 2-jährige krautige Pflanze (◘ Abb. 13.5). Der Stängel ist aufrecht, einfach oder abstehend verzweigt. Die grundständigen Blätter bilden eine Rosette, sind gestielt, schmallänglich, buchtig gelappt oder fiederspaltig, seltener ganzrandig. Die Stängelblätter sind sitzend und umfassen den Stängel mit 2 spitzen Zipfeln, sie sind unregelmäßig gelappt oder fiederteilig, die obersten sind ungeteilt. Die 4-zähligen, weißen Blüten sind in lockeren, blattlosen Trauben auf abstehenden Stielen angeordnet. Die Kelchblätter sind 1–2 mm lang, eiförmig, aufrecht abstehend. Die Kronblätter sind 2–3 mm

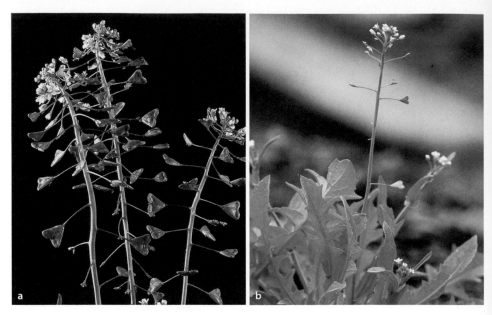

◻ Abb. 13.5a,b Hirtentäschel, **a** Blüten und Früchte in blattlosen Trauben, **b** fiederteilige Blätter und Blütenstand

lang und verkehrt eiförmig. Die bis zu 2 cm langen, gestielten Früchte (»das Hirtentäschel«) sind dreieckig bis verkehrt herzförmig, zusammengedrückt, an der Spitze gestutzt und seicht ausgerandet mit einem 0,4–0,6 mm lagen Griffel. **Blütezeit:** März–November.

Das Hirtentäschel wächst bevorzugt auf Äckern, Schuttplätzen, Wegen und in Gärten. Die Pflanze ist fast weltweit verbreitet (Kosmopolit). Als Heimat vermutet man das Mittelmeergebiet. Drogenimporte stammen vorwiegend aus Wildvorkommen in Europa (z. B. Bulgarien, Ungarn, Russland) (Seitz u. Goreki 2014).

Inhaltsstoffe N-haltige Substanzen: In der Droge große Mengen an Aminosäuren und Proteinen (32 % bzg. auf Trockensubstanz). **Sonstige Inhaltsstoffe:** Flavonoide (u. a. Diosmetin, Quercetin, Luteolin, Rutin), Glucosinolate, Triterpene, organische Säuren (u. a. Fumar-, Zitronen-, Äpfel- und Weinsäure) (Seitz u. Gorecki 2014).

Wirkungen Lokal hämostyptisch, blutdrucksenkend, Steigerung der Uteruskontraktion. Die beanspruchten Wirkungen sind nur teilweise durch pharmakologische Daten gestützt (Skljarovskiji u. Gubanov 1986; Lipnizkiji et al. 1987; Rabinovich 1987; Seitz u. Gorecki 2014; Schilcher et al. 2010).

Anwendungsgebiete Mensch: äußerlich bei oberflächlichen, blutenden Wunden und Geschwüren. Zur lokalen Anwendung bei Nasenbluten (Schilcher et al. 2010). **Tier: Innerlich** wird eine Aufguss/Infusion von Hirtentäschelkraut bei Tieren mit Uterusblutung und um die Uteruskontraktion zu fördern, eingesetzt. Hirtentäschelkraut behandelt die Atonie des Uterus (Rabinovich 1981, 1987).

Dosierung und Art der Anwendung Zerkleinertes Hirtentäschelkraut wird in Form von Abkochungen (1:10), Aufgüssen (1:10), Tinkturen und Extrakten verwendet (Rabinovich 1981).

Dosierung Hirtentäschelkraut innerlich	
Tier	**Mittlere Tagesdosis**
Grosser Wiederkäuer	15,0–60,0 g
Pferd	15,0–60,0 g
Kleiner Wiederkäuer	5,0–12,0 g
Schwein	3,0–10,0 g
Hund	0,5–2,0 g
Vögel	0,2–0,5 g
(nach Rabinovich 1981)	

Pflanzenpräparate Hirtentäschelkraut (s. Anhang A.6 Bezugsquellen).

Hinweise

Hirtentäschelkraut (Bursae pastoris herba) darf derzeit in der EU bei Lebensmittel-liefernden Tieren nicht als Wirkstoff eingesetzt werden (s. Anhang A.3 VO [EU] Nr. 37/2010). Hirtentäschelkraut darf derzeit in der Schweiz weder bei Tieren, die der Lebensmittelgewinnung dienen, noch bei Heimtieren als Futtermittel bzw. Ergänzungsfuttermittel oder als Tierarzneimittel verwendet werden (s. Anhang A.4 Einstufungsliste pflanzlicher Stoffe und Zubereitungen). Mit Hirtentäschelkraut liegt derzeit bei trächtigen und laktierenden Tieren keine Erfahrung vor.

13.13 Isländisches Moos

Stammpflanze, Familie, verwendeter Pflanzenteil, Botanik/Herkunft, Inhaltsstoffe, Wirkungen, unerwünschte Wirkungen, Gegenanzeigen, Hinweise ▶ Abschn. 8.22.

Anwendungsgebiete Äußerlich bei Schleimhautreizungen im Maul- und Rachenraum und damit verbundenem trockenen Husten (Rabinovich 1981).

Dosierung und Art der Anwendung Äußerlich wird Isländisches Moos in Form von Abkochungen (1:10) für Mundspülungen (mehrmals tgl.) verwendet (Rabinovich 1981).

Pflanzenpräparate Isländisches Moos (s. Anhang A.6 Bezugsquellen).

13.14 Johanniskraut

Stammpflanze, Familie, verwendeter Pflanzenteil, Botanik/Herkunft, Inhaltsstoffe, Wirkungen, unerwünschte Wirkungen, Gegenanzeigen, Hinweise ▶ Abschn. 12.9.

Anwendungsgebiete Aufgrund des Gerbstoffgehalts **äußerlich** für Mundspülungen, z. B. bei Gingivitis und Stomatitis, beim Hund (Rabinovich 1981; Gachnian-Mirtscheva et al. 1998).

Dosierung und Art der Anwendung Johanniskraut wird **äußerlich** in Form von Abkochungen (1:10 bis 1:20) zur Mundspülung verwendet (Rabinovich 1981).

Rezepturen

Rp.		Rp.	
Hyperici herb.	10,0	Johanniskraut	10,0
Aqu. comm.	190,0	Trinkwasser	190,0
M. f. infus.		Aufguss herstellen	

D. S. Zur Mundspülung beim Hund mit Stomatitis; Spülungen müssen mehrmals tgl. wiederholt werden

(nach Gachnian-Mirtscheva et al. 1998)

Pflanzenpräparate Johanniskraut (s. Anhang A.6 Bezugsquellen).

13.15 Lein

Stammpflanze, Familie, verwendeter Pflanzenteil, Botanik/Herkunft, Inhaltsstoffe, Wirkungen, unerwünschte Wirkungen, Gegenanzeigen, Hinweise ▶ Abschn. 10.3.

Anwendungsgebiete Äußerlich bei lokalen Entzündungen der Haut (Rabinovich 1981).

Dosierung und Art der Anwendung Äußerlich wird Leinsamen in Form eines feuchtheißen Breiumschlags (Kataplasma) angewendet.

Brei: 2 Teile Leinsamen mit 5 Teilen Wasser 5–10 min lang unter ständigem Rühren zu einem dicken Brei kochen. Diesen in einer 1–3 cm dicken Schicht auf Mull, Gaze oder ein anderes geeignetes Gewebe streichen, die Tuchränder nach innen umschlagen und den Breiumschlag auf die entzündete Hautstelle legen (Rabinovich 1981).

Pflanzenpräparate Leinsamen (s. Anhang A.6 Bezugsquellen).

13.16 Preiselbeere

Stammpflanze *Vaccinium vitis-idaea* L.

Familie Ericaceae

Verwendeter Pflanzenteil Preiselbeerfrüchte (Vitis-idaeae fructus), bestehend aus den reifen und getrockneten Früchten der Pflanze. **Geschmack:** Sauer, herb, bitterlich.

Botanik/Herkunft Ein 10–30 cm hoher immergrüner Zwergstrauch (◘ Abb. 13.6) mit aufrechten oder aufsteigenden Stängeln mit glatter, brauner Rinde. Die Blätter sind wechselständig, 8–30 mm lang und 5–15 mm breit, elliptisch, ganzrandig, ledrig, oberseits glänzend grün, unterseits matt blassgrün, durch zerstreute, braune Drüsenzotten punktiert. Ihr schwach gekerbter Rand ist nach unten umgerollt. Die Blüten bilden endständige Trauben. Die Krone ist weiß oder blassrosa, glockig, fast bis zur Hälfte 4- oder 5-spaltig; 10 am Grunde behaarte Staubblätter. Die Frucht ist eine purpurrote Beere von 5–9 mm Durchmesser mit zahlreichen Samen. **Blütezeit:** Mai–August.

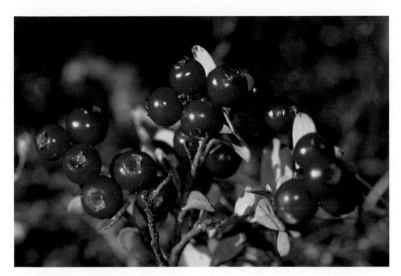

◧ **Abb. 13.6** Preiselbeere, Beerenfrüchte

Die Pflanze ist über die gesamte nördliche Hemisphäre verbreitet. Sie wächst bevorzugt auf trockenem Grasland und steinigem Boden, auf Waldwiesen und in Nadelwäldern. Die Droge stammt hauptsächlich aus Norwegen, Schweden und Finnland (Moeck 2014).

Inhaltsstoffe Gerbstoffe: In der Fruchtdroge liegen überwiegend Proanthocyanidine vor. Hauptkomponenten sind die dimeren Proanthocyanidine A-1, A-2, B-1, B-2 u. a.. **Anthocyanoside:** Weiter ca. 0,2 % Anthocyanoside; Hauptkomponenten sind Cyanidin-3-O-galactosid, Cyanidin-3-O-arabinosid, Paeonidin-3-O-galactosid u. a.. **Flüchtige Verbindungen:** In den Beeren konnten außerdem bis zu 80 flüchtige Verbindungen nachgewiesen werden (u. a. aliphatische Aldehyde und Alkohole, Terpene). **Sonstige Inhaltsstoffe:** Die Beeren enthalten wenig Flavonoide (u. a. Quercetin, Kämpferol), 0,8 % Ursolsäure sowie organische Säuren (u. a. Benzoesäure, Chinasäure, Syringasäure) (Moeck 2014).

Wirkungen Die Beeren wirken aufgrund ihres Gerbstoffgehalts leicht adstringierend, entzündungshemmend und antimikrobiell (Tokin 1984; Lipnizkiji et al. 1987; Rabinovich 1987; Gorodinskaja 1989, Moeck 2014).

Anwendungsgebiete Früchte **äußerlich** bei Schleimhaut- und Zahnfleischentzündungen, weiterhin für Waschungen und Umschläge bei Hauterkrankungen (Lipnizkiji et al. 1987).

Dosierung und Art der Anwendung Preiselbeerfrüchte werden **äußerlich** in Form von Aufgüssen (1:10) verwendet.

Pflanzenpräparate Preiselbeeren (s. Anhang A.6 Bezugsquellen).

Hinweise
Preiselbeerfrüchte (Vitis idaeae fructus) dürfen derzeit in der EU bei Lebensmittel-liefernden
Tieren nicht als Wirkstoff eingesetzt werden (s. Anhang A.3 VO [EU] Nr. 37/2010). Preiselbeerfrüchte
dürfen derzeit in der Schweiz weder bei Tieren, die der Lebensmittelgewinnung dienen, noch
bei Heimtieren als Futtermittel bzw. Ergänzungsfuttermittel oder als Tierarzneimittel verwendet
werden (s. Anhang A.4 Einstufungsliste pflanzlicher Stoffe und Zubereitungen). Mit Preiselbeer-
früchten liegen derzeit bei trächtigen und laktierenden Tieren keine Erfahrungen vor.

13.17 Ratanhia

**Stammpflanze, Familie, verwendeter Pflanzenteil, Botanik/Herkunft, Inhaltsstoffe, Wirkungen,
unerwünschte Wirkungen, Gegenanzeigen, Hinweise** ▶ Abschn. 9.10.

Anwendungsgebiete Äußerlich bei leichten Entzündungen der Maul- und Rachenschleimhaut
sowie des Zahnfleischs (Gachnian-Mirtscheva 2003).

Dosierung und Art der Anwendung Die Ratanhiawurzel (gepulvert) wird **äußerlich** in Form
eines Teeaufgusses oder Tinktur (1:5) zum Spülen verwendet.
Teeaufguss: Ca. 1 g Ratanhiawurzel werden mit 150 ml siedendem Wasser übergossen.
Man lässt 10–15 min ziehen und gibt dann den Ansatz durch ein Sieb.
Die Spülungen müssen mehrmals tgl. wiederholt werden (Gachnian-Mirtscheva 2003).

Pflanzenpräparate Ratanhiawurzel (s. Anhang A.6 Bezugsquellen).

13.18 Ringelblume

**Stammpflanze, Familie, verwendeter Pflanzenteil, Botanik/Herkunft, Inhaltsstoffe, Wirkungen,
unerwünschte Wirkungen, Gegenanzeigen, Hinweise** ▶ Abschn. 12.15.

Anwendungsgebiete Äußerlich bei akuten und chronischen Hautentzündungen sowie bei
Entzündungen der Maul- und Rachenschleimhaut. Entzündlichen Erkrankungen der Haut
bei Ziegen. Zur Durchspülung der Gebärmutter bei septischer Entzündung (Cabaret 1986;
Sviridonov 1986; Lipnizkiji et al. 1987; Isaac 2014).

Dosierung und Art der Anwendung Die Blütendroge findet Verwendung zur Herstellung von
Tinkturen, Fluidextrakten und Aufgüssen, Salben, Pulvern und Pflastern.
Teeaufguss: 1–2 Teelöffel voll Ringelblumenblüten werden mit heißem Wasser (150 ml)
übergossen und nach 10 min durch ein Teesieb gegeben.
Zur Behandlung von Entzündungen der Maul- und Rachenschleimhaut mehrmals mit dem
Aufguss spülen (Sviridonov 1986; Lipnizkiji et al. 1987).

Rp.			Rp.		
Calendulae flor. succ.	2,0		Ringelblumenextrakt	2,0	
Lanolin. aut Vaselin.	18,0		Lanolin bzw. Vaselin	18,0	
M. f. unguentum			Salbe herstellen		

D. S. Äußerlich zur Behandlung von entzündlichen Erkrankungen der Haut bei Ziegen
(nach Lipnizkiji et al. 1987)

Rp.			Rp.		
Calendulae tinct.	5 ml		Ringelblumentinktur	5 ml	
Aqu. comm.	1000 ml		Trinkwasser	1000 ml	

M. D. S. Zur Durchspülung der Gebärmutter bei septischer Entzündung
(nach Cabaret 1986)

Pflanzenpräparate PhlogAsept, Deutschland. Pflanzliches Arzneimittel (enthält Extrakte aus Kamillenblüten, Salbeiblättern, Hamamelisblättern, Ringelblumenblüten) für Pferde, Rinder, Schweine, Schafe, Ziegen, Hühner, Puten, Enten, Gänse, Wachteln, Fasane, Tauben, Kaninchen, Hunde, Katzen zur Wundreinigung und zur lokalen Behandlung von Wunden, Hautentzündungen und Ekzemen (s. Anhang A.5 Lila Liste 2014/2015). Ringelblumen (s. Anhang A.6 Bezugsquellen).

13.19 Stieleiche

Stammpflanze, Familie, verwendeter Pflanzenteil, Botanik/Herkunft, Inhaltsstoffe, Wirkungen, unerwünschte Wirkungen, Gegenanzeigen, Hinweise ► Abschn. 9.11.

Anwendungsgebiete Äußerlich bei leichten Entzündungen der Maul- und Rachenschleimhaut sowie im Genital- und Analbereich und bei Verbrennungen (Rabinovich 1981).

Dosierung und Art der Anwendung Eichenrinde wird **äußerlich** in Form einer Abkochung (1:10 bis 1:50) für Spülungen verwendet, Bei Verbrennungen wird ein etwas stärkerer Aufguss (1:5) verwendet (Rabinovich 1981).

Pflanzenpräparate Eichenrinde (s. Anhang A.6 Bezugsquellen).

13.20 Walnuss

Stammpflanze *Juglans regia* L.

Familie Juglandaceae

Verwendeter Pflanzenteil Walnussblätter (Juglandis folium), bestehend aus den getrockneten, ganzen oder geschnittenen, von der Spindel befreiten Fiederblättern der Pflanze. **Geruch:** Schwach aromatisch bis würzig. **Geschmack:** Etwas kratzend, bitter, zusammenziehend.

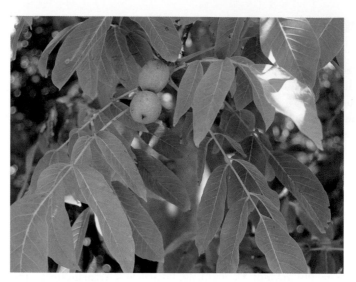

◘ Abb. 13.7 Walnuss, Blätter und Früchte

Botanik/Herkunft Ein bis 30 m hoher Baum (◘ Abb. 13.7) mit breiter Krone und dunkelbrauner Rinde. Die Blätter sind langgestielt, unpaarig gefiedert, mit 7–9 länglichen bis eiförmigen oder elliptischen, ganzrandigen Fiederblättchen, die 5–15 cm lang und 2,5–8 cm breit sind. Die Blüten sind getrenntgeschlechtlich. Die männlichen Blüten stehen in 8–12 cm langen Kätzchen, die weiblichen in 1- bis 4-blütigen Blütenständen an den Spitzen der jungen Zweige. Die Frucht ist eine kugelige oder eiförmige Steinfrucht mit fleischiger grüner äußerer und holziger innerer Schale. **Blütezeit:** April–Mai.

Der Nussbaum ist in Südeuropa, Kleinasien bis Nordindien, China und Zentralasien heimisch. Er wird in weiten Teilen der Erde in Gärten und Parkanlagen kultiviert. Die Droge wird bevorzugt aus Ost- und Südosteuropa importiert (Wichtl 2009; Suschke u. Reichling 2014).

Inhaltsstoffe Die Droge enthält bis 10 % Gerbstoffe (Catechingerbstoffe und Gallotannine), 3–4 % Flavonoide (u. a. Hyperosid, 3-O-Arabinoside des Quercetins und Kämpferols), die Naphthochinone Juglon und Hydrojuglon (in Form ihrer Monoglucoside), Phenolcarbonsäuren (u. a. Kaffee-, Gallus- und Salicylsäure), 0,8–1,0 % Ascorbinsäure und wenig ätherisches Öl (0,01–0,03 %) mit den Hauptkomponenten β-Pinen, β-Ocimen, Limonen, Caryophyllen u. a. (Wichtl 2009).

Wirkungen Die Blattdroge wirkt dank ihres hohen Tanningehalts adstringierend und entzündungshemmend. Drogenextrakte sowie das isolierte Juglon zeigten in vitro darüber hinaus eine antibakterielle (u. a. gegen Streptokokken und Staphylokokken) und antivirale (u. a. gegen Herpesviren) Aktivität (May u. Willhun 1978; Wichtl 2009). Nach anderen Angaben sollen Zubereitungen aus Walnussblättern auch gegen Nematoden (Askariden u. a.) und Insekten wirksam sein (Staneva et al. 1982; Skljarovskiji u. Gubanov 1986).

Anwendungsgebiete **Äußerlich** bei leichten, oberflächlichen Entzündungen der Haut und Schleimhaut, zur Behandlung von eitrigen Wunden, Verbrennungen, Hautpilzerkrankungen (verursacht durch Trichophyton, Microsporum u. a.) sowie bei Zahnfleisch-, Maul- und Rachenentzündungen (Staneva et al. 1982).

Dosierung und Art der Anwendung Zur **äußerlichen** Anwendung bereitet man einen Aufguss aus 3 Löffeln voll Walnussblätter und 500 ml Wasser für Kompressen oder man streicht einen Brei aus den Blättern auf die kranke Stelle (Staneva et al. 1982).

Kombinationen Zur Behandlung von Dermatosen können die Blätter mit dem oberirdischen Teil vom Wilden Stiefmütterchen (Violae herba cum flore) kombiniert werden.

Pflanzenpräparate Walnussblätter (s. Anhang A.6 Bezugsquellen).

Hinweise

Walnussblätter (Juglandis folium) dürfen derzeit in der EU bei Lebensmittel-liefernden Tieren nicht als Wirkstoff eingesetzt werden (s. Anhang A.3 VO [EU] Nr. 37/2010). Walnussblätter dürfen derzeit in der Schweiz weder bei Tieren, die der Lebensmittelgewinnung dienen, noch bei Heimtieren als Futtermittel bzw. Ergänzungsfuttermittel oder als Tierarzneimittel verwendet werden (s. Anhang A.4 Einstufungsliste pflanzlicher Stoffe und Zubereitungen). Mit Walnussblättern liegen derzeit bei trächtigen und laktierenden Tieren keine Erfahrungen vor.

13.21 Wildes Stiefmütterchen

Stammpflanze *Viola tricolor* L.

Familie Violaceae

Verwendeter Pflanzenteil Stiefmütterchenkraut (Violae herba cum flore), bestehend aus den zur Blütezeit gesammelten und getrockneten, ganzen oder geschnittenen, oberirdischen Teilen der Pflanze. **Geruch:** Fast ohne Geruch. **Geschmack:** Schwach eigenartig, leicht süßlich, etwas schleimig.

Botanik/Herkunft Ein- bis mehrjährige Pflanze (◻ Abb. 13.8a) mit dünnem, 10–25 cm hohem Stängel. Die Blätter sind gekerbt, die unteren sind breit-eiförmig bis eiförmig-lanzettlich; sie verschmälern sich in den Stiel, der bis doppelt so lang wie die Spreite ist. Die mittleren Blätter sind elliptisch bis lanzettlich, am Grunde keilförmig verschmälert, kurzgestielt bis fast sitzend. Die 1–3 cm langen zygomorphen Blüten (◻ Abb. 13.8b) stehen einzeln an 3–12 cm langen Stielen in den oberen Blattachseln. Kelch und Krone haben je 5 Blätter. Die 2 oberen Kronblätter sind dunkellila, die seitlichen heller, das untere ist blasslila oder weiß mit einem orangefarbenen Fleck am Grund und einem langen blauen oder lila Sporn. Die Frucht ist eine eiförmige Kapsel mit zahlreichen Samen. **Blütezeit:** Mai–September.

Viola tricolor kommt in zahlreichen Unterarten, Varietäten und Formen in allen gemäßigten Zonen Asiens und Europas vor. Die Pflanze wächst bevorzugt auf Grasplätzen, Wiesen, Weiden und Feldern sowie in Gebüschen und Gärten. Sie wird in Holland und Frankreich kultiviert (Wichtl 2009; Schwarz-Schulz 2014).

Inhaltsstoffe Flavonoide: In der Droge 0,5–1 % Flavonoide, besonders Rutin und Glykosyl-flavone, wie z. B. Luteolin-7-0-glucosid, Scoparin, Saponarin, Saponaretin, Violanthin, Vitexin, Orientin. **Saponine:** 5,2 % Triterpensaponine mit dem Aglykon Ursolsäure und den Zuckern Galactose und Galacturonsäure. **Carotinoide:** Die Blüten der gelben Varietäten enthalten Viola-xanthin, Lutein, Luteinepoxid und Neoxanthin, die auch verestert vorliegen können. **Antho-**

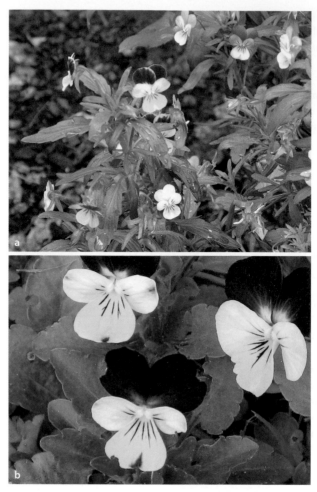

▣ Abb. 13.8 Wildes Stiefmütterchen, **a** blühende Pflanzen, **b** Einzelblüten im Detail

cyane: In den blauvioletten Blüten liegen die Pigmente Violanin (33 %) und das rote Violanin-chlorid vor. Phenolcarbonsäuren: 0,18 % Phenolcarbonsäuren mit Cumarsäure, Gentisinsäure, Kaffeesäure, Protocatechusäure u. a. Darüber hinaus konnte man noch bis zu 0,3 % Salicylsäure und deren Derivate (Salicylsäuremethylester, Violutosid) isolieren. **Polysaccharide:** Die Droge enthält bis zu 9,5 % Schleim, der hauptsächlich aus Glucose, Galactose, Arabinose, Rhamnose, Uronsäure und Xylose besteht. **Ätherisches Öl:** Wenig ätherisches Öl (bis 0,009 %), das überwiegend aus Salicylsäuremethyester besteht (Wichtl 2009; Schwarz-Schulz 2014).

Wirkungen Wässrige Zubereitungen aus dem Stiefmütterchenkraut wirken reiz- und schmerz-lindernd, schweisstreibend, diuretisch und auswürffördernd (Rabinovich 1981; Gachnian u. Assenov 1985).

Anwendungsgebiete **Äußerlich** bei Verbrennungen, zur Wundbehandlung, Reiz- und Schmerz-linderung sowie bei leichten, seborrhoischen Hauterkrankungen (Gachnian u. Assenov 1985; Schwarz-Schulz 2014).

Dosierung und Art der Anwendung Stiefmütterchenkraut wird **äußerlich** in Form von Aufgüssen (1:30) (z. B. zur Bereitung von Umschlägen) verwendet (Gachnian u. Assenov 1985).

Pflanzenpräparate Stiefmütterchenkraut (s. Anhang A.6 Bezugsquellen).

Hinweise

Stiefmütterchenkraut (Violae herba cum flore) darf derzeit in der EU bei Lebensmittel-liefernden Tieren nicht als Wirkstoff eingesetzt werden (s. Anhang A.3 VO [EU] Nr. 37/2010). Stiefmütterchenkraut darf derzeit in der Schweiz weder bei Tieren, die der Lebensmittelgewinnung dienen, noch bei Heimtieren als Futtermittel bzw. Ergänzungsfuttermittel oder als Tierarzneimittel verwendet werden (s. Anhang A.4 Einstufungsliste pflanzlicher Stoffe und Zubereitungen). Mit Stiefmütterchenkraut liegt derzeit bei trächtigen und laktierenden Tieren keine Erfahrung vor.

13.22 Zaubernuss

Stammpflanze, Familie, verwendeter Pflanzenteil, Botanik/Herkunft, Inhaltsstoffe, Wirkungen, unerwünschte Wirkungen, Gegenanzeigen, Hinweise ▶ Abschn. 9.13.

Anwendungsgebiete **Äußerlich** bei Entzündungen der Haut und Schleimhaut, z. B. von Zahnfleisch, Maul- und Rachenschleimhaut (Aichberger et al. 2006; Hoffmann-Bohm et al. 2014a).

Dosierung und Art der Anwendung **Äußerlich** werden Hamamelisblätter in Form von Aufgüssen (1:10) zu Spülungen und für Kompressen und in Salben gebraucht (Aichberger et al. 2006; ESCOP-online 2012; Hoffmann-Bohm et al. 2014a).

Pflanzenpräparate **Emuplus**, Deutschland. Pflanzliches Arzneimittel (enthält EmuÖl sowie Extraktzubereitungen aus Kamillenblüten, Ringelblumenblüten Salbeiblättern und Hamamelis). Salbe zur äußeren Anwendung bei gereizter Haut (s. Anhang A.5 Lila Liste 2014/2015). **Dermacool**, Deutschland. Pflanzliches Pflegemittel (enthält Extraktzubereitung aus Hamamelis) für Hund und Katze. Äußerlich zur Beruhigung und Pflege lokal irritierter Hautpartien (s. Anhang A.5 Lila Liste 2014/2015). Hamamelisblätter (s. Anhang A.6 Bezugsquellen).

Herzbeschwerden und Herzinsuffizienz

Jürgen Reichling, Marijke Frater-Schröder, Reinhard Saller, Julika Fitzi-Rathgen, Rosa Gachnian-Mirtscheva

J. Reichling et al., *Heilpflanzenkunde für die Veterinärpraxis*,
DOI 10.1007/978-3-662-48795-2_14, © Springer-Verlag Berlin Heidelberg 2016

Pflanzenname		Drogenname	
Deutsch	**Lateinisch**	**Deutsch**	**Lateinisch**
Chinesischer Limonenbaum	*Schisandra chinensis*	Schisandrafrüchte	*Schisandrae fructus*
Weißdorn	*Crataegus monogyna und andere Crataegusarten*	Weißdornblätter mit Blüten Weißdornblüten Weißdornblätter Weißdornfrüchte	*Crataegi folium cum flore Crataegi flos Crataegi folium Crataegi fructus*

Unter Herzinsuffizienz versteht man eine Herzmuskelschwäche, die durch unterschiedliche Faktoren, wie z. B. Herzklappenfehler, entzündliche und degenerative Herzmuskelerkrankungen oder Reizleitungsstörungen, hervorgerufen werden kann. Das Herz ist nicht mehr in der Lage, die für die Blutversorgung des Organismus erforderliche Pumpleistung zu erbringen. Die klassische Behandlung der Herzmuskelinsuffizienz wurde mit Hilfe von Heilpflanzen durchgeführt, die herzwirksame Glykoside enthalten. Hierher gehören u. a. der Rote Fingerhut, das Maiglöckchen und das Adonisröschen. Da ihre Wirkstoffe eine sehr geringe therapeutische Breite aufweisen, werden heute nahezu ausschließlich die aus den Pflanzen isolierten Reinglykoside (z. B. Digitoxin) in Form standardisierte Fertigpräparate angewendet. Ihr therapeutischer Einsatz erfolgt alleine durch den Tierarzt. Isolierte, herzwirksame Glykoside sind keine pflanzlichen Arzneimittel im engeren Sinne und sind daher auch nicht Gegenstand der modernen Phytotherapie.

Im Sinne der Phytotherapie werden heute bei Herzleistungsschwäche Zubereitungen vom Weißdorn verwendet. Für die kardiotonische Wirksamkeit von Weißdornzubereitungen werden die Inhaltsstoffe Procyanidine und Flavonoide verantwortlich gemacht. In experimentellen und tierexperimentellen Studien konnte gezeigt werden, dass die Flavonoide eher den myokardialen Stoffwechsel und die Procyanidine den koronaren Durchfluss beeinflussen. Diesen klinischen Beobachtungen liegt aber keine digitalisähnliche Wirkung zugrunde. Vielmehr konnte gezeigt werden, dass Weißdorn nicht wie die Digitalisglykoside am kontraktilen System des Myokards angreift, sondern vielmehr dessen Energiestoffwechsel positiv beeinflusst.

14.1   Chinesischer Limonenbaum

Stammpflanze *Schisandra chinensis* (TURCZ.) BAILL.

Familie Schisandraceae

Verwendeter Pflanzenteil Schisandrafrüchte (Schisandrae fructus), bestehend aus den getrockneten, reifen Früchten der Pflanze. **Geruch:** Fruchtfleisch schwach; die geöffneten Samen aromatisch. **Geschmack:** Fruchtfleisch schwach; die geöffneten Samen schmecken scharf und leicht bitter (Harnischfeger u. Tewocht 2014).

Botanik/Herkunft Verholzte, winterharte, einhäusige, oft aber auch zweihäusige Kletterpflanze (◨ Abb. 14.1). Die Blätter stehen alternierend oder, an Kurztrieben, wirtelig, 3–7 pro Jahrestrieb.

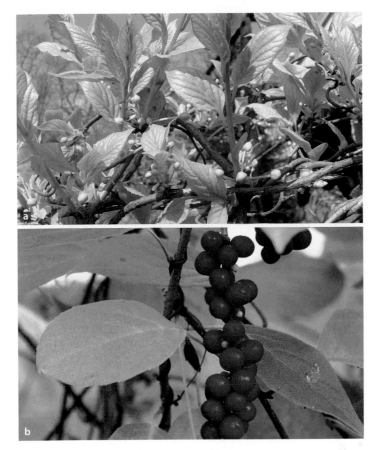

◘ Abb. 14.1a,b Chinesischer Limonenbaum, **a** ganze Pflanze, **b** Beeren

Blattstiele 10–40 cm lang, Blattspreite länglich bis eiförmig-elliptisch, 5–11 cm lang und 3–9 cm breit, zugespitzt, gezähnt, an der Basis keilförmig. Die Blüten stehen in den Achseln von Hochblättern. Die männlichen Blüten sitzen auf einem schlanken bis 25 mm langen Stiel; sie besitzen 6–8 fast gleiche Perianthsegmente und 5–15 (und mehr) Staubblätter. Die stark duftenden Blüten der weiblichen Pflanze sind in Büscheln von 2 oder 3 weiblichen Blüten vereinigt. Sie besitzen 6–9 kranzförmig angeordnete, weiße oder cremefarbene Perianthsegmente. Die zahlreichen Stempel stehen auf einem verlängerten Blütenboden, der sich beim Reifen der Früchte bis zu 8 cm verlängert. Der Fruchtstand besteht aus 10–40 scharlachroten, saftigen Beeren mit 5–10 mm Durchmesser. Die Früchte reifen im September bis Oktober. **Blütezeit:** Mai–Juni (Harnischfeger u. Tewocht 2014).

Die Pflanze wächst auf mäßig feuchten, waldigen Plätzen. Heimisch ist der Chinesische Limonenbaum im Osten von Russland, im Nordosten von China, Korea und Japan.

Inhaltsstoffe **Ätherisches Öl:** Die Früchte enthalten ein ätherisches Öl, das u. a. aus α- und β-Chamigren, Chamigrenal, Sesquicaren und Ylangen besteht. **Lignane:** Die Samen enthalten etwa 7,2–19,2 % Lignane mit einem Dibenzo(a,c)cycloocten-Gerüst, wie z. B. Schisandrol A+B, Schisanhenol, Schisantherin A–E. **Sonstige Inhaltsstoffe:** Die Fruchtdroge enthält außerdem noch Vitamin C und Vitamin E (Harnischfeger und Tewocht 2014).

Wirkungen Die Früchte werden in der Traditionellen Chinesischen Medizin (TCM) vor allem wegen ihren belebenden und erfrischenden Eigenschaften genutzt. Der Fruchtdroge wird eine regenerierende, leistungssteigernde und stressabbauende Wirkung zugeschrieben. In der TCM wird die Schisandrafrucht bevorzugt bei Diabetes, Herzklopfen, Schlaflosigkeit, Erkältungskrankheiten, Hepatitis, Asthma und Depressionen eingesetzt. Die Droge gilt in China außerdem als sexuelles Stärkungsmittel, Leber schützendes Mittel und als Mittel zur Steigerung der Vitalität.

Tierexperimentelle Daten liegen sowohl zur leberprotektiven als auch zur beruhigenden und schlaffördernden Wirkung von überwiegend aus der Pflanze isolierten Lignanen vor. Darüber hinaus erniedrigte ein alkoholischer Extrakt bei gesunden Pferden, die zuvor einen 5- bis 12-minütigen Galopp absolvierten, die Pulsrate. Die Lactatkonzentration im Blutplasma war nach 10–50 min ebenfalls signifikant reduziert. Außerdem normalisierte sich die Atmung der mit Schisandraextrakten behandelten Pferde schneller im Vergleich zu nicht behandelten Kontrolltieren. Die Autoren der Studie interpretierten die Ergebnisse als Beleg für eine Erhöhung der physischen Leistungsfähigkeit bei Pferden durch alkoholische Zubereitungen aus Schisandrafrüchten (Harnischfeger u. Tewocht 2014).

Anwendungsgebiete Innerlich bei Herzschwäche, zur Regulation der Herztätigkeit, Stabilisierung des Kreislaufes, als Stimulans und Tonikum, zur Steigerung der Vitalität (Rabinovich 1981).

Dosierung und Art der Anwendung Innerlich wird die Droge vorwiegend in Form einer Tinktur oder einer Infusion (1:10), seltener in Form eines Pulvers verabreicht.

Dosierung Schisandrafrüchte innerlich	
Tier	**Mittlere Tagesdosis**
Hund	0,1–0,4 g/kg KG
(Gachnian u. Assenov 1985)	

Dosierung Schisandrafrüchte Tinktur oder Infusion	
Tier	**Mittlere Tagesdosis**
Pferd	5,0–10,0 ml
Hund	0,5–1,0 ml
Katze	0,2–0,3 ml
(Rabinovich 1981; Gachnian u. Assenov 1985)	

Unerwünschte Wirkungen Mensch: Bei Überdosierung kann es zu Magen- und Darmirritationen kommen. Die Droge kann uterotonisch wirken (Rabinovich 1981; Gachnian u. Assenov 1985).

Pflanzenpräparate Schisandrafrüchte (s. Anhang A.6 Bezugsquellen).

Hinweise

Schisandrafrüchte (Schisandrae fructus) dürfen derzeit in der EU bei Lebensmittel-liefernden Tiere nicht als Wirkstoff eingesetzt werden (s. Anhang A.3 VO [EU] Nr. 37/2010). Schisandrafrüchte dürfen derzeit in der Schweiz weder bei Tieren, die der Lebensmittelgewinnung dienen, noch bei Heimtieren als Futtermittel bzw. Ergänzungsfuttermittel oder als Tierarzneimittel verwendet werden (s. Anhang A.4 Einstufungsliste pflanzlicher Stoffe und Zubereitungen). Mit Schisandrafrüchten liegen derzeit bei trächtigen und laktierenden Tieren keine Erfahrungen vor.

14.2 Weißdorn

Stammpflanze *Crataegus monogyna* JACQ./*Crataegus laevigata* (POIR) DC./u. a. Crataegus-arten

Familie Rosaceae

Verwendeter Pflanzenteil Verwendet werden die getrockneten Weißdornblätter mit Blüten (Crataegi folium cum flore), die getrockneten Weißdornblüten (Crataegi flos), die getrockneten Weißdornblätter (Crataegi folium) sowie die getrockneten Weißdornfrüchte (Crataegi fructus) der Pflanzen.

Botanik/Herkunft Die Gattung ist in den gemäßigten Zonen der gesamten nördlichen und südlichen Hemisphäre verbreitet. *C. monogyna* und *C. laevigata* kommen in ganz Europa vor, *C. laevigata* auch in Asien und Nordafrika. Es handelt sich um Sträucher oder kleine Bäume mit Dornen (◻ Abb. 14.2), die sich untereinander v. a. in der Form der Blätter unterscheiden. **Blütezeit:** Mai–Juni.

Die Droge wird überwiegend aus Albanien, Bulgarien, dem ehemaligen Jugoslawien, Polen, Rumänien und der ehemaligen UdSSR importiert (Saller et al. 1995; Bauer u. Hölscher 2014).

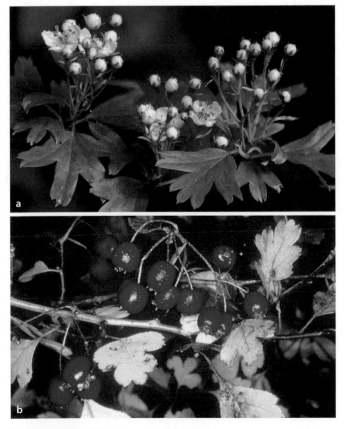

◻ **Abb. 14.2a,b** Weißdorn, **a** Blüten, **b** Früchte

Inhaltsstoffe Von über 100 Crataegusarten werden 5 Arten offizinell genutzt. Als wertgebende Inhaltsstoffe werden Procyanidine und Flavonoide angesehen. Im Procyanidinspektrum gleichen sich die Drogen qualitativ und quantitativ weitgehend, während sie im Flavonoidmuster erheblich voneinander abweichen. Die Unterschiede im Hauptflavonoidmuster werden zur Unterscheidung und Charakterisierung der verschiedenen Crataegusarten genutzt.

Dimere und oligomere Procyanidine: In Crataegi folium cum flore 1–3 %, die sich vom (+)-Catechin bzw. (-)-Epicatechin ableiten und deren monomeren Bausteine über C-4 und C-8 miteinander verknüpft sind. Die Struktur der Verbindungen ist bisher nur teilweise bekannt. In Crataegi fructus 2–3 % Gesamtprocyanidine; ihre qualitative Zusammensetzung ist nicht identisch mit der aus Blüten und Blättern. **Flavonoide:** In Crataegi folium cum flore 1–2 %. Die Blätter von *C. monogyna* und *C. laevigata* enthalten weitgehend die gleichen Flavonoide, wie z. B. Hyperosid, Rutin, Vitexinrhamnosid und Eriodictyolglykosid. In Crataegi fructus ist Hyperosid das Hauptglykosid, Vitexin und Vitexinrhamnosid liegen nur in Spuren vor. **Triterpensäuren:** Der Gehalt an Triterpencarbonsäuren beträgt in Crataegi folium cum flore ca. 0,6 % und in Crataegi fructus ca. 0,5 %, darunter Ursolsäure, Oleanolsäure und 2-α-Hydroxyoleanolsäure (Crataegolsäure). **Sonstige Inhaltsstoffe:** In Crataegi folium cum flore noch Chlorogensäure, Kaffeesäure, aromatische Amine, wie z. B. Phenylethylamin, Tyramin, 6-Metoxyphenylethylamin, Aminopurine und Catechine (Saller et al. 1995; Bauer u. Hölscher 2014).

Wirkungen Mit Zubereitungen aus Weißdornblättern mit Blüten (wässrig-alkoholische Extrakte mit definiertem Gehalt an oligomeren Procyanidinen bzw. Flavonoiden) und mit Einzelfraktionen (oligomere Procyanidine, biogene Amine) wurden an isolierten Organen oder im Tierversuch folgende **pharmakodynamischen Wirkungen** festgestellt: Positiv inotrop, positiv dromotrop sowie negativ bathmotrop, Zunahme der Koronar- und Myokarddurchblutung, Senkung des peripheren Gefäßwiderstands. An den Wirkungen der Crataegusextrakte sind nach bisherigen tierexperimentellen Untersuchungen Procyanidine und Flavonoide beteiligt. Als molekulare Wirkmechanismen werden eine Hemmung von Phosphodiesterasen, eine Hemmung der Na+/K+-ATPase und des ACE (Angiotensin konvertierendes Enzym) diskutiert (Saller et al. 1995; WHO 2002; ESCOP 2003; Bauer u. Hölscher 2014).

Anwendungsgebiete Nachlassende Leistungsfähigkeit des Herzens, leichte Formen von Herzrhythmusstörungen. Traditionell angewendet zur Unterstützung der Herz- und Kreislauffunktion bei Hund, Katze, Pferd (Rabinovich 1981; Lipnizkiji et al. 1987; Gachnian u. Assenov 1985; Gachnian-Mirtscheva 2003).

Dosierung und Art der Anwendung Traditionell werden vorwiegend Tinkturen (1:10 mit 70 %igem Alkohol) und Aufgüsse (1:10) aus Blüten und Früchten zur Einnahme verwendet.

Dosierung Weißdornblüten und -früchte innerlich	
Tier	**Mittlere Tagesdosis**
Großer Wiederkäuer	10,0–15,0 g
Kleiner Wiederkäuer, Schwein	3,0–5,0 g
Hund	0,5–1,0 g
(nach Gachnian u. Assenov 1985; Gachnian-Mirtscheva 2003)	

Pflanzenpräparate Crataegus ad. us. vet., Deutschland. Lösung (enthält einen ethanolischen Fluidextrakt aus Weißdornfrüchten/Weißdornblättern) für Hund, Katze, Pferd. Traditionell angewendet zur Unterstützung der Herz- und Kreislauffunktion (s. Anhang A.5 Lila Liste 2014/2015). Weißdornblätter/-blüten/-früchte (s. Anhang A.6 Bezugsquellen).

Hinweise

Weißdornblätter mit Blüten (Crataegi folium cum flore) und Weißdornblüten (Crataegi flos) dürfen derzeit in der EU bei Lebensmittel-liefernden Tieren nicht als Wirkstoffe eingesetzt werden (s. Anhang A.3 VO [EU] Nr. 37/2010). Weissdorn darf in der Schweiz bei Tieren, die der Lebensmittel-gewinnung dienen und bei Heimtiere als Tierarzneimittel verwendet werden (s. Anhang A.4 Einstufungsliste pflanzlicher Stoffe und Zubereitungen). Mit Weißdornblättern, -früchten und -blüten liegen derzeit bei trächtigen und laktierenden Tieren keine Erfahrungen vor.

Erkrankungen des oberen und unteren Respirationstraktes

Jürgen Reichling, Marijke Frater-Schröder, Reinhard Saller, Julika Fitzi-Rathgen, Rosa Gachnian-Mirtscheva

J. Reichling et al., *Heilpflanzenkunde für die Veterinärpraxis*,
DOI 10.1007/978-3-662-48795-2_15, © Springer-Verlag Berlin Heidelberg 2016

Pflanzenname		Drogenname	
Deutsch	**Lateinisch**	**Deutsch**	**Lateinisch**
Anis	*Pimpinella anisum*	Anisfrüchte	*Anisi fructus*
Bitterer Fenchel	*Foeniculum vulgare*	Bittere Fenchelfrüchte	*Foeniculi amari fructus*
Echter Alant	*Inula helenium*	Alantwurzel	*Helenii rhizoma*
Echter Eibisch	*Althaea officinalis*	Eibischwuzel	*Althaeae radix*
Efeu	*Hedera helix*	Efeublätter	*Hederae helicis folium*
Eukalyptus	*Eucalyptus globulus*	Eukalyptusblätter/ Eukalyptusöl	*Eucalypti folium/ Eucalypti aetheroleum*
Gemeiner Dost	*Origanum vulgare*	Dostenkraut	*Origani herba*
Gewöhnliches Seifenkraut	*Saponaria officinalis*	Seifenkrautwurzel	*Saponariae rubrae radix*
Holunder	*Sambucus nigra*	Holunderblüten Holunderbeeren	*Sambuci flos Sambuci fructus*
Huflattich	*Tussilago farfara*	Huflattichblätter	*Farfarae folium*
Königskerze	*Verbascum phlomoides/ Verbascum densiflorum*	Königskerzenblüten	*Verbasci flos*
Purpursonnenhut	*Echinacea purpurea*	Purpursonnenhutkraut/- wurzel	*Echinaceae purpureae herba/radix*
Schlüsselblume	*Primula veris*	Primelwurzel	*Primulae radix*
Süßholz	*Glycyrrhiza glabra*	Süßholzwurzel	*Liquiritiae radix*
Thymian	*Thymus vulgaris*	Thymiankraut	*Thymi herba*
Waldkiefer	*Pinus sylvestris*	Junge Kiefernsprosse/ Kiefernnadelöl	*Pini turiones/Pini aetheroleum*
Wiesenklee	*Trifolium pratense*	Wiesenkleeblüten	*Trifolii pratensis flos*
Wildes Stiefmütterchen	*Viola tricolor*	Stiefmütterchenkraut	*Violae herba cum floris*
Winterlinde Sommerlinde	*Tilia cordata Tilia platyphyllos*	Lindenblüten	*Tiliae flos*

15

Katarrhalische Erkrankungen der oberen und unteren Atemwege sind meist infektiös und treten akut auf. Im Vordergrund der Behandlung stehen bronchiolytische, sekretolytische und hustendämpfende Maßnahmen sowie die Stärkung der körpereigenen Abwehrkräfte.

Heilpflanzen, die Saponine, ätherische Öle, Flavonoide oder Schleimstoffe enthalten, eignen sich besonders gut zur symptomatischen Behandlung von akuten und chronischen Atemwegserkrankungen. Saponine vermehren die Sekretion der Bronchien und verflüssigen das Sekret. Sie verstärken die Peristaltik der Bronchialmuskulatur und die Bewegung des Flimmerepithels. Sie erleichtern die Ablösung des Auswurfs und dadurch das Abhusten. Bei der Anwendung von saponinhaltigen Drogen ist Vorsicht geboten, da es bei Überdosierung leicht zu Durchfall und Koliken kommen kann. Ätherische Öle wirken auswurffördernd, antiseptisch und entzündungshemmend. Schleimstoffe zeigen eine entzündungshemmende und reizlindernde Wirkung. Sie überziehen die Schleimhäute des Maul- und Rachenraumes mit einer Schicht, die chemische und physikalische Reize mildert. Sie sind daher indiziert bei trockenem Reizhusten in Folge einer anhaltenden infektiösen Erkrankung der oberen Atemwege.

15.1 Anis

Stammpflanze, Familie, verwendeter Pflanzenteil, Botanik/Herkunft, Inhaltsstoffe, Wirkungen, unerwünschte Wirkungen, Gegenanzeigen, Hinweise ▶ Abschn. 8.2.

Anwendungsgebiete **Innere** Anwendung bei Katarrh der Atemwege; als Expektorans (auswurfförderndes Mittel) bei Entzündungen der Atemwege (Gachnian u. Assenov 1985) und bei Bronchitis (Mosgov 1961; Rabinovich 1981).

Dosierung und Art der Anwendung **Innerlich** werden Anisfrüchte in Form von Pulvern und Aufgüssen (1:10) mit dem Futter verabreicht.

Dosierung Anisfrüchte innerlich	
Tier	**Mittlere Tagesdosis**
Großer Wiederkäuer	25,0–50,0 g
Pferd	10,0–25,0 g
Kleiner Wiederkäuer	5,0–10,0 g
Schwein	3,0–10,0 g
Hund	0,5–2,0 g
Geflügel	0,2–0,5 g
(nach Mosgov 1961; Rabinovich 1981; Gachnian u. Assenov 1985)	

Pflanzenpräparate **Herbaplast Horse**, Deutschland. Bronchotonikum (enthält Anis, Brennnesselblätter, Bockshornkleesamen, Süßholzwurzel, Eibisch, Huflattich, Dill, Fenchel, Thymian, Wacholderbeeren, Basilikum) für Pferde zur Stimulierung des bronchialen Körperabwehrsystems, zur Prophylaxe und Unterstützung bei Atemwegsinfekten (s. Anhang A.5 Lila Liste 2014/2015). Anisfrüchte (s. Anhang A.6 Bezugsquellen).

15.2 Bitterer Fenchel

Stammpflanze, Familie, verwendeter Pflanzenteil, Botanik/Herkunft, Inhaltsstoffe, Wirkungen, unerwünschte Wirkungen, Gegenanzeigen, Hinweise ▶ Abschn. 8.5.

Anwendungsgebiete Bei Katarrh der Atemwege; als Expektorans bei Entzündungen der Atemwege (Gachnian u. Assenov 1985) und bei Bronchitis (Rabinovich 1981).

Dosierung und Art der Anwendung Bittere Fenchelfrüchte werden **innerlich** in Form von Aufgüssen (1:40 bis 1:50) angewendet.

Dosierung Fenchelfrüchte innerlich	
Tier	**Mittlere Tagesdosis**
Großer Wiederkäuer	25,0–50,0 g
Pferd	10,0–25,0 g
Kleiner Wiederkäuer, Schwein	5,0–10,0 g
Hund	0,5–2,0 g
Huhn	0,2–0,5 g
(Rabinovich 1981; Gachnian u. Assenov 1985)	

Pflanzenpräparate Fenchelfrüchte (s. Anhang A.6 Bezugsquellen).

15.3   Echter Alant

Stammpflanze, Familie, verwendeter Pflanzenteil, Botanik/Herkunft, Inhaltsstoffe, Wirkungen, unerwünschte Wirkungen, Gegenanzeigen, Hinweise ▶ Abschn. 8.10.

Anwendungsgebiete Innerlich bei Erkrankungen der Atemwege und als Expektorans bei Bronchitis (Rabinovich 1981).

Dosierung und Art der Anwendung Innerlich in Form von Abkochungen (1:10). **Mittlere Tagesdosis:** Alantwurzel: Große Tiere 20–30 g; kleine Tiere 5–10 g (Rabinovich 1981).

Pflanzenpräparate Alantwurzel (s. Anhang A.6 Bezugsquellen).

15.4   Echter Eibisch

Stammpflanze, Familie, verwendeter Pflanzenteil, Botanik/Herkunft, Inhaltsstoffe, Wirkungen, unerwünschte Wirkungen, Gegenanzeigen, Hinweise ▶ Abschn. 8.11.

Anwendungsgebiete Zur Milderung von Reizhusten bzw. eines Hustenreizes bei Bronchialkatarrh (Rabinovich 1981; Gachnian u. Assenov 1985).

Dosierung und Art der Anwendung Die Eibischwurzel wird **innerlich** in Form von Teeaufgüssen (1:10 bis 1:30) 2–3 × tgl. verabreicht. Häufig wird aus der Droge auch Schleim bereitet. Zu diesem Zweck wird die gepulverte Wurzel 30 min in kaltem Wasser eingeweicht (1:10). Der Auszug wird durch eine doppelte Mullschicht geseiht. Mehrmals tgl. 1 Tasse voll verabreichen.
    Aus Eibischwurzel werden auch Sirup, Extrakte und andere Arzneiformen hergestellt (Rabinovich 1981; Gachnian u. Assenov 1985).

15

Dosierung Eibischwurzel innerlich

Tier	Mittlere Tagesdosis
Großer Wiederkäuer	10,0–200,0 g
Pferd	10,0–100,0 g
Esel	30,0 g
Kleiner Wiederkäuer	5,0–50,0 g
Schwein	5,0–25,0 g
Hund	0,2–5,0 g
Katze	0,2–3,0 g
Huhn	0,3–2,0 g
Fuchs	1,0–5,0 g

(verändert nach Rabinovich 1981; Gachnian u. Assenov 1985)

Pflanzenpräparate Eibischwurzel (s. Anhang A.6 Bezugsquellen).

15.5 Efeu

Stammpflanze *Hedera helix* L.

Familie Araliaceae

Verwendeter Pflanzenteil Efeublätter (Hederae helicis folium), bestehend aus den getrockneten Laubblättern der Pflanze. **Geruch:** Eigentümlich, schwach wahrnehmbar, etwas muffig. **Geschmack:** Schleimig, schwach bitter und leicht kratzend (Horz u. Reichling 2014).

Botanik/Herkunft Immergrünes Holzgewächs, das mit Haftwurzeln an geeigneten Unterlagen (z. B. Hauswände, Bäume) emporklettern kann (◘ Abb. 15.1a). Der Stamm ist verzweigt, die Laubblätter sind wintergrün, ledrig, gestielt und wechselständig angeordnet. Im Jugendstadium sind die Laubblätter behaart, deutlich drei- bis fünflappig oder herzförmig. Die Blätter der Blütenzweige sind kahl, ganzrandig, eirautenförmig bis lanzettlich zugespitzt mit herzförmigem oder breit keilförmigem Blattgrund (Blattdimorphismus). Blüten meist zwittrig, fünfzählig, unscheinbar und in Halbdolden angeordnet. Die reifen Beerenfrüchte sind blauschwarz und enthalten reichlich Saponine (◘ Abb. 15.1b). Die Pflanze blüht erstmals nach etwa 8–10 Jahren, dann von September bis November. Die Früchte reifen im darauffolgenden Frühjahr. Die Pflanze ist in fast ganz Europa heimisch. In Nordamerika ist sie eingeführt (Horz u. Reichling 2014).

Inhaltsstoffe Efeublätter enthalten 5–8 % Triterpensaponine, die sich hauptsächlich aus den bisdesmosidischen Hederagenin-, Oleanolsäure- und Bayogeninglykosiden zusammensetzen. Außerdem liegen noch die Hederasaponine BDFG, E, H und I vor. Das Hauptsaponin ist Hederasaponin C (= Hederacosid C), aus dem durch Fermentation α-Hederin entsteht. Neben den Triterpensaponinen liegen noch Sterole in freier oder veresterter Form, wie z. B. Stigmasterol, Sitosterol, Campesterol sowie Polyine, z. B. Falcarinol, Flavonoide, vorwiegend Glykoside des Quercetins und Kämpferols, Kaffeesäurederivate und in geringer Menge ätherisches Öl vor (Horz u. Reichling 2014).

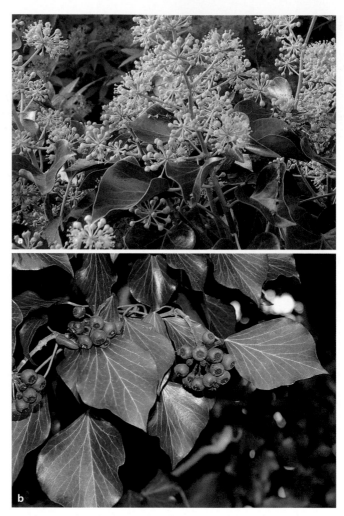

◘ Abb. 15.1a,b Efeu, **a** Blühende Pflanze; **b** Pflanze mit dunklen, reifen Früchten

15

Wirkungen Historisch: Leonardo da Vinci (1452–1519) war die heilende Wirkung des Efeus bekannt: Wildschweine hatten seinen Berichten zufolge ihre Krankheiten mit Efeu kuriert.

In **aktuellen Untersuchungen** mit isolierten Saponinen (α-Hederin und Hederacosid C) aus Efeublättern sowie mit verschiedenen wässrig-ethanolischen Efeublätter-Trockenextrakten wurden bei Mensch, Tier und in-vitro Studien folgende Wirkungen nachgewiesen: auswurffördernd bei Kindern, spasmolytisch beim Meerschweinchen, zytotoxisch in Tumorzellkulturen, antiviral gegen Influenza Viren, antibakteriell gegen grampositive Bakterien, antimykotisch gegen *Candida albicans*-Geschwüre auf Mäuserücken nach oraler Anwendung und antihelmintisch bei Schafen ebenfalls peroral (Julien et al. 1985). In verschiedenen klinischen Studien konnte bei Kindern (Lässig et al. 1996; Jahn u. Müller 2000; Hofmann et al. 2003) gezeigt werden, dass Zubereitungen aus Efeublättern die Beschwerden bei akuter Bronchitis, Reizhusten und chronischen Atemwegserkrankungen signifikant bessern. Der Efeu-Spezialextrakt EA 575 löst bei der Anwendung bei Kindern den Schleim, fördert das Durchatmen und lindert den Hustenreiz sowie die Entzündung (ESCOP 2003; Horz u. Reichling 2014).

Anwendungsgebiete Mensch: Efeublätter-Trockenextrakte bei Katarrhen der Atemwege, produktivem Husten und zur symptomatischen Behandlung chronisch-entzündlicher Bronchialerkrankungen. (Hofmann et al. 2003; ESCOP 2003; Horz u. Reichling 2014). **Tier:** Efeublätter-Zubereitungen werden zur symptomatischen Behandlung chronisch-obstruktiver Atemwegserkrankungen empfohlen (Wynn u. Fougère 2007).

Dosierung und Art der Anwendung Mensch: Innerlich, die Dosierung eines wässrig-ethanolischen Efeublätter-Trockenextraktes in Placebo-kontrollierten Studien betrug für 4- bis 12-jährige Kinder 35 mg/Tag und entsprach 210 mg getrockneten Efeublättern. Die Dosierung des Extraktes für Erwachsenen betrug 60 mg/Tag und entsprach 400 mg Droge (Hofmann 2003; ESCOP 2003). **Tier: Innerlich**, empfohlen zur Umwidmung des derzeit einzigen Humanpräparates für die Veterinärmedizin und zur Umrechnung der angegebenen Human-Dosierungen in Dosierungen für die Tiere (Wynn u. Fougère 2007, S 371).

Unerwünschte Wirkungen Mensch: Frische Efeublätter oder deren Saft, können eine allergische Kontaktdermatitis verursachen (ESCOP 2003).

Gegenanzeige Überdosierung im Kindesalter kann Erbrechen, Durchfall und Nervosität verursachen (ESCOP 2003).

Pflanzenpräparate Mensch: Efeutropfen Prospan , Prospan Husten-Brausetabletten. Prospan Hustenliquid, Flüssigkeit. Prospan Husten-Lutschpastillen. Prospan Hustensaft, Flüssigkeit. Prospan Hustentropfen, Flüssigkeit. (Wirkstoff: Efeu-Spezial-Extrakt EA 575) (Engelhard Arzneimittel, s. Anhang A.6 Bezugsquellen).

Hinweise

Efeublätter (Hederae helicis folium) dürfen derzeit in der EU bei Lebensmittel-liefernden Tieren nicht als Wirkstoff eingesetzt werden (s. Anhang A.3 VO [EU] 37/2010). Efeublätter dürfen in der Schweiz bei Tieren, die der Lebensmittelgewinnung dienen und bei Heimtieren als Arzneimittel verwendet werden (s. Anhang A.4 Einstufungsliste pflanzlicher Stoffe und Zubereitungen). Mit Efeublättern liegen derzeit bei trächtigen und laktierenden Tieren keine Erfahrungen vor.

15.6 Eukalyptus

Stammpflanze, Familie, verwendeter Pflanzenteil, Botanik/Herkunft, Inhaltsstoffe, Wirkungen, unerwünschte Wirkungen, Gegenanzeigen, Hinweise ▶ Abschn. 12.5.

Anwendungsgebiete Innerlich: Expektoranz (Hustenmittel) als Eukalyptusblätteraufguss (Infusion). Bei Muskelkrämpfen im Magen-Darmbereich wird der Aufguss als antispasmodisches und entzündungshemmendes Mittel eingesetzt (Rabinovich 1981).

   Zum Inhalieren werden bei Erkältungskrankheiten der Atemwege **traditionell** Dampfbäder mit Eukalyptusöl bei Rind, Pferd, Schwein, Schaf, Ziege und Hund angewendet. (Fachinformation von Dr. Schaette GmbH, s. Anhang A.6 Bezugsquellen).

Dosierung und Art der Anwendung Innerlich: Eukalyptusblätter werden als Aufguss (1:20) zubereitet und getrunken (Rabinovich 1981):
- Kälber (6–10 Monate alt) erhalten 1–3 g Blätter pro Aufguss (20–60 ml).
- Ferkel (3–5 Monate alt) erhalten 0,2–0,5 g Blätter pro Aufguss (4–10 ml).

Zum Inhalieren Ein Dampfbad zum Inhalieren wird mit Eukalyptusöl (4–8 Tropfen pro Eimer heißes Wasser) zubereitet, und 2–3 × pro Tag während ca. 10 min inhaliert. Ein mit einem Tuch abgedecktes Kälberiglu (Hütte) bildet einen idealen Inhalationsraum für kleinere Tiere. Der Eimer muss fixiert und mit einem Gitter abgedeckt sein, damit sich das Tier nicht mit heißem Wasser verbrühen kann (Rabinovich 1981; Klarer et al. 2013).

Pflanzenpräparate Eukalyptusblätter und Eukalyptusöl (s. Anhang A.6 Bezugsquellen).

15.7   Gemeiner Dost

Stammpflanze *Origanum vulgare* L.

Familie Lamiaceae

Verwendeter Pflanzenteil Dostenkraut (Origani herba), bestehend aus den getrockneten, während der Blütezeit gesammelten, oberirdischen Teilen der Pflanze. **Geruch:** Angenehm, würzig. **Geschmack:** Würzig, etwas bitter und salzig.

Botanik/Herkunft Mehrjähriges Kraut (◘ Abb. 15.2) mit kriechendem, verzweigtem Wurzelstock. Die 30–60 (80) cm hohen Stängel sind aufrecht, 4-kantig, im oberen Teil verzweigt. Die Blätter sind gegenständig, kurzgestielt, länglich oder länglich-eiförmig, 1–4 cm lang, ganzrandig oder schwach gezähnt, zugespitzt, kahl oder leicht behaart, oberseits grün, unterseits graugrün. Die Blüten stehen in den Blattachseln in 4–5 mm langen, dachziegelartigen, rotvioletten Blütenhüllen und sind zu 5–25 in Scheinähren vereinigt, die doldige, rispenähnliche Blütenstände bilden. Der röhrige Kelch trägt 5 gleichartige Zähne. Die Krone ist 4–7 mm lang, 2-lippig, rosaviolett bis hellpurpurn, seltener weiß. 4 Staubblätter. Die Frucht zerfällt in 4 dunkelbraune, rundlich-eiförmige Nüsschen. **Blütezeit:** Juni–September.

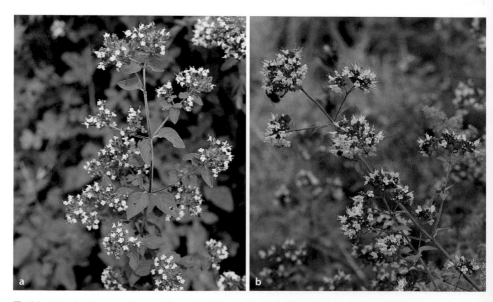

◘ **Abb. 15.2a,b** Gemeiner Dost, **a** Pflanze mit Blütenständen, **b** Blütenstand mit rotvioletten Blüten

Die Pflanze wächst bevorzugt auf grasigen und steinigen Plätzen, in Gebüschen, lichten Wäldern und auf Waldwiesen. Verbreitet ist das Dostenkraut in Europa vom Mittelmeergebiet bis nach Irland und Schottland und nach Norden bis Mittelskandinavien. Im Osten kommt es bis Sibirien, im Himalaya und Iran vor. Die Droge stammt aus dem Anbau im Verbreitungsgebiet (Stahl-Biskup 2014).

Inhaltsstoffe **Ätherisches Öl:** Die Droge enthält 0,15–1,0 % ätherisches Öl mit dem Terpenphenol Carvacrol als Hauptkomponente, ferner p-Cymol, Thymol, γ-Terpinen, α-Pinen, α-Terpinen und Myrcen. **Flavonoide:** In der Droge nach Hydrolyse ca. 0,5 % Flavone (u. a. Apigenin, Luteolin, Peonidin), Catechine (u. a. Naringin). **Phenolcarbonsäuren/Phenolcarbonsäurederivate:** In der Droge ca. 7 % Hydroxyzimtsäurederivate (u. a. Rosmarinsäure) sowie freie Säuren (u. a. Zimtsäure, Kaffeesäure, Syringasäure) (Stahl-Biskup 2014).

Wirkungen Schwach expektorierend, schwach choleretisch (Schilcher et al. 2010) sowie antimikrobiell (Allan u. Bilkei 2005; Stahl-Biskup 2014).

Anwendungsgebiete Bei Erkrankungen und Beschwerden im Bereich der Atemwege, Husten, Bronchialkatarrh, als Expektorans und bei Husten als krampflösendes Mittel (Rabinovich 1981; Gachnian u. Assenov 1985; Stahl-Biskup 2014).

Dosierung und Art der Anwendung **Innerlich**, mittlere Dosierung für einen Hund: 1,5–2 g Dostenkraut, 3 × tgl. in Form eines Aufgusses (Rabinovich 1981).

Gegenanzeigen Bei Hypersekretion des Magens, der Nieren und bei Darmkoliken (Lipnizkiji et al. 1987).

Kombinationen Dostenkraut ist Bestandteil von schweißtreibenden Tees und Hustentees.

Pflanzenpräparate Dostenkraut (s. Anhang A.6 Bezugsquellen).

Hinweise
Dostenkraut (Origani herba) darf derzeit in der EU bei Lebensmittel-liefernden Tieren nicht als Wirkstoff eingesetzt werden (s. Anhang A.3 VO [EU] Nr. 37/2010). Dostenkraut darf derzeit in der Schweiz weder bei Tieren, die der Lebensmittelgewinnung dienen, noch bei Heimtieren als Futtermittel bzw. Ergänzungsfuttermittel oder als Tierarzneimittel verwendet werden (s. Anhang A.4 Einstufungsliste pflanzlicher Stoffe und Zubereitungen). Mit Dostenkraut liegen derzeit bei trächtigen und laktierenden Tieren keine Erfahrungen vor.

15.8 Gewöhnliches Seifenkraut

Stammpflanze *Saponaria officinalis* L.

Familie Caryophyllaceae

Verwendeter Pflanzenteil Seifenkrautwurzel (Saponariae rubrae radix), bestehend aus den getrockneten Wurzeln, Wurzelstöcken und Ausläufern. **Geruch**: Nicht wahrnehmbar. **Geschmack**: Schwach bittersüß und anhaltend kratzend.

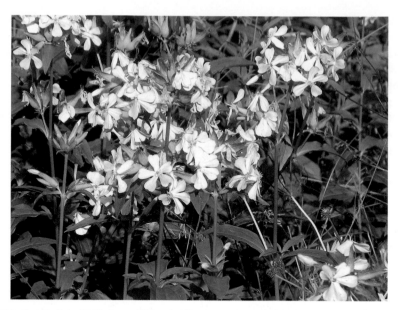

◘ Abb. 15.3 Gewöhnliches Seifenkraut, blühende Pflanze

Botanik/Herkunft Mehrjährige krautige Pflanze (◘ Abb. 15.3) mit langem, kriechendem, ver-zweigtem Wurzelstock und runden, längsgefurchten Wurzeln, die außen rot und innen braun sind. Der 30–80 (100) cm hohe aufsteigende oder aufrechte Stängel ist im oberen Teil schwach verzweigt. Die Blätter sind gegenständig, lanzettlich, länglich bis elliptisch, ganzrandig, bis 5 cm breit, bis 15 cm lang, am Grunde zu einem kurzen Stiel verschmälert oder sitzend. Die Blüten sind weiß oder blassrosa und besitzen 5 Kronenblätter und 10 Staubblätter. Der röhrige Kelch ist bis 2 cm lang. Sie stehen zu 3 bis 7 in den obersten Blattachseln und bilden rispenförmige Blütenstände. Die Frucht ist eine länglich-eiförmige Kapsel mit zahlreichen Samen. **Blütezeit:** Juni–September.

Die Pflanze ist in weiten Teilen von Süd- und Mitteleuropa und Vorderasien heimisch, in Ostasien und im warmen und gemäßigten Nordamerika eingebürgert. Das Seifenkraut wächst auf feuchtem, sandigem Boden, Schuttplätzen, an Flüssen und Bächen, in Gebüschen und auf Waldwiesen. Die Seifenkrautwurzel wird aus der Türkei, China und dem Iran impor-tiert (Bader 2014).

Inhaltsstoffe **Saponine:** In der Seifenkrautwurzel 3–8 % (je nach Entwicklungszustande der Pflanze) Triterpensaponine vom Olean-12-en-Typ. Nachgewiesen wurden Saponarosid, ein Monodesmosid der Gypsogensäure und Saponasid A+D, Bisdesmoside des Gypsogenins. Als Hauptsapogenin der Seifenkrautwurzel wurde in neuerer Zeit die Quillajasäure identifiziert. Aus der frischen Ganzpflanze wurden Bisdesmoside der Quillajasäure, Gypsogensäure und 16-α-Hydroxygypsogensäure nachgewiesen. Als Hauptsaponine wurden u. a. Saponarioside A, B, C, F und G identifiziert. Neuerer Erkenntnisse über die den Saponinglykosiden zu Grunde liegenden Aglykonen legen nahe, ältere Untersuchungen mit Hilfe moderner Analysenmetho-den zu überprüfen. **Sonstige Inhaltsstoffe:** In der Wurzeldroge wurden noch Oligosaccharide, wie z. B. Gentiobiose, sowie Saponine, Proteine mit einer Molekülmasse von 30 000 Dalton, nachgewiesen (Bader 2014).

Wirkungen Zubereitungen aus der Seifenkrautwurzel wird eine **expektorierende Wirkung** zuerkannt. In vitro wurden **antibakterielle** (z. B. gegen *Bacillus subtilis*, *Escherichia coli*), **antivirale** (z. B. gegen Newcastle Disease Virus) sowie **immunmodulatorische Wirkungen** nachgewiesen. **Entzündungshemmende Wirkung:** Ein isoliertes, pflanzliches Saponin-gemisch reduzierte bei der Ratte (Gabe: p. o. 5 mg/kg KG bzw. i. v. 2,5 mg/kg KG) das durch Carrageenin induzierte Pfotenödem signifikant gegenüber der unbehandelten Kontrolle (Bader 2014).

Anwendungsgebiete Die Wurzeldroge wird hauptsächlich bei Erkrankungen (Katarrhe) der Atemwege sowie bei Bronchitis als auswurfförderndes Mittel eingesetzt (Rabinovich 1981; Gachnian u. Assenov 1985).

Dosierung und Art der Anwendung Innerlich: Aus der Wurzeldroge wird in der Regel eine Ab-kochung hergestellt. Für kleine Tiere, z. B. Hunde, bereitet man einen Aufguss aus 6 g Wurzel-droge mit einem Glas Wasser und verabreicht 3–4 × tgl. 1 Teelöffel (Rabinovich 1981; Gachnian u. Assenov 1985).

Gegenanzeigen Bei Überdosierung kann es auf Grund der Reizwirkung der Saponine zu Magen-reizungen, Erbrechen und Durchfall kommen (Rabinovich 1981; Gachnian u. Assenov 1985).

Pflanzenpräparate Seifenkrautwurzel (s. Anhang A.6 Bezugsquellen).

Hinweise
Seifenkrautwurzel (Saponariae rubrae radix) darf derzeit in der EU bei Lebensmittel-liefernden Tieren nicht als Wirkstoff eingesetzt werden (s. Anhang A.3 VO [EU] Nr. 37/2010). Seifenkrautwurzel darf derzeit in der Schweiz weder bei Tieren, die der Lebensmittelgewinnung dienen, noch bei Heimtieren als Futtermittel bzw. Ergänzungsfuttermittel oder als Tierarzneimittel verwendet werden (s. Anhang A.4 Einstufungsliste pflanzlicher Stoffe und Zubereitungen). Mit Seifenkraut-wurzel liegen derzeit bei trächtigen und laktierenden Tieren keine Erfahrungen vor.

15.9 Holunder

Stammpflanze *Sambucus nigra* L.

Familie Adoxaceae

Verwendeter Pflanzenteil Holunderblüten (Sambuci flos), bestehend aus den getrockneten Blüten der Pflanze. **Geruch:** Angenehm süßlich. **Geschmack:** Süßlich, dann bitter, aromatisch, schleimig. Holunderbeeren (Sambuci fructus), bestehend aus den reifen, getrockneten oder frischen Früchten der Pflanze. **Geruch:** Eigenartig. **Geschmack:** Süß-säuerlich.

Botanik/Herkunft Der Schwarze Holunder (◨ Abb. 15.4) hat meist einen strauchigen, seltener baumförmigen Wuchs und kann bis zu 10 m hoch werden. Die Rinde des Stammes und der älteren Zweige ist graubraun und rissig, die der jüngeren Zweige grün und mit zahlreichen, grauen Punkten (Lentizellen) besetzt. Die Zweige führen ein weiches, weißes Mark. Die gegen-ständigen Laubblätter sind unpaarig gefiedert. Die stark duftenden Blüten stehen in Trugdolden (doldenartigen Blütenständen) an den Enden der Zweige. Jede Trugdolde hat meist 5 Hauptäste.

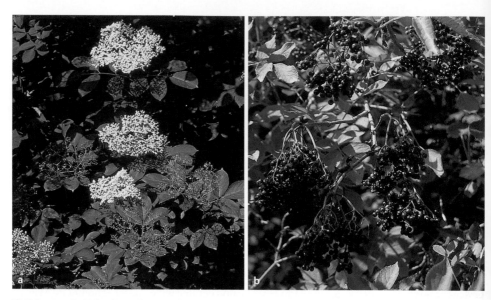

☐ **Abb. 15.4a,b** Holunder, **a** Blüten stehen in Trugdolden, **b** blauschwarze Beerenfrüchte

Die 5 weißen bis gelblichen, verwachsenen Kronblätter umschließen 5 Staubblätter und den 3-teiligen Fruchtknoten, der sich zu der blauschwarzen, saftigen, 3-samigen Beere entwickelt. **Blütezeit:** Mai–Juli.

Die Pflanze wächst an feuchten Wegrändern, an steinigen, buschigen Stellen und an Flüssen, in Schluchten und an Hohlwegen. Der Schwarze Holunder ist in fast ganz Europa verbreitet. Man findet ihn von der Donaumündung über Kleinasien und das Kaukasusgebiet bis nach Westsibirien. Verwildert in Wäldern und Hecken, kultiviert in der Nähe menschlicher Ansiedlungen. Die Drogenimporte stammen aus Wildvorkommen in den Balkanländern, Russland und Ungarn (Hiermann 2014).

Inhaltsstoffe In den Blüten 0,03–0,14 % ätherisches Öl, hauptsächlich aus freien Fettsäuren (u. a. Palmitinsäure) und n-Alkanen bestehend, ferner Monoterpene, wie z. B. Linalooloxid. Weiter ca. 0,1 % Sterole (u. a. Campesterol, Stigmasterol), 0,7–3 % Flavonoide mit den Hauptkomponenten Rutin, Hyperosid, Isoquercitrin, weiter Triterpene (ca. 1 % α,β-Amyrin), Triterpensäuren (u. a. Ursol- und Oleanolsäure), ca. 5 % Hydroxyzimtsäurederivate (u. a. Chlorogensäure, p-Cumarsäure). In den Früchten neben Flavonoiden (u. a. Rutin, Isoquercitrin, Hyperosid) noch 0,2–1 % Anthocyanglykoside (u. a. Chrysanthemin, Sambucin, Sambucyanin), 0,01 % ätherisches Öl, Vitamine (u. a. Vitamin C, Folsäure, Nicotinamid), in den Samen cyanogene Glykoside (u. a. Holocalin, Prunasin) und Fettsäuren (u. a. Arachinsäure, Behensäure) (Wichtl 2009; Hiermann 2014).

Wirkungen Den Drogen wird eine diaphoretische (schweißtreibende), sekretolytische und leicht antiseptische Wirkung nachgesagt. Eindeutige, experimentelle Belege für die beanspruchten Wirkungen fehlen. Wässrige und wässrig-alkoholische Extrakte erwiesen sich in vitro als antiviral wirksam, z. B. gegen Grippeviren (Manolova et al. 1971, 1973; Manolova u. Mintscheva 1974; Manolova u. Maximova 1988; Gachnian u. Assenov 1985; WHO 2002; Wichtl 2009).

Anwendungsgebiete **Innerlich** bei Erkältungskrankheiten als schweißtreibendes Mittel (Rabinovich 1981).

Dosierung und Art der Anwendung In der traditionellen Tierheilkunde werden Schwarze Holunderblüten/-beeren bei fieberhaften Erkältungskrankheiten in Form eines Aufgusses (1:10) angewendet.

Dosierung Holunderblüten/-beeren innerlich	
Tier	**Mittlere Tagesdosis**
Pferd	30,0–90,0 g
Schaf, Schwein	15,0–30,0 g
Hund	2,0–7,0 g
(Rabinovich 1981)	

Kombinationen Holunderblüten können mit anderen Arzneipflanzen in Kombination angewendet werden:

- Holunderblüten, Lindenblüten, Hagebutten und Süßholzwurzel.
- Holunderblüten und Kamillenblüten.
- Holunderblüten, Lindenblüten und Pfefferminzblätter.
- Holunderblüten, Malvenblätter/-blüten und Salbeiblätter.

Pflanzenpräparate Holunderblüten und Holunderbeeren (s. Anhang A.6 Bezugsquellen).

Hinweise

Holunderblüten (Sambuci flos) dürfen bei Lebensmittel-liefernden Tieren als Wirkstoff in der EU eingesetzt werden (s. Anhang A.3 VO [EU] Nr. 37/2010). Holunder darf derzeit in der Schweiz weder bei Tieren, die der Lebensmittelgewinnung dienen, noch bei Heimtieren als Futtermittel bzw. Ergänzungsfuttermittel oder als Tierarzneimittel verwendet werden (s. Anhang A.4 Einstufungsliste pflanzlicher Stoffe und Zubereitungen). Mit Holunderblüten/Holunderbeeren liegen derzeit bei trächtigen und laktierenden Tieren keine Erfahrungen vor.

15.10 **Huflattich**

Stammpflanze *Tussilago farfara* L.

Familie Asteraceae

Verwendeter Pflanzenteil Huflattichblätter (Farfarae folium), bestehend aus den frischen oder getrockneten Laubblättern der Pflanze. **Geruch:** Beim Zerreiben der Blätter leicht honigartig. **Geschmack:** Leicht süßlich-schleimig.

Botanik/Herkunft Der Huflattich (◘ Abb. 15.5) ist eine ausdauernde Pflanze, 10–30 cm hoch. Der Blütenstängel erscheint vor den Blättern, nur die lanzettlich, bleich-rötlichen Blattschuppen am Stängel sind sichtbar. Die Blütenköpfchen sind 3–4 cm breit, die Hüllschuppen 1-reihig, die gelben Zungenblüten sind linealisch, bis 14 mm lang. Die Blütenköpfchen neigen sich nachts

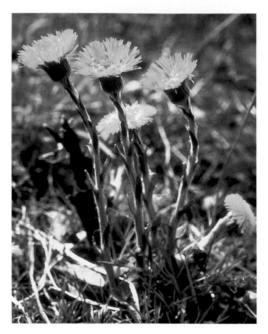

◘ Abb. 15.5 Huflattich, Blütenstängel

nach unten. Achänen mit langen, mehrreihigen, seidigen Haarkränzen. Die Blätter erscheinen gegen Ende der Blütezeit, sie sind grundständig, gestielt, rundlich mit herzförmiger Bucht, am Rande grob gezähnt, dazwischen fein gezähnt, gebuchtet und ungleich. Oberseits sind die Blätter schwach behaart, unterseits dicht weißfilzig. **Blütezeit:** März–April.

Die Pflanze wächst an Wegrändern, Schuttplätzen oder Gräben, feuchten Wiesen und Feldern. Sie bevorzugt Ton-, Lehm- und Kalkböden. Verbreitet ist die Pflanze in fast ganz Europa, Nordasien und Nordafrika. Drogenimporte stammen vorwiegend aus den Balkanländern und Italien. Auch in Österreich existieren Anbauflächen für Huflattich (Gomaa 2014).

Inhaltsstoffe In der Droge 6–10 % Schleimpolysaccharide, Inulin, ca. 5 % Gerbstoffe, ca. 0,8 % Flavonoide und Mineralstoffe. Außerdem wechselnde Mengen und verschiedene Strukturen der Pyrrolizidinalkaloide mit einem 1,2-ungesättigten Necingerüst und deren N-Oxide. Eine pyrrolizidinalkaloid-freie Zuchtform ist im Handel (Gomaa 2014).

Wirkungen Entzündungshemmend und reizlindernd. Die Schleimstoffe der Droge überziehen die Schleimhäute mit einer Schicht, die chemische und physikalische Reize mildert. Wässrige sowie wässrig-alkoholische Extrakte zeigten in vitro eine antibakterielle Wirkung gegenüber gramnegativen Bakterien (Gomaa 2014).

Anwendungsgebiete Akute Katarrhe der Luftwege mit Husten. Zur Reizmilderung bei leichten Entzündungen der Maul- und Rachenschleimhaut, zur Milderung eines trockenen Hustenreizes (Mosgov 1961; Rabinovich 1981; Gachnian u. Assenov 1985; Lipnizkiji et al. 1987).

Dosierung und Art der Anwendung Huflattichblätter werden in Form eines Aufgusses (1:10) verwendet.

Dosierung Huflattichblätter innerlich	
Tier	**Mittlere Tagesdosis**
Großer Wiederkäuer	20,0–50,0 g
Pferd	20,0–40,0 g
Esel	10,0–30,0 g
Kleiner Wiederkäuer	5,0–15,0 g
Schwein	5,0–12,0 g
Hund	2,0–5,0 g
Katze	1,0–3,0 g
(nach Mosgov 1961; Rabinovich 1981; Gachnian u. Assenov 1985; Lipnizkiji et al. 1987)	

Gegenanzeigen Die Pyrrolizidinalkaloid-haltigen Wildformen sollen vermieden werden, denn ein Teil der Pyrrolizidinalkaloide sind leberschädigend beim Tier (Gomaa 2014).

Pflanzenpräparate Huflattichblätter (s. Anhang A.6 Bezugsquellen).

Hinweise

Huflattichblätter (Farfarae folium) dürfen derzeit in der EU bei Lebensmittel-liefernden Tieren nicht als Wirkstoff eingesetzt werden (s. Anhang A.3 VO [EU] Nr. 37/2010). Huflattichblätter dürfen in der Schweiz bei Tieren, die der Lebensmittelgewinnung dienen und bei Heimtieren als Tierarzneimittel verwendet werden (s. Anhang A.4 Einstufungsliste pflanzlicher Stoffe und Zubereitungen). Mit Huflattichblätter liegen derzeit bei trächtigen und laktierenden Tieren keine Erfahrungen vor.

15.11 **Königskerze**

Stammpflanze *Verbascum phlomoides* L. und *Verbascum densiflorum* BERT.

Familie Scrophulariaceae

Verwendeter Pflanzenteil Königskerzenblüten (Verbasci flos), bestehend aus den getrockneten, ganzen oder geschnittenen Blumenkronen mit den aufsitzenden Staubblättern der Pflanzen. **Geruch:** Schwach honigartig. **Geschmack:** Süßlich, schleimig.

Botanik/Herkunft Die Königskerze (◨ Abb. 15.6) ist eine 2-jährige, krautige Pflanze mit filzig behaartem Stängel. Im ersten Jahr treibt sie eine Blattrosette, aus deren Mitte im nächsten Jahr ein aufrechter, unverzweigter, bis 1,5 m hoher Stängel mit wechselständigen Blättern wächst. Bei *Verbascum phlomoides* sind die Blätter sitzend, halb stängelumfassend, bei *Verbascum densiflorum* läuft jedes Blatt an dem geflügelten Stängel bis zum nächstunteren herab. Die Blüten sind gelb und stehen in mehrblütigen, ährigen Trauben an der Stängelspitze. Die Blütenhülle ist bei *V. phlomoides* 1–1,5 cm, bei *V. densiflorum* 1,5–4 cm lang. Kelch und Krone sind 5-spaltig. Bei *V. phlomoides* sind die Kelchteile lanzettlich und oben zu einer Granne verschmälert, bei *V. densiflorum* dagegen eiförmig, zugespitzt, aber ohne Granne. Die 5 Staubblätter sind mit der Krone verwachsen. Die Frucht ist eine vielsamige Kapsel. **Blütezeit:** Juni–August.

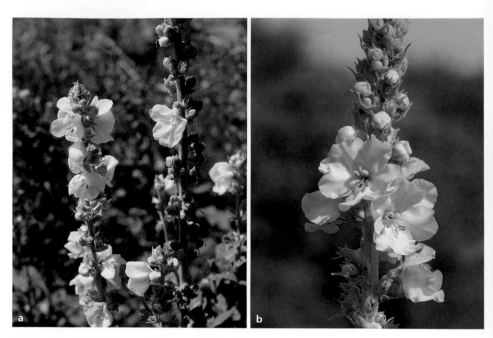

◨ **Abb. 15.6a,b** Königskerze, **a** Blütenstand, **b** Einzelblüten

Die Königskerze bevorzugt trockene Grasplätze, sandige und steinige Hänge, man findet sie auch in lichten Gebüschen, an Wegrändern und Mauern. Sie ist in Mittel-, Ost- und Südeuropa, Kleinasien und Nordafrika heimisch. Drogenimporte stammen hauptsächlich aus Ägypten, Bulgarien und Tschechien (Blohme 2014).

Inhaltsstoffe **Schleimstoff** (2–3 %): Neutrale Polysaccharide, wie Xyloglucan, Arabinogalactan; saure Polysaccharide, wie L-Arabinose, D-Galactose, D-Galacturonsäure u. a.. **Saponine:** Triterpensaponine mit der Hauptkomponente Verbascosaponin. **Flavonoide:** In der Droge 1,5–4,0 % Gesamtflavonoide, darunter Flavone (u. a. Apigenin, Luteolin), Flavonglykoside (u. a. Luteolin-7-glucosid), Flavonole (u. a. Kämpferol, Quercetin), Flavonolglykoside (u. a. Diosmin, Rutin), Flavanone (u. a. Eriodictyol), Flavanonglykoside (u. a. Hesperidin). **Iridoidglykoside:** Aucubin, Isocatalpol, Methylcatalpol u. a.. **Phenolcarbonsäuren:** Ferulasäure, Kaffeesäure und Protocatechusäure (Blohme 2014).

Wirkungen Der Droge werden reizlindernde, expektorierende, schweißtreibende und diuretische Wirkungen zugeschrieben. Experimentelle Untersuchungen mit den Inhaltsstoffen Aucubin und Verbacoside bei Maus und Ratte weisen auf schmerzlindernde, entzündungshemmende und antibakterielle Wirkungen hin. Wässrige sowie wässrig-alkoholische Drogenextrakte erwiesen sich in vitro gegenüber verschiedenen Viren (u. a. Grippe- und Herpesviren) als antiviral wirksam. Äußerlich werden Königskerzenblüten als wundheilendes Mittel verwendet (Manolova u. Mintscheva 1974; Slogowska et al. 1987; Wichtl 2009; ESCOP-online 2014; Blohme 2014).

Anwendungsgebiete Katarrhe der oberen Atemwege, trockener Husten (Rabinovich 1981; Lipnizkiji et al. 1987), Erkältungskrankheiten und Bronchialkatarrh (Gachnian u. Assenov 1985).

Dosierung und Art der Anwendung Die zerkleinerte Droge wird für Aufgüsse (1:10) und andere galenische Zubereitungen zum Einnehmen verwendet.

Dosierung Königskerzenblüten innerlich	
Tier	**Mittlere Tagesdosis**
Großer Wiederkäuer	20,0–60,0 g
Pferd	20,0–40,0 g
Esel	10,0–30,0 g
Kleiner Wiederkäuer	5,0–25,0 g
Schwein	5,0–15,0 g
Hund	4,0–10,0 g
(verändert nach Lipnizkiji et al. 1987)	

Kombinationen Die Droge ist Bestandteil von Brust- und Hustenteemischungen.

Pflanzenpräparate Königskerzenblüten (s. Anhang A.6 Bezugsquellen).

Hinweise

Königskerzenblüten (Verbasci flos) dürfen derzeit in der EU bei Lebensmittel-liefernden Tieren nicht als Wirkstoff eingesetzt werden (s. Anhang A.3 VO [EU] Nr. 37/2010). Königskerzenblüten dürfen derzeit in der Schweiz weder bei Tieren, die der Lebensmittelgewinnung dienen, noch bei Heimtieren als Futtermittel bzw. Ergänzungsfuttermittel oder als Tierarzneimittel verwendet werden (s. Anhang A.4 Einstufungsliste pflanzlicher Stoffe und Zubereitungen). Mit Königskerzenblüten liegen derzeit bei trächtigen und laktierenden Tieren keine Erfahrungen vor.

15.12 **Purpursonnenhut**

Stammpflanze *Echinacea purpurea* (L.) MOENCH

Familie Asteraceae

Verwendete Pflanzenteile Purpursonnenhutkraut (Echinaceae purpureae herba), bestehend aus den frischen, zur Blütezeit geernteten oberirdischen Pflanzenteilen. **Geschmack:** Säuerlich, lokal anästhesierend. Purpursonnenhutwurzeln (Echinaceae purpureae radix), bestehend aus den im Herbst gesammelten, frischen oder getrockneten Wurzeln der Pflanze. **Geruch:** Schwach aromatisch. **Geschmack:** Anfangs leicht säuerlich, später schwach bitter. An der Zunge lokalanästhetische Wirkung.

Botanik/Herkunft Echinacea purpurea (◙ Abb. 15.7) ist eine ausdauernde Staude von 60–180 cm Höhe mit aufrechtem, verzweigtem, schwach rauhaarigem oder kahlem Stängel. Grundblätter eiförmig bis eiförmig-lanzettlich, zugespitzt, grob oder scharf gesägt. Der Blütenstand besteht aus ca. 20 purpurvioletten Strahlenblüten, die zunächst aufrecht, später waagrecht stehen und dem hut- oder igelartig gestalteten »Blütenkopf« mit den Röhrenblüten. **Blütezeit:** Juli–September.

Die Pflanze war ursprünglich in den mittleren und östlichen Regionen der heutigen USA heimisch, wird aber inzwischen in vielen Teilen der Erde angebaut. Der Gattungsname

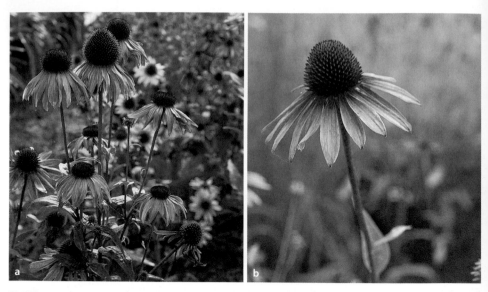

◘ **Abb. 15.7a,b** Purpursonnenhut, **a** blühende Pflanzen, **b** igelartiger Blütenkopf

Echinacea leitet sich von dem griechischen Wort »echinos«, der Igel, ab; eine Bezeichnung, die sich auf die stacheligen Fruchtböden der Pflanze bezieht. Die Drogen stammen aus Kulturen in Europa und den USA (Saller et al. 1995; Bauer u. Liersch 2014).

Inhaltsstoffe Im Kraut 1–3 % Kaffeesäurederivate, wie z. B. 2,3-O-Diferuloylweinsäure, 2-O-Caffeoyl-3-O-feruloylweinsäure, 2,3-O-Dicaffeoylweinsäure (Cichoriensäure), Cichoriensäuremethylester, Caftarsäure, weiter Flavonoide, wie z. B. Quercetin, Rutin, Kämpferol-3-O-rutinosid, Heteropolysaccharide, ein saures Arabinorhamnogalactan, ein Xyloglucan, Polyacetylene (u. a. Ponticaepoxid), Isobutylamide sowie 0,08–0,32 % ätherisches Öl mit Germacren D, Caryophyllen, Caryophyllenepoxid u. a. (Saller et al. 1995; Bauer u. Liersch 2014).

Die Wurzeln enthalten ca. 0,2 % ätherisches Öl mit Humulen, Caryophyllen, α,β-Pinen, β-Myrcen, Limonen u. a., weiter 0,6–2,3 % Kaffeesäurederivate, wie z. B. Cichoriensäure und Caftarsäure, Polyacetylene mit Dien-Diin-Struktur, 0,01–0,04 % Isobutylamide sowie N-haltige Verbindungen, wie z. B. Tussilagin und Isotussilagin, Fettsäuren und Polysaccharide (Saller et al. 1995; Bauer u. Liersch 2014).

Wirkungen Tierexperimentell ergaben sich für verschiedene Echinacea-Zubereitungen bei parenteraler und/oder oraler Gabe Hinweise auf eine immunmodulierende Wirkung. Die Zubereitungen steigerten u. a. die Zahl der Leukozyten und Milzzellen und aktivierten die Phagozytoseleistung der Granulozyten. Darüber hinaus zeigten Echinacea-Zubereitungen in vitro eine antibakterielle (u. a. gegen *Pseudomonas aeruginosa*, *Staphylococcus aureus*), antimykotische (u. a. gegen Trichophyton- und Candidaarten) und antivirale Wirkung (u. a. gegen Grippe- und Herpesviren) (May u. Willuhn 1978; Wacker u. Hilbig 1978; Saller et al. 1995; Melchart et al. 1995, 1998; WHO 1999; Mertens 2006; Pearson 2004; ESCOP 2009; Bauer u. Liersch 2014; Shah et al. 2007).

Anwendungsgebiete Innerlich zur unterstützenden Behandlung von Atemwegsinfekten. An Hunden mit Pharyngitis/Tonsillitis, Bronchitis und Zwingerhusten wurden klinische Studien mit einem Echinacea-Wurzelpulver durchgeführt. Die untersuchten Tiere befanden sich in individuellen Stadien einer chronischen oder saisonalen Atemwegserkrankung mit klinischen Symptomen unterschiedlicher Schweregrade. Nach 4 Wochen wurde eine signifikante Reduktion des Schweregrades bzw. ein Verschwinden folgender klinischer Symptome erzielt: Nasenausfluss, Vergrößerung der Lymphknoten, trockener Husten, Dyspnoe und Lungengeräusche. Die verwendete Zubereitung aus Purpursonnenhutwurzel war gut verträglich. In einer doppelblind kontrollierten Studie war die Behandlung mit Echinaceawurzel (Purpursonnenhutwurzel) bei Hunden mit Atemwegsinfekten signifikant besser als ein Placebo (Reichling et al. 2003).

Dosierung und Art der Anwendung Purpursonnenhutwurzeln werden als Pulver angewendet: 0,3 g/10 kg Körpergewicht Hund (Reichling et al. 2003).

Kombinationen Kombinationen mit anderen immunmodulierend wirkenden pflanzlichen Drogen (z. B. Baptisia, Eupatorium, Mädesüß, Thuja) erscheinen therapeutisch sinnvoll.

Unerwünschte Wirkungen Bei **Hunden** gab es in einer klinischen Studie nach oraler Einnahme von Echinacea-Wurzelpulver keinen Verdacht auf eine Nebenwirkung (Reichling et al. 2003). **Mensch:** Bei innerlicher Einnahme traten in sehr seltenen Fällen Hautausschlag, Juckreiz, Atemnot oder Schwindel auf (Huntley et al. 2005; ESCOP 2009).

Gegenanzeigen **Mensch:** Bei bekannter Überempfindlichkeit gegen Asteraceaen (ESCOP 2009).

Pflanzenpräparate Purpursonnenhutkraut und Purpursonnenhutwurzel (s. Anhang A.6 Bezugsquellen).

Hinweise
Purpursonnenhutkraut (Echinaceae purpureae herba) und Purpursonnenhutwurzel (Echinaceae purpureae radix) dürfen derzeit in der EU bei Lebensmittel-liefernden Tieren nicht als Wirkstoffe eingesetzt werden. Äußerlich angewendet werden dürfen hingegen der Wirkstoff Purpursonnenhut (Echinacea purpurea) und Zubereitungen daraus (s. Anhang A.3 VO [EU] Nr. 37/2010). Purpursonnenhutkraut darf derzeit in der Schweiz weder bei Tieren, die der Lebensmittelgewinnung dienen, noch bei Heimtieren als Futtermittel bzw. Ergänzungsfuttermittel oder als Tierarzneimittel verwendet werden (s. Anhang A.4 Einstufungsliste pflanzlicher Stoffe und Zubereitungen). Mit Purpursonnenhut liegt derzeit bei trächtigen und laktierenden Tieren keine Erfahrung vor.

15.13 **Schlüsselblume**

Stammpflanze *Primula veris* L.

Familie Primulaceae

Verwendeter Pflanzenteil Primelwurzel (Primulae radix), bestehend aus dem ganzen oder geschnittenen, getrockneten Wurzelstock mit Wurzeln der Pflanze. **Geruch:** Schwach, eigentümlich, anisartig. **Geschmack:** Stark kratzend.

Botanik/Herkunft Mehrjährige krautige Pflanze (■ Abb. 15.8) mit kurzem, horizontalem Wurzelstock und zahlreichen bis 12 cm langen und etwa 1 mm dicken Wurzeln. Oberfläche der

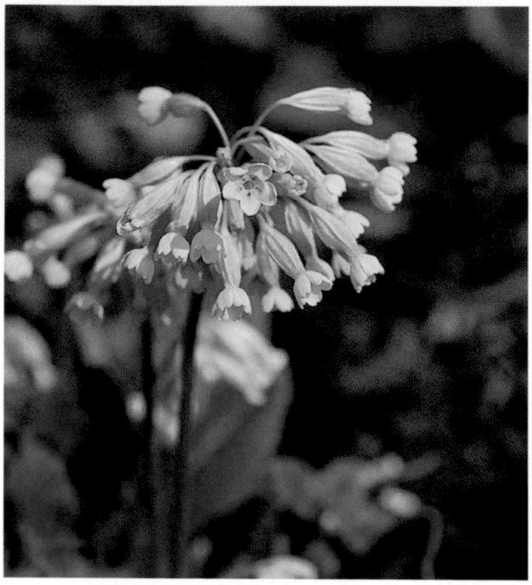

Abb. 15.8 Schlüsselblume, Blütenstängel mit mehrblütiger Dolde

grünen Pflanzenteile samtig durch kurze Gliederhaare, zudem noch kurze, rotköpfige Drüsenhaare. Die in einer grundständigen Rosette angeordneten Blätter sind länglich-eiförmig, runzelig, am Rand stumpf gezähnt, in den breitgeflügelten Blattstiel verschmälert. Die runden, blattlosen Blütenstängel tragen an der Spitze eine mehrblütige Dolde. Der Kelch ist röhrig-glockenförmig mit 5 Zipfeln. Die Blüten sind dottergelb, mit langer Röhre und 5-teiliger Krone. Schlund der Kronröhre mit 5 orangefarbenen Flecken. Die Frucht ist eine eiförmige aufspringende Kapsel mit zahlreichen, dunkelbraunen, stark warzigen Samen. **Blütezeit:** März–Mai.

Die Pflanze ist in Asien und Europa weit verbreitet, jedoch nur im hohen Norden und lokal fehlend. Sie wächst bevorzugt an lichten Gebüschen, auf sonnigen Wiesen und Hängen. Drogenimporte bevorzugt aus den Balkanländern und der Türkei (Schöpke 2014).

Inhaltsstoffe **Triterpensaponine:** In der Droge 5–10 %, meist Glykoside des Protoprimulagenins A. **Phenylglykosidester:** Ferner Primverin und Primulaverin als Hauptkomponenten. **Sonstige Inhaltsstoffe:** Geringe Mengen an ätherischem Öl mit 4-Methoxymethylsalicylat, Methylsalicylat u. a. (Schöpke 2014).

15

Wirkungen Der Droge wird auf Grund des Saponingehaltes eine diuretische, antimikrobielle und expektorierende Wirkung zugeschrieben. Die experimentelle Datenlage für die beanspruchten Wirkungen ist unzureichend (ESCOP 2003; Schöpke 2014).

Anwendungsgebiete Katarrhe der Atemwege, als Expektorans bei Bronchitis für große und kleine Wiederkäuer, Schwein, Hund und Katze (Rabinovich 1981; Droumev et al. 1985; Gachnian u. Assenov 1985).

Dosierung und Art der Anwendung Primelwurzel wird in Form eines Aufgusses (1:10 bis 1:30) zum Einnehmen verabreicht.

Dosierung Primelwurzel innerlich	
Tier	Mittlere Tagesdosis
Großer Wiederkäuer, Einhufer	5,0–10,0 g
Kleiner Wiederkäuer, Schwein	1,0–3,0 g
Hund	0,3–0,5 g
Katze	0,1 g
(nach Droumev et al. 1985)	

Unerwünschte Wirkungen Mensch: Bei Überdosierung kann es zu Erbrechen und Durchfällen kommen (ESCOP 2003).

Pflanzenpräparate Primelwurzel (s. Anhang A.6 Bezugsquellen).

Hinweise
Primelwurzel (Primulae radix) darf derzeit in der EU bei Lebensmittel-liefernden Tieren nicht als Wirkstoff eingesetzt werden (s. Anhang A.3 VO [EU] Nr. 37/ 2010). Primelwurzel darf derzeit in der Schweiz weder bei Tieren, die der Lebensmittelgewinnung dienen, noch bei Heimtieren als Futtermittel bzw. Ergänzungsfuttermittel oder als Tierarzneimittel verwendet werden (s. Anhang A.4 Einstufungsliste pflanzlicher Stoffe und Zubereitungen). Mit Primelwurzeln liegen derzeit bei trächtigen und laktierenden Tieren keine Erfahrungen vor.

15.14 Süßholz

Stammpflanze *Glycyrrhiza glabra* L.

Familie Fabaceae

Verwendeter Pflanzenteil Süßholzwurzel (Liquiritiae radix), bestehend aus den getrockneten, ungeschälten oder geschälten, ganzen oder zerschnittenen Wurzeln und den Ausläufern der Pflanze. **Geruch:** Schwach wahrnehmbar. **Geschmack:** Sehr süß und leicht aromatisch.

Botanik/Herkunft Das Süßholz (❑ Abb. 15.9) ist eine mehrjährige, krautige Pflanze mit kurzem, dickem Wurzelstock und bis zu mehreren Metern langen Wurzeln, die außen braun und innen zitronengelb sind. Die 50–120 cm hohen Stängel sind aufrecht, im oberen Teil verzweigt, rötlich, drüsig punktiert und mit Stacheln besetzt. Die Blätter sind wechselständig, kurzgestielt, 5–20 cm lang, unpaarig gefiedert, mit 4–8 Paaren elliptischer, eiförmiger bis länglich-eiförmiger, ganzrandiger Blättchen, die 2–4 cm lang und mit Drüsenhaaren besetzt sind. Die Blüten stehen in langen, lockeren, traubenartigen Blütenständen in den Blattachseln an den Zweigspitzen. Der Kelch hat 5 lanzettliche, spitze Zähne. Die Krone ist rosaviolett, 8–12 cm lang. 10 Staubblätter, von denen 9 zu einer Röhre verwachsen sind. Die Frucht ist eine 2–3 cm lange, lineallängliche, zusamengedrückte, gerade oder sichelförmige Hülse, die mit Drüsenhärchen besetzt oder kahl ist. **Blütezeit:** Juni–Juli.

Die Pflanze wächst auf Grasplätzen und steinigen Standorten. Sie ist im Iran, Kleinasien, Mittelmeergebiet sowie in Mittel- und Südrussland heimisch. Die Droge stammt aus dem Anbau. Hauptlieferländer sind Türkei, Griechenland, Spanien, Irak, China, Russland und die Mongolei (Schöpke 2014).

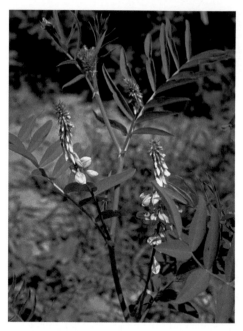

◘ Abb. 15.9 Süßholz, blühende Pflanze

Inhaltsstoffe **Saponine:** 6–12 % Glycyrrhizin, das der Wurzel ihren süßen Geschmack verleiht. Glycyrrhizin ist das Ammonium- bzw. Calciumsalz der Glycyrrhizinsäure. Die Glycyrrhizinsäure ist ein Digalacturonid der Glycyrrhitinsäure. Weiter findet man noch Glabrain- und Liquiritinsäure, Glabrolid, Isoglabrolid, 11-Desoxyglycyrrhitinsäure u. a.. **Flavonoide:** In der Wurzel Liquiritigenin und das Chalkon Isoliquiritigenin und deren Glykoside Liquiritin und Isoliquiritin, das Isoflavon Formonetin sowie 2-Methylisoflavone u. a.. **Cumarin:** Umbelliferon, Herniarin, Lykomarin u. a.. **Sonstige Inhaltsstoffe:** 0,05 % ätherisches Öl (u. a. mit Anethol, Estragol, Eugenol), aliphatische Säuren (u. a. Hexansäure), 10–20 % Polysaccharide und Steroide (u. a. β-Sitosterol) (Schöpke 2014).

Wirkungen Nach tierexperimentellen Untersuchungen besitzt die Süßholzwurzel eine antivirale, antibakterielle, entzündungshemmende, antioxidative, antiulzerogene, diuretische, sekretolytische, expektorierende, spasmolytische, entzündungshemmende und schleimhautprotektive Wirkung. Glycyrrhizin bzw. Glycyrrhizinsäure beschleunigen die Abheilung von Magengeschwüren und erhöhen lokal die Prostaglandinkonzentration in der Magenschleimhaut sowie die Schleimsekretion. Darüber hinaus hat Glycyrrhizin eine 50fach stärkere Süßkraft als Rohrzucker (Vollmer u. Hübner 1937; Georgievskiji et al. 1990; WHO 1999; ESCOP 2003; Schöpke 2014; Schilcher et al. 2010).

Anwendungsgebiete Die Süßholzwurzel wird wegen der sekretlösenden und auswurffördenden Wirkung des darin enthaltenen Glycyrrhizins bei Entzündungen der Bronchien angewendet. Auch für Pferde bei Bronchitis (Mosgov 1961, 1979; Gachnian u. Assenov 1985; Lipnizkiji et al.).

Dosierung und Art der Anwendung Klein geschnittene Droge und Drogenpulver für Aufgüsse (1:10), Abkochungen (1:10), flüssige und feste Formen, Trockenextrakte, zur oralen Anwendung.

Dosierung gepulverte Süßholzwurzel innerlich

Tier	Mittlere Tagesdosis
Großer Wiederkäuer	15,0–80,0 g
Pferd	10,0–60,0 g
Schaf	5,0–12,0 g
Lamm	0,2–1,2 g
Schwein	5,0–10,0 g
Ferkel	0,1–1,0 g
Hund	0,1–2,0 g
Katze	0,05–1,0 g
Huhn	0,1–1,0 g

(nach Mosgov 1961, 1979; Gachnian u. Assenov 1985; Lipnizkiji et al. 1987)

Rezepturen

Rp.

Ammonii chloridum	8,0
Liquiritiae rad. pulv.	10,0
Althaeae rad. pulv.	8,0

M. f. pulv.

D. S. Innerlich 1 × tgl. 1 Esslöffel für Pferde bei Bronchitis

(Gachnian u. Assenov 1985)

Rp.

Ammoniumchlorid	8,0
Süßholzwurzel, gepulvert	10,0
Eibischwurzel, gepulvert	8,0

Pulvermischung herstellen

Gegenanzeigen Mensch: Cholestatische Lebererkrankungen, Leberzirrhose, Hypertonie, Hypokaliämie, schwere Niereninsuffizienz, Schwangerschaft (ESCOP 2003).

Pflanzenpräparate PlantaPulmin basic, Deutschland. Ergänzungsfuttermittel (enthält u. a. Süßholzwurzel, Wermutkraut, Thymiankraut) für Pferde zur Unterstützung der Bronchialfunktion (s. Anhang A.5 Lila Liste 2014/2015). Süßholzwurzel (s. Anhang A.6 Bezugsquellen).

Hinweise

Süßholzwurzel (Liquiritiae radix) darf derzeit in der EU bei Lebensmittel-liefernden Tieren nicht als Wirkstoff eingesetzt werden (s. Anhang A.3 VO [EU] Nr. 37/2010). Süßholzwurzel darf derzeit in der Schweiz weder bei Tieren die der Lebensmittelgewinnung dienen, noch bei Heimtieren als Futtermittel bzw. Ergänzungsfuttermittel oder als Tierarzneimittel verwendet werden (s. Anhang A.4 Einstufungsliste pflanzlicher Stoffe und Zubereitungen). Mit Süßholzwurzeln liegen derzeit bei trächtigen und laktierenden Tieren keine Erfahrungen vor.

15.15 Thymian

Stammpflanze, Familie, verwendeter Pflanzenteil, Botanik/Herkunft, Inhaltsstoffe, Wirkungen, unerwünschte Wirkungen, Gegenanzeigen, Hinweise ▶ Abschn. 8.38.

Anwendungsgebiete **Innerlich** wird Thymiankraut bei Bronchitis und Katarrh der Atemwege angewendet (Rabinovich 1981; Gachnian u. Assenov 1985).

Dosierung und Art der Anwendung Thymiankraut wird innerlich in Form eines Teeaufgusses (10 g/l oder 10 g/5 l), 2–4 × tgl. 0,5 Lit. Tee, bei Rindvieh und Jungtieren verabreicht (Klarer et al. 2013).

Dosierung Thymiankraut innerlich	
Tier	**Mittlere Tagesdosis**
Großer Wiederkäuer, Einhufer	25,0–50,0 g
Kleiner Wiederkäuer, Schwein	2,0–10,0 g
Hund	0,5–1,0 g
Katze, Huhn	0,1–0,3 g
(Gachnian u. Assenov 1985)	

Pflanzenpräparate **Chevi-Rhin**, Deutschland. Pflanzliches Tierarzneimittel (enthält Euka-lyptusöl, Pfefferminzöl, Thymianöl) für Brieftauben. Traditionell angewendet zur Keim- und Schleimreduzierung bei infektiösen Erkrankungen der oberen Atemwege (s. Anhang A.5 Lila Liste 2014/2015). Thymiankraut (s. Anhang A.6 Bezugsquellen).

15.16 Waldkiefer

Stammpflanze *Pinus sylvestris* L.

Familie Pinaceae

Verwendeter Pflanzenteil Kiefernsprossen (Pini turiones), bestehend aus den frischen oder getrockneten, 3–5 cm langen, im Frühjahr gesammelten Trieben. **Geruch:** Aromatisch, stark nach Harz riechend. **Geschmack:** Harzig, balsamisch, bitter. Kiefernnadelöl (Pini aethero-leum), das durch Wasserdampfdestillation aus den frischen Nadeln, Zweigspitzen oder frischen Ästen mit Nadeln gewonnene ätherische Öl. **Geruch:** Terpenartig, angenehm, aromatisch. **Geschmack:** Leicht bitter, etwas ölig seifig (Laux 2014).

Botanik/Herkunft Ein bis 40 m hoher immergrüner Nadelbaum (◘ Abb. 15.10a). Die bis 7 cm langen Nadeln stehen jeweils zu zweit in weißgrauen Nadelscheiden auf kleinen Kurztrieben. Die männlichen Zapfen sind in ährenförmigen Gruppen vereint (◘ Abb. 15.10b). Die weib-lichen Zapfen sind länglich-eiförmig und 6–7 cm lang.

Die Waldkiefer wächst auf armen, steinigen oder sandigen Böden und bildet ausgedehnte Wälder oder Mischwälder. Sie ist in Europa, Sibirien, der Krim, Kaukasien und Persien verbrei-tet (Gachnian u. Assenov 1985; Laux 2014).

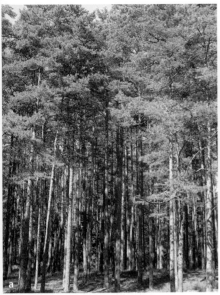
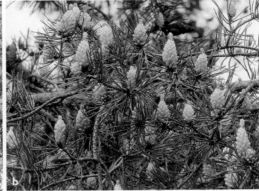

◻ **Abb. 15.10a,b** Waldkiefer, **a** Baumbestand, **b** deutlich sichtbare männliche Blütenstände und Nadeln paarweise angeordnet in Kurztrieben

Inhaltsstoffe Kiefernsprossen (Pini turiones) enthalten u. a. 0,2–0,5 % ätherisches Öl mit den Hauptbestandteilen α-Pinen (10–50 %), β-Pinen (15–60 %), β-Phellandren (15–60 %) und bis zu 12 % Camphen sowie Harze und Flavonoide (Schilcher et al. 2010). Im destillierten Kiefernnadelöl (Pini aetheroleum) finden sich neben den genannten Hauptbestandteilen (Monoterpenen) noch geringe Mengen an Sesquiterpenen, wie z. B. β-Caryophyllen (Schilcher et al. 2010; Laux 2014).

Wirkungen Für Zubereitungen aus Kiefernsprossen, sowie für Kiefernnadelöl (Pini aetheroleum) sind auswurffördernde, schleimlösende (sekretolytische), schwach antiseptische, entzündungshemmende sowie durchblutungsfördernde Wirkungen beschrieben (Schilcher et al. 2010; Laux 2014).

Anwendungsgebiete Junge Kiefernsprossen und Kiefernnadelöl sind als auswurffördernde Mittel angezeigt bei Erkältungskrankheiten, Bronchitis und Entzündungen der oberen Atemwege (Gachnian u. Assenov 1985).

Dosierung und Art der Anwendung **Innerlich und äußerlich.** Zubereitungen aus Kiefernsprossen werden in Form eines Aufgusses (1:20) oder einer Tinktur äußerlich und innerlich verwendet. Kiefernnadelöl wird bei gleicher Indikation äußerlich angewendet, in der Regel mit Pflanzenöl (1:3) verdünnt. Innerlich wird es zusammen mit fettem Öl oder in Form einer Emulsion verabreicht (Gachnian u. Assenov 1985).

Dosierung junge Kiefernsprossen innerlich

Tier	Mittlere Tagesdosis
Großer Wiederkäuer, Einhufer	15,0–20,0 g
Kleintiere (z. B. Hase, Geflügel, Heimtiere)	1,5–2,0 g
(Gachnian u. Assenov 1985)	

Dosierung Kiefernnadelöl innerlich

Tier	Mittlere Tagesdosis
Großer Wiederkäuer	15,0–35,0 g
Pferd	10,0–25,0 g
(Gachnian u. Assenov 1985)	

Unerwünschte Wirkungen Mensch: Für Kiefernsprossen sind keine Nebenwirkungen bekannt. Bei äußerlicher Anwendung von Kiefernnadelöl können Haut und Schleimhäute gereizt werden. Bei hoher Dosierung können Bronchospasmen verstärkt werden (Laux 2014; Schilcher et al. 2010). **Tier:** Pferde, Hunde und Katzen sollen auf das Kiefernnadelöl empfindlich reagieren, deshalb keine äußerliche Anwendung (Gachnian u. Assenov 1985).

Gegenanzeigen Mensch: Kiefernsprossen: Keine bekannt; Kiefernnadelöl: Asthma bronchiale, Keuchhusten (Schilcher et al. 2010; Laux 2014).

Pflanzenpräparate Junge Kiefernsprossen und Kiefernnadelöl (s. Anhang A.6 Bezugsquellen).

Hinweise

Junge Kiefernsprossen (Pini turiones) und Kiefernnadelöl (Pini aetheroleum) dürfen derzeit in der EU bei Lebensmittel-liefernden Tieren nicht als Wirkstoff eingesetzt werden (s. Anhang A.3 VO [EU] Nr. 37/2010). Kiefernsprossen und Kiefernnadelöl dürfen derzeit in der Schweiz weder bei Tieren, die der Lebensmittelgewinnung dienen, noch bei Heimtieren als Futtermittel bzw. Ergänzungsfuttermittel oder als Tierarzneimittel, verwendet werden (s. Anhang A.4 Einstufungsliste pflanzlicher Stoffe und Zubereitungen). Mit Kiefernsprossen und Kiefernnadelöl liegen derzeit bei trächtigen und laktierenden Tieren keine Erfahrungen vor.

15.17 Wiesenklee

Stammpflanze *Trifolium pratense* L.

Familie Fabaceae

Verwendeter Pflanzenteil Wiesenkleeblüten (Trifolii pratensis flos), bestehend aus den getrockneten Blütenköpfchen der Pflanze.

Botanik/Herkunft Mehrjähriges (viele Kulturformen, zwei- bis dreijährige) Kraut mit 10–15 cm hohem, aufrechtem oder aufsteigendem Stängel, der sich vom Grund auf verzweigt (◘ Abb. 15.11).

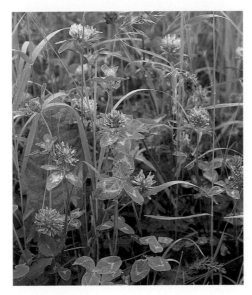

▣ Abb. 15.11 Wiesenklee, blühende Pflanzen

Die Blätter sind dreizählig und langgestielt. Die Blättchen sind 1–3 cm lang und 0,5–1,5 cm breit, elliptisch oder verkehrt-eiförmig, ganzrandig oder flach gezähnt. Die Blüten stehen in kugeligen Köpfchen mit 2–3 cm Durchmesser in den oberen Blattachseln. Die Krone ist rot oder rosa. Die Frucht ist eine vom Kelch umschlossene einsamige Hülse. **Blütezeit:** Mai–Juli.

Die Pflanze ist in Europa, Mittelasien, Vorderindien und Algerien verbreitet. In Nordamerika wurde sie eingebürgert. Sie wächst bevorzugt auf Wiesen und Grasplätzen (Ennet 2014).

Inhaltsstoffe Geruchskomponenten: Der Geruch der Kleeblüten beruht hauptsächlich auf aromatischen Bestandteilen, wie z. B. Methylsalicylat, Benzylalkohol, Benzylformiat und -acetat, 2-Phenylethanol, Methylanthranilat, Indol, Eugenol. **Flavonoide:** Die Blütendroge enthält das Flavon Pratol, die Flavonole Isorhamnetin, Trifolin und Pratoletin, die Isoflavone Formononetin, Genistein und Biochanin A. **Sonstige Inhaltsstoffe:** In der Droge findet man weiter organische Säuren, Allantoin und Tannine (Ennet 2014).

Anwendungsgebiete Innerlich bei Husten als auswurfförderndes Mittel, bei Bronchitis und Laryngitis. **Äußerlich** zur Behandlung von eitrigen Geschwüren, Wunden und Verbrennungen (Rabinovich 1981).

Dosierung und Art der Anwendung Äußerlich werden Umschläge mit Wiesenkleeblüten angewendet. **Innerlich** wird Kälbern bei den oben genannten Indikationen eine Abkochung (1:10) gegeben. Dosierung: mehrmals tgl. 1 Tasse (Rabinovich 1981).

Pflanzenpräparate Wiesenkleeblüten (s. Anhang A.6 Bezugsquellen).

Hinweise

Wiesenkleeblüten (Trifolii pratensis flos) dürfen derzeit in der EU bei Lebensmittel-liefernden Tieren nicht als Wirkstoff eingesetzt werden (s. Anhang A.3 VO [EU] Nr. 37/2010). Wiesenkleeblüten dürfen derzeit in der Schweiz weder bei Tieren, die der Lebensmittelgewinnung dienen, noch bei Heimtieren als Futtermittel bzw. Ergänzungsfuttermittel oder als Tierarzneimittel verwendet werden (s. Anhang A.4 Einstufungsliste pflanzlicher Stoffe und Zubereitungen). Mit Wiesenkleeblüten liegen derzeit bei trächtigen und laktierenden Tieren keine Erfahrungen vor.

15.18 Wildes Stiefmütterchen

Stammpflanze, Familie, verwendeter Pflanzenteil, Botanik/Herkunft, Inhaltsstoffe, Wirkungen, unerwünschte Wirkungen, Gegenanzeigen, Hinweise ▶ Abschn. 13.21.

Anwendungsgebiete Innerlich als auswurfförderndes Mittel bei Erkrankungen der Atemwege für Kälber. Bei Bronchitis, Laryngitis und Husten. Für einen Hammel als auswurfförderndes Mittel (Rabinovich 1981; Gachnian u. Assenov 1985; Lipnizkiji et al. 1987).

Dosierung und Art der Anwendung Innerlich wird das Stiefmütterchenkraut als Aufguss (1:20) verwendet.

Dosierung Stiefmütterchenkraut innerlich	
Tier	**Mittlere Tagesdosis**
Großer Wiederkäuer	20,0–50,0 g
Pferd	20,0–40,0 g
Schwein	5,0–10,0 g
Schaf	5,0–15,0 g
Hund	2,0–5,0 g
Huhn	bis 1,0 g
(nach Rabinovich 1981; Gachnian u. Assenov 1985; Lipnizkiji et al. 1987)	

Aus dem Stiefmütterchenkraut wird ein Aufguss (1:20) bereitet, von dem Kälber bei Erkrankungen der Atemwege mehrmals täglich ½ Glas erhalten (Gachnian u. Assenov 1985).

Rezepturen			
Rp.		**Rp.**	
Violae tricol. herb.	10,0	Stiefmütterchenkraut	10,0
Aqu. comm.	90,0	Trinkwasser	90,0
M. f. infus.		Aufguss herstellen	
D. S. Innerlich 2 × tgl. 50 ml für einen Hammel als auswurfförderndes Mittel			
(nach Lipnizkiji et al. 1987)			

15

15.19 Winterlinde/Sommerlinde

Stammpflanze *Tilia cordata* MILL./*Tilia platyphyllos* SCOP.

Familie Malvaceae

Verwendeter Pflanzenteil Lindenblüten (Tiliae flos), bestehend aus den ganzen, getrockneten Blütenständen beider Lindenarten. **Geruch:** Schwach aromatisch. **Geschmack:** Schwach süß und schleimig.

Botanik/Herkunft Die in ganz Europa heimischen und medizinisch verwendeten Arten bilden stattliche Bäume mit dichter, gerundeter Krone, weit ausladenden Ästen und duftenden Blüten (◘ Abb. 15.12a, b, c). Die Winterlinde (*T. cordata*) wird 15–35 m und die Sommerlinde (*T. platyphyllos*) 15–25 m hoch. Die Sommerlinde hat etwas dunklere, hellbraune Blüten und größere Blätter, die auf ihrer Unterseite in den Achseln der Blattnerven weißliche Haarbüschel tragen, während die Haarbüschel bei der Winterlinde rotbraun gefärbt sind. Der trugdoldige Blütenstand besteht bei der Sommerlinde aus 3–7 und bei der Winterlinde aus 3–16 unscheinbaren gelblich-weißen Einzelblüten. **Blütezeit:** Juni–Juli.

Die Linden wachsen an schattigen und feuchten Plätzen in gemischten Laubwäldern. Sie werden oft als Allee- und Parkbäume angepflanzt. Die Droge wird aus China, Bulgarien, Polen, Russland, Rumänien und der Türkei importiert (Bertram u. Kairies 2014).

Inhaltsstoffe **Ätherisches Öl:** Tiliae flos enthält 0,02–0,1 % ätherisches Öl, in dem über 70 Komponenten identifiziert werden konnten, wie z. B. die Monoterpene 1,8-Cineol, Linalool, Campher, Carvon und die Sesquiterpene β-Caryophyllenoxid, β-Caryophyllen, Farnesol u. a.. Neben Terpenen konnten noch weitere, flüchtige, nichtterpenartige Inhaltsstoffe nachgewiesen werden, die zum Geruch des Öls wesentlich beitragen, z. B. Benzylalkohol, 2-Phenylethanol, Anethol, Eugenol. Das durch Wasserdampfdestillation gewonnene ätherische Öl besitzt einen würzigen, leicht liebstöckelartigen und holzigen Geruch. **Flavonoide:** Lindenblüten enthalten ca. 1 % Flavonolglykoside, hauptsächlich Quercetinglykoside, wie z. B. Rutin, Hyperosid, Quercitrin, Isoquercitrin und Kämpferolglykoside, wie z. B. Astragalin, Tilirosid. **Schleim:** Lindenblüten führen ca. 10 % schleimbildende Polysaccharide, v. a. Arabino-4-galaktane. **Sonstige Inhaltsstoffe:** In der Droge u. a. Phenolcarbonsäuren, wie z. B. Kaffeesäure, Chlorogensäure, p-Cumarsäure, Leukoanthocyanidine; ca. 2 % Gerbstoffe vom Catechin- und Gallocatechintyp (Saller et al. 1995; Bertram u. Kairies 2014).

Wirkungen Lindenblüten werden expektorierende, reizlindernde, adstringierende, diaphoretische, diuretische, sedierende, schmerzlindernde, immunstimulierende und antimikrobielle Wirkungen zugeschrieben. Bisher liegen jedoch nur wenige experimentelle Daten vor, die diese Angaben stützen. Die Wirksamkeit der Droge bzw. der Drogenzubereitungen gründet sich derzeit größtenteils auf erfahrungsheilkundliche und traditionelle Beobachtungen (Bertram u. Kairies 2014).

Anwendungsgebiete Bei Erkältungskrankheiten, Erkrankungen der Atmungsorgane und damit verbundenem Husten (Gachnian u. Assenov 1985; Lipnizkiji et al. 1987).

Dosierung und Art der Anwendung Zerkleinerte Lindenblüten für Teeaufgüsse (1:10) sowie andere galenische Zubereitungen zum Einnehmen.

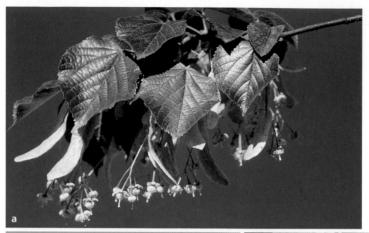

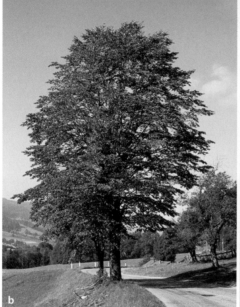
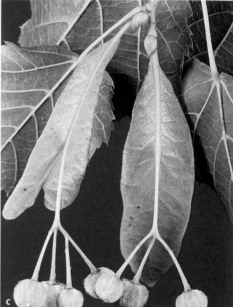

◘ Abb. 15.12 a Winterlinde, grüne Laubblätter und gelbliche Hochblätter mit Blütenständen; **b** Sommerlinde, Baum; **c** Sommerlinde, Hochblätter und Nussfrüchte

15

Dosierung Lindenblüten innerlich	
Tier	**Mittlere Tagesdosis**
Großer Wiederkäuer	5,0–15,0 g
Pferd	2,0–5,0 g
Kleiner Wiederkäuer	2,0–5,0 g
Schwein	1,0–2,0 g
Hund	0,5–1,0 g
(nach Lipnizkiji et al. 1987)	

Lindenblüten sind Bestandteil von Erkältungstees, (z. B. mit Holunderblüten oder Holunderblüten und Thymiankraut oder Holunderblüten und Weidenrinde)

Pflanzenpräparate Lindenblüten (s. Anhang A.6 Bezugsquellen).

Hinweise

Lindenblüten (Tiliae flos) dürfen bei Lebensmittel-liefernden Tieren als Wirkstoff eingesetzt werden (s. Anhang A.3 VO [EU] Nr. 37/2010). Lindenblüten dürfen derzeit in der Schweiz weder bei Tieren, die der Lebensmittelgewinnung dienen, noch bei Heimtieren als Futtermittel bzw. Ergänzungsfuttermittel oder als Tierarzneimittel verwendet werden (s. Anhang A.4 Einstufungsliste pflanzlicher Stoffe und Zubereitungen). Mit Lindenblüten liegen derzeit bei trächtigen und laktierenden Tieren keine Erfahrungen vor.

Nieren- und Blasen- erkrankungen, entzündliche Erkrankungen der ableitenden Harnwege

Jürgen Reichling, Marijke Frater-Schröder, Reinhard Saller, Julika Fitzi-Rathgen, Rosa Gachnian-Mirtscheva

J. Reichling et al., *Heilpflanzenkunde für die Veterinärpraxis*,
DOI 10.1007/978-3-662-48795-2_16, © Springer-Verlag Berlin Heidelberg 2016

Pflanzenname		Drogenname	
Deutsch	**Lateinisch**	**Deutsch**	**Lateinisch**
Ackerschachtelhalm	*Equisetum arvense*	Schachtelhalmkraut	*Equiseti herba*
Bärentraube	*Arctostaphylos uva-ursi*	Bärentraubenblätter	*Uvae ursi folium*
Brennnessel	*Urtica dioica/Urtica urens*	Brennnesselkraut Brennnesselblätter	*Urticae herba* *Urticae folium*
Gemeiner Löwenzahn	*Taraxacum officinale*	Löwenzahnwurzel mit Kraut Löwenzahnkraut Löwenzahnwurzel	*Taraxaci radix cum herba* *Taraxaci herba* *Taraxaci radix*
Gemeiner Wacholder	*Juniperus communis*	Wacholderbeeren	*Juniperi pseudo-fructus*
Gewöhnliche Birke	*Betula pendula*	Birkenblätter Birkenknospen Birkenrindenteer	*Betulae folium* *Betulae gemmae* *Betulae pix*
Goldrute	*Solidago virgaurea / Solidago gigantea*	Goldrutenkraut	*Solidaginis virgaureae/ giganteae herba*
Hauhechel	*Ononis spinosa*	Hauhechelwurzel	*Ononidis radix*
Orthosiphon	*Orthosiphon aristatus*	Orthosiphonblätter	*Orthosiphonis folium*
Schwarze Johannisbeere	*Ribes nigrum*	Schwarze Johannis- beerblätter Schwarze Johannis- beeren	*Ribis nigri folium* *Ribis nigri fructus*
Spargel	*Asparagus officinalis*	Spargelwurzel	*Asparagi rhizoma*

Sowohl Stoffwechselprodukte als auch Arzneistoffe werden über die Niere und dadurch mit dem Harn aus dem Körper eliminiert. Verschiedene Faktoren regulieren die Funktion der Nieren, die u. a. vom Zustand des zentralen und vegetativen Nervensystems, der Stoffwechsellage oder vom Herz- und Kreislaufsystem abhängig ist. Daraus geht hervor, dass die Diurese auf verschiedenen Wegen beeinflusst werden kann.

Vom therapeutischen Standpunkt aus werden Arzneimittel bevorzugt, die vorwiegend auf das für die Störungen in der Harnausscheidung verantwortliche System einwirken. Diuretika haben die Eigenschaft, die Harnerzeugung und -ausscheidung zu erhöhen. Sie vermindern die Flüssigkeitsmenge zwischen den Zellen, in den serösen Hohlräumen u. a. m.. Zugleich beseitigen sie Ödeme und Stauungserscheinungen.

Heilpflanzen mit spasmolytischer, entzündungshemmender und harnwegsdesinfizierender Wirkung spielen bei der Behandlung von Erkrankungen der ableitenden Harnwege eine bedeutende Rolle. Sie erzeugen eine Wasserdiurese (Aquarese) durch Steigerung der glomerulären Filtrationsrate und vermehrter Bildung des Primärharns. Zur Behandlung von Harnwegsinfekten (Durchspülungstherapie) sind v. a. solche Heilpflanzen geeignet, die als Wirkstoffe Phenole (u. a. Flavonoide, Hydrochinone) enthalten. Die Stoffe regen nicht nur die Aquarese an, sondern sie besitzen häufig auch harndesinfizierende, entzündungshemmende und spasmolytische Eigenschaften.

16.1 Ackerschachtelhalm

Stammpflanze *Equisetum arvense* L.

Familie Equisetaceae

Verwendeter Pflanzenteil Schachtelhalmkraut (Equiseti herba), bestehend aus den getrockneten grünen, sterilen Sprossen der Pflanze. **Geruch:** Kaum wahrnehmbar. **Geschmack:** Schwach salzig und adstringierend.

Botanik/Herkunft Pflanzen einjährig, ausdauernd, krautig, 4–40 cm hoch mit tiefem Wurzelgeflecht (◘ Abb. 16.1). Fertile Sprosse unverzweigt, hellbraun–rötlich, mit charakteristischen bräunlichen Sporophyllständen, in denen die schildförmigen Sporophylle quirlständig angeordnet sind. Blattscheiden bis zu 2 cm lang, etwas aufgeblasen und glockenförmig. Sterile Sprosse grün, schwach rau, im Halm ähnlich gebaut, besitzen aber aus den Internodien hervorgehend quirlige, vier-, selten fünfflügelige Seitenäste (Hiermann 2014).

Die Pflanze ist hauptsächlich in den temperierten Zonen Eurasiens und Amerika heimisch. Sie fehlt in Nordafrika und wurde in Südafrika eingeschleppt. Sie wächst meist auf Ruderalflächen. Das Schachtelhalmkraut stammt aus Wildsammlungen. Lieferländer sind u. a. Russland, Albanien, Ungarn, Polen und China (Hiermann 2014).

Inhaltsstoffe Flavonoide: In der Droge überwiegen Kämpferol- und Quercetinglykoside, wie z. B. Kämpferol-3-0-glucosid, Kämpferol-7-0-glucosid, Quercetin-3-0-glucosid. Darüber hinaus

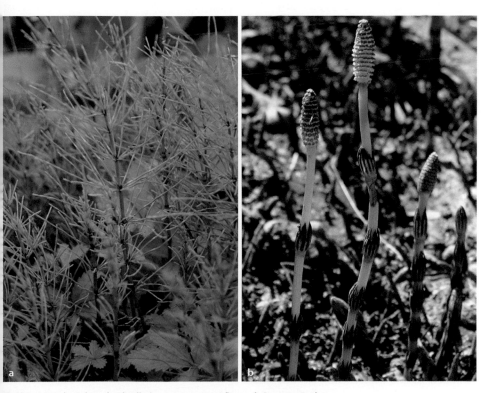

◘ **Abb. 16.1a,b** Ackerschachtelhalm, **a** vegetative Pflanze, **b** Sporenständer

findet man noch Luteolin-5-0-glucosid, Apigenin-5-0-glucosid und 6-Chlorapigenin. **Anorganische Verbindungen:** Die Droge enthält 5–8 % Kieselsäure sowie Aluminiumchlorid, Kaliumchlorid und Mangan. **Alkaloide:** In geringen Mengen Nicotin und 3-Methoxypyridin. Das Vorkommen von Palustrin in Spuren ist umstritten (Hiermann 2014).

Wirkungen **Aquaretische Wirkung:** Bei Ratten und Hunden führte die perorale Applikation von Heißwasserauszügen aus dem Schachtelhalmkraut zu einer Steigerung der Harnmenge. Insgesamt wird die aquaretische Wirkung der Droge als plausibel eingeschätzt (Schilcher et al. 2010; Hiermann 2014).

Anwendungsgebiete **Innerlich** zur Durchspülungstherapie bei bakteriellen und entzündlichen Erkrankungen der ableitenden Harnwege. Bei posttraumatischem Ödem. **Äußerlich:** Zur unterstützenden Behandlung schlecht heilender Wunden (Rabinovich 1981).

Dosierung und Art der Anwendung **Innerlich** in Form von Tee oder als Aufguss (1:10).

Dosierung Schachtelhalmkraut innerlich	
Tier	**Mittlere Tagesdosis**
Großer Wiederkäuer	15,0–30,0 g
Pferd	15,0–30,0 g
Schaf	5,0–10,0 g
Ziege	5,0–10,0 g
Hund	1,0–2,0 g
(Rabinovich 1981)	

Pflanzenpräparate Schachtelhalmkraut (s. Anhang A.6 Bezugsquellen).

Hinweise
Schachtelhalmkraut (Equiseti herba) darf derzeit in der EU bei Lebensmittel-liefernden Tieren nicht als Wirkstoff eingesetzt werden (s. Anhang A.3 VO [EU] Nr. 37/2010). Schachtelhalmkraut darf derzeit in der Schweiz weder bei Tieren, die der Lebensmittelgewinnung dienen, noch bei Heimtieren als Futtermittel bzw. Ergänzungsfuttermittel oder als Tierarzneimittel verwendet werden (s. Anhang A.4 Einstufungsliste pflanzlicher Stoffe und Zubereitungen). Mit Schachtelhalmkraut liegen derzeit bei trächtigen und laktierenden Tieren keine Erfahrungen vor.

16

16.2   Bärentraube

Stammpflanze *Arctostaphylos uva-ursi* (L.) SPRENG.

Familie Ericaceae

Verwendeter Pflanzenteil Bärentraubenblätter (Uvae ursi folium), bestehend aus den getrockneten ganzen oder geschnittenen Blättern der Pflanze. **Geruch:** Schwach, eigenartig. **Geschmack:** Zusammenziehend, schwach bitter.

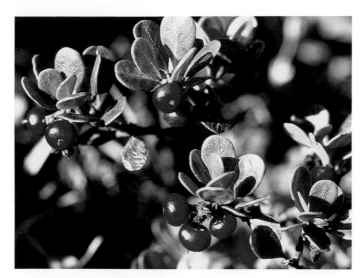

Abb. 16.2 Bärentraube, beblätterte Zweige mit Beerenfrüchten

Botanik/Herkunft Die Bärentraube (**Abb. 16.2**) ist ein immergrüner, ca. 10 cm hoher Zwerg-strauch, der weitkriechende Äste mit dicht beblätterten, aufwärts gebogenen Zweigen besitzt. Die Blätter sind wechselständig, kurzgestielt, verkehrt-eiförmig bis verkehrt-lanzettlich, lederig, ganzrandig, am Rande flaumhaarig behaart, oberseits dunkelgrün, unterseits hellgrün, mit plastisch hervortretender, netzartiger Äderung. Die grünlich-weißlichen, oft rosa umsäumten, kleinen Blütenglöckchen sind 5-zähnig und stehen in aufrechten oder etwas überhängenden Blütentrauben. Die mehlige, kugelige Frucht ist eine scharlachrote, noch am Grund vom Kelch umgebene Beere. **Blütezeit:** März–Juni.

Das Areal der Bärentraube erstreckt sich von der Iberischen Halbinsel über ganz Mittel-europa nordwärts bis Skandinavien und reicht ostwärts bis Sibirien, zum Himalaya und schließt noch Teile Nordamerikas ein. Die Pflanze kommt vorzugsweise in lichten, trockenen Kiefern-wäldern vor und bildet vielfach als Unterwuchs zusammenhängende Teppiche. Sie ist im Flach-land, besonders in Heidegebieten, aber auch im Hoch- und Mittelgebirge auf kalkreichen wie auch auf saurem Boden anzutreffen. Die Bärentraube ist über die nördliche Hemisphäre ver-breitet. In Deutschland steht die Pflanze unter Naturschutz und darf nicht gesammelt werden. Die Droge stammt ausschließlich von wildwachsenden Pflanzen aus den Balkanländern, Italien, Russland und Spanien (Hoffmann-Bohm u. Simon 2014).

Inhaltsstoffe Hydrochinonglukoside: Die Droge enthält 4–12 (15) % Arbutin und 1–2 % Methylarbutin. Daneben noch 2-O-Galloylarbutin, 6-O-Galloylarbutin u. a.. **Flavonoide:** Ferner 1–2 % Flavonoide (u. a. Quercetin, Myricetin, Hyperosid). **Gerbstoffe:** 10–20 % Gerbstoffe, v. a. Gallotannine und Ellagitannine. **Sonstige Inhaltsstoffe:** Iridoidglykoside (u. a. Monotropein) und Phenolcarbonsäuren (u. a. Gallussäure, Ellagsäure, Chinasäure) (Hoffmann-Bohm u. Simon 2014).

Wirkungen In vitro wurden antibakterielle (u. a. gegen *Proteus vulgaris*, *Escherichia coli*, ver-schiedene Staphylokokken) und adstringierende Wirkungen nachgewiesen (WHO 2002; ESCOP-online 2012; Hoffmann-Bohm u. Simon 2014).

Anwendungsgebiete In der Veterinärmedizin werden Bärentraubenblätterzubereitungen als Antiseptikum und Diuretikum angewendet. Sie werden bei entzündlichen Erkrankungen der ableitenden Harnwege, der Harnblase und der Nieren eingesetzt. Für Hunde bei Pyelitis und Zystitis. Für Kühe bei Urolithiasis (Droumev 1975; Rabinovich 1981; Gachnian u. Assenov 1985).

Dosierung und Art der Anwendung Innerlich werden Bärentraubenblätter in Form von Pulver oder Abkochung (1:10) verabreicht. **Vorsicht:** Eine Anwendung von Bärentraubenblätterzubereitungen soll maximal 1 Woche dauern (max. 5× pro Jahr), wegen der Gefahr einer chronischen Hydrochinonvergiftung (Schilcher et al. 2010).

Dosierung Bärentraubenblätter innerlich

Tier	Mittlere Tagesdosis
Großer Wiederkäuer, Pferd	20,0–45,0 g
Kleiner Wiederkäuer	5,0–12,0 g
Schwein	5,0–8,0 g
Hund	2,0–4,0 g
Katze	1,0–2,0 g
Huhn	1,0–1,5 g
(verändert nach Droumev 1975; Rabinovich 1981)	

Rezepturen

Rp.		Rp.	
Uvae ursi fol. pulv.	2,0	Bärentraubenblätter, gepulvert	2,0
Aqu. comm.	198,0	Trinkwasser	198,0
M. f. decoct.		Abkochung herstellen	

D. S. Innerlich 3–4 × tgl. 1–2 Esslöffel voll für Hunde bei Pyelitis und Zystitis (Gachnian u. Assenov 1985)

Rp.		Rp.	
Uvae ursi fol. pulv.	40,0	Bärentraubenblätter, gepulvert	40,0
Betulae gem. cont.	30,0	Birkenblattknospen, fein zerschnitten	30,0
Petroselini fruct. pulv.	20,0	Petersilienfrüchte, gepulvert	20,0
M. f. pulv.		Pulvermischung herstellen	

D. S. Innerlich 2–3 × tgl. 3 Esslöffel voll mit dem Futter für Kühe bei Urolithiasis (verändert nach Droumev et al. 1985)

16

Unerwünschte Wirkungen Mensch: Bei längerfristiger Anwendung oder bei Überdosierung sind Übelkeit, Erbrechen und Leberschäden möglich (Hydrochinonvergiftung; Börngen 1988).

Pflanzenpräparate Bärentraubenblätter (s. Anhang A.6 Bezugsquellen).

Hinweise

Bärentraubenblätter (Uvae ursi folium) dürfen derzeit in der EU bei Lebensmittel-liefernden Tieren nicht als Wirkstoff zur Therapie eingesetzt werden (s. Anhang A.3 VO [EU] Nr. 37/2010). Bärentraubenblätter dürfen derzeit in der Schweiz, weder bei Tieren, die der Lebensmittelgewinnung dienen, noch bei Heimtieren als Futtermittel bzw. Ergänzungsfuttermittel oder als Tierarzneimittel verwendet werden (s. Anhang A.4 Einstufungsliste pflanzlicher Stoffe und Zubereitungen). Mit Bärentraubenblättern liegen derzeit bei trächtigen und laktierenden Tieren keine Erfahrungen vor.

16.3   Brennnessel

Stammpflanze   *Urtica dioica* L., *Urtica urens* L. sowie deren Hybriden

Familie   Urticaceae

Verwendeter Pflanzenteil   Brennnesselkraut (Urticae herba), bestehend aus den während der Blüte gesammelten, frischen oder getrockneten oberirdischen Teilen der Pflanzen. **Geruch:** Schwach wahrnehmbar. **Geschmack:** Leicht bitter. Brennnesselblätter (Urticae folium), bestehend aus den während der Blüte gesammelten, frischen oder getrockneten Blättern der Pflanzen. **Geruch:** Schwach wahrnehmbar. **Geschmack:** Leicht bitter.

Botanik/Herkunft   Urtica dioica (Große Brennnessel, 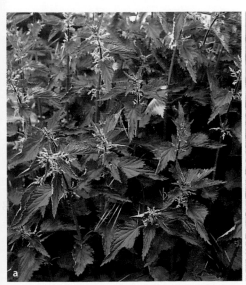 Abb. 16.3) ist perennierend; sie besitzt ein ausdauerndes, kriechendes und verästeltes Rhizom. Der oberirdische Stängel ist 30–150 cm hoch, 4-kantig und mit kurzen Borsten und langen Brennhaaren besetzt. Die graugrünen, gestielten, eiförmigen bis länglichen Blätter sind am Grund herzförmig oder abgerundet und am Rand grob gesägt sowie auf beiden Seiten angedrückt-kurzhaarig, mit Brennhaaren. Sie sind am Stängel kreuzgegenständig inseriert. In der Regel tragen die Blütenzweige nur männliche oder

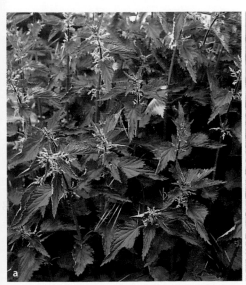
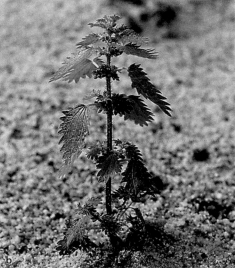

Abb. 16.3a,b   Brennnessel, **a** Urtica dioica, ganze Pflanze mit Blüten, **b** Urtica urens, ganze Pflanze

weibliche Blüten, die unscheinbar, grün und windblütig sind. Früchte eiförmig, hellbraune bis grünbraune, etwas glänzende Nüsschen. **Blütezeit:** Mai–November.

Die Pflanze ist besonders in den gemäßigten Zonen von Europa, Asien und Nordamerika verbreitet. Als typische Ruderalpflanzen findet man sie in der Nähe von Wohnstätten, an Gartenzäunen, auf Schuttplätzen sowie an Fluss- und Bachufern. Die Droge wird aus Mittel- und Osteuropa (z. B. Bulgarien, Russland) importiert (Frank et al. 2014).

Inhaltsstoffe **Sterole:** In der Droge dominieren die Sterole β-Sitosterol (0,2–1 %) und Sitosterol-3-β-glucosid (0,05–0,2 %). **Organische Säuren:** Äpfelsäure, Bernsteinsäure, Citronensäure u. a. **Phenylpropane/Lignane:** In den letzten Jahren wurden in der Wurzel von *U. dioica* Phenylpropane und seltene Lignane nachgewiesen. Bei letzteren handelt es sich um dimere Phenylpropane des relativ seltenen Strukturtyps der Monoepoxylignane, wie z. B. Homovanillylalkohol, Neo-Olivil, Neo-Olivil-4-O-β-glucosid. **Flavonolglykoside:** Aus den männlichen und weiblichen Blüten von *U. dioica* konnten verschiedene Flavonolglykoside isoliert werden, u. a. Isorhamnetin-3-O-glucosid, Kämpferol-3-O-glucosid, Quercetin-3-O-glucosid. **Amine:** In den Brennhaaren von *U. dioica* liegen Histamin und Serotonin vor; darüber hinaus wurden im Kraut noch Cholin und Acetylcholin nachgewiesen. **Sonstige Inhaltsstoffe:** Im Kraut sind 3–4 % Eiweiß, 0,5 % Fett, 6–7 % Kohlenhydrate, 0,5 % Rohfaser, Vitamine (u. a. Ascorbinsäure, Thiamin), Cumarine (u. a. Scopoletin), Triterpene (u. a. Oleanolsäure) sowie geringe Mengen Nicotin und ätherisches Öl enthalten (Saller et al. 1995; Frank et al. 2014).

Wirkungen Aufgrund von in vitro Untersuchungen sowie tierexperimentellen Studien werden für verschiedene Zubereitungen aus dem Brennnesselkraut/-blatt blutdrucksenkende, analgetische, lokalanästhetische, entzündungshemmende, antirheumatische und aquaretische Wirkungen diskutiert (ESCOP 2003; Frank et al. 2014).

Anwendungsgebiete **Innerlich** zur Durchspülungstherapie bei bakteriellen und entzündlichen Erkrankungen der ableitenden Harnwege. **Innerlich und äußerlich** zur unterstützenden Behandlung rheumatischer Beschwerden (Droumev 1975; Rabinovich 1987, 1988; Mamleev u. Mamleev 1984).

Dosierung und Art der Anwendung Zerkleinerte Droge für Aufgüsse (1:20) und andere galenische Zubereitungen.

Dosierung Brennnesselkraut/-blätter innerlich		
Tier	**Mittlere Tagesdosis**	**Literaturangabe**
Großer Wiederkäuer	25,0–50,0 g	(Rabinovich 1987, 1988)
Pferd	10,0–15,0 g	(Droumev 1975)
Pferd	25,0–50,0 g	(Rabinovich 1987, 1988)
Kleiner Wiederkäuer	10,0–15,0 g	(Mamleev u. Mamleev 1984)
Kleiner Wiederkäuer	10,0–25,0 g	(Rabinovich 1987, 1988)
Schwein	10,0–20,0 g	(Rabinovich 1987, 1988)
Hund	0,7–1,0 g	(Droumev 1975)
Geflügel	3,0–10,0 g	(Rabinovich 1987, 1988)

Gegenanzeigen Bei Ödemen infolge eingeschränkter Herz- und Nierentätigkeit.

Pflanzenpräparate Nephrosal Horse, Deutschland. Ergänzungsfuttermittel (enthält Brennnessel, Birkenblätter, Goldrute, Löwenzahnwurzel, Leinsamen) für Pferde zur Unterstützung der Nierenfunktion bei chronischer Niereninsuffizienz (s. Anhang A.5 Lila Liste 2014/2015). Brennnesselblätter/Brennnesselkraut (s. Anhang A.6 Bezugsquellen).

Hinweise

Brennnesselkraut (Urticae herba) ist bei Lebensmittel-liefernden Tieren als Wirkstoff in der EU zur Therapie zugelassen (s. Anhang A.3 VO [EU] Nr. 37/2010). Brennnesselkraut darf in der Schweiz bei Tieren, die der Lebensmittelgewinnung dienen und bei Heimtieren als Futtermittel bzw. Ergänzungsfuttermittel verwendet werden (s. Anhang A.4 Einstufungsliste pflanzlicher Stoffe und Zubereitungen). Mit Brennnesselkraut liegt derzeit bei trächtigen und laktierenden Tieren keine Erfahrung vor.

16.4 Gemeiner Löwenzahn

Stammpflanze, Familie, verwendeter Pflanzenteil, Botanik/Herkunft, Inhaltsstoffe, Wirkungen, unerwünschte Wirkungen, Gegenanzeigen, Hinweise ▶ Abschn. 8.17.

Anwendungsgebiete Innerlich zur Anregung der Harnausscheidung (Aquarese) (Rabinovich 1981; Gachnian u. Assenov 1985; Gachnian-Mirtscheva 2003).

Dosierung und Art der Anwendung Die Droge wird in Form von Pulver, Pillen, Bissen und Extrakten verwendet.

Dosierung Löwenzahnwurzel/-kraut, Löwenzahnwurzel mit Kraut innerlich	
Tier	**Mittlere Tagesdosis**
Großer Wiederkäuer	15,0–50,0 g
Pferd	10,0–25,0 g
Kleiner Wiederkäuer	3,0–10,0 g
Schwein	2,0–5,0 g
Hund	0,5–2,0 g
Katze	0,5–1,0 g
Huhn	0,1–0,5 g
(nach Rabinovich 1981; Gachnian u. Assenov 1985; Gachnian-Mirtscheva 2003)	

Pflanzenpräparate Löwenzahnwurzel und Löwenzahnkraut (s. Anhang A.6 Bezugsquellen).

16.5   Gemeiner Wacholder

Stammpflanze, Familie, verwendeter Pflanzenteil, Botanik/Herkunft, Inhaltsstoffe, Wirkungen, unerwünschte Wirkungen, Gegenanzeigen, Hinweise ▶ Abschn. 8.18.

Anwendungsgebiete **Innerlich** zur Aquarese bei bakteriellen und entzündlichen Erkrankungen der ableitenden Harnwege und der Harnblase (Rabinovich 1981; Gachnian u. Assenov 1985).

Dosierung und Art der Anwendung Wacholderbeeren werden **innerlich** in Form eines Aufgusses (1:10), Teeaufgusses oder einer Abkochung (1:10) angewendet.

Dosierung Wacholderbeeren innerlich	
Tier	**Mittlere Tagesdosis**
Großer Wiederkäuer	50,0–80,0 g
Pferd	20,0–45,0 g
Kleiner Wiederkäuer, Schwein	5,0–8,0 g
Hund	1,0–2,5 g
Katze	0,5–1,5 g
Huhn	0,2–0,4 g
(nach Rabinovich 1981; Gachnian u. Assenov 1985)	

Pflanzenpräparate Wacholderbeeren (s. Anhang A.6 Bezugsquellen).

16.6   Gewöhnliche Birke

Stammpflanze *Betula pendula* ROTH.

Familie Betulaceae

Verwendeter Pflanzenteil Birkenblätter (Betulae folium), bestehend aus den getrockneten Laubblättern der Pflanze. **Geruch:** Eigenartig, schwach aromatisch. **Geschmack:** Etwas bitter. Birkenknospen (Betulae gemmae), bestehend aus den im Winter oder Vorfrühling gesammelten, angeschwollenen, noch nicht aufgeplatzten, an der Luft oder bei 30–35 °C getrockneten Knospen der Pflanze (Gorecki u. Seitz 2014).

Botanik/Herkunft Ein 20–30 m hoher Baum mit lichter, pyramidenförmiger Krone und glatter weißer Rinde, die sich in horizontalen Streifen abschält (◙ Abb. 16.4). Die Blätter sind wechselständig, langgestielt, rautenförmig bis dreieckig-eiförmig, zugespitzt, am Rand doppelt gesägt, am Grund ganzrandig. Die jungen Blätter sind mit Harzdrüsen besetzt, die älteren sind kahl, glänzend, oberseits dunkelgrün, unterseits hellgrün. Die männlichen Blüten bilden 6–10 cm lange hängende Kätzchen. Die weiblichen Blüten stehen in aufrechten, 2–4 cm langen und 8–10 mm breiten grünlichen Kätzchen. Die Frucht ist ein häutig geflügeltes Nüsschen. **Blütezeit:** April–Mai.

Die Pflanze ist in weiten Teilen Europas und im gemäßigten Asien verbreitet. Sie wächst auf Lichtungen, an trockenen und steinigen Plätzen in Nadel- und Buchenwäldern, auf Wiesen und

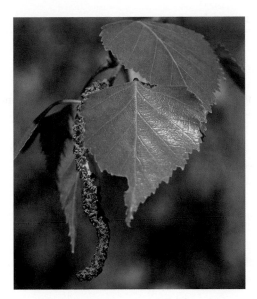

Abb. 16.4 Gewöhnliche Birke, Blätter und Blüten

in Mooren. Sie wird oft als Zierpflanze angebaut. Birkenblätter und Birkenknospen stammen bevorzugt aus Wildbeständen in Osteuropa und Russland (Gorecki u. Seitz 2014).

Inhaltsstoffe **Flavonoide:** Die Blattdroge enthält 2–3 % Flavonoide, hauptsächlich Flavonolglykoside (z. B. Hyperosid, Quercitrin) neben Proanthocyanidinen. In den Birkenknospen seltene Methoxyflavonolaglyka des Kämpferols, 6-Hydroxykämpferols, Apigenins und des Scutellarins. Triterpen-Saponine: Vorwiegend Triterpenalkohole vom Dammarantyp (z. B. Betulafolientriol). **Ätherisches Öl:** In der Blattdroge ca. 0,05–0,1 % ätherisches Öl, das reich an Sesquiterpenoxiden ist. In den Birkenknospen 4–6 % ätherisches Öl mit dem Hauptbestandteil β-Betulenol (Sesquiterpen). **Sonstige Inhaltsstoffe:** In der Blattdroge wenig Phenolcarbonsäuren, bis 0,5 % Ascorbinsäure, etwa 4 % mineralische Bestandteile (Gorecki u. Seitz 2014).

Wirkungen **Birkenblätter: Erhöhung der Harnmenge:** Ethanolische und wässrige Auszüge aus Birkenblätter erhöhten bei der Ratte (p. o.-Applikation) signifikant die ausgeschiedene Harnmenge. **Antipyretische Wirkung:** Bei Ratten wurde durch einen 25 %igen wässrigen Birkenblätterextrakt (Dosis: 4 mg/100 g KG) das durch Bäckerhefe induzierte Fieber für kurze Zeit signifikant gesenkt. **Birkenknospen:** In einer älteren Studie wird berichtet, dass bei Applikation eines 10–15 %igen Infuses aus Birkenknospen die Gallensaftsekretion bei Hunden um das 2–3fache gesteigert werden konnte (Gorecki u. Seitz 2014; ESCOP-online 2015).

Anwendungsgebiete **Birkenblätter und Birkenknospen: Innerlich** zur Durchspülung bei bakteriellen und entzündlichen Erkrankungen der ableitenden Harnwege und zur Entwässerung (Rabinovich 1981; Gorecki u. Seitz 2014; ESCOP-online 2015).

Dosierung und Art der Anwendung **Birkenblätter und Birkenknospen: Zur innerlichen Anwendung** wird aus der Droge ein Aufguss oder eine Abkochung hergestellt.

Dosierung Birkenknospen innerlich	
Tier	**Mittlere Tagesdosis**
Großer Wiederkäuer	10,0–50,0 g
Pferd	10,0–40,0 g
Schaf	5,0–15,0 g
Ziege	5,0–15,0 g
Schwein	5,0–10,0 g
Hund	2,0–4,0 g
(nach Rabinovich 1981)	

Unerwünschte Wirkungen Beim **Menschen** sind keine unerwünschte Wirkungen bekannt (ESCOP-online 2015).

Gegenanzeigen **Mensch:** Keine Durchspülungstherapie bei Ödemen infolge Herz- und Niereninsuffizienz (ESCOP-online 2015).

Pflanzenpräparate Birkenblätter/Birkenknospen (s. Anhang A.6 Bezugsquellen).

Hinweise
Birkenblätter (Betulae folium) und Birkenknospen (Betulae gemmae) dürfen derzeit in der EU bei Lebensmittel-liefernden Tieren nicht als Wirkstoff eingesetzt werden (s. Anhang A.3 VO [EU] Nr. 37/2010). Birke darf in der Schweiz bei Tieren, die der Lebensmittelgewinnung dienen und bei Heimtieren als Futtermittel bzw. Ergänzungsfuttermittel verwendet werden (s. Anhang A.4 Einstufungsliste pflanzlicher Stoffe und Zubereitungen). Mit Birkenblättern, Birkenknospen und Birkenrindenteer liegen derzeit bei trächtigen und laktierenden Tieren keine Erfahrungen vor.

16.7   Goldrute

Stammpflanze *Solidago virgaurea* L./*Solidago gigantea* AIT.

Familie Asteraceae

Verwendeter Pflanzenteil Goldrutenkraut (Solidaginis virgaureae herba bzw. Solidaginis giganteae herba), bestehend aus den während der Blütezeit gesammelten und getrockneten oberirdischen Teilen der Pflanzen. **Geruch:** Schwach aromatisch. **Geschmack:** Schwach adstringierend.

Botanik/Herkunft *Solidago virgaurea* (Echte Goldrute, ◪ Abb. 16.5a) ist ein ausdauerndes, mehrjähriges Kraut, das bis zu 1 m hoch werden kann und einen kurzen, walzenförmigen, knotigen Wurzelstock besitzt, der keine Ausläufer bildet. Der Stängel ist rund, längsgestreift, markhaltig, im oberen Teil kurz behaart, unten braun, violett oder purpurn gefärbt. Blätter wechselständig, die unteren Stängelblätter sind elliptisch mit gezähntem Rand, die oberen schmal. Die gelben Blütenköpfchen stehen in dichten, zusammengesetzten Trauben. Die Hüllkelchblätter sind auf der Innenseite glänzend und besitzen einen grünen Mittelnerv. Die behaarten Früchte sind 3–4 mm lang. **Blütezeit:** August–Oktober.

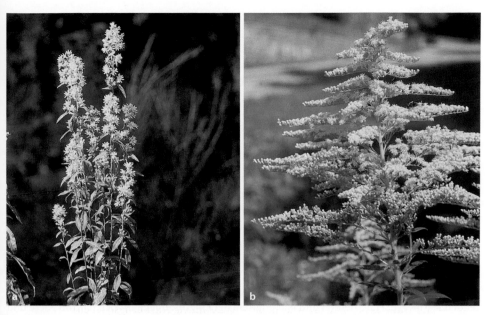

■ **Abb. 16.5 a** Goldrute, blühende Pflanze; **b** Riesengoldrute, Blütenstand

Die Echte Goldrute ist in Europa sowie in den angrenzenden asiatischen Gebieten (Kaukasus, Westsibirien), in Nordafrika (Marokko, Algerien) und in Nordamerika heimisch. Man findet die Pflanze in trockenen Wäldern, Gebüsch, aber auch in der Heide und auf Magerweiden.

Solidago giganteu (Riesengoldrute, ■ Abb. 16.5b) ist ursprünglich in Nordamerika heimisch, in Europa wurde sie eingebürgert. Man findet sie als Gartenpflanze und verwildert in Auwäldern und an Uferböschungen. Die Pflanze wird bis zu 150 cm hoch, der Stängel ist kahl und mit zahlreichen sitzenden, lanzettlich zugespitzten, wechselständig stehenden Blättern versehen. Die kleinen zahlreichen Blütenköpfchen sind in rispigen Blütenständen angeordnet. **Blütezeit:** August–Oktober.

Die Drogen beider Stammpflanzen stammen aus Wildbeständen und werden im August–Oktober gesammelt. Sie werden überwiegend aus Bulgarien, dem ehemaligen Jugoslawien, Polen und Ungarn importiert (Saller et al. 1995; Bader 2014).

Inhaltsstoffe **Ätherisches Öl:** Im Kraut von *S. virgaurea* 0,12–0,5 % mit γ-Cadinen; im ätherischen Öl der *S. gigantea* findet man Germacren D, α-Pinen, Limonen, Bornylacetat u. a.. **Flavonoide:** Im Kraut von *S. virgaurea* 1,4 % mit Quercetin, Kämpferol, Isorhamnetin, Rutin, Quercitrin, Isoquercitrin, Astragalin und Nicotiflorin (Kämpferol-3-O-rutinosid). Die Flavonoide im Kraut von *S. gigantea* (2–4 %) ähneln denen von *S. virgaurea*, zusätzlich wurde noch das Afzetin, ein Kämpferol-3-O-rhamnosid, gefunden. **Saponine:** Im Kraut von *S. virgaurea* 2–6 %, die nach Hydrolyse mind. 8 Aglyka liefern, wie z. B. Oleanolsäure, Polygalasäure. Hauptkomponenten sind Virgaureasaponin 1 und 2, 2 bisdesmosidische Estersaponine der Polygalasäure. Das Saponinmuster der *S. gigantea* (9–12 %) unterscheidet sich von dem der *S. virgaurea* durch das Fehlen der Polygalasaponine. Im Kraut der Pflanze liegen Verbindungen mit Bayogenin und Oleanolsäure als Aglyka vor, wobei das Saponin 5 die Hauptkomponente darstellt. **Diterpene:** Im Kraut von *S. virgaurea* liegen ca. 12 Diterpene vom cis-Clerodantyp vor, im Kraut von *S. gigantea* findet man die Diterpenbutenolide 6-Desoxysolidagolacton-IV-18,19-olid und dessen 2β-Hydroxyderivat, die in *S. virgaurea* bisher nicht aufgetreten sind. **Sonstige Inhalts-stoffe:** Im Kraut von *S. virgaurea* kommen 10–15 % Catechingerbstoffe, Polysaccharide, Kaffeesäure und ihre Glucoseester, 0,2–0,4 % Chlorogensäure und Isochlorogensäure, die bisdesmosidischen Phenolglykoside Leiocarposid und Virgaureosid A sowie die Anthocyane Cyanidin-3-O-diglucosid und Cyanidin-3-O-gentiobiosid (Myocyanin) vor. *S. gigantea* enthält ebenfalls Gerbstoffe und Phenolcarbonsäuren, wie z. B. Chlorogensäure, Hydroxyzimtsäure, Kaffeesäure und ihre Glucoseester sowie ein β-1,2-Fructosan und ein Gemisch von neutralen und sauren Polysacchariden. Die Phenolglykoside Leiocarposid und Virgaureosid A konnten im Riesengoldrutenkraut nicht nachgewiesen werden (Saller et al. 1995; Bader 2014).

Wirkungen Aufgrund tierexperimenteller Studien wird dem Goldrutenkraut eine aquaretische, schwach spasmolytische und entzündungshemmende Wirkung zuerkannt. Drogenzubereitungen führten im Tierversuch zu einer vermehrten Durchspülung der ableitenden Harnwege (Aquarese). Als Wirkungsmechanismus wird eine erhöhte renale Durchblutung und damit eine gesteigerte glomeruläre Filtrationsrate mit vermehrter Primärharnbildung hypothetisiert (Metzner et al. 1984; Saller et al. 1995; ESCOP 2003; Bader 2014).

Anwendungsgebiete Zur Durchspülungstherapie bei entzündlichen Erkrankungen der ableitenden Harnwege, Harnsteinen und Nierengrieß. Bei Entzündungen im Bereich von Niere und Blase (Daubenmerkl 2002).

Dosierung und Art der Anwendung Das getrocknete und zerkleinerte Goldrutenkraut wird in Form von Aufgüssen (1:10 bis 1:30) und Abkochungen verwendet.

Dosierung Goldrutenkraut innerlich	
Tier	**Mittlere Tagesdosis**
Großer Wiederkäuer, Pferd	20,0–30,0 g
(Rabinovich 1981)	

Kombinationen Teemischung als Diuretikum und Harnwegsdesinfiziens:
- Goldrutenkraut, Bärentraubenblätter, Hauhechelwurzel, Bohnenhülsen, Orthosiphonblätter

Gegenanzeigen Bei Ödemen infolge eingeschränkter Herz- und Nierentätigkeit.

Pflanzenpräparate Solidago Steiner, Deutschland. Pflanzliches Arzneimittel aus der Humanmedizin (enthält einen Trockenextrakt aus Echtem Goldrutenkraut). Nach Daubenmerkl (2002) erhalten Pferde 15 Tabletten/Tier. **Solidagoren N**, Deutschland. Pflanzliches Arzneimittel aus der Humanmedizin (enthält Extraktzubereitungen aus Goldrutenkraut, Gänsefingerkraut, Schachtelhalmkraut). Nach Daubenmerkel (2002) erhalten Hund und Katze 2 × tgl. 10–15 Tropfen. Goldrutenkraut (s. Anhang A.6 Bezugsquellen).

16

Hinweise
Goldrutenkraut (Solidaginis virgaureae herba bzw. Solidaginis giganteae herba) darf derzeit
in der EU bei Lebensmittel-liefernden Tieren nicht als Wirkstoff zur Therapie eingesetzt werden
(s. Anhang A.3 VO [EU] Nr. 37/2010). Goldrute darf in der Schweiz bei Tieren, die der Lebensmittelgewinnung dienen und bei Heimtieren als Tierarzneimittel verwendet werden (s. Anhang A.4
Einstufungsliste pflanzlicher Stoffe und Zubereitungen). Mit Goldrutenkraut liegt derzeit bei
trächtigen und laktierenden Tieren keine Erfahrung vor.

16.8   Hauhechel

Stammpflanze *Ononis spinosa* L. (Syn.: *Ononis arvensis* L.)

Familie Fabaceae

Verwendeter Pflanzenteil Hauhechelwurzel (Ononidis radix), bestehend aus den im Herbst
geernteten, getrockneten, ganzen oder zerkleinerten Wurzeln und Wurzelstöcken der
Pflanze. **Geruch:** Schwach, eigenartig. **Geschmack:** Süßlich-schleimig, später herb und leicht
kratzend.

Botanik/Herkunft Die Pflanze (◘ Abb. 16.6) besitzt eine kräftige, bis 50 cm lange Pfahlwurzel.
Sie ist durch ihren stark dornigen Stängel mit 1 oder 2 Haarleisten ausgezeichnet. Die Staude ist
drüsenhaarig, aufrecht oder ausgebreitet, mehrjährig und mit verholztem Grund. Laubblätter
von sehr wechselnder Gestalt und Größe, meist nur kurz gestielt bis sitzend; die unteren 3-zäh-
lig, die oberen meist ungeteilt. Fiederblättchen länglich-eiförmig, gezähnt. Blüten rosa, 1–2,5 cm

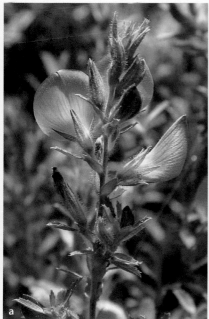
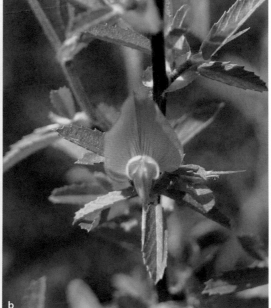

◘ **Abb. 16.6a,b** Hauhechel, **a** blühende Pflanze, **b** Blüte

lang, in lockeren, beblätterten Trauben. Flügel kürzer als das Schiffchen, Kelch drüsenartig. Frucht eiförmig, behaart, meist 1-samig. **Blütezeit:** Juni–September.

Die Pflanze liebt Trockenrasen, Ödland und Wegränder als Standort. Verbreitet ist der Hauhechel in Mitteleuropa, Nordafrika, Westasien. Drogenimporte stammen aus Wildsammlungen in Albanien, dem ehemaligen Jugoslawien und Ungarn (Kartnig 2014).

Inhaltsstoffe Flavonoide: In der Droge Isoflavonoide, wie z. B. Formononetin, Genisten, Biochanin A. **Ätherisches Öl:** Geringe Mengen an ätherischem Öl (0,02–0,2 %) mit trans-Anethol, Carvon und Menthol als Hauptkomponenten. **Sonstige Inhaltsstoffe:** Bis zu 0,5 % Gerbstoffe vom Tannintyp, Lektine, verschiedene phenolische Säuren (u. a. Ferula-, Gallus-, Gentisin-, Kaffeesäure), Sterole (u. a. Campesterol, Sitosterol, Stigmasterol), Harz, Zucker, Stärke und mineralische Bestandteile (Kartnig 2014).

Wirkungen Die Droge zeichnet sich durch eine milde harntreibende Wirkung aus (Vollmer u. Hübner 1937; Rebuelt et al. 1981; Börngen 1988; ESCOP 2003; Kartnig 2014).

Anwendungsgebiete Zur Erhöhung der Harnmenge bei Nierenbecken- und Blasenkatarrh, zur Durchspülungstherapie bei entzündlichen Erkrankungen der ableitenden Harnwege. Für ein Kalb bei Aszites oder bei Blasen- und Nierenerkrankungen (Rabinovich 1987, 1988).

Dosierung und Art der Anwendung Hauhechelwurzel wird allein oder als Bestandteil harntreibender Tees in Form eines Aufgusses (1:10 bis 1:50) oder einer Abkochung verwendet (Rabinovich 1987, 1988).

Rezepturen			
Rp.		**Rp.**	
Ononidis rad.	10,0	Hauhechelwurzel	10,0
Aqu. comm.	500,0	Trinkwasser	500,0
Man übergießt die zerkleinerte		Man übergießt die zerkleinerte	
Wurzeldroge mit dem kochenden		Wurzeldroge mit dem kochenden	
Wasser und lässt 15 min ziehen		Wasser und lässt 15 min ziehen	
D. S. Innerlich in 3–4 gleichen Gaben für 24 h für ein Kalb bei Aszites oder bei Blasen- und Nierenerkrankungen			
(Rabinovich 1987)			

16

Gegenanzeigen Bei Ödemen infolge eingeschränkter Herz- und Nierentätigkeit.

Pflanzenpräparate Hauhechelwurzel (s. Anhang A.6 Bezugsquellen).

Hinweise
Hauhechelwurzel (Ononidis radix) darf derzeit in der EU bei Lebensmittel-liefernden Tieren nicht als Wirkstoff zur Therapie eingesetzt werden (s. Anhang A.3 VO [EU] Nr. 37/2010). Hauhechel darf derzeit in der Schweiz weder bei Tieren, die der Lebensmittelgewinnung dienen, noch bei Heimtieren als Futtermittel bzw. Ergänzungsfuttermittel oder als Tierarzneimittel verwendet werden (s. Anhang A.4 Einstufungsliste pflanzlicher Stoffe und Zubereitungen). Mit Hauhechelwurzeln liegen derzeit bei trächtigen und laktierenden Tieren keine Erfahrungen vor.

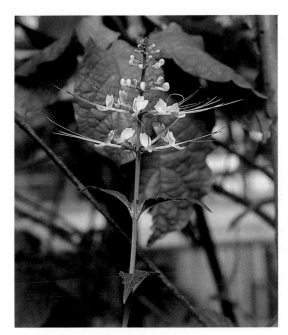

◘ Abb. 16.7 Orthosiphon, Blüten mit langen Staubblättern

16.9 **Orthosiphon**

Stammpflanze *Orthosiphon aristatus* (BLUME) MIQUEL

Familie Lamiaceae

Verwendeter Pflanzenteil Orthosiphonblätter (Orthosiphonis folium), bestehend aus den zerkleinerten, getrockneten Laubblättern und Stängelspitzen der Pflanze. **Geruch:** Schwach aromatisch. **Geschmack:** Etwas salzig, schwach bitter und adstringierend.

Botanik/Herkunft Orthosiphon oder Katzenbart (◘ Abb. 16.7) ist eine mehrjährige, aufrechte, krautige, 40–80 cm hohe Pflanze. Der Stängel ist 4-kantig, kahl bis behaart; die Blattstellung ist dekussiert. Die Blätter sind eiförmig-lanzettlich und etwa 2–7 cm lang. Die Nervatur der Blätter ist fiedrig, der Blattrand deutlich grobgezähnt. Die blassblauen bis hellvioletten Blüten sind quirlig angeordnet. Aus jeder Blüte ragen 4 auffallende, bis 3 cm lange, blaue Staubblätter heraus (daher der Name Katzenbart); der Griffel ist so lang wie die Staubblätter. Früchte zerfallen in 4 oval-längliche Nüsschen mit höckeriger Oberfläche.

Die Pflanze ist im tropischen Asien bis hin zum tropischen Teil Australiens weit verbreitet. Die Droge stammt aus dem Anbau. Hauptlieferländer sind Indonesien, südliches Vietnam und Georgien (Merfort 2014).

Inhaltsstoffe Flavonoide: In der Droge 0,5–0,7 % lipophile Flavone, wie Sinensetin, Scutellareintetramethylether, Eupatorin und Salvigenin. Ätherisches Öl: Ferner 0,02–0,06 % ätherisches Öl (u. a. mit β-Caryophyllen, α-Humulen, Caryophyllenepoxid). **Sonstige Inhaltsstoffe:** Bis 4,5 % Saponine, 0,5–1 % Hydroxyzimtsäurederivate (u. a. Rosmarinsäure, Dicaffcoyltartrat), bis 0,2 % hochoxidierte Diterpenester vom Pimarantyp (u. a. Orthosiphol A und B) und bis zu 3 % Kaliumsalze (Merfort 2014).

Wirkungen Antimikrobielle Wirkung: In vitro zeigten ein wässriger Orthosiphonextrakt gegen Bakterien (u. a. *Streptococcus mutans*) und ein wässrig-alkoholischer Extrakt gegen verschiedene Pilze (u. a. *Candida albicans*, *Fusarium oxysporum*) eine antimikrobielle Aktivität. **Diuretische (bzw. aquaretische) Wirkung:** Tierexperimentell führten verschiedene wässrige Extrakte aus der Droge nach i. v. bzw. s. c. Applikation zu einer vermehrten Ausscheidung von Natriumchlorid, Harnstoff, Harnsäure, Natrium-, Kalium- und Chloridionen. Bei Hunden konnte durch wässrig-ethanolische Drogenextrakte die Wasserdiurese und die Elektrolytausscheidung gesteigert werden. Auch beim Menschen führte ein Tee aus Orthosiphonblättern zu einer gesteigerten Aquarese (Chow 1979; Englert u. Harnischfeger 1992; ESCOP 2003; Merfort 2014).

Anwendungsgebiete Zur Durchspülungstherapie bei bakteriellen und entzündlichen Erkrankungen der ableitenden Harnwege und bei Nierengrieß (Rabinovich 1981).

Dosierung und Art der Anwendung Orthosiphonblätter werden innerlich in Form eines Aufgusses (1:10) verwendet.

Dosierung Orthosiphonblätter innerlich	
Tier	**Mittlere Tagesdosis**
Kalb	1,0–2,0 g
(Rabinovich 1981)	

Man übergießt 1–2 g Blattdroge mit 200 ml heißem Wasser, lässt 5 min ziehen und gibt dann den Ansatz durch ein Teesieb. Vom Aufguss werden jeweils 100 ml 2 × pro Tag dem Tier verabreicht (nach Rabinovich 1981).

Pflanzenpräparate Orthosiphonblätter (s. Anhang A.6 Bezugsquellen).

Hinweise

Orthosiphonblätter (Orthosiphonis folium) dürfen derzeit in der EU bei Lebensmittel-liefernden Tieren nicht als Wirkstoff zur Therapie eingesetzt werden (s. Anhang A.3 VO [EU] Nr. 37/2010). Orthosiphon darf derzeit in der Schweiz weder bei Tieren, die der Lebensmittelgewinnung dienen, noch bei Heimtieren als Futtermittel bzw. Ergänzungsfuttermittel oder als Tierarzneimittel verwendet werden (s. Anhang A.4 Einstufungsliste pflanzlicher Stoffe und Zubereitungen). Mit Orthosiphonblättern liegen derzeit bei trächtigen und laktierenden Tieren keine Erfahrungen vor.

16.10 Schwarze Johannisbeere

Stammpflanze *Ribes nigrum* L.

Familie Grossulariaceae

Verwendeter Pflanzenteil Schwarze Johannisbeerblätter (Ribis nigri folium), bestehend aus den während oder kurz nach der Blüte gesammelten und getrockneten, ganzen oder geschnittenen

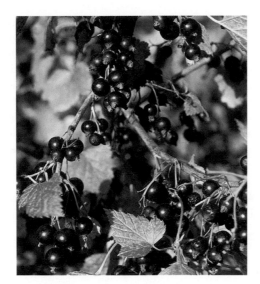

◘ Abb. 16.8 Schwarze Johannisbeere, Zweige mit Beerenfrüchten

Laubblättern der Pflanze. **Geruch:** Geruchlos. **Geschmack:** Fast ohne Geschmack. Schwarze Johannisbeeren (Ribis nigri fructus), bestehend aus den bei voller Reife gesammelten frischen Früchten mit den Stielen und Fruchtspindel der Pflanze. **Geruch:** Stark charakteristisch. **Geschmack:** Angenehm säuerlich.

Botanik/Herkunft Sommergrüner, bis 2 m hoher Strauch (◘ Abb. 16.8) mit in der Jugend behaarten Zweigen. Laubblätter 3- bis 5-lappig, am Grunde mehr oder weniger herzförmig doppelt gesägt. Die 5-zähligen, grünlich-weißen Blüten in hängenden, meist vielblütigen Trauben. Tragblätter kürzer als der Blütenstiel, lanzettlich, behaart. Blütenstiele dicht unter dem Fruchtknoten gegliedert, mit 2 Vorblättern; Blütenröhre glockig, die Kelchzipfel länglich, zurückgeschlagen, etwa doppelt so lang wie die länglichen Kronblätter. Fruchtknoten an der Spitze etwas gewölbt, scharf vom Griffel abgesetzt, außen etwas behaart und drüsig punktiert. Beeren kugelig, drüsig punktiert und von eigenartigem, an Wanzen erinnernden Geruch. **Blütezeit:** April–Mai.

Die Pflanzen findet man im europäisch-asiatischen Waldgebiet bis zum Himalaya, in Kanada und Australien. Sie wächst bevorzugt in feuchten Gebüschen oder humösen Laub- und Auenwäldern. Die Schwarze Johannisbeere wird in Gärten und Feldern kultiviert (Seitz 2014).

Inhaltsstoffe In den Blättern nur Spuren von ätherischem Öl, ferner etwa 0,5 % Flavonolglykoside der Aglyka Isorhamnetin, Myricetin und Quercetin, ca. 0,4 % Proanthocyanidine unterschiedlichen Polymerisationsgrades sowie Vitamin C (100–270 mg/100 g Droge). In den Früchten bis 2 % Anthocyane mit den Hauptkomponenten Cyanidin-3-glucosid, Cyanidin-3-rutinosid u. a.. Ferner Flavonolglykoside, wie z. B. Rutosid, ca. 3,5 % Fruchtsäuren (u. a. Äpfel-, Citronen- und Isocitronensäure), Hydroxyzimtsäurederivate (u. a. Caffeoylchinasäure, Feruloylchinasäure), Vitamin C (15–35 mg/100 g), 6–8 % Invertzucker, Pektine sowie 30 % fettes Öl in den Samen (Seitz 2014).

Wirkungen Tierexperimentell zeigten die Johannisbeerblätter bzw. verschiedene daraus hergestellte Zubereitungen eine schwache saluretische, hypotensive und kapillar-abdichtende Wirkung. Am Rattenpfoten-Carrageenin-Ödem konnte bei einem wässrigen Johannisbeerblätter-extrakt dosisabhängig eine ausgeprägte antiexsudative Wirkung nachgewiesen werden. Zubereitungen aus Johannisbeerfrüchten zeigten bei der Ratte eine hypotensive Wirkung, experimentell Radikalfängereigenschaften, eine Hemmung der Lipidperoxidation, antimikrobielle Eigenschaften sowie am Meerschweinchen-Ileum einen spasmolytischen Effekt (Cabaret 1986; Manolova u. Maximova 1988; Declume 1989; Costantino et al. 1993; ESCOP 2003; Seitz 2014).

Anwendungsgebiete Zur Durchspülung bei bakteriellen und entzündlichen Erkrankungen der ableitenden Harnwege und zur Vorbeugung der Bildung von Nierengrieß (Lipnizkiji et al. 1987; Schilcher et al. 2010).

Dosierung und Art der Anwendung Getrocknete und zerkleinerte Johannisbeerblätter werden als Aufgüsse (1:10) und Teezubereitungen (1:10) **innerlich** angewendet.

Dosierung Johannisbeerblätter als Aufguss innerlich	
Tier	**Mittlere Tagesdosis**
Große Tiere	15,0–40 ml
Kleine Tiere	2,0–8,0 ml
(nach Lipnizkiji et al. 1987)	

Kombinationen Johannisbeerblätter zusammen mit dem Kraut der Echtem Goldrute, Birkenblättern u. a. zur Herstellung eines Blasen-Nierentees.

Gegenanzeigen Bei Ödemen infolge eingeschränkter Herz- und Nierentätigkeit.

Pflanzenpräparate Johannisbeerblätter (s. Anhang A.6 Bezugsquellen).

Hinweise
Schwarze Johannisbeerblätter (Ribis nigri folium) dürfen derzeit in der EU bei Lebensmittel-liefernden Tieren nicht als Wirkstoff zur Therapie eingesetzt werden (s. Anhang A.3 VO [EU] Nr. 37/2010). Schwarze Johannisbeerblätter dürfen derzeit in der Schweiz weder bei Tieren, die der Lebensmittelgewinnung dienen, noch bei Heimtieren als Futtermittel bzw. Ergänzungsfuttermittel oder als Tierarzneimittel verwendet werden (s. Anhang A.4 Einstufungsliste pflanzlicher Stoffe und Zubereitungen). Mit Schwarzen Johannisbeerblättern liegen derzeit bei trächtigen und laktierenden Tieren keine Erfahrungen vor.

16.11 Spargel

Stammpflanze *Asparagus officinalis* L.

Familie Asparagaceae

Verwendeter Pflanzenteil Spargelwurzel (Asparagi rhizoma), bestehend aus dem im Herbst gegrabenen und getrockneten Wurzelstock samt Wurzeln. **Geruch:** Geruchlos. **Geschmack:** Fade, etwas süßlich.

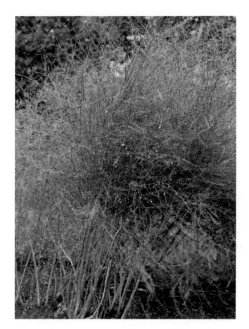

◘ Abb. 16.9 Spargel, Pflanze mit Früchten

Botanik/Herkunft Ausdauernde Pflanze, 30–100 cm hoch (◘ Abb. 16.9). Stängel der Pflanze aufrecht, kahl, glatt, zuletzt oft überhängend, mit zahlreichen aufrecht abstehenden Ästen. Schuppenblätter am Grunde kurz gespornt. Phyllokladien in Büscheln zu 4–15 (–25), stielrund, nadelförmig, 5–25 cm lang. Eine, zwei oder drei Blüten an einem Knoten. Blütenstiele 2–20 mm lang, dünn, ungefähr in der Mitte gegliedert, zuletzt nickend. Pflanzen meist eingeschlechtig. Je nach dem Geschlecht zeigen die Spargelpflanzen einen etwas unterschiedlichen Wuchs. Die männlichen Exemplare sind meistens gedrungener und dichter, die weiblichen Pflanzen dagegen sind oft schlanker. Der Wurzelstock ist kurz, dick und treibt nach oben einige, etwa fingerdicke, fleischige, saftige Sprosse. Die Frucht ist eine erbsengroße, ziegelrote, bis 8 mm dicke, kugelige Beere. **Blütezeit:** Mai–Juli.

Die Pflanze wächst in Steppengebieten, auf feuchten Wiesen und sandigen Böden. Sie ist in Mittel- und Südeuropa, Vorderasien, westliches Sibirien und Nordafrika verbreitet. Sie wird heute in vielen Ländern kultiviert. Die Droge stammt aus dem Anbau (Rabinovich 1981; Kartnig 2014).

Inhaltsstoffe **Saponine:** In der Spargelwurzel Furanostanol- und Spirostanolglykoside, vorwiegend Derivate des Sarsasapogenin, wie z. B. Asparagosid A, B, D, und G, sowie Derivate des Diosgenin und Yamogenin. **Sonstige Inhaltsstoffe:** In der Droge findet man Kohlenhydrate, wie z. B. Fructose, Glucose, Inulin-artige Fructane, Aminosäuren, Proteine, Bernsteinsäure, Vanillin, Coniferin und Mineralstoffe (Kartnig 2014).

Wirkungen Zubereitungen aus der Spargelwurzel wirken harntreibend (Kartnig 2014; Schilcher et al. 2010).

Anwendungsgebiete **Innerlich** zur Durchspülung bei entzündlichen Erkrankungen der Harnwege und als Vorbeugung bei Nierengrieß (Rabinovich 1981).

Dosierung und Art der Anwendung **Innerlich** angewendet werden Teeaufgüsse (1:10). Für Kälber beträgt die Dosierung 30 ml, 3 × tgl. (Rabinovich 1981).

Gegenanzeigen **Mensch:** Bei entzündlichen Nierenerkrankungen soll die Droge nicht verwendet werden, sehr selten tritt Kontaktdermatitis auf (Schilcher et al. 2010).

Pflanzenpräparate Spargelwurzel (s. Anhang A.6 Bezugsquellen).

Hinweise

Spargelwurzel (Asparagi rhizoma) darf derzeit in der EU bei Lebensmittel-liefernden Tieren nicht als Wirkstoff eingesetzt werden (s. Anhang A.3 VO [EU] Nr. 37/2010). Spargelwurzel darf derzeit in der Schweiz weder bei Tieren, die der Lebensmittelgewinnung dienen, noch bei Heimtieren als Futtermittel bzw. Ergänzungsfuttermittel oder als Tierarzneimittel verwendet werden (s. Anhang A.4 Einstufungsliste pflanzlicher Stoffe und Zubereitungen). Mit Spargelwurzel liegen derzeit bei trächtigen und laktierenden Tieren keine Erfahrungen vor.

Angst- und Unruhezustände, Reizbarkeit, nervös bedingte Magen-Darm-Störungen

Jürgen Reichling, Marijke Frater-Schröder, Reinhard Saller, Julika Fitzi-Rathgen, Rosa Gachnian-Mirtscheva

J. Reichling et al., *Heilpflanzenkunde für die Veterinärpraxis*,
DOI 10.1007/978-3-662-48795-2_17, © Springer-Verlag Berlin Heidelberg 2016

Pflanzenname		Drogenname	
Deutsch	**Lateinisch**	**Deutsch**	**Lateinisch**
Baldrian	*Valeriana officinalis*	Baldrianwurzel	*Valerianae radix*
Hopfen	*Humulus lupulus*	Hopfenzapfen	*Lupuli flos*
Lavendel	*Lavandula angustifolia*	Lavendelblüten	*Lavandulae flos*
Passionsblume	*Passiflora incarnata*	Passionsblumenkraut	*Passiflorae herba*

Heilpflanzen mit sedativer Wirkung werden in der Veterinärmedizin vorwiegend bei Neurosen verschiedenen Charakters, Unruhe- und Angstzuständen, Reizbarkeit und nervös bedingten Magen-Darm-Störungen angewendet. Die einzelnen Pflanzen enthalten verschiedenartige chemische Stoffe, besitzen aber eine ähnliche klinische Wirksamkeit. Hingegen ist der Wirkungsmechanismus der einzelnen Pflanzenzubereitungen nur ansatzweise bekannt. Bisher gelingt es nicht, die sedative und anxiolytische Wirkung der Pflanzenzubereitungen chemisch definierten Pflanzenstoffen zuzuordnen. Neben klassischen Zubereitungsformen kommen für die Therapie auch standardisierte Fertigpräparate in Frage.

17.1 Baldrian

Stammpflanze *Valeriana officinalis* L. s. l.

Familie Caprifoliaceae

Verwendeter Pflanzenteil Die Baldrianwurzel (Valerianae radix), bestehend aus den unterirdischen, getrockneten Organen (Rhizom mit Wurzeln) der Pflanze. **Geruch:** Charakteristisch, durchdringend, an Isovaleriansäure und Campher erinnernd. **Geschmack:** Zuerst süßlich, dann würzig und schwach bitter.

Botanik/Herkunft Baldrian (◧ Abb. 17.1) ist eine mehrjährige, je nach Kleinart 30–150 cm hohe Staude mit kurzem, eiförmig-zylindrischem, hellbraunem Rhizom, das zahlreiche, stielrunde und mehrere Zentimeter lange, braune Wurzeln trägt. Der Stängel ist gefurcht, unten kurzhaarig oben kahl. Die Laubblätter sind unpaarig gefiedert, die Fiederblättchen sind lanzettlich bis linear, ganzrandig bis grob gezähnt. Die 5 verwachsenen Kronblätter sind hellrosa bis weiß; die Blüten sind in rispigen Trugdolden vereinigt. In einer kleinen Aussackung über dem Grund der Kronröhre sondern die Blüten Nektar ab, der viele Insekten anlockt. Die 5 kleinen Zipfel des Kelches der Einzelblüten wachsen bei der Fruchtreife zu einem Kranz fiedrig-behaarter, abstehender Strahlen (Pappus) aus. **Blütezeit:** Mai–September.

Beim Echten Baldrian handelt es sich um eine Sammelart, die in verschiedene morphologisch und zytologisch differenzierte Kleinarten gegliedert wird. Die Pflanze ist in Europa und in den klimatisch gemäßigten Zonen Asiens heimisch, im nordöstlichen Amerika ist die Art eingebürgert. Sie besiedelt vorzugsweise feuchte Standorte an Gräben, in schattigen Gebirgsschluchten, Laubwäldern, Waldrändern und Wiesen. Die Droge stammt aus dem Anbau und wird bevorzugt aus Belgien, England, Holland und verschiedenen Ländern Osteuropas importiert (Wichtl 2009; Reichling et al. 2014).

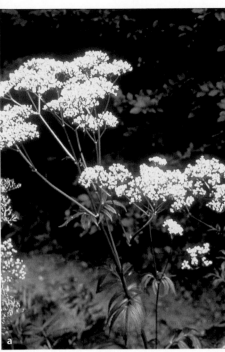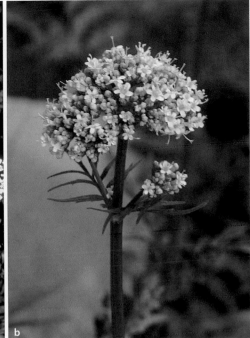

◻ **Abb. 17.1a,b** Baldrian, **a** blühende Pflanze, **b** Blütenstand

Inhaltsstoffe **Ätherisches Öl:** Die Droge enthält 0,3–0,8 % (manchmal bis 2 %) ätherisches Öl, das in der Rinde und Hypodermis von Rhizom und Wurzel abgelagert ist. Es besteht überwiegend aus Monoterpenen, wie z. B. Myrtenol, Campher, Myrcen, Bornylacetat und Sesquiterpenen, wie z. B. β-Caryophyllen, Valeranon, Valerenal, β-Bisabolen. Typische Geruchsträger des ätherischen Öls sind Isovaleriansäure und Bornylester. **Sesquiterpensäuren:** In der Droge findet man noch die schwer flüchtigen Sesquiterpensäuren Valerensäure, Hydroxyvalerensäure und Acetoxyvalerensäure. **Valepotriate:** Bis zu 2,0 % in den unterirdischen Organen der Pflanze. Mengenmäßig herrschen Valtrat und Isovaltrat vor, daneben findet man noch in geringerer Menge Didrovaltrat und IVHD-Valtrat. **Mono- und Diepoxylignane:** Ca. 0,2 % Lignane (u. a. Olivil, 8-Hydroxypinoresinol, Pinoresinol und deren Glucosidderivate). **Alkaloide:** Die Baldrianwurzel enthält 0,01–0,05 % Alkaloide, wie z. B. Valerianin und Actinidin (Wichtl 2009; Reichling et al. 2014).

Wirkungen Der Droge bzw. den Drogenzubereitungen werden u. a. beruhigende, sedierende, antikonvulsive, spasmolytische und muskelrelaxierende Wirkungen zugeschrieben. Tierexperimentell wurden mit Valerensäure sedierende und antikonvulsive Effekte nachgewiesen. Wässrige Drogenauszüge steigerten die GABA-Ausschüttung aus den Synaptosomen und hemmten gleichzeitig die Wiederaufnahme. Interessant sind auch Rezeptorbindungsstudien, die für einzelne Inhaltsstoffe des Baldrians durchgeführt wurden. Sie zeigten, dass die verschiedenen Substanzen (u. a. Valerensäure) eine unterschiedliche Affinität zu den jeweils verwendeten Rezeptortypen (GABA-, Benzodiazepin- und Barbiturat-Rezeptoren) aufwiesen. In neuerer Zeit konnte gezeigt werden, dass 8-Hydroxypinoresinol eine in vitro Affinität zum 5-HT1A-Rezeptor zeigt. Am gleichen Rezeptor greifen auch Psychopharmaka an. Derzeit werden die

Baldrianlignane, allen voran das Olivilglucosid, für die sedative Wirkung der Baldrianwurzel verantwortlich gemacht. Das Olivilderivat erwies sich als partieller Agonist am Adenosinrezeptor A_1 der Maus. Trotz dieser neuen Erkenntnisse muss derzeit wohl immer noch davon ausgegangen werden, dass die Wirksamkeit des Baldrians auf dem Zusammenwirken verschiedener Inhaltsstoffe und nicht auf einzelnen Substanzen beruht (Saller et al. 1995; WHO 1999; Wichtl 2009; ESCOP 2009; Reichling et al. 2014; Hänsel u. Sticher 2007).

Anwendungsgebiete Innerlich bei Unruhe- und Angstzuständen, Reizbarkeit und nervös bedingten Magen-Darm-Störungen (Rabinovich 1981; Gachnian u. Assenov 1985; Lipnizkiji et al. 1987; Truls 1999).

Dosierung und Art der Anwendung Baldrianwurzel wird in Form von Pulver, Bissen, Pillen, Mazeraten oder Aufgüssen (3,5:100) zur Einnahme angewendet.

Dosierung Baldrianwurzel innerlich	
Tier	**Mittlere Tagesdosis**
Großer Wiederkäuer	50,0–100,0 g
Pferd	25,0–50,0 g
Kleiner Wiederkäuer	5,0–15,0 g
Schwein	5,0–10,0 g
Hund	1,0–5,0 g
Huhn	0,5–1,0 g
(nach Rabinovich 1981; Gachnian u. Assenov 1985; Lipnizkiji et al. 1987)	

Kombinationen Baldrianwurzel kann mit Hopfenzapfen, Melissenblättern, Kamillenblüten, Pfefferminzblättern und Passionsblumenkraut kombiniert werden. Eine fixe Kombination von Baldrian und Hopfen wird neuerdings im Humanbereich als Anxiolytikum empfohlen (Hänsel u. Sticher 2007).

Pflanzenpräparate Baldrianwurzel (s. Anhang A.6 Bezugsquellen).

Hinweise

Baldrianwurzel (Valerianae radix) darf derzeit in der EU bei Lebensmittel-liefernden Tieren nicht als Wirkstoff zur Therapie eingesetzt werden (s. Anhang A.3 VO [EU] Nr. 37/2010). Baldrian darf in der Schweiz bei Tieren, die der Lebensmittelgewinnung dienen und bei Heimtieren als Tierarzneimittel verwendet werden (s. Anhang A.4 Einstufungsliste pflanzlicher Stoffe und Zubereitungen). Mit Baldrianwurzeln liegen derzeit bei trächtigen und laktierenden Tieren keine Erfahrungen vor.

17

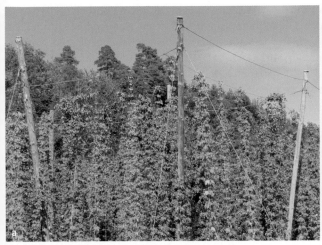
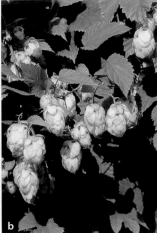

◧ **Abb. 17.2a,b** Hopfen, **a** Ganzpflanzen, **b** Pflanze mit Hopfenzapfen

17.2 Hopfen

Stammpflanze *Humulus lupulus* L.

Familie Cannabaceae

Verwendeter Pflanzenteil Hopfenzapfen (Lupuli flos), bestehend aus den getrockneten, im Herbst gesammelten Fruchtständen der weiblichen Pflanze. **Geruch:** Kräftig würzig. **Geschmack:** Leicht bitter und kratzend.

Botanik/Herkunft Humulus lupulus (◧ Abb. 17.2) ist eine ausdauernde, 2-häusige, rechtswindende Schlingpflanze, bei der männliche und weibliche Blüten auf 2 verschiedenen Pflanzen verteilt sind. Angebaut werden ausschließlich weibliche Pflanzen. Diese können 3–6 m, in Kultur bis über 10 m hoch werden. Die Blätter sind langgestielt, rauhaarig, 3–7-lappig, grob gesägt. Sie sind am grünen, nicht verholzenden Stängel kreuzgegenständig angeordnet. Die männlichen Blüten sind grünlich, etwa 5 mm lang. Die weiblichen Blüten stehen in dichtblütigen, stark verzweigten Infloreszenzen. Die zuerst gelbgrünen, später gelbbraunen Fruchtschuppen sind am Grund mit Harzdrüsen besetzt. Der Fruchtknoten entwickelt sich zu einer hellen Nuss. **Blütezeit:** Juni–September (Saller et al. 1995; Wohlfahrt 2014).

Hopfen ist in Europa heimisch und wird heute in allen Ländern der gemäßigten Zonen kultiviert. Der Hopfen ist eine Pflanze feuchter Standorte. Man findet ihn an Hecken, Zäunen, Waldrändern und in Auwäldern. In Deutschland kommt der Hopfen zwar wild vor, die Droge stammt jedoch aus dem Anbau (u. a. aus Australien, Belgien, China, Frankreich, USA).

Inhaltsstoffe Ätherisches Öl: In den Hopfenzapfen 0,05–1,7 %, in den Hopfendrüsen 1–3 %. Das ätherische Öl besteht überwiegend aus Mono- und Sesquiterpenen. Von den bisher mehr als 150 Verbindungen stellen Myrcen (27–62 %), Humulen (3–35 %), β-Caryophyllen (3–17 %) und 2-Undecanon (2–17 %) die Hauptverbindungen dar. **Hopfenbitterstoffe:** 10–25 % der Hopfenzapfen bestehen aus einer in kaltem Methanol und Ether löslichen, harzigen Masse. Das

Harz wird unterteilt in das hexanlösliche »Weichharz« und in das hexanunlösliche »Hartharz«. Das »Weichharz« besteht aus den Hopfenbittersäuren und deren Autoxidationsprodukten. Hopfenbittersäuren sind Monoacylphloroglucide mit Dimethylallylseitenketten. In Hopfenzapfen liegen 3–12 % α-Hopfenbittersäuren, wie z. B. Humulon, Cohumulon, Adhumulon, Prähumulon, Posthumulon, und 3–5 % β-Hopfenbittersäuren, wie z. B. Lupulon, Colupulon, Adlupulon, Prälupulon, vor. **Sonstige Inhaltsstoffe:** Zusätzlich sind in Hopfenzapfen noch Chalkonderivate, wie z. B. Xanthohumol (ca. 0,2 %), Desmethylxanthohumol, das Flavanon Isoxanthohumol, Flavonole, wie z. B. Rutin, Astragalin, Isoquercitrin, Catechine, Proanthocyanidine, kondensierte Gerbstoffe und das 2-Methyl-3-buten-2-ol enthalten. Letztere Verbindung leitet sich während der Drogenlagerung durch autoxidative Abspaltung von den Humulonen und Lupulonen her (Saller et al. 1995; Wohlfahrt 2014).

Wirkungen Dem Hopfen werden beruhigende, schlaffördernde, sedative, spasmolytische, antibakterielle, antimykotische und verdauungsfördernde Wirkungen zugeschrieben. Im Tierversuch erwies sich das 2-Methyl-3-buten-2-ol als sedativ wirksam (ESCOP 2003; Wohlfahrt 2014).

Anwendungsgebiete Innerlich bei Unruhe- und Angstzuständen, Reizbarkeit und nervös bedingten Magen-Darm-Störungen (Lipnizkiji et al. 1987; Truls 1999; Hänsel u. Sticher 2007).

Dosierung und Art der Anwendung Hopfenzapfen werden in Form von Abkochungen (1:10), Aufgüssen (1:10) und Extrakten zur Einnahme verwendet.

Dosierung Hopfenzapfen innerlich	
Tier	**Mittlere Tagesdosis**
Großer Wiederkäuer	25,0–50,0 g
Kleintiere	3,0–5,0 g
(nach Lipnizkiji et al. 1987)	

Pflanzenpräparate Hopfenzapfen (s. Anhang A.6 Bezugsquellen).

Hinweise
Hopfenzapfen (Lupuli flos) dürfen derzeit in der EU bei Lebensmittel-liefernden Tieren nicht als Wirkstoff zur Therapie eingesetzt werden (s. Anhang A.3 VO [EU] Nr. 37/2010). Hopfenzapfen dürfen in der Schweiz bei Tieren, die der Lebensmittelgewinnung dienen und bei Heimtieren als Futtermittel bzw. Ergänzungsfuttermittel verwendet werden (s. Anhang A.4 Einstufungsliste pflanzlicher Stoffe und Zubereitungen). Mit Hopfenzapfen liegen derzeit bei trächtigen und laktierenden Tieren keine Erfahrungen vor.

17.3   Lavendel

Stammpflanze, Familie, verwendeter Pflanzenteil, Botanik/Herkunft, Inhaltsstoffe, Wirkungen, unerwünschte Wirkungen, Gegenanzeigen, Hinweise ▶ Abschn. 8.28.

Anwendungsgebiete Innerlich bei Unruhezuständen und nervös bedingten Magen-Darm-Störungen (Gachnian-Mirtscheva 2003).

Dosierung und Art der Anwendung **Innerlich** werden Lavendelblüten in Form von Aufgüssen (1:30) verwendet.

Zur Bereitung eines beruhigenden Tees werden 3 Teelöffel fein zerriebene Blüten mit 1–2 Tassen (1 Tasse = 150 ml) heißem Wasser übergossen und nach etwa 10 min durch ein Sieb gegeben. Die abgekühlte Flüssigkeit wird z. B. Hunden im Verlauf eines Tages in mehreren Gaben verabreicht (Gachnian-Mirtscheva 2003).

Pflanzenpräparate Lavendelblüten (s. Anhang A.6 Bezugsquellen).

17.4 Passionsblume

Stammpflanze *Passiflora incarnata* L.

Familie Passifloraceae

Verwendeter Pflanzenteil Passionsblumenkraut (Passiflorae herba), bestehend aus den getrockneten, zerkleinerten oder geschnittenen oberirdischen Teilen der Pflanze. Blüten und Früchte können vorhanden sein. **Geruch:** Leicht aromatisch. **Geschmack:** Fade.

Botanik/Herkunft Pflanze (◘ Abb. 17.3) ausdauernd, bis 10 m hoch, kletternd. Stängel dünn, hohl, grün, später graugrün, längsgestreift und mehr oder weniger behaart. Laubblätter wechselständig mit gefurchtem, fein behaartem Blattstiel. Blattspreite netznervig, 6–15 cm lang, tief 3-teilig gelappt, Unterseite fein behaart. Auf Blattspreite und/oder Blattstiel höckerförmige extraflorale Nektarien. Aus den Blattachseln entspringen glatte, runde, korkenzieherartige Ranken. Blüten 5–9 cm groß, blattachselständig mit bis zu 8 cm langem Blütenstiel. Blüten zwittrig, strahlig gebaut, mit einem Involucrum aus 3 zugespitzten Bracteen mit papillösem Rand und 2 seitlichen, randständigen Höckern. 5 Kelchblätter, derb, außen grün, innen weiß. 5 Kronblätter, weiß bis blassrötlich, mit Nebenkrone, die mehrere Reihen innen weißer, außen

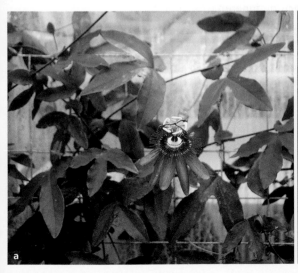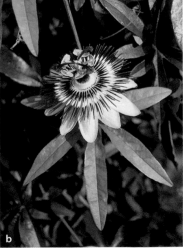

◘ **Abb. 17.3a,b** Passionsblume, **a** Kletterpflanze mit Blüte, **b** strahlenförmige Blüte

purpurroter Fäden aufweist. Fruchtknoten oberständig, 3-blättrig, 3 Griffeläste mit kopfiger Narbe. Die Blüte trägt 5 auffällige, große Staubblätter. Frucht oval, bis 60 mm lang, essbare Beere. **Blütezeit:** Mai–September.

Die Pflanze ist im Süden der USA, in Mexiko sowie auf den Antillen und Bermudainseln heimisch. Sie wird in verschiedenen tropischen und subtropischen Gegenden kultiviert. Die Droge wird aus USA und Indien importiert (Meier et al. 2014).

Inhaltsstoffe Flavonoide: Bei der Krautdroge handelt es sich insgesamt um eine Flavonoid-droge. Man findet bis zu 2,5 % Flavonoide, v. a. Flavon-C-glycoside wie Isovitexin (0,22 %), Isoorientin (0,16 %), Schaftosid (0,25 %), Vicenin-2 (0,16 %) u. a.. **Alkaloide:** Nach älteren Arbeiten soll das Kraut geringe Mengen an Harmanalkaloiden (0,05 %), wie z. B. Harman, Harmin, Harmol und Harmalin, enthalten. Das Vorkommen von Harmanalkaloiden in der Pflanze ist umstritten. Möglicherweise hängt ihr Vorkommen von der Herkunft, Vegetations-periode und vom Entwicklungszustand der Pflanze ab. **Sonstige Inhaltsstoffe:** Im Kraut findet man noch kleine Mengen an ätherischem Öl, Spuren von cyanogenen Glykosiden, besonders Gynocardin, etwa 0,05 % Maltol und organische Säuren (Wichtl 2009; Meier et al. 2014).

Wirkungen Aus tierexperimentellen Untersuchungen an Mäusen und Ratten mit ethanolischen und wässerig/ethanolischen Extrakten sowie einzelnen Inhaltsstoffen des Passionsblumen-krautes liegen Hinweise auf sedierende, bewegungshemmende, die Spontanaktivität hemmende, die motorische Koordination hemmende, Schlafzeit verlängernde, z. T. spasmolytische Wirkun-gen, vor. Über gewisse analgetische, sedierende und antikonvulsive Wirkungen eines Fluid-extraktes wurde berichtet. (Kimura et al. 1980; Sopranzi et al. 1990; Galliano et al. 1994; Capasso u. Pinto 1995; Saller et al. 1995; Wichtl 2009; ESCOP 2003; Meier et al. 2014).

Anwendungsgebiete Innerlich für Kleintiere bei Unruhezuständen, bei Stress bedingt durch Reise oder Transport, bei epileptischem Anfall und nervös bedingten Magen-Darm-Störungen (Wynn u. Fougère 2007).

Dosierung und Art der Anwendung Zerkleinertes Passionsblumenkraut für Aufgüsse (1:10) sowie andere galenische Zubereitungen zur **inneren** Anwendung.

Dosierung getrocknetes Passionsblumenkraut innerlich	
Tier	**Tagesdosis, verteilt auf 2–3 Portionen/Tag**
Kleintiere	25–300 mg/kg KG
Teeaufguss (5–30 g/Tasse): ¼–½ Tasse/10 kg KG	
Tinktur (35 % Ethanol, 1:2): 0,5–1,5 ml/10 kg KG	
(nach Wynn u. Fougère 2007)	

Unerwünschte Wirkungen Mensch: In seltenen Fällen wurde von Überempfindlichkeitsreak-tionen berichtet (Meier et al. 2014).

Kombinationen Passionsblumenkraut ist häufig Bestandteil von Teemischungen (z. B. mit Hopfenzapfen, Baldrianwurzel, Pfefferminzblätter).

Pflanzenpräparate Passionsblumenkraut (s. Anhang A.6 Bezugsquellen).

Hinweise

Passionsblumenkraut (Passiflorae herba) darf derzeit in der EU bei Lebensmittel-liefernden Tieren nicht als Wirkstoff zur Therapie angewendet werden (s. Anhang A.3 VO [EU] Nr. 37/2010). Passionsblumenkraut darf derzeit in der Schweiz weder bei Tieren, die der Lebensmittelgewinnung dienen, noch bei Heimtieren als Futtermittel bzw. Ergänzungsfuttermittel oder als Tierarzneimittel verwendet werden (s. Anhang A.4 Einstufungsliste pflanzlicher Stoffe und Zubereitungen). Mit Passionsblumenkraut liegt derzeit bei trächtigen und laktierenden Tieren keine Erfahrung vor.

Zerebrale und periphere Durchblutungsstörungen, Rheuma und Muskelschmerzen

*Jürgen Reichling, Marijke Frater-Schröder, Reinhard Saller,
Julika Fitzi-Rathgen, Rosa Gachnian-Mirtscheva*

J. Reichling et al., *Heilpflanzenkunde für die Veterinärpraxis*,
DOI 10.1007/978-3-662-48795-2_18, © Springer-Verlag Berlin Heidelberg 2016

Pflanzenname		Drogenname	
Deutsch	**Lateinisch**	**Deutsch**	**Lateinisch**
Arnika	*Arnica montana*	Arnikablüten	*Arnicae flos*
Gewürzpaprika	*Capsicum annuum/ C. frutescens*	Paprikafrüchte	*Capsici fructus*
Ginkgobaum	*Ginkgo biloba*	Ginkgoblätter	*Ginkgo folium*
Indischer Weihrauch	*Boswellia serrata*	Gummiharz des indischen Weihrauchs	*Olibanum*
Rosmarin	*Rosmarinus officinalis*	Rosmarinblätter Rosmarinöl	*Rosmarini folium Rosmarini aetheroleum*
Schwarzer Senf	*Brassica nigra*	Senfsamen	*Brassicae nigrae semen*

Heilpflanzen, die Stoffe mit hautreizender und durchblutungsfördernder Wirkung enthalten, werden zur Behandlung chronischer Entzündungen und rheumatischer Beschwerden im Alter angewendet. Ätherische Öle und Senföle reizen auf der Haut die Nervenendigungen und rufen Hyperämie und Wärmegefühl bis Brennen hervor. Sie verbessern lokal die Durchblutung der betroffenen Hautareale. In höherer Konzentration und über einen längeren Zeitraum appliziert verursachen diese Reizstoffe Entzündungen, Erytheme, Blasenbildung, greifen die tiefer gelegenen Hautschichten an und führen zu Nekrosen. Deshalb müssen Konzentration, Intensität der Einreibung und Dauer der Einwirkung genau überwacht werden. Auch die unterschiedliche Empfindlichkeit der verschiedenen Tierarten gegen die pflanzlichen Reizstoffe ist unbedingt zu beachten.

Extraktzubereitungen aus dem Indischen Weihrauch (Olibanum) lindern entzündliche Prozesse wie Arthritis und rheumatoide Beschwerden. Extraktzubereitungen aus Ginkgoblättern fördern die Durchblutung bei älteren Tieren und Verbessern die Fließeigenschaften des Blutes.

18.1   Arnika

Stammpflanze, Familie, verwendeter Pflanzenteil, Botanik/Herkunft, Inhaltsstoffe, Wirkungen, unerwünschte Wirkungen, Gegenanzeigen, Hinweise ▶ Abschn. 12.1.

Anwendungsgebiete Äußerlich bei rheumatischen Muskel- und Gelenkbeschwerden, bei müden und überanstrengten Pferdebeinen (Aichberger et al. 2006).

Dosierung und Art der Anwendung Teeaufguss und verdünnte Tinktur mit Arnikablüten zur **äußerlichen** Anwendung.

Teeaufguss: 4 Teelöffel (ca. 2 g) Arnikablüten mit 100 ml siedendem Wasser übergießen und etwa 10–15 min ziehen lassen. Leinen, Zellstoff oder ein ähnliches Material werden mit dem Teeaufguss durchtränkt und auf die entsprechenden Körperpartien aufgelegt. Die Umschläge werden mehrmals tgl. gewechselt. **Arnikatinktur:** Hergestellt aus 1 Teil Arnikablüten und 10 Teilen Ethanol 70 % (V/V) (vorzugsweise durch Perkolation, d. h. erschöpfende Extraktion mit Alkohol). **Hinweis:** Arnikatinktur darf nicht unverdünnt angewendet werden (Aichberger et al. 2006).

Pfanzenpräparate Arnikablüten (s. Anhang A.6 Bezugsquellen).

18

18.2 Gewürzpaprika

Stammpflanze *Capsicum annuum* L. und *Capsicum frutescens* L.

Familie Solanaceae

Verwendeter Pflanzenteil Paprikafrucht (Capsici fructus, Capsici fructus acer), bestehend aus den reifen, getrockneten Früchten der Pflanzen. **Geruch:** Beim Berühren entwickelt sich ein schwach würziger Geruch; sonst fast geruchlos. **Geschmack:** Scharf, brennend.

Botanik/Herkunft *C. annuum* ist ein einjähriges, bis 1 m hohes Kraut, dessen kahler Stängel am Grunde etwas holzig und kantig und nach oben sparrig verzweigt ist (◘ Abb. 18.1a). Die Blätter stehen einzeln, sie sind langstielig, oval, lanzettlich bis eiförmig, stumpf zugespitzt, kahl, ganzrandig oder leicht geschweift. Blüten nickend, lang gestielt, meist einzeln, seltener in Paaren in den oberen Blattachseln stehend. Kelch und Krone bestehen aus 5 an der Basis verwachsenen Blättern. Die Blütenkrone ist radförmig, kurzröhrig, meist weiß bis gelblich, seltener purpurn bis violett. Fruchtknoten oberständig. Die Frucht (Beerenfrucht) ist in ihrer Form sehr variabel, kugelförmig oder länglich spitz. Die Fruchtwand ist derb ledrig glänzend und farblich stark variierend, beispielsweise rot, gelb, grün, bräunlich-rot oder schwarz. Die Samen sind zahlreich, hell, gelblich-weiß, kreisrund bis nierenförmig.

Die Pflanze ist ursprünglich in Mexiko beheimatet. Wildformen findet man vom Süden der USA bis ins nordwestliche Südamerika. Die Pflanze wird heute in allen wärmeren Gebieten der Erde kultiviert (Chaurasia u. Henkler 2014).

C. frutescens ist ein Halbstrauch von buschigem Wuchs, der bis zu einem Meter hoch werden kann und relativ spät Früchte trägt (◘ Abb. 18.1b). Im Unterschied zu *C. annuum* besitzt er oval- bis oval-lanzettliche Blätter, die meist kahl sind. Die Blüten sind schmutzig-weiß, 5- bis 7-zählig und stehen in Paaren oder Gruppen in den Achseln der Blätter. Die Frucht steht aufrecht und variiert in ihrer Form von kugelig bis länglich-spitz bzw. länglich-stumpf. Eine stark eingedellte Fruchtwand kann vorhanden sein. Die Farbe der reifen Frucht variiert von gelb über orange bis rot und braun. Die Samen sind gelblich.

Die Pflanze ist im tropischen Südamerika beheimatet. Als Wildform oder Unkraut ist sie vom Süden der USA über Mexiko bis ins nördliche Südamerika verbreitet. Die Pflanze wurde sekundär in andere Länder und Regionen der Welt eingeschleppt, wie beispielsweise nach Afrika und Südostasien. *C. frutescens* wird heute in allen tropischen und subtropischen Gebieten der Erde kultiviert (Chaurasia u. Henkler 2014).

Inhaltsstoffe Wirksame Inhaltsstoffe von Gewürzpaprika sind: Capsaicinoide, 0.3 % bis >1 %, hauptsächlich Capsaicin (63–77 %), Dihydrocapsaicin (20–32 %) und Nordihydrocapsaicin (1–8 %). Dazu kommen kleinere Mengen Homodihydrocapsaicin I und II, Octansäure-vanillylamid, Nonansäure-vanillylamid und weitere Capsaicinoide. Außerdem sind Triglyceride, Carotinoide, Ascorbinsäure, Flavonoide und einige flüchtige Komponenten enthalten (Wichtl 2009; ESCOP 2009).

Wirkungen und Wirksamkeit Aufgrund tierexperimenteller und klinischer Untersuchungen im Humanbereich werden Schmerz- und Wärmerezeptoren durch Paprikaextrakte angeregt. Die Aktivität von Gewürzpaprika beruht hauptsächlich auf dem Capsaicin, das die Nervenendungen reizt, Wärmegefühl, Brennen und Hyperämie hervorruft sowie in den behandelten Abschnitten den Blutkreislauf verbessert und Schmerzen lindert. Als initiale Reaktion kann nach

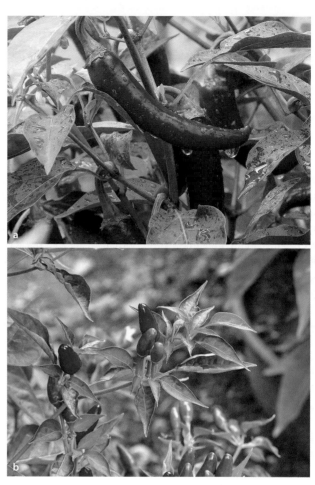

◻ **Abb. 18.1a,b** Gewürzpaprika, **a** *Capsicum annuum*, Pflanze mit Früchten, **b** *Capsicum frutescens*, Pflanze mit Früchten

topischer Applikation eine mehr oder weniger ausgeprägte Hautrötung und ein Brennen auftreten. Die Schmerz- und Wärmerezeptoren erhöhen die Durchblutung und Gefäßpermeabilität am Applikationsort. Diese Effekte halten einige Stunden an. In einer zweiten Phase folgen länger anhaltende schmerzlindernde und entzündungshemmende Effekte. **Schmerzlinderung**: In einem neuropathischen Schmerzmodell bei der Ratte wurden Capsaicin-haltige Cremen auf ihre schmerzlindernde Wirkung untersucht. Zu diesem Zweck wurden die hinteren Pfoten der Tiere 1 × tgl. während 2 und 4 Wochen mit Capsaicin-haltigen Cremen behandelt und durch Hitzestimulation gereizt. Im Vergleich zu unbehandelten Tieren reagierten behandelte Tiere (p<0,05) dosisabhängig mit verminderter Schmerzsymptomatik (p<0,05) (Yoshimura u. Yonehara 2001). **Dosissteigerung und Anwendungsdauer**: Im gewählten Testsystem reagierten Ratten, die 10 Wochen lang 2 × tgl. mit einer 0,75 % Capsaicin-haltigen Creme an den Hinterpfoten eingerieben wurden, deutlich schmerzempfindlicher, als Ratten, die nur mit einer 0,075 % Capsaicin-haltigen Creme behandelt worden waren. Vier Wochen nach Behandlungsabschluss war eine vorübergehende Funktionsstörung der C-Nervenfasern in der 0,075 %-Gruppe vollständig abgeklungen. Die Funktion der C-Nervenfasern in der 0,75 %-Gruppe blieb deutlich länger beeinträchtigt (McMahon et al. 1991). Der Befund legt die Schlussfolgerung nahe, dass eine vielfach wiederholte Capsaicin-Applikation zur Abschwächung der schmerzlindernden Wirkung führt und damit als Desensibilisierung gegenüber Capsaicin interpretiert werden kann. Von der Anwendung einer Capsaicin-reichen Paprikazubereitung von mehr als 3 Wochen wird deshalb abgeraten (ESCOP 2009).

Anwendungsgebiete Tier: Äußerlich Extrakte aus Paprikafrüchten als wärmendes Reizmittel (Stimulans), zur lokalen Schmerztherapie, bei Muskel- und Nervenschmerzen sowie bei Muskel- und Gelenkrheumatismus (Gachnian u. Assenov 1985).

Dosierung und Art der Anwendung Äußerlich: Ethanolische Extrakte aus Paprikafrüchten in halbfesten Zubereitungen (Creme/Salbe) mit entsprechend 0,02–0,05 % Capsaicinoiden, werden 3 × tgl. auf die Haut appliziert. Die Anwendung alkoholischer Auszüge kann auch in Form eines Pflasters oder Wickels erfolgen. Das Paprikapflaster sollte dabei nicht länger als 24 h auf der Haut verbleiben (die betroffenen Areale vorher rasieren). Nach jeweils einem Tag Unterbrechung kann die Behandlung mehrmals bis zu 3 Wochen wiederholt werden (Gachnian u. Assenov 1985; ESCOP 2009; Klarer et al. 2013).

Anwendungsdauer bis zur Schmerzfreiheit oder bis maximal 3 Wochen (ESCOP 2009).

Unerwünschte Wirkungen In seltenen Fällen können bei **äußerlicher** Anwendung von Extrakten aus Paprikafrüchten Überempfindlichkeitsreaktionen, wie Juckreiz, Hautausschlag oder starkes Brennen, auftreten. Höhere Konzentrationen der Drogenzubereitungen und längerfristige Anwendung führen zu funktionellen Störungen, wie Schädigung sensibler Nerven und Zellorganellen (McMahon et al. 1991).

Gegenanzeigen Zubereitungen aus Paprikafrüchten sollten nicht angewendet werden auf geschädigter Haut, bei akuten Entzündungen und offenen Wunden. Keine zusätzliche Wärmeanwendung. Kontakt mit Augen und Schleimhäuten vermeiden.

Pflanzenpräparate Thermo Bürger-Creme; Calsamol-Salbe; Isola Capsicum N-Pflaster (= Humanpräparate). Paprikatinktur, Paprikapulver, Paprikapflaster (s. Anhang A.6 Bezugsquellen).

Hinweise

Paprikafrüchte (Capsici fructus acer) dürfen derzeit in der EU bei Lebensmittel-liefernden Tieren als Wirkstoff eingesetzt werden (s. Anhang A.3 VO [EU] Nr. 37/2010). Paprikafrüchte dürfen derzeit in der Schweiz, bei äußerlicher Verwendung, ohne Zulassung gem. Art. 9 Abs. 2 Lit. a-cbis HMG, in Verbindung mit Art. 14 TAMV, bei Nutztieren eingesetzt werden. Daher ist auch die äußerliche (topische) Verwendung beim Heimtier erlaubt. Mit Paprikafrüchten liegen derzeit für trächtige und laktierende Tiere keine Erfahrungen vor.

18.3 Ginkgobaum

Stammpflanze *Ginkgo biloba* L.

Familie Ginkgoaceae

Verwendeter Pflanzenteil Verwendet werden die getrockneten Ginkgoblätter (Ginkgo folium). Die Droge dient u. a. zur Herstellung von Trockenextrakten, die zur Herstellung von Fertigpräparaten dienen (Saller et al. 1995).

Botanik/Herkunft Der Ginkgobaum (◼ Abb. 18.2) wird im Pflanzensystem innerhalb der Spermatophyta (Samenpflanzen) zur Klasse der Ginkgoatae gezählt. Es handelt sich dabei um eine Pflanzengruppe aus der Unterabteilung der Gymnospermae, die im Mesozoikum auf der Erde weit verbreitet waren. Der 30–40 m hohe Ginkgobaum, der mehrere hundert Jahre alt werden kann, ist der letzte lebende Vertreter dieser Pflanzengruppe. Die typischen Blätter der Pflanze sind fächerförmig, mehr oder minder tief 2-lappig mit parallel verlaufenden Leitbündeln; sie sitzen wechselständig an Langtrieben oder zu 3–5 an Kurztrieben. Der Ginkgobaum ist 2-häusig, es gibt also weibliche und männliche Bäume. Die weiblichen Blüten stehen einzeln in den Achseln der Laubblätter oder der Schuppenblätter der Kurztriebe; die männlichen Blüten stehen in den Achseln von Schuppenblättern an den Kurztrieben. Der männliche Pollen wird vom Wind übertragen. Während bei den höher entwickelten Nacktsamern die Befruchtung der Eizelle durch bewegliche Spermakerne erfolgt, bildet der Ginkgo bewegliche und begeißelte Spermatozoide, die die Eizelle mittels Flüssigkeitstropfen schwimmend erreichen. Die Bäume blühen erst nach 20–30 Jahren.

Der Ginkgobaum stammt aus den Bergwäldern im Osten und Westen Chinas. Im Altertum soll die Pflanze den Chinesen noch unbekannt gewesen sein. Die ältesten Aufzeichnungen stammen aus dem 11. Jahrhundert n. Chr. Nach der Form der Blätter wurde der Baum damals

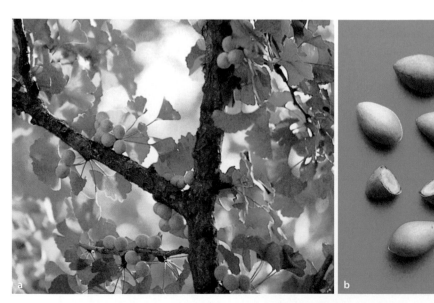

◼ **Abb. 18.2a,b** Ginkgobaum, **a** weibliche Pflanze mit »Früchten« (Samen mit Samenkernen einer äußeren fleischigen und inneren verholzten Samenschale), **b** Samenkerne ohne Samenschale

Ya Chio (Entenfuß) genannt; später hieß er nach den Samen Yin Hsing (Silberaprikose). Aus dieser Zeit stammen auch die ersten Berichte über seine Kultivierung außerhalb der natürlichen Standorte. Nach Europa gelangte der Ginkgobaum in der ersten Hälfte des 18. Jahrhunderts. Heute wird der Ginkgobaum in speziellen Plantagen in Japan, Südkorea, South Carolina (USA) und in der Nähe von Bordeaux (Frankreich) angebaut. Geerntet werden die noch grünen Blätter des Ginkgobaumes (Spieß u. Juretzek 2014).

Inhaltsstoffe Gut untersucht sind die Blätter des Ginkgobaumes. **Flavonolglykoside:** Man findet 0,5–1,8 % Mono-, Di- und Triglykoside, wie z. B. Kämpferol , Quercetin- und Isorhamnetin-3-O-glucosid, Kämpferol-7-O-glucosid, Quercetin-3-O-rhamnosid, 3'-O-Methylmyricetin-3-O-glucosid, Kämpferol-3-O-rutinosid, Kämpferol-3-O-glucorhamnosid, Quercetin-3-O-rutinosid, 3'-O-Methylmyricetin-3-O-rutinosid, Syringetin-3-O-rutinosid, Quercetin-3-O-glucorhamnosid. **Flavonolacylglykoside:** Ca. 0,06–0,2 % Kämpferol- und Quercetin-3-O-(6-p-cumaroylglucorhamnosid). **Biflavonoide:** Ca. 0,4–1,9 % mit den Hauptkomponenten Amentoflavon, Bilobetin, 5-Methoxybilobetin, Ginkgetin, Isoginkgetin, Sciadopitysin. **Catechine und oligomere Proanthocyanidine:** Bis zu 0,04 % Catechine und 8–12 % Proanthocyanidine. Gefunden wurden (+)-Gallocatechin, (-)-Epigallocatechin. Grundelemente der Proanthocyanidine sind Delphinidin und Cyanidin. **Terpenoide:** Blätter und Wurzeln des Ginkgobaumes enthalten bis 0,23 % die Diterpene Ginkgolid A, Ginkgolid B, Ginkgolid C, Ginkgolid J sowie das Sesquiterpen Bilabolid (bis 0,2 %). Die genannten Ginkgoterpene, die den bitteren Geschmack des Ginkgobilobaextraktes verursachen, besitzen 3 Laktonfunktionen sowie eine tertiäre Butylgruppe, die im Pflanzenreich einmalig ist. **Steroide:** Sitosterin, Campesterin, 22-Dihydrobrassicasterin, Sitosteringlucosid. **Organische Säuren:** Shikimisäure, 3-Methoxy-4-hydroxybenzoesäure, 4-Hydroxybenzoesäure, Ginkgolsäure. N haltige Verbindungen: In Ginkgoblättern konnte 6-Hydroxykynurensäure, die erste N-haltige Verbindung aus Ginkgo biloba, nachgewiesen werden. Im Herbstlaub findet man bis zu 0,24 % dieser Substanz. Die Substanz ist offensichtlich ein Hauptmetabolit des Tryptophans während des herbstlichen Eiweißabbaus (Saller 1995; Spieß u. Juretzek 2014).

Wirkungen Die meisten tierexperimentellen Untersuchungen wurden mit bestimmten Trockenextrakten, die aus Ginkgoblättern durch Wasser-Aceton-Extraktion gewonnen wurden, durchgeführt. Auf Grund tierexperimenteller Studien werden u. a. folgende Wirkungsmechanismen diskutiert: Förderung der Durchblutung in Arterien, Kapillaren und Venen, Verbesserung der Fließeigenschaften des Blutes, Antagonisierung des plättchenaktivierenden Faktors (PAF), Beeinflussung des zerebralen Stoffwechsels, Schutz vor hypoxämischen Schäden (z. B. Erhöhung der Hypoxietoleranz), Radikalfängerfunktionen, Beeinflussung von Neurotransmittersystemen (WHO 1999: ESCOP 2003; Spieß u. Juretzek 2014).

In der Veterinärmedizin wird beim Hund als analoge Symptomatik der humanen altersbedingten Beschwerden das kognitive Dysfunktionssyndrom beschrieben (Neilson et al. 2001). Experimentelle und klinische Untersuchungen haben gezeigt, dass bei Hunden ähnliche Ursachen für Degenerationserscheinungen im Gehirn verantwortlich sein können, wie bei der Demenz des Menschen (Neilson et al. 2001). Aufgrund dieser Erkenntnisse wurden in einer offenen, multizentrischen Pilotstudie 42 Hunde mit altersbedingten chronischen Beschwerden und Verhaltensänderungen (z. B. Schlafverhalten, Aktivitäten bei Tage, Unruhe, Erkennung von Familienmitgliedern) mit einem standardisierten Ginkgo biloba-Trockenextrakt behandelt. Hierbei erhielten die Hunde über einen Zeitraum von 56 Tagen täglich 40 mg Trockenextrakt/10 kg KG oral verabreicht. Nach Beendigung der Behandlung war bei 66,7 % der Tiere eine signifikante Reduktion der altersbedingten Beschwerden und Verhaltensänderungen zu beobachten. Der Ginkgo biloba-Trockenextrakt wurde von 93 % der Hunde gut bis sehr gut vertragen (Reichling et al. 2006a).

Anwendungsgebiete Zur Unterstützung der zerebralen und peripheren Durchblutung bei Hunden mit Altersbeschwerden (Reichling et al. 2006a).

Dosierung und Art der Anwendung Ginkgoblätter werden ausschließlich in Form von standardisierten Trockenextrakten (DEV 35-67:1) in Fertigpräparaten oral angewendet, in der Dosierung von 40 mg Trockenextrakt pro 10 kg Körpergewicht (Reichling et al. 2006a).

Unerwünschte Wirkungen **Hund:** selten eine leichte reversible Hautreaktion (Reichling et al. 2006a).

Gegenanzeigen **Mensch:** Bei Überempfindlichkeit gegen Ginkgo biloba-Extrakte (Saller et al. 1995; Spieß u. Juretzek 2014).

Handelspräparate Ginkgoblätter (s. Anhang A.6 Bezugsquellen).

Hinweise

Ginkgoblätter (Ginkgo folium) und Ginkgoextrakte dürfen derzeit in der EU bei Lebensmittel-liefernden Tieren nicht als Wirkstoffe eingesetzt werden. Hingegen darf Ginkgo biloba bei Lebens-mittel-liefernden Tieren in homöopathischen Tierarzneimittel zur Therapie verwendet werden (s. Anhang A.3 VO [EU] Nr. 37.2010). Ginkgo darf in der Schweiz bei Tieren, die der Lebensmittel-gewinnung dienen und bei Heimtieren als Tierarzneimittel verwendet werden (s. Anhang A.4 Einstufungsliste pflanzlicher Stoffe und Zubereitungen). Mit Ginkgoblättern und Ginkgoextrakten liegen derzeit bei trächtigen und laktierenden Tieren keine Erfahrungen vor.

18.4   Indischer Weihrauch

Stammpflanze *Boswellia serrata* ROXB. ex COLEBR.

Familie Burseraceae

Verwendeter Pflanzenteil Das aus Einschnitten in den Bäumen (Stamm und Äste) ausgetretene und erstarrte Gummiharz (Indischer Weihrauch). Das ausgetretene Gummiharz wird 2-mal im Jahr durch Abschaben geerntet und zwar im März und Juni. **Geruch:** Schwach aromatisch. **Geschmack:** Aromatisch bitter.

Botanik/Herkunft Es handelt sich um einen mittelgroßen Baum (◘ Abb. 18.3) mit flach ausgebreiteter Krone, 6–10 m hoch. Laubblätter gegenständig, 9–14-paarig gefiedert, die Fieder-blättchen sind am Rande kerbig gesägt oder fast ganzrandig. Blüten weiß bis grünlich-weiß, in Trauben angeordnet. Die Baumrinde ist ca. 1,2 cm dick, grünlich aschfarben und schält sich in papierartigen dünnen, glatten Stückchen ab. Die jungen Triebe und Blätter sind pubeszent mit einfachen Haaren besetzt.

Die Pflanze ist in Indien heimisch. Man findet sie in den niedrigen Gebirgen entlang des Himalayas sowie im nördlichen und mittleren Teil Indiens (Sabieraj 2014).

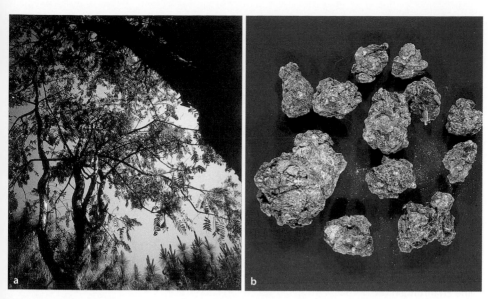

Abb. 18.3a,b Indischer Weihrauch, **a** Baum, **b** Gummiharz

Inhaltsstoffe Ätherisches Öl: In der Droge 7–9 % ätherisches Öl mit den Hauptbestandteilen α-Thujen, α-Phellandren und α-Pinen. **Schleim:** Der Schleim (ca. 23 %) besteht überwiegend aus D-Galactose und D-Arabinose sowie kleineren Mengen an D-Mannose, 4-D-Methylglucuronsäure, D-Xylose, Digitose, Galacturonsäure und Rhamnose. **Pentacyclische Triterpensäuren:** In der Droge Acetyl-β-boswelliasäure, Acetyl-11-keto-β-boswelliasäure, β-Boswelliasäure und 11-Keto-β-boswelliasäure. **Tetracyclische Triterpensäuren:** U. a. 3-α-Acetoxytirucall-8,24-dien-21-säure, 3-α-Hydroxytirucall-8,24-dien-21-säure, 3-β-Hydroxytirucall-8,24-dien-21-säure, 3-Ketotirucall-8,24-dien-21-säure (Sabieraj 2014).

Wirkungen Das Gummiharz verfügt nach tierexperimentellen Studien über eine ausgeprägte entzündungshemmende Wirkung. So führte z. B. ein alkoholischer Trockenextrakt aus dem Gummiharz (50–200 mg/kg KG p. o.) bei der Ratte zu einer konzentrationsabhängigen Hemmung des carrageenaninduzierten Rattenpfotenödems. In einem weiteren Experiment verminderte die Rohdroge (Ratte: 100 mg/kg KG p. o. tgl.) bei der adjuvansinduzierten Arthritis der Ratte signifikant die Freisetzung von β-Glucuronidase aus Leber, Niere und Knorpel. In in vitro Studien konnte zudem gezeigt werden, dass verschiedene Boswelliasäuren in der Lage sind, sowohl Lipoxygenasen (5-/12-Lipoxygenase) als auch Cyclooxygenasen zu hemmen (vgl. hierzu Basch et al. 2004; Poeckel u. Werz 2006; Sabieraj 2014).

In einer offenen, multizentrischen, klinischen Studie wurden 29 Hunde mit Symptomen einer chronischen Erkrankung an Gelenken und Wirbelsäule mit einer Extraktzubereitung aus dem Indischen Weihrauch (Boswellia serrata) behandelt. Der Trockenextrakt (50 % Triterpensäuren) wurde in einer Dosis von 400 mg/10 kg KG während 42 Tagen 1 × tgl. den Tieren über das Futter verabreicht. Schon nach einer 2-wöchigen Behandlungszeit wurde die Wirksamkeit in 71 % der Fälle als sehr gut oder gut beurteilt. Nach Abschluss der 6-wöchigen Behandlungszeit wurde eine signifikante Verbesserung typischer Symptome, wie intermittierende Lahmheit, lokale Schmerzhaftigkeit und steifer Gang, festgestellt (Reichling et al. 2004c).

Anwendungsgebiete Innerlich zur Unterstützung der Gelenkfunktionen und Förderung der normalen Beweglichkeit bei rheumatischen Erkrankungen beim Hund (Reichling et al. 2004c).

Dosierung und Art der Anwendung Indischer Weihrauch wird als quantifizierter Extrakt (≥ 50 % Triterpensäuren) in Fertigpräparaten angewendet. Die Tagesdosis für Hunde liegt bei 400 mg Trockenextrakt pro 10 kg Körpergewicht (Reichling et al. 2004c).

Pflanzenpräparate Arthrocheval Deutschland. Pflanzliches Ergänzungsfuttermittel (enthält Indischen Weihrauch, Teufelskralle, Brennnessel, Birke) für Pferde (s. Anhang A.5 Lila Liste 2014/2015). Indischer Weihrauch (s. Anhang A.6 Bezugsquellen).

Hinweise

Indischer Weihrauch und Weihrauchextrakte dürfen derzeit in der EU bei Lebensmittel-liefernden Tieren nicht als Wirkstoffe eingesetzt werden (s. Anhang A.3 VO [EU] Nr. 37/2010). Indischer Weihrauch darf in der Schweiz bei Tieren, die der Lebensmittelgewinnung dienen und bei Heimtieren als Tierarzneimittel verwendet werden (s. Anhang A.4 Einstufungsliste pflanzlicher Stoffe und Zubereitungen). Mit Indischem Weihrauch liegen derzeit bei trächtigen und laktierenden Tieren keine Erfahrungen vor.

18.5   Rosmarin

Stammpflanze *Rosmarinus officinalis* L.

Familie Lamiaceae

Verwendeter Pflanzenteil Rosmarinblätter (Rosmarini folium), bestehend aus den während oder nach der Blüte gesammelten und schonend getrockneten Laubblättern der Pflanze. **Geruch:** Schwach campherartig, würzig. **Geschmack:** Aromatisch, bitter. Rosmarinöl (Rosmarini aetheroleum) ist ein aus den Blättern und beblätterten Stängeln durch Wasserdampfdestillation gewonnenes ätherisches Öl. **Geruch:** Charakteristisch herb, an Cineol erinnernd. **Geschmack:** Aromatisch, bitter, kühlend.

Botanik/Herkunft Rosmarin (◻ Abb. 18.4) ist ein immergrüner, bis zu 2 m hoher Kleinstrauch, mit aufrechten, aufsteigenden oder selten niederliegenden, braunen Zweigen. Blätter sind lineal, lederig, ganzrandig, hellgrün und oberseits leicht runzelig, weiß-filzig behaart. Blütenstand und Blütenstiel ebenfalls filzig behaart. Kelch 3–4 mm, grün oder rötlich, anfangs schwach filzig behaart, später 5–7 mm, unbehaart, Nervatur auffallend. Blütenkrone 10–12 mm, bläulich, seltener rosa oder weiß. Nüsschen braun. **Blütezeit:** Mai–Juli.

Die Pflanze ist im Mittelmeergebiet und Portugal heimisch. Sie wird u. a. auf der Krim, in Transkaukasien, Mittelasien, Indien, auf den Philippinen, den Antillen, in den USA und Australien angebaut (Stahl-Biskup 2014).

Inhaltsstoffe Ätherisches Öl (Rosmarinöl): In der Droge 1,0–2,5 % ätherisches Öl mit den Monoterpenen Campher, 1,8-Cineol und α-Pinen als Hauptinhaltsstoffe. **Diterpenphenole:** Die Droge enthält 0,35 % Carnolsäure, ein tricyclisches Diterpen vom Ferruginoltyp. Ferner Isorosmanol, Rosmadial, Rosmarichinon u. a.. **Zimtsäurederivate:** U. a. ca. 2,5 % Rosmarinsäure, Kaffee-, Sinapin-, Ferulasäure. **Flavonoide:** In den Blättern findet man die Aglyka Cirsi-

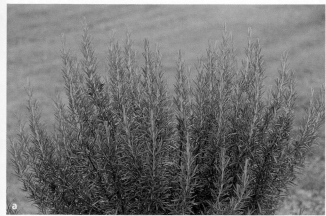
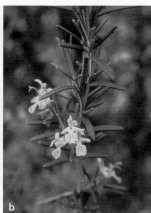

◻ Abb. 18.4a,b Rosmarin, **a** Ganzpflanze, **b** blühende Pflanze

maritin, Genkwanin, Diosmetin, Hispidulin u. a. sowie die Glykoside Cirsimarin, Diosmin, Hesperetin u. a.. **Triterpene und Steroide:** Die Droge enthält ca. 10 % Oleanolsäure und 5 % Ursolsäure, ferner 2β-Hydroxyoleanolsäure, 19α-Hydroxyursolsäure u. a.. **Kohlenhydrate:** In der Droge 5,8 % säurelabile Polysaccharide, die nach der Hydrolyse 44,8 % Arabinose, 23,9 % Xylose, 15,2 % Galactose, 7,4 % Glucose, 6,5 % Rhamnose und 2,1 % Mannose liefern (Stahl-Biskup 2014).

Wirkungen Rosmarinöl sowie ethanolische Trockenextrakte aus der Blattdroge zeigten experimentell bzw. tierexperimentell antimikrobielle (u. a. gegen Bakterien, Hefen, Schimmelpilze), antivirale (z. B. gegen Herpesviren), spasmolytische (am isolierten Meerschweinchenileum), cholagoge (beim Meerschweinchen), choleretische (bei der Ratte), antimutagene (an *Salmonella typhimurium* TA 102 und TA 98 überprüft), antikonvulsive (bei Mäusen) und ausgeprägte antioxidative Wirkungen. Das Rosmarinöl und daraus isolierte Einzelsubstanzen (u. a. Campher, 1,8-Cineol, α-Pinen) zeigten am Menschen leicht hautreizende und durchblutungsfördernde Effekte (Gracza et al. 1985; Hoefler et al. 1987; Kovar et al. 1987; Hof et al. 1988; Tateo et al. 1988; ESCOP 2003; Stahl-Biskup 2014).

Anwendungsgebiete **Äußerlich** zur unterstützenden Therapie von rheumatischen Erkrankungen der Muskeln und Gelenke (Gachnian-Mirtscheva 2003).

Dosierung und Art der Anwendung Zubereitungen aus Rosmarinblättern und Rosmarinöl werden **äußerlich** in Form von Hautölen, Salben und Aufgüssen und zu lokal reizenden und hyperämisierenden Bädern angewendet. **Äußerlich** 6–10 % ätherisches Rosmarinöl in halbfesten und flüssigen Zubereitungen zum Einreiben. Für ein **Teilbad:** 100 g Rosmarinblätter auf 20 l Wasser (Gachnian-Mirtscheva 2003).

Pflanzenpräparate Rosmarinblätter und Rosmarinöl (s. Anhang A.6 Bezugsquellen).

Hinweise
Rosmarinblätter (Rosmarini folium) und Rosmarinöl (Rosmarini aetheroleum) dürfen in der EU bei Lebensmittel-liefernden Tieren als Wirkstoffe angewendet werden (s. Anhang A.3 VO [EU] Nr. 37/2010). Rosmarin darf derzeit in der Schweiz weder bei Tieren, die der Lebensmittelgewinnung dienen, noch bei Heimtieren als Futtermittel bzw. Ergänzungsfuttermittel oder als Tierarzneimittel verwendet werden (s. Anhang A.4 Einstufungsliste pflanzlicher Stoffe und Zubereitungen).
Mit Rosmarinblättern und Rosmarinöl liegen derzeit bei trächtigen und laktierenden Tieren keine Erfahrungen vor.

18.6   Schwarzer Senf

Stammpflanze *Brassica nigra* (L.) KOCH

Familie Brassicaceae

Verwendeter Pflanzenteil Senfsamen (Brassicae nigrae semen), bestehend aus den reifen, getrockneten Samen der Pflanze.

Botanik/Herkunft Der Schwarze Senf (◘ Abb. 18.5) ist eine 1-jährige Pflanze mit 1–1,5 m hohem, geradem, fast stielrundem, am Grunde borstig behaartem, oberwärts bläulich bereiftem, kahlem und verzweigtem Stängel. Die unteren und mittleren Stängelblätter sind leierförmig-fiederspaltig mit 1–3 Paaren seitlicher Lappen, unregelmäßig gezähnt, mit Borstenhaaren besetzt; die oberen Blätter sind länglich oder länglich-lanzettlich, ganzrandig oder wenig gezähnt, meist nackt, blaugrün. Die Blüten sind in endständigen, traubenartigen Blütenständen vereinigt. Sie sind gelb, Kelch und Krone sind 4-blättrig. 6 Staubblätter mit Honigdrüsen am Grunde und 1 oberständiger Fruchtknoten. Die Frucht ist eine 1–2 cm lange und 1,5–2 mm breite Schote. Die Samen sind klein, rund, rotbraun. **Blütezeit:** Mai–Oktober.

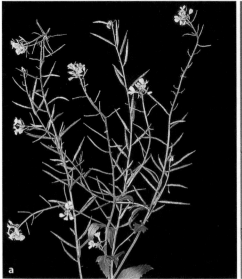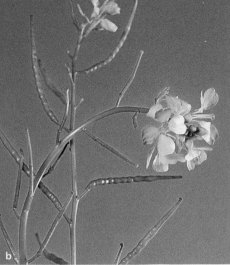

◘ **Abb. 18.5a,b** Schwarzer Senf, **a** Pflanze, **b** Blüten und Schoten

Der Schwarze Senf ist heimisch im Mittelmeergebiet, wird aber weltweit in gemäßigten Klimazonen kultiviert. Die Pflanze wächst als Unkraut auf Äckern und Brachen, an Wegrändern, auf Dämmen und Schutthalden. Die Droge stammt aus dem Anbau (Mundt u. Teuscher 2014).

Inhaltsstoffe Glucosinolate: In der Droge 1–5 % Gesamtglucosinolate mit der Hauptkomponenten Sinigrin (bis 5 %), die unter Einwirkung des Enzyms Myrosinase Allylsenföle bilden. **Sonstige Inhaltsstoffe:** Ca. 30 % fettes Öl, das hauptsächlich aus Glyceriden der Erukasäure besteht. Ferner ca. 20 % Eiweiße, Schleimstoffe, Flavonolglykoside sowie Phenylpropanderivate (u .a. Sinapin) (Mundt u. Teuscher 2014).

Wirkungen Allylsenföle aus Senfsamen gewonnen, zeigten in vitro sowohl bakteriostatische als auch fungistatische Wirkungen (Mundt u. Teuscher 2014). Äußerlich angewendet wirken sie hautreizend, durchblutungsfördend und schmerzlindernd (Gachnian u. Assenov 1985; Wichtl 2009).

Anwendungsgebiete Äußerlich wird Senfpulver als Hautreizmittel u. a. zur unterstützenden Therapie von rheumatischen Erkrankungen der Muskeln und Gelenke, verwendet (Gachnian u. Assenov 1985; Mundt u. Teuscher 2014).

Dosierung und Art der Anwendung Die Droge in Pulverform, wird **äußerlich** in Form von Umschlägen, Senfpflaster, Senfpapier und Senfspiritus angewendet.

Der **Umschlag** wird aus Senfmehl (pulverisierter oder gut zerstoßener Samen) bereitet. Zur Abschwächung der Reizwirkung wird es in Mehl oder Kleie im Verhältnis 1:1, 1:2 oder 1:4 (je nach Dicke und Zustand der Haut) vermischt. Man gibt so viel warmes Wasser hinzu, dass man einen weichen Teig erhält. Der Teig wird in einer 0,5–1 cm dicken Schicht auf Mull oder ein ähnliches Material gestrichen. Man schlägt die Tuchränder ein, legt den Umschlag auf die gereinigte Haut und belässt ihn dort ein paar Minuten (max. 15 min), bis sich die Haut rötet. Dann nimmt man den Umschlag ab und reinigt die Haut mit verdünnter Ammoniaklösung, damit sie durch eventuelle Reste des Allylsenföls nicht geschädigt wird (Gachnian u. Assenov 1985).

Mit Senfpulver beschichtetes Papier kann als Ersatz für Umschläge dienen. Es wird mit kaltem Wasser bespritzt und auf die gereinigte Haut gelegt, wo es so lange verbleibt, bis die Haut sich rötet (max. 15 min).

Unerwünschte Wirkungen In seltenen Fällen können Kontaktdermatitiden durch Senf verursacht werden. Bei Überdosierung oder zu langer Einwirkzeit durch starke Reizwirkung auf Haut und Schleimhaut toxisch (www.giftpflanzen.ch).

Pflanzenpräparate Senfpulver oder Senfmehl (s. Anhang A.6 Bezugsquellen).

Hinweise

Senfsamen (Brassicae (Sinapis) nigrae semen) sind bei Lebensmittel-liefernden Tieren in der EU als Wirkstoff zur Therapie zugelassen (VO [EU] Nr. 37/2010). Senfsamen dürfen derzeit in der Schweiz weder bei Tieren, die der Lebensmittelgewinnung dienen, noch bei Heimtieren als Futtermittel bzw. Ergänzungsfuttermittel oder als Tierarzneimittel verwendet werden (s. Anhang A.4 Einstufungsliste pflanzlicher Stoffe und Zubereitungen). Mit Senfsamen liegen derzeit bei trächtigen und laktierenden Tieren keine Erfahrungen vor.

Stress- und Ermüdungszustände, Tumoren und Allergien

Jürgen Reichling, Marijke Frater-Schröder, Reinhard Saller,
Julika Fitzi-Rathgen, Rosa Gachnian-Mirtscheva

J. Reichling et al., *Heilpflanzenkunde für die Veterinärpraxis*,
DOI 10.1007/978-3-662-48795-2_19, © Springer-Verlag Berlin Heidelberg 2016

Pflanzenname		Drogenname	
Deutsch	**Lateinisch**	**Deutsch**	**Lateinisch**
Ginseng	*Panax ginseng*	Ginsengwurzel	*Ginseng radix*
Mistel	*Viscum album*	Frisches Mistelkraut	*Visci albi herba recens*
Pestwurz	*Petasites hybridus*	Pestwurzblätter	*Petasitidis folium*
Taigawurzel	*Eleutherococcus senticosus*	Taigawurzel	*Eleutherococci radix*

19.1   Ginseng

Stammpflanze *Panax ginseng* C. A. MEYER

Familie Araliaceae

Verwendeter Pflanzenteil Ginsengwurzel (Ginseng radix), bestehend aus den getrockneten Wurzeln der Pflanze. Die Wurzeln stammen von 4–7 Jahre alten Pflanzen. Sie werden im Herbst ausgegraben und gereinigt. **Geruch:** Schwach, eigenartig. **Geschmack:** Schwach würzig, anfangs leicht bitter, dann süßlich, etwas schleimig.

Botanik/Herkunft Ausdauernde, aufrechte, 30–80 cm hohe Pflanzen mit spindelförmiger, an der Spitze handförmig geteilter Wurzel und kahlem, rundem Stängel. Der Stängel trägt längsgestielte, fünfzählig gefingerte Blätter in 2- bis 4-zähligem endständigem Wirtel. Die Blättchen sind 7–20 cm lang und 2–5 cm breit, lanzettlich bis umgekehrt-eiförmig. Blüten zwittrig, mit weiß-grünlicher Krone, in endständigen Dolden. Fruchtknoten unterständig. Früchte etwa erbsengroße, kugelige bis nierenförmige, scharlachrote, glatte und glänzende Steinfrüchte (◘ Abb. 19.1). **Blütezeit:** Juni–August.

Die Pflanze kommt in den schattigen Gebirgswäldern Ostasiens von Nepal bis zur Mandschurei wildwachsend vor. Sie wird in Nordchina, in der Mandschurei, in Korea und Japan kultiviert und angebaut (Schweins u. Sonnenborn 2014).

Inhaltsstoffe Triterpensaponine: Die Konzentration der Ginsenoside (= Panaxoside) in der Wurzeldroge hängt entscheidend vom Anbaugebiet, vom Alter der Pflanze und den untersuchten Wurzelteilen ab. Für 6 Jahre alte Ginsengwurzeln wurden für die Gesamtwurzel Ginsenosid-Gehalte von 0,8–6,1 % bestimmt. Den verschiedenen Glykosiden liegt überwiegend der tetrazyklische Dammarantyp als Aglykon zu Grunde. 20 (S)-Protopanaxadiol: Ra, Rb_1, Rb_2, Rc, Rd. 20 (S)-Protopanaxatriol: Re, Rf, Rg_1, Rg_2, Rh_1. Teilweise findet man als Aglykon auch den pentazyklischen Oleanolsäuretyp: Ginsenosid Ro. **Sonstige Inhaltsstoffe:** 0,05 % ätherisches Öl mit den Bestandteilen β-Elemen, Eremophilen (Sesquiterpene), Panaxydol, Panaxynol, Panaxytriol (Polyacetylene), weiter phenolische Substanzen, wie z. B. Salicylate, Vanillinsäure sowie Peptidoglykane (ESCOP 2003; Schweins u. Sonnenborn 2014).

19

Wirkungen Die Ginsengwurzel stammt aus der ostasiatischen Medizin, wo Zubereitungen aus der Droge traditionell zur Stärkung bei Schwächezuständen aller Art angewendet werden. Zur vielfältigen Wirkung von Ginsengzubereitungen (meist Extrakte aus weißem Ginseng) liegen in der internationalen Literatur mehrere hundert Originalarbeiten und Übersichtsartikel vor.

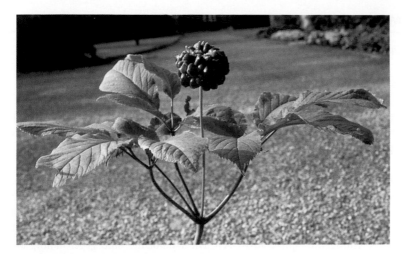

◨ **Abb. 19.1** Ginseng, Pflanze mit Fruchtstand

Die meisten Arbeiten stammen aus der experimentellen Pharmakologie und beschäftigen sich mit Fragen zur Leistungssteigerung, Anti-Ermüdungswirkung, zu adaptogenen Effekten und Anti-Stresswirkung bei Anwendung von Ginsengextrakten. Beim Menschen sind Extrakte aus der Wurzeldroge als Tonikum zur Stärkung und Kräftigung bei Müdigkeits- und Schwäche- gefühl, nachlassender Leistungs- und Konzentrationsfähigkeit sowie in der Rekonvaleszenz anerkannte Indikationsgebiete (ESCOP 2003; Schweins u. Sonnenborn 2014).

Anwendungsgebiete In der Veterinärmedizin werden Zubereitungen aus Ginseng für Klein- tiere hauptsächlich als Anpassungs- und Kräftigungsmittel (Adaptogen) bei Funktionsstörun- gen des Herz- und Kreislaufsystems als auch bei körperlichen Ermüdungs- und Erschöpfungs- zuständen empfohlen (Rabinovich 1981).

Dosierung und Art der Anwendung Innerlich angewendet werden meist die gepulverte Droge, Tinkturen oder flüssige Extrakte aus der Wurzeldroge. **Kleintiere:** Hunde: Tinktur, 10–20 Trop- fen, 2–3 × tgl. (Rabinovich 1981).

Pflanzliche Präparate Ginsengwurzel (s. Anhang A.6 Bezugsquellen).

Hinweise

Ginseng, standardisierte Extrakte und Zubereitungen daraus dürfen in der EU bei Lebensmittel- liefernden Tieren als Wirkstoffe eingesetzt werden (s. Anhang A.3 VO [EU] Nr. 37/2010). Ginseng darf derzeit in der Schweiz weder bei Tieren, die der Lebensmittelgewinnung dienen, noch bei Heimtieren als Futtermittel bzw. Ergänzungsfuttermittel oder als Tierarzneimittel verwendet werden. Eine Ausnahme bildet die beschränkt erlaubte Anwendung als Aromastoff (s. Anhang A.4 Einstufungsliste pflanzlicher Stoffe und Zubereitungen). Mit Ginseng liegen derzeit bei trächtigen und laktierenden Tieren keine Erfahrungen vor.

19.2   Mistel

Stammpflanze *Viscum album* L.

Familie Santalaceae

Verwendeter Pflanzenteil Frisches Mistelkraut (Visci albi herba recens), bestehend aus dem frischen Kraut, das in der Regel zu genau vorgegebenen Jahreszeiten von bestimmten Wirtspflanzen geerntet wird.

Botanik/Herkunft Die Mistel (◘ Abb. 19.2) ist ein kleiner, gabelästiger, immergrüner, schmarotzender, diözischer, annähernd kugeliger Strauch mit kurzem Stamm, der auf verschiedenen Baumarten (z. B. Tanne, Kiefer, Eiche, Pappel) wächst. Er besitzt grünbraune Zweige, die wiederholt dichotom verzweigt sind, an den Gelenken leicht brechen und am Ende jedes Gabelgliedes eine meist blütentragende Spitze aufweisen. Die Laubblätter sind gegenständig angeordnet, oft quirlig sitzend, ledrig, ungeteilt, ganzrandig, gelbgrün bis dunkelgrün, lanzettlich bis breitzungenförmig. Die Blüten sind unscheinbar, eingeschlechtlich, zu 3–5 in Trugdolden in den Achseln kleiner Hochblätter inseriert. Die männlichen Blüten sind ohne Kelch, 4-teilig, mit gelbgrüner Hülle, kurzer Röhre und vier Staubblättern. Die weiblichen Blüten sind kleiner, Blütenhülle 3- bis 4-teilig, Fruchtknoten unterständig; der Griffel ist kurz oder fehlend, Narbe polsterförmig. Die Scheinbeeren sind erbsengroß, im reifen Zustand weiß bis gelblich oder orange. **Blütezeit:** Februar–Mai.

Die Mistel (Halbschmarotzer) befällt verschiedene Baumarten in ganz Europa. Man findet sie ebenfalls in China, Korea, Japan und auf Taiwan. Die Droge wird von den Firmen, die Fertigarzneimittel zur parenteralen Applikation herstellen, selbst gewonnen. Sie stammt meist aus Wildbeständen oder firmeneigenem Anbau (künstliche Infektion ausgewählter Wirtsbäume) (Teuscher 2014).

Inhaltsstoffe **Lectine:** Glykoproteine mit etwa 11 % Kohlenhydratanteil, z. B. Mistellectin I–III (ML I; ML II; ML III). Die Gehalte der einzelnen Lectine in der pflanzlichen Droge schwankt

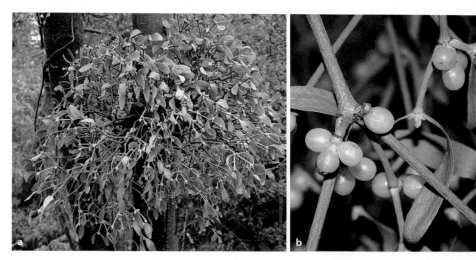

◘ **Abb. 19.2a,b** Mistel, **a** ganze Pflanze, **b** Früchte

jahreszeitlich (z. B. für ML I: 100 µg/g Frischgewicht bei der Apfelbaum-Mistel). **Viscotoxine:** Es handelt sich um Oligopeptide (z. B. Viscotoxin A2 und A3, Viscotoxin B), die aus ca. 46 Aminosäuren bestehen und in der Droge zu 0,05–0,1 % vorkommen. **Poly- und Oligosaccharide:** In der Droge wurden nachgewiesen wasserlösliche Polysaccharide, Pektine, Hemicellulose A und B u. a. m.. **Cyclitole:** Gefunden wurden z. B. Mannitol, myo-Inositol, Pinitol, Viscumitol. **Flavonoide:** Abhängig von der Wirtspflanze werden verschiedene Flavonoide (v. a. Glykoside) in der Droge nachgewiesen. **Sonstige Inhaltsstoffe:** Phenylpropanderivate, wie z. B. Syringin; Phenylcarbonsäuren, wie z. B. Kaffeesäure, Sinapinsäure, Ferulasäure; Triterpene, wie z. B. β-Amyrin, Betulinsäure, Ursolsäure; sowie freie Aminosäuren, zyklische Peptide, Amine und Eiweißstoffe (Teuscher 2014).

Wirkungen Nachgewiesen sind zytotoxische, antitumoröse, immunmodulierende und Apoptose-induzierende Wirkungen verschiedener Mistelextrakte. Gezeigt werden konnte auch, dass ML III hochselektiv mit $CD8^+$-T-Lymphozyten reagiert. Im Humanbereich lassen sich durch eine adjuvante Misteltherapie die Nebenwirkungen der Chemo- und Strahlentherapie, z. B. beim Mamma- und Ovarialkarzinom, reduzieren (Saller u. Melzer 2006; Teuscher 2014).

Anwendungsgebiete **Kleine Tiere:** Entsprechend der anthroposophischen Therapierichtung wird Iscador P bei Mammatumoren von Hund und Katze, Iscador Qu beim Fibrosarkom der Katze und Iscador M, Qu, P bei anderen Tumorarten in der Veterinärmedizin angewendet (Spranger 2007). **Mensch:** Fertigarzneimittel zur Palliativtherapie im Sinne einer Stimulation der unspezifischen Immunabwehr bei malignen Tumoren (Schilcher et al. 2010).

Dosierung und Art der Anwendung **Mensch:** Es stehen nur ampullierte Fertigarzneimittel für den Humanbereich zur Verfügung, die zur i. v., i. c. oder s. c. Injektion oder i. v. Infusion vorgesehen sind. Angaben im Beipackzettel der einschlägigen Fertigarzneimittel beachten (Schilcher et al. 2010).

Unerwünschte Wirkungen **Mensch:** s. Beipackzettel der einschlägigen Präparate.

Gegenanzeigen **Mensch:** Bei Eiweißüberempfindlichkeit und chronisch-progredienten Infektionen.

Pflanzenpräparate **Cefalektin®, Eurixor®, Helixor®, Iscador®, Iscador spez.®, Lectinol®.**

Hinweise
Mistelkraut (Visci albi herba recens) darf derzeit in der EU bei Lebensmittel-liefernden Tieren nicht als Wirkstoff eingesetzt werden (s. Anhang A.3 VO [EU] Nr. 37/2010). Mistelkraut darf derzeit in der Schweiz weder bei Tieren, die der Lebensmittelgewinnung dienen, noch bei Heimtieren als Futtermittel bzw. Ergänzungsfuttermittel oder als Tierarzneimittel verwendet werden (s. Anhang A.4 Einstufungsliste pflanzlicher Stoffe und Zubereitungen). Mit Mistelkraut liegen derzeit bei trächtigen und laktierenden Tieren keine Erfahrungen vor.

19.3 Pestwurz

Stammpflanze *Petasites hybridus* (L.) GAERTN., B. MEY. et SCHERB.

Familie Asteraceae

Verwendeter Pflanzenteil Pestwurzblätter (Petasitidis folium), bestehend aus den getrockneten oder frischen Blättern der Pflanze. **Geruch:** Schwach, eigenartig. **Geschmack:** Schleimig, etwas bitter.

Botanik/Herkunft Die Blüten erscheinen unmittelbar nach der Schneeschmelze im Frühjahr, die Laubblätter werden gegen Ende der Blütezeit ausgebildet (◼ Abb. 19.3). Die Blütenköpfchen sind hellrosa bis lila, gelegentlich gelblich und sitzen an bis zu 40 cm hohen Stängeln. Die Blütenstände der weiblichen Pflanze bilden eine längliche Traube oder Rispe, bei den männlichen Pflanzen eine kurze Traube. Die Laubblätter sind herzförmig oder rundlich-nierenförmig, kurz gestielt, am Grunde tief ausgebuchtet und am Rande scharf gezähnt. Sie erscheinen auf der Oberseite grün und sind auf der Unterseite graufilzig behaart. Zur Fruchtzeit sind sie bis 1 m lang und bis zu 60 cm breit. Die Pflanze besitzt ein kurzes Rhizom von knollig-knorrigem Aussehen. **Blütezeit:** März–Mai.

Die Staude wächst bevorzugt an feuchten Bach- und Flussufern, an sumpfigen Orten, feuchten Waldrändern, überschwemmten Wiesen und in Auwäldern. Die Pflanze ist in ganz Europa, Nord- und Westasien heimisch und wurde nach Nordamerika eingeschleppt. Die Droge stammt z. T. aus Wildsammlungen (Meier et al. 2014).

Inhaltsstoffe Sesquiterpenester: In der Blattdroge findet man Sesquiterpene vom Eremophilan-Typ, die als Sesquiterpenalkohole über die 3-OH-Gruppe u. a. mit Angelikasäure oder Methylthioacrylsäure verestert sind. Die nachgewiesenen Substanzen sind Derivate des Petasols, Neopetasols oder Isopetasols (z. B. Petasin, Isopetasin, Angeloylneopetasol und Methylcrotonylneopetasol). **Flavonoide:** Es wurden bisher nachgewiesen Isoquercitrin, Astragalin; quantitative Angaben fehlen. **Pyrrolizidinalkaloide (PA):** Neue Zuchtsorten und Herstellungsverfah-

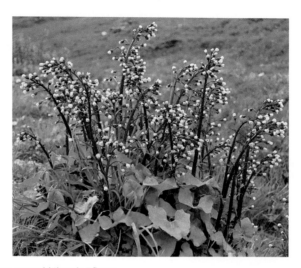

◼ **Abb. 19.3** Pestwurz, ganze blühende Pflanze

ren (z. B. CO_2-Extraktion der Blattdroge) liefern Extrakte aus der Blattdroge, deren PA-Gehalt unterhalb der Nachweisgrenze von 0,01 ppm liegt (Meier et al. 2014).

Wirkungen Nachgewiesen ist eine spasmolytische und entzündungshemmende Wirkung eines speziell hergestellten Blattextraktes (Ze 339), wobei die Wirkung auf die im Extrakt vorhandenen Petasine zurückgeführt wird. In in-vitro-Experimenten (neutrophile und eosinophile Leukozyten und Makrophagen) hemmte der Extrakt die 5-Lipoxygenase, nicht aber die Cyclooxygenase. Im Humanbereich wird ein Fertigarzneimittel (standardisiert auf 8 mg Petasine/Tablette) zur Behandlung der allergischen Rhinitis eingesetzt. Die randomisierten und placebo-kontrollierten Doppelblindstudien zeigen, dass die Wirkung des Fertigarzneimittels mit derjenigen der H_1-Antihistaminika Cetirizin und Fexofenadin vergleichbar ist; u. a. traten in der Nasenflüssigkeit der Patienten verminderte Werte von Histamin und LTB4 auf (Betti 2002; Meier et al. 2014).

In neuerer Zeit wurde das Fertigarzneimittel (Wirkstoff: Pestwurzblattextrakt Ze 399) in einer klinischen Studie mit gutem Erfolg bei Pferden eingesetzt, die nachweislich eine allergische Rhinitis (Recurrent Airway Obstruction, RAO) aufwiesen (Kopp 2007).

Anwendungsgebiete Allergische Rhinitis bei Pferden.

Dosierung und Art der Anwendung Pestwurzblätter werden ausschließlich in Form von standardisierten Trockenextrakten in Fertigpräparaten angewendet (Kopp 2007).

Unerwünschte Wirkungen Mensch: Gelegentlich treten gastrointestinale Beschwerden auf (Meier et al. 2014).

Pflanzenpräparate Tessalin, Schweiz. Humanes Phytopharmakon zur Behandlung von allergischer Rhinitis. Pestwurzblätter (s. Anhang A.6 Bezugsquellen).

Hinweise

Pestwurzblätter (Petasitidis folium) dürfen derzeit in der EU bei Lebensmittel-liefernden Tieren nicht als Wirkstoff eingesetzt werden (s. Anhang A.3 VO [EU] Nr. 37/2010). Pestwurz darf derzeit in der Schweiz weder bei Tieren, die der Lebensmittelgewinnung dienen, noch bei Heimtieren als Futtermittel bzw. Ergänzungsfuttermittel oder als Tierarzneimittel verwendet werden (s. Anhang A.4 Einstufungsliste pflanzlicher Stoffe und Zubereitungen). Mit Pestwurzblättern liegen derzeit bei trächtigen und laktierenden Tieren keine Erfahrungen vor.

19.4   Taigawurzel

Stammpflanze *Eleutherococcus senticosus* (RUPR. et MAXIM.) MAXIM.

Familie Araliaceae

Verwendeter Pflanzenteil Taigawurzel (Eleutherococci radix), bestehend aus den im Frühling und Herbst gesammelten, gewaschenen, ganzen oder geschnittenen, getrockneten, unterirdischen Organen der Pflanze **Geruch:** Typisch, leicht beißend. **Geschmack:** Bitter, leicht brennend.

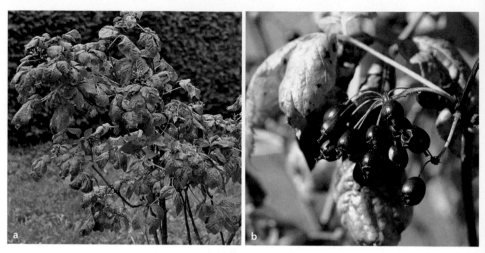

◘ Abb. 19.4a,b Taigawurzel, **a** ganze Pflanze, **b** Früchte

Botanik/Herkunft Mehrjährige Strauch mit zahlreichen rötlichen Stängeln, die 2–3 m (selten bis 7 m) hoch werden und dicht mit nach unten gerichteten Stacheln besetzt sind (◘ Abb. 19.4). Die Blätter sind langgestielt, handförmig zusammengesetzt, mit 5 verkehrt-eiförmigen bis elliptischen, ungleich großen und scharf gezähnten Blättchen, unterseits an den Adern rostrot behaart. Der Wurzelstock ist knotig, von unregelmäßiger Zylinderform mit einem Durchmesser von 1,4–4,2 cm. An der Unterseite des Rhizoms entspringen zahlreiche Wurzeln. Die Blütenstände sind reichblütige kugelige Dolden, die zu 3 oder 4 an den Zweigspitzen stehen. Die Frucht ist eine schwarze, fast kugelig Beere mit einem Durchmesser von 7–10 mm. Sie enthalten 5, gelegentlich auch 1 bis 6 Samen, die sternförmig angeordnet sind. **Blütezeit:** Juli–August.

Die Pflanze wächst bevorzugt an Waldrändern. Sie ist vorwiegend in Russland, in großen Teilen Ostsibiriens und in Südsachalin beheimatet. Das Vorkommen der Pflanze reicht bis nach Südkorea sowie in die Nordprovinz von China. Die Droge stammt aus Wildvorkommen. Hauptlieferländer sind Russland, China und Korea (Rabinovich 1987, 1988; Aicher u. Wozniewski 2014).

Inhaltsstoffe In der **Taigawurzel** (Eleutherococci radix) enthaltene **Lignane:** Sesamin, Syringaresinol-4,4′-0-β-diglucosid, Syringaresinol-4-0-β-monoglucosid und Syringaresinol. **Phenylpropanderivate:** Synapylalkohol, Syringin, Coniferin, Chlorogensäure, Kaffeesäure, Coniferylaldehyd u. a.. **Cumarine:** Isofraxidin, Isofraxidin-7-0-β-glucosid. **Triterpensaponine:** 0,13 % Gesamtsaponine, darunter Protoprimulagenin A-glucoside. **Sonstige Inhaltsstoffe:** 2–6 % verzweigte α(1→6)-Glucane, Eleutherosid, Arabinose, Glucose u. a. Zucker, Vanillin (Wichtel 2009; Aicher u. Wozniewski 2014).

Die **Blätter der Pflanze** enthalten: vorwiegend Flavonoide (z. B. Quercetinglykoside wie Rutin, Quercitrin) sowie Triterpensaponinglykoside vom Oleanonsäuretyp (z. B. Eleutheroside I, K, L, M) (Chen et al. 2002; Aicher u. Wozniewski 2014).

Wirkungen Zur Wirkung von Zubereitungen aus der Taigawurzel existieren mehrere hundert Arbeiten. Zu den Wirkungsbereichen, die gut untersucht sind, gehören u. a. antivirale, immunmodulierende, neuroendokrine und adaptogene Wirkungen sowie Erhöhung der Stressresistenz, Leistungs- und Konzentrationssteigerung und Antiermüdungswirkungen (Übersicht,

s. Betti 2002; ESCOP 2003; Aicher u. Wozniewski 2014). Flüssige Extrakte und Pulver aus der Wurzel wirken adaptogen, d. h. sie helfen bei der Bewältigung von Stresssituationen, Erschöpfungszuständen, Müdigkeit und erhöhen die Abwehr. Sie stimulieren die Leistungsfähigkeit verschiedener landwirtschaftlicher Tiere und regen die Fresslust von Säugetieren und Geflügel an. Zubereitungen aus der Taigawurzel wurden auch zur Prophylaxe oder als begleitende Therapie von Infektionskrankheiten und während der Rekonvaleszenz eingesetzt (Rabinovich 1988; ESCOP 2003; Aicher u. Wozniewski 2014).

Anwendungsgebiete **Innerlich** zur Stimulierung der Leistungsfähigkeit, des Wachstums und der Stressbewältigung (z. B. beim Tiertransport) bei großen Wiederkäuern, Kalb, Schwein, Ferkel, Nerz, bei Gänsen, Hühnern und Küken. Hühner, welche 0,15 g/kg KG Taigawurzelpulver im Futter bekamen, wuchsen besser und legten mehr Eier als die Kontrolltiere (Rabinovich 1987, 1988).

Dosierung und Art der Anwendung Die Wurzel und die Blätter der Pflanze werden in Form wässrig-alkoholischer Extrakte, als Aufgüsse oder als Drogenpulver innerlich angewendet; die Anwendungsdauer beträgt in der Regel 14–20 Tage.

Dosierung Taigawurzel und -blätter innerlich

Tier	Tagesdosis Wurzelextrakt (1:3)	Blätterpulver
Schwein, Ferkel	0,5–5,0 ml/100 kg KG	–
Hühner, Küken	0,5 ml/kg KG	0,15 g/kg KG
(Rabinovich 1987, 1988)		

Pflanzenpräparate Taigawurzel (= sibirischer Ginseng) (s. Anhang A.6 Bezugsquellen).

Hinweise

Taigawurzel (Eleutherococci radix) und die Blätter der Taigawurzel dürfen derzeit in der EU bei Lebensmittel-liefernden Tieren nicht als Wirkstoff eingesetzt werden (s. Anhang A.3 VO [EU] Nr. 37/2010). Taigawurzel darf in der Schweiz bei Tieren, die der Lebensmittelgewinnung dienen und bei Heimtieren als Tierarzneimittel verwendet werden (s. Anhang A.4 Einstufungsliste pflanzlicher Stoffe und Zubereitungen). Mit der Taigawurzel und den Blättern der Taigawurzel liegen derzeit bei trächtigen und laktierenden Tieren keine Erfahrungen vor.

Ektoparasiten

*Jürgen Reichling, Marijke Frater-Schröder, Reinhard Saller,
Julika Fitzi-Rathgen, Rosa Gachnian-Mirtscheva*

J. Reichling et al., *Heilpflanzenkunde für die Veterinärpraxis*,
DOI 10.1007/978-3-662-48795-2_20, © Springer-Verlag Berlin Heidelberg 2016

Pflanzenname		Drogenname	
Deutsch	**Lateinisch**	**Deutsch**	**Lateinisch**
Dalmatinische Insektenblume	*Tanacetum cinerariifolium*	Dalmatinische Insektenblüten	*Pyrethri flos*

20.1   Dalmatinische Insektenblume

Stammpflanze *Tanacetum cinerariifolium* (TREV.) SCH. BIP.

Familie Asteraceae

Verwendeter Pflanzenteil Dalmatinische Insektenblüten (Pyrethri flos), bestehend aus den getrockneten, geschlossenen oder halbgeöffneten Blüten der Pflanze. **Geruch:** Die Blüten reizen zum Niesen und riechen stark aromatisch. **Geschmack:** Leicht bitter, etwas kratzend.

Botanik/Herkunft Ausdauernde Pflanze (◙ Abb. 20.1), die 6–12 Jahre alt werden kann und ein tiefreichendes Wurzelsystem besitzt. Der Stängel ist 60–100 cm hoch, gefurcht und an der Basis verholzt. Laubblätter wechselständig, meist grundständig, fiederspaltig, grauseiden behaart. Die grundständigen Blätter sind lang gestielt, die Stängelblätter kurz gestielt bis fast sitzend. Blütenstängel hohl. Köpfchen langgestielt, Blütenboden flach oder leicht kegelförmig. Hüllblätter 4–10 mm lang, außen gelb, innen strohgelb, am Rande trockenhäutig. Scheibenblüten

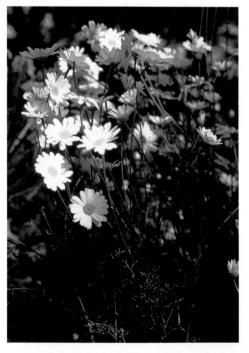

◙ **Abb. 20.1** Dalmatinische Insektenblume, Blütenköpfchen

gelb, Zungenblüten weiß. Früchte 5-rippig, mit glockenförmigem, am Rande unregelmäßig eingeschnittenem Kelchsaum, an der Oberfläche mit Öldrüsen. **Blütezeit:** Mai–Juli.

Die Pflanze ist längs der jugoslawischen Adriaküste vom Velebitgebirge bis zum Bojanafluss heimisch, ostwärts bis zur Herzegowina und Südkroatien. Die Pflanze wächst besonders gut auf trockenem, sonnigem Kalkboden. Die Hauptanbaugebiete liegen zwischen Dubrovnik und Split. Kultiviert wird die Pflanze auch in Deutschland, Italien, Japan, Nordafrika. Drogenimporte stammen insbesondere aus Kenia (Isaac 2014).

Inhaltsstoffe In der Droge 0,2–0,3 % Pyrethrine, bestehend aus Pyrethrin I und Pyrethrin II, beide Substanzen sind Ester des Pyrethrolons, Cinerin I, Cinerin II, Jasmolin I und Jasmolin II (Isaac 2014).

Wirkungen Kontaktinsektizid, Lähmung des Nervenzentrums niederer Tiere. Eine mit Insektenpulver bestäubte Fliege stirbt innerhalb von 2–3 min. Bei Insekten erfolgt keine Ausbildung einer Gewohnheitsimmunität (Popov 1946; Gachnian u. Assenov 1985; Isaac 2014).

Anwendungsgebiete Bei Hypodermose und Schafräude. **Äußerliche** Anwendung bei Ektoparasiten, wie z. B. Filz- und Kopfläusen, Milben, Flöhen, Hühnerläusen, Federlingen, Haarlingen, Zecken, Ameisen, Wanzen und Fliegen (Droumev 1975; Gachnian u. Assenov 1985; Rabinovich 1981, 1988).

Dosierung und Art der Anwendung Die Droge wird in Form von Streupulver (Insektenpulver) **äußerlich** angewendet. Die geernteten Blütenköpfchen werden rasch getrocknet, in Mühlen zermahlen und ergeben dann das sog. Dalmatinische oder Montenegrinische Insektenpulver.

Bei Hypodermose wird der Rücken der Tiere mit einer Wassersuspension eingerieben. Schafräude wird mit Unguentum aus Pyrethrumpulver (1 Teil) und Vaseline (3 Teile) oder mit einem Bad mit 0,02 %iger Suspension aus Pyrethrumpulver behandelt (Droumev 1975; Gachnian u. Assenov 1985; Rabinovich 1987, 1988).

Unerwünschte Wirkungen Auf empfindlichen Hautpartien, Schleimhäuten und Auge lokal reizend/irritierend. Asthmaanfälle. Bei Überdosierung für Katzen giftig (Krämpfe u. a. m.); sehr giftig für Bienen und Fische.

Pflanzenpräparate **Parasiten-Frei**. Pflanzliches Tierarzneimittel (enthält Pyrethrumextrakt) für Rind, Schwein, Pferd und andere Haustiere. Zur Bekämpfung von Läusen, Flöhen, Milben und anderen Ektoparasiten (s. Anhang: Dr. Schaette AG, Deutschland). **Ixotan Spot on**, Deutschland; Pflanzliches Tierarzneimittel zur äußerlichen Anwendung (enthält Pyrethrumextrakt) für große und kleine Katzen, große und kleine Hunde, kleine Heimtiere zur Bekämpfung von Zecken und Flöhen (s. Anhang A.5 Lila Liste 2014/2015). **Ungeziefer Raumvernebler ECO**, Deutschland; das Präparat enthält einen Extrakt aus *Tanacetum cinerariifolium* gegen Exktoparasiten in der Umgebung, für den Innen- und Außenbereich (s. Anhang A.5 Lila Liste 2014/2015). **Milbizid**, Deutschland. Insektizides Tierwaschmittel zur äußerlichen Anwendung (enthält Pyrethrumextrakt) zur Bekämpfung von Läusen, Flöhen, Milben und anderen Parasiten (s. Anhang: Dr. Schaette AG, Deutschland). Dalmatinische Insektenblüten (s. Anhang A.6 Bezugsquellen).

Hinweise

Dalmatinische Insektenblüten (Pyrethri flos) dürfen derzeit in der EU bei Lebensmittel-liefernden Tieren nicht als Wirkstoff eingesetzt werden. Hingegen ist ein daraus hergestellter Pyrethrum-extrakt bei Lebensmittel-liefernden Tieren als Wirkstoff in der EU zur äußerlichen Anwendung zugelassen (s. Anhang A.3 VO [EU] Nr. 37/2010). **Wartezeit:** Essbares Gewebe: Pferd, Rind 3 Tage; Milch: Kuh 3 Tage (s. Anhang A.5 Lila Liste 2014/2015). Dalmatinische Insektenblüten dürfen derzeit in der Schweiz weder bei Tieren, die der Lebensmittelgewinnung dienen, noch bei Heimtieren als Futtermittel bzw. Ergänzungsfuttermittel oder als Tierarzneimittel verwendet werden (s. Anhang A.4 Einstufungsliste pflanzlicher Stoffe und Zubereitungen). Mit Dalmatinischen Insektenblüten liegen derzeit bei trächtigen und laktierenden Tieren keine Erfahrungen vor.

Serviceteil

J. Reichling et al., *Heilpflanzenkunde für die Veterinärpraxis*,
DOI 10.1007/978-3-662-48795-2, © Springer-Verlag Berlin Heidelberg 2016

Anhang

A.1   Verzeichnis der deutschen und wissenschaftlichen Pflanzennamen

A.1.1 Alphabetisches Verzeichnis deutscher Pflanzennamen

Deutscher Pflanzenname	Wissenschaftlicher Pflanzenname	Seite
Ackerschachtelhalm	*Equisetum arvense* L.	269
Alant, Echter	*Inula helenium* L.	67, 184, 238
Aloe	*Aloe vera* (L.) BURM. F. *Aloe ferox* MILL.	152
Angelika	*Angelica archangelica* L.	50
Anis	*Pimpinella anisum* L.	53, 237
Arnika	*Arnica montana* L.	180, 300
Artischocke	*Cynara scolymus* L.	168
Australischer Teebaum	*Melaleuca alternifolia* CHEEL	204
Bärentraube	*Arctostaphylos uva-ursi* (L.) SPRENG.	270
Baldrian	*Valeriana officinalis* L. s. l.	55, 290
Beinwell, Gemeiner	*Symphytum officinale* L.	189
Benediktenkraut	*Cnicus benedictus* L.	56
Birke, Gewöhnliche	*Betula pendula* ROTH.	276
Bitterer Fenchel	*Foeniculum vulgare* MILL. *ssp. vulgare var. vulgare* (MILLER) THELLUNG	58, 237
Blutwurz	*Potentilla erecta* (L.) RÄUSCH.	61, 130, 206
Bockshornklee	*Trigonella foenum-graecum* L.	62, 182, 206
Breitwegerich	*Plantago major* L.	206
Brennnessel	*Urtica dioica* L./*Urtica urens* L.	273
Brombeere	*Rubus fruticosus* L. s. l.	132, 208
Chinesischer Limonenbaum	*Schisandra chinensis* (TURCZ.) BAILL.	228
Dalmatinische Insektenblume	*Tanacetum cinerariifolium* (TREV.) SCH. BIP.	324
Dill	*Anethum graveolens* L.	62
Dost, Gemeiner	*Origanum vulgare* L.	81, 242
Efeu	*Hedera helix* L.	239
Eibisch, Echter	*Althaea officinalis* L.	69, 238
Enzian, Gelber	*Gentiana lutea* L.	75
Eukalyptus	*Eucalyptus globulus* LABILL.	185, 241
Faulbaum	*Frangula alnus* MILL.	155
Fieberklee	*Menyanthes trifoliata* L.	73, 187
Frauenmantel	*Alchemilla vulgaris* L.	187

Deutscher Pflanzenname	Wissenschaftlicher Pflanzenname	Seite
Gänsefingerkraut	*Potentilla anserina* L.	136, 212
Gewürznelkenbaum	*Syzygium aromaticum* (L.) MERR. et L. M. PERRY	213
Gewürzpaprika	*Capsicum annuum* L./*Capsicum frutescens* L.	301
Ginkgobaum	*Ginkgo biloba* L.	304
Ginseng	*Panax ginseng* C. A. MEYER	314
Goldrute	*Solidago virgaurea* L./*Solidago gigantea* AIT.	138, 278
Grüner Tee	*Camellia sinensis* (L.) KUNTZE	85, 138
Hauhechel	*Ononis spinosa* L.	281
Heidelbeere	*Vaccinium myrtillus* L.	88, 139, 215
Hirtentäschel	*Capsella bursa-pastoris* (L.) MEDIK.	215
Holunder	*Sambucus nigra* L.	245
Hopfen	*Humulus lupulus* L.	89, 293
Huflattich	*Tussilago farfara* L.	247
Indischer Weihrauch	*Boswellia serrrata* ROXB. ex COLEBR.	306
Isländisches Moos	*Cetraria islandica* (L.) ACH. s. l.	90, 217
Johannisbeere, Schwarze	*Ribes nigrum* L.	284
Johanniskraut	*Hypericum perforatum* L.	92, 191, 217
Kamille, Echte	*Matricaria chamomilla* L.	64, 184, 209
Katzenpfötchen, Gelbes	*Helichrysum arenarium* (L.) MOENCH	170
Knoblauch	*Allium sativum* L.	92, 193
Königskerze	*Verbascum phlomoides* L./*Verbascum densiflorum* BERT.	249
Koriander	*Coriandrum sativum* L.	95
Küchenzwiebel	*Allium cepa* L.	97, 193
Kümmel	*Carum carvi* L.	99
Lavendel	*Lavandula angustifolia* MILL.	101, 294
Lein	*Linum usitatissimum* L.	103, 157, 218
Linde Sommerlinde Winterlinde	*Tilia platyphyllos* SCOP. *Tilia cordata* MILL.	263 263
Lorbeer, Echter	*Laurus nobilis* L.	209
Löwenzahn, Gemeiner	*Taraxacum officinale* WEB. ex WIGG.	81, 172, 275
Mädesüss, Echtes	*Filipendula ulmaria* (L.) MAXIM.	104
Mariendistel	*Silybum marianum* (L.) GAERTN.	173
Medizinalrhabarber	*Rheum palmatum* L.	106, 159
Melisse	*Melissa officinalis* L.	106, 194
Mistel	*Viscum album* L.	316
Odermennig, Kleiner	*Agrimonia eupatoria* L.	139, 192
Orthosiphon	*Orthosiphon aristatus* (BLUME) MIQUEL	283
Passionsblume	*Passiflora incarnata* L.	295

A.1.2 Alphabetisches Verzeichnis wissenschaftlicher Pflanzennamen

Wissenschaftlicher Pflanzenname	Deutscher Pflanzenname	Seite
Achillea millefolium L. s. l.	Gemeine Scharfgarbe	78, 172
Aesculus hippocastanum L.	Rosskastanie	197
Agrimonia eupatoria L.	Kleiner Odermennig	139, 192
Alchemilla vulgaris L.	Frauenmantel	187
Allium cepa L.	Küchenzwiebel	97, 193
Allium sativum L.	Knoblauch	92, 193
Aloe vera (L.) BURM. F. Aloe ferox MILL.	Aloe	152
Althaea officinalis L.	Echter Eibisch	69, 238
Anethum graveolens L.	Dill	62
Angelica archangelica L.	Angelika	50
Arctostaphylos uva-ursi (L.) SPRENG.	Bärentraube	270
Arnica montana L.	Arnika	180, 300
Artemisia absinthium L.	Wermut	120
Asparagus officinalis L.	Spargel	286
Betula pendula ROTH.	Gewöhnliche Birke	276
Boswellia serrrata ROXB. ex COLEBR.	Indischer Weihrauch	306
Brassica nigra (L.) KOCH	Schwarzer Senf	310
Calendula officinalis L.	Ringelblume	195, 220
Camellia sinensis (L.) KUNTZE	Grüner Tee	85, 138
Capsella bursa-pastoris (L.) MEDIK.	Hirtentäschel	215
Capsicum annuum L./Capsicum frutescens L.	Gewürzpaprika	301
Carum carvi L.	Kümmel	99
Centaurium erythraea RAFN	Tausendgüldenkraut	115
Cetraria islandica (L.) ACH. s. l.	Isländisches Moos	90, 217
Cnicus benedictus L.	Benediktenkraut	56
Coriandrum sativum L.	Koriander	95
Crataegus monogyna JACQ./Crataegus laevigata (POIR) DC.	Weißdorn	231
Cynara scolymus L.	Artischocke	168
Echinacea purpurea (L.) MOENCH	Purpursonnenhut	251
Eleutherococcus senticosus (RUPR. et MAXIM.) MAXIM.	Taigawurzel	319
Equisetum arvense L.	Ackerschachtelhalm	269
Eucalyptus globulus LABILL.	Eukalyptus	185, 241
Filipendula ulmaria (L.) MAXIM.	Mädesüss, Echtes	104
Foeniculum vulgare MILL. ssp. vulgare var. vulgare (MILLER) THELLUNG	Bitterer Fenchel	58, 237
Frangula alnus MILL.	Faulbaum	155

Wissenschaftlicher Pflanzenname	Deutscher Pflanzenname	Seite
Gentiana lutea L.	Gelber Enzian	75
Ginkgo biloba L.	Ginkgobaum	304
Glycyrrhiza glabra L.	Süßholz	115, 255
Hamamelis virginiana L.	Zaubernuss	148, 225
Hedera helix L.	Efeu	239
Helianthus annuus L.	Sonnenblume	112, 199
Helichrysum arenarium (L.) MOENCH	Gelbes Katzenpfötchen	170
Humulus lupulus L.	Hopfen	89, 293
Hypericum perforatum L.	Johanniskraut	92, 191, 217
Hyssopus officinalis L.	Ysop	125
Inula helenium L.	Echter Alant	67, 184, 238
Juglans regia L.	Walnuss	119, 221
Juniperus communis L.	Gemeiner Wacholder	83, 276
Krameria lappacea (DOMB.) BURD. et SIMP.	Ratanhia	142, 194, 220
Laurus nobilis L.	Echter Lorbeer	209
Linum usitatissimum L.	Lein	103, 157, 218
Lavandula angustifolia MILL.	Lavendel	101, 294
Malva neglecta WALLR.	Wegmalve	123
Malva sylvestris L	Wilde Malve	123
Matricaria chamomilla L.	Echte Kamille	64, 184, 209
Melaleuca alternifolia CHEEL	Australischer Teebaum	204
Melissa officinalis L.	Melisse	106, 194
Mentha x piperita L.	Pfefferminze	109, 141, 175
Menyanthes trifoliata L.	Fieberklee	73, 187
Ononis spinosa L.	Hauhechel	281
Origanum vulgare L.	Gemeiner Dost	81, 242
Orthosiphon aristatus (BLUME) MIQUEL	Orthosiphon	283
Panax ginseng C. A. MEYER	Ginseng	314
Passiflora incarnata L.	Passionsblume	295
Petasites hybridus (L.) GAERTN., B. MEY et SCHERB	Pestwurz	318
Pimpinella anisum L.	Anis	53, 237
Pinus sylvestris L.	Waldkiefer	200, 258
Plantago major L.	Breitwegerich	206
Potentilla anserina L.	Gänsefingerkraut	136, 212
Potentilla erecta (L.) RÄUSCH.	Blutwurz	61, 130, 206
Primula veris L.	Schlüsselblume	253
Quercus robur L.	Stieleiche	114, 143, 221
Rheum palmatum L.	Medizinalrhabarber	106, 159

Wissenschaftlicher Pflanzenname	Deutscher Pflanzenname	Seite
Ribes nigrum L.	Schwarze Johannisbeere	284
Ricinus communis L.	Rizinus/Wunderbaum	161
Rosmarinus officinalis L.	Rosmarin	308
Rubus fruticosus L. s. l.	Brombeere	132, 208
Salix purpurea L./*Salix fragilis* L./ *Salix daphnoides* VILL.	Weide	146
Salvia officinalis L.	Echter Salbei	72, 134, 211
Sambucus nigra L.	Holunder	245
Saponaria officinalis L.	Gewöhnliches Seifenkraut	243
Schisandra chinensis (TURCZ.) BAILL.	Chinesischer Limonenbaum	228
Senna alexandrina MILL.	Sennespflanze	164
Silybum marianum (L.) GAERTN.	Mariendistel	173
Solidago virgaurea L./*Solidago gigantea* AIT.	Goldrute	138, 278
Symphytum officinale L.	Gemeiner Beinwell	189
Syzygium aromaticum (L.) MERR. et L. M. PERRY	Gewürznelkenbaum	213
Tanacetum cinerariifolium (TREV.) VIS.	Dalmatinische Insektenblume	324
Taraxacum officinale WEB. ex WIGG.	Gemeiner Löwenzahn	81, 172, 275
Thymus vulgaris L.	Thymian	117, 258
Tilia cordata MILL. *Tilia platyphyllos* SCOP.	Winterlinde Sommerlinde	263
Trifolium pratense L.	Wiesenklee	200, 260
Trigonella foenum-graecum L.	Bockshornklee	62, 182, 206
Tussilago farfara L.	Huflattich	247
Urtica dioica L./*Urtica urens* L.	Brennnessel	273
Vaccinium myrtillus L.	Heidelbeere	88, 139, 215
Vaccinium vitis-idaea L.	Preiselbeere	218
Valeriana officinalis L.	Baldrian	55, 290
Verbascum phlomoides L. *Verbascum densiflorum* BERT.	Königskerze	249
Viola tricolor L.	Wildes Stiefmütterchen	223, 262
Viscum album L.	Mistel	316

A.2   Rezepturanweisungen in deutscher und lateinischer Sprache

verändert nach Schilcher et al. 2007

Lateinische Abkürzung	Lateinische Anweisung	Deutsche Anweisung
aa	ana partes aequales	zu gleichen Teilen
add.	adde	füge hinzu
aqu.	aqua	Wasser
aut simil.	aut similia	oder Ähnliches
bacc.	bacca/baccae	Beere/Beeren
bulb.	bulbus	Zwiebel
c.	cum	mit
cav.	cave	Vorsicht
conc.	concisus, -a, -um	geschnitten
cont.	contusus, -a, -um	zerstoßen
cort.	cortex/cortices	Rinde/Rinden
d.	da	gib
d. tal. dos.	dentur tales doses	solche Mengen sollen gegeben werden
decoct.	decoctum	Dekokt
dep.	depurata	gereinigt
div. i. part. aequ.	divide in partes aequales	teile in gleiche Teile
D. S.	da, signa	gib und bezeichne
ex temp.	ex tempore	nach den Umständen, für jetzt
extract.	extractum	Extrakt
f.	fiat	mache, fertige an
flor.	flos/flores	Blüte/Blüten
fol.	folium/folia	Blatt/Blätter
fruct.	fructus/fructus	Frucht/Früchte
gem.	gemmae	Knospe/Knospen
gland.	glandulae	Drüsen
gtt.	gutta/guttae	Tropfen
herb.	herba/herbae	Kraut/Kräuter
inf.	infunde bzw. infusum	mache einen Aufguss bzw. Aufguss
l. a.	lege artis	kunstgerecht
lich.	Lichen	Flechte
lign.	lignum	Holz
m.	misce	mische
macer.	macerato	Mazeration
M. D. S.	misce, da, signa	mische, gib, bezeichne
M. f.	misce, fiat	mische, es soll werden

Lateinische Abkürzung	Lateinische Anweisung	Deutsche Anweisung
m. f. spec.	misce fiat species	mische und fertige einen Tee an
m. f. tinct.	misce fiat tinctura	mische und fertige eine Tinktur
m. f. ungt.	misce fiat unguentum	mische und fertige eine Salbe an
No./Nr.	numerus/numero	Anzahl (es folgt ein lateinisches Zahlensymbol)
p. c.	post cenam	nach dem Essen
pericarp.	pericarpum/pericarpia	Fruchtschale/Fruchtschalen
pulv.	pulvis, pulveratus	Pulver, gepulvert
q. s. oder quant. sat.	quantum satis	eine ausreichende Menge, genügend viel
rad.	radix/radices	Wurzel/Wurzeln
rhiz.	rhizome/rhizomae	Wurzelstock/Wurzelstöcke
rp.	recipe	nimm
S.	signa	bezeichne, schreibe
sem.	semen/semina	Samen
sicc.	siccus, -a, -um	trocken, wasserfrei
sol.	solutio	Lösung
spec.	species	Tee
spir.	spiritus	Spiritus
stip.	stipes/stipites	Stängel/Stiele
summ.	summitates	Zweigspitzen
supp.	suppositorium	Zäpfchen
tal. dos.	tales doses	solche Mengen
tinct.	tinctura	Tinktur
tur.	turiones	Sprossen
ungt.	unguentum	Salbe

A.3   Europäische Verordnung: VO (EU) 37/2010

VERORDNUNG (EU) Nr. 37/2010 DER KOMMISSION vom 22. Dezember 2009 über pharmakologisch wirksame Stoffe und ihre Einstufung hinsichtlich der Rückstandshöchstmengen in Lebensmitteln tierischen Ursprungs.

Für die Angaben in diesem Buch (Hinweise) ist die Tabelle 1 »Zulässige Stoffe« der Verordnung von Bedeutung. Stoffe, die in dieser Liste nicht aufgeführt sind, dürfen derzeit bei Lebensmittel-liefernden Tieren nicht als Wirkstoffe eingesetzt werden.

A.4   Einstufung pflanzlicher Stoffe und Zubereitungen als Futtermittel oder Tierarzneimittel in der Schweiz (Abgrenzung Futtermittel-Tierarzneimittel)

Im Vergleich zur Humanmedizin (Phytotherapie beim Menschen) liegen in der Veterinärmedizin (Veterinärphytotherapie) wesentlich weniger belastbare wissenschaftliche Daten zur Wirkung, Wirksamkeit und Dosierung von Heilpflanzen und Heilpflanzenzubereitungen vor. Die wenigen Kenntnisse zu erwünschten und unerwünschten Wirkungen von Heilpflanzen beim Tier beruhen meist auf traditionell überliefertem Erfahrungswissen, auf klinischen Studien der Humanmedizin oder auf Anwendungsbeobachtungen beim Tier. Vor diesem Hintergrund haben das schweizerische Heilmittelinstitut (Swissmedic) und die Forschungsanstalt Agroscope Liebefeld-Posieux (ALP) eine Liste zur Einstufung pflanzlicher Stoffe und Zubereitungen als Futtermittel oder Tierarzneimittel in der Schweiz herausgegeben. Die vorliegende Liste, die lediglich empfehlenden Charakter hat, stuft eine Vielzahl pflanzlicher Stoffe aufgrund der Inhaltsstoffe sowie der daraus resultierenden möglichen Anwendungen in die Kategorie Tierarzneimittel oder Futtermittel ein und gibt ergänzende Informationen zur Beurteilung einzelner Pflanzenteile sowie spezifischer Zubereitungen. Die Einstufung der in der Liste aufgeführten pflanzlichen Stoffe und Zubereitungen ist nur für perorale Anwendungen gedacht. Als wichtigste Einstufungskriterien gelten die pharmakologische oder ernährungsphysiologische Wirkung der Inhaltsstoffe und die daraus resultierende objektive maßgebende Zweckbestimmung des Produktes.

Die derzeitige »Einstufung Pflanzlicher Stoffe« (vom 12.12.2014, s. unter Abgrenzung Futtermittel-Tierarzneimittel) und die dazugehörigen Erläuterungstexte werden zusammen mit den im Buch angegebenen pflanzlichen Wirkstoffen (s. Hinweise) sowohl auf der Swissmedic-Homepage (www.swissmedic.ch/tam.asp) als auch auf der ALP-Webseite (www.afk.agroscope.ch) publiziert und laufend aktualisiert.

Vgl. auch die Homepage der Schweizerischen Medizinischen Gesellschaft für Phytotherapie (http://www.smgp.ch/smgp/tiermedizin/links.html).

A.5   Lila Liste – Remedia ad usum veterinarium

Bei der Lila Liste handelt es sich um das fachliche Verzeichnis der deutschen Tierarzneimittel, Tierpflegemittel, Vitaminpräparate, Diätfuttermittel, Ergänzungsfuttermittel und Futterzusatzstoffe. Die im Buch angegebenen Tierarzneimittel und Ergänzungsfuttermittel stammen aus der Lila Liste 36. Jahrgang, 29. Auflage, Ausgabe 2014/2015.
Herausgegeben von:
- Delta Verlag GmbH
  Postfach 510450
  D- 13364 Berlin
  E-Mail:office@eurovet-online.com
  Internet: http://www.eurovet-online.com.

A.6 Bezugsquellen für Arzneipflanzen und pflanzliche Produkte

Für Tierärzte und Tierheilpraktiker haben wir nachfolgend eine Liste ausgewählter Fachhändler zusammengestellt, bei denen die im Buch erwähnten pflanzlichen Drogen und Drogenzubereitungen in größeren Mengen und Stückzahlen bezogen werden können. Die Fachhändler sind Großhändler und liefern daher nur an Tierärzte und Tierheilpraktiker mit eigener Praxis. Die pflanzlichen Drogen können auch über die Apotheke oder Drogerie (v. a. in der Schweiz) bezogen werden.

In Deutschland:
- Martin Bauer Group mit Finzelberg GmbH
  Internetseite: http://www.martin-bauer-group.com (Zugegriffen: 7. November 2015)
- Engelhard Arzneimittel GmbH & Co. KG
  D-1138 Niederdorfelden
  E-Mail: info@engelhard.de
- Dr. Schaette GmbH
  D-88339 Bad Waldsee
  Internetseite: http://www.schaette.de (Zugegriffen: 7. November 2015)

In der Schweiz:
- Hänseler AG
  CH-9101 Herisau
  E-Mail: info@haenseler.ch
  Internetseite: http://www.hänseler.ch (Zugegriffen: 7. November 2015)
- Dixa AG – Heilkräuter und Gewürze
  CH-9014 St. Gallen
  E-Mail: info@dixa.ch
  Internetseite: http://www.dixa.ch (Zugegriffen: 7. November 2015)

A.7 Wichtige Internetadressen

- 3 Hefte zur Anleitung von Farmern in der Anwendung von Kräutern und anderen natürlichen Produkten für Kühe, Schweine und Geflügel (in englischer Sprache):
  - http://www.fyto-v.nl/docs/sb_dairy.pdf (Zugegriffen 9. November 2015)
  - http://www.fyto-v.nl/docs/sb_pigs.pdf (Zugegriffen 9. November 2015)
  - http://www.fyto-v.nl/docs/sb_poultry.pdf (Zugegriffen 9. November 2015)
- Gesellschaft, die online-Monographien der Arzneipflanzen anbietet:
  - http://www.ESCOP.com/monographs (Zugegriffen: 9. November 2015)
- Gesellschaften in Deutschland und der Schweiz, die Phytotherapie-Veranstaltungen und Weiterbildungen für Tierärzte, Ärzte, Apotheker und Naturwissenschaftler anbieten:
  - http://www.phytotherapie.org (Zugegriffen 9. November 2015)
  - http://www.smgp.ch (Zugegriffen 9. November 2015)

Glossar botanischer Begriffe

Becker u. Reichling 1999; Stahl-Biskup u. Reichling 2015; Senghas u. Seibold 2003; Sitte et al. 1998; Wagner 1999

Achäne Nussfrucht der Korbblütler (Asteraceae)

Achsenbecher Krug- bis becherförmig ausgebildete Blüten-achse (Blütenboden), häufig anzutreffen bei Rosengewächsen (Rosaceae)

Ähre Einfach unverzweigter ▶ Blütenstand mit ungestielten Einzelblüten, die in den Achseln von Tragblätter sitzen.

Angiospermae Angiospermen, Blütenpflanzen, Bedecktsamer; Pflanzen, bei denen die Samenanlagen in einem Fruchtknoten eingeschlossen sind.

Anther Staubbeutel; bildet zusammen mit dem Staubfaden das ▶ Staubblatt.

Apothecium Schalenförmiger Fruchtkörper von Schlauch-pilzen (Ascomyceten).

Arzneipflanze Pflanze, die unverändert oder in zubereiteter Form im oder am menschlichen oder tierischen Körper an-gewendet wird, um Krankheiten oder krankhafte Beschwer-den zu heilen, zu lindern oder zu verhüten. Die Arzneipflanze liefert im ersten Schritt die ▶ Droge, welche aus den ge-nutzten Pflanzenteilen besteht, im zweiten Schritt werden daraus anwendungsfertige Zubereitungen hergestellt, die dann ihrerseits zum Arzneimittel weiterverarbeitet werden.

Beere, Beerenfrucht Schließfrucht mit fleischig-saftiger Fruchthülle.

Beerenzapfen Fruchtform der Zypressengewächse (Cupressaceae). Beim Beerenzapfen sind die drei obersten Samenschuppen nicht verholzt, sondern fleischig ausge-bildet, so dass die Frucht beerenartig erscheint.

Blattrosette Unterbleibt das Längenwachstum der Spross-achse, erscheinen die Laubblätter grundständig (dem Boden flach aufliegend), rosettenartig angeordnet.

Blattspreite Grüner, flächiger Teil des Laubblattes.

Blattstellung Gesetzmäßigkeit, mit welcher die Laubblätter an der Sprossachse angeordnet sind. Um eine optimale Ausnutzung des Lichtes zu gewährleisten, sind die Blätter an einem ▶ Knoten im maximal möglichen Winkelabstand zu-einander angeordnet, die Blätter aufeinanderfolgender Knoten stehen auf Lücke. Die wichtigsten Blattstellungen sind die zweizeilige, die wechselständige, die gegenständige und die wirtelige Blattstellung. Bei der zweizeiligen Blattstellung, die bei vielen einkeimblättrigen Pflanzen und Vertretern der Schmetterlingsblütengewächse (Fabaceae) vorkommt,

entspringt aus jedem Knoten ein Blatt. Blätter aufeinander-folgender Knoten stehen sich im Winkel von 180° gegenüber, so dass eine Anordnung der Blätter entlang der Sprossachse in 2 Längszeilen resultiert. Die für die meisten zweikeim-blättrigen Pflanzen typische wechselständige Blattstellung ist dadurch charakterisiert, dass an einem Knoten nur ein Blatt steht. Der Winkelabstand zwischen Blättern benachbarter Knoten liegt zwischen 90° und 180°, d. h. die Blätter sind spiralig um die Sprossachse herum angeordnet. Bei der ge-genständigen Blattstellung stehen sich die Blätter an jedem Knoten paarweise im Winkel von 180° gegenüber. Blattpaare aufeinanderfolgender Knoten kreuzen sich im rechten Winkel. Diese Form der Blattstellung trifft z. B. auf Lippenblütler (Lamiaceae) und Nelkengewächse (Caryophyllaceae) zu. Die wirtelige Blattstellung entsteht, wenn sich 3 oder mehr aus einem Knoten hervorgehende Blätter im maximalen Winkel-abstand um die Sprossachse gruppieren und gegenüber den Blättern des vorausgehenden Knotens auf Lücke stehen.

Blattstiel Stängelartiges Verbindungsstück zwischen Blatt-fläche und Blattgrund, der die Anheftungsstelle des Laub-blattes an der Sprossachse darstellt. Der Blattstiel positioniert die Blattspreite von der Sprossachse abstehend in günstiger Stellung zum Licht.

Blüte Sprossachse begrenzten Wachstums. An einer Blüten-achse, auch als Blütenboden bezeichnet, sitzen in spiraliger oder wirteliger Anordnung, in mehreren Kreisen übereinan-der Blattorgane, die in ihrer Gestalt stark von normalen Laubblättern abweichen. Zur Blüte gehören die ▶ Blüten-hülle, die ▶ Staubblätter sowie die ▶ Fruchtblätter, die häu-fig zu einem ▶ Fruchtknoten verwachsen sind. Eine Blüte ist radiär, wenn sie mehr als 2 Symmetrieachsen besitzt, disym-metrisch, wenn es 2 Symmetrieachsen gibt und zygomorph oder dorsiventral, wenn sich die Blüte nur durch eine Schnitt-ebene in 2 spiegelbildliche Hälften teilen lässt.

Blütendroge Getrocknete, ganze Einzelblüten oder Blüten-stände arzneilich genutzter Pflanzen. In der jeweiligen Arz-neibuchmonographie ist definiert, welche Blütenteile in der Droge vorhanden sein sollen, in der Regel sind dies Kelch-, Kron-, Staub- und Fruchtblätter.

Blütenköpfchen Blütenstand mit einer gestauchten, ver-breiterten Blütenstandsachse, welche kegel-, becher-, oder scheibenförmig ausgebildet sein kann.

Blütenkrone Sie wird von den meist lebhaft gefärbten Kronblättern gebildet. Die Kronblätter sind die inneren Hüll-blätter einer »doppelten« (ungleichartigen) ▶ Blütenhülle. Sie werden umgeben von den meist grünen ▶ Kelchblät-tern, die in ihrer Gesamtheit als Kelch bezeichnet werden.

Blütenhülle Besteht aus sterilen Blattorganen, die in der Regel ► Fruchtblätter und/oder ► Staubblätter als Hülle umgibt. Die Blütenhüllblätter können entweder gleichartig (z. B. Tulpe) oder ungleichartig (z. B. Apfelblüten) gestaltet sein. Bei ungleichartiger Blütenhülle kann man meist grün gefärbte Kelchblätter und gefärbte Kronblätter unterscheiden.

Blütenröhre Entsteht durch Verwachsung von Kronblättern. Häufig anzutreffen bei höher entwickelten Pflanzenfamilien, wie z. B. Nachtschattengewächsen (Solanaceae).

Blütenstand Sprossabschnitt, der mehrere Einzelblüten in einer bestimmten Anordnung trägt und an dem sich mit Ausnahme von Hoch- oder Tragblättern keine Laubblätter befinden.

Blütentraube Einfach unverzweigter Blütenstand mit gestielten Einzelblüten, die in den Achseln der Tragblätter sitzen.

Blumenkrone ► Blütenkrone.

Bohne Samen einer Hülsenfrucht.

Borke Tertiäres Abschlussgewebe sekundär verdickter Sprossachsen, bestehend aus abgestorbenen Gewebeschichten, die außerhalb des zuletzt gebildeten Korkgewebes liegen.

Bracteen Hochblätter im Bereich der Blütenstände, in deren Achseln die Blüten stehen. Hochblätter sind oft blütenblattartig ausgebildet und auffällig gefärbt.

Brennhaar Spezielles Zellgebilde bei der Brennnessel, bestehend aus einer großen Haarzelle und einem vielzelligen Sockel (► Emergenz). Die große Haarzelle setzt Entzündungsmediatoren, wie Ameisensäure, Acetylcholin und Histamin frei, wenn das Haar an einer verkieselten »Sollbruchstelle« unterhalb der köpfchenartig ausgebildeten Spitze abbricht. Mit der zurückbleibenden kanülenartig zugespitzten Abbruchstelle wird der Zellsaft direkt in die Haut injiziert.

Busch Strauch mit vorwiegend ► sympodialer Verzweigung der Sprossachse.

Compositen-Drüsenschuppe Drüsenhaar der Köpfchenblütler (Asteraceae) mit charakteristischer Form. Die Compositen-Drüsenschuppe besteht in der Regel aus einem Stielzellenpaar und 3 Paaren sezernierender Zellen, die übereinander angeordnet sind. Die sezernierenden Zellen sondern ätherisches Öl ab, welches sich im Subcuticularraum (zwischen Zellwand und ► Cuticula) sammelt.

Cuticula Eine cellulosefreie, lipophile Wandschicht, die der ► Epidermis außen aufgelagert ist.

DEV Vgl. Droge-Extrakt-Verhältnis.

Dolde Blütenstand der Doldengewächse (Apiaceae). Die Dolde unterscheidet sich von der ► Traube dadurch, dass die Blütenstandsachse stark gestaucht ist, und die gestielten Blüten in den Achseln der rosettenartig angeordneten Hochblätter von einem Punkt ausstrahlen.

Dornen Umbildungen des Sprosses oder der Blätter, die in eine stechende Spitze aus sklerenchymatischem Gewebe auslaufen und die dem Schutz vor Tierfraß dienen. Im allgemeinen Sprachgebrauch werden Dornen häufig mit ► Stacheln verwechselt. Nicht die Rose, sondern der Kaktus hat Dornen, bei der Rose handelt es sich um Stacheln.

Dorsiventral ► Blüte.

Drogen Getrocknete bzw. aufbereitete Pflanzenteile oder daraus gewonnene Roherzeugnisse (z. B. fette Öle, ätherische Öle, Harze, Balsame), die zur Herstellung von Arzneizubereitungen oder für technische Zwecke verwendet werden. Arzneilich genutzte Naturprodukte tierischer und mikrobieller Herkunft zählen ebenfalls zu den Drogen.

Droge-Extrakt-Verhältnis (DEV) Das DEV oder Droge-Extrakt-Verhältnis ist das Verhältnis der Masse eingesetzter pflanzlicher Droge zur Masse des nach der Extraktion mit einem bestimmten Auszugsmittel erhaltenen getrockneten Extraktes (Trockenextrakt). Beispiel: 400 kg pflanzliche Droge extrahiert mit 70 % Ethanol (Auszugsmittel) ergibt 100 kg Trockenextrakt. Das DEV beträgt 4:1 (DEV = 4:1).

Drüsenhaare Mehrzellige Haare, die meist ein Köpfchen mit sezernierenden Zellen besitzen, welche ätherisches Öl in den Subcuticularraum absondern.

Emergenzen Vielzellige Auswüchse auf inneren und äußeren Oberflächen, an deren Entstehung sowohl die Epidermis als auch subepidermale (unter der Epidermis gelegen) Gewebe beteiligt sind (äußere Oberflächen: z. B. Sockel der Brennhaare der Brennnessel, Stacheln der Rosen; innere Oberflächen: z. B. Fruchtfleisch bzw. Saftschläuche von Zitrusfrüchten).

Epidermis Primäres Abschlussgewebe von Blatt und Sprossachse.

Fiederblätter Zusammengesetzte Blätter, bestehend aus mehreren Einzelblättchen oder Fiedern, die i. d. R. paarweise an einer Blattspindel sitzen.

Frucht An der Bildung der Frucht sind neben den ► Fruchtblättern auch manchmal noch andere Teile der Blüte, wie z. B. die Blütenachse beteiligt. Neben Einzelfrüchten (Öffnungs- und Schließfrüchte) kommen Sammelfrüchte vor, bei denen die häufig fleischig (Erdbeere) oder becherförmig (Hagebutte) ausgebildete Blütenachse viele kleine Einzelfrüchte trägt.

Fruchtblätter Weibliche Blütenorgane, die man in ihrer Gesamtheit als Gynoeceum bezeichnet. Bei den bedecktsamigen Pflanzen umgeben sie die Samenanlagen.

Fruchtkapsel ▶ Kapselfrucht.

Fruchtknoten Entsteht durch Verwachsung der Fruchtblätter; er schließt bei den bedecktsamigen Pflanzen (Angiospermen) die Samenanlagen ein. Je nach Lage des Fruchtknotens zu den anderen Blütenorganen unterscheidet man zwischen ober-, mittel- und unterständigem Fruchtknoten.

Gliederhaare Mehrzellige, feingliedrige, z. T. recht lange Pflanzenhaare.

Granne Typisches Merkmal der Blütenstände von Gräsern. Die Granne ist eine lange Borste, die mit der Rückseite der Deckspelze (entspricht dem Tragblatt) einer Einzelblüte verwachsen ist oder an der Spitze der Deckspelze sitzt.

Griffel Teil des Fruchtblattes einer Blüte. Verbindet die Narbe, welche bei einer Bestäubung die Pollenkörner aufnimmt, mit dem Fruchtknoten.

Gummiharz Zähflüssiges Stoffgemisch, welches bei einigen tropischen Holzpflanzen vorkommt und das aus Harzen, ätherischem Öl und Polysacchariden zusammengesetzt ist. Gummiharz wird in speziellen Exkreträumen abgelagert und tritt bei Verletzung der Pflanze in Form eines weißen bis gelblichen Milchsaftes aus, der an der Luft zu einer dunkel gefärbten gummiartigen Masse eintrocknet und durch den Gehalt an ätherischem Öl meist einen aromatischen Geruch aufweist. Die wohl bekanntesten Beispiele für Gummiharze sind Weihrauch und Myrrhe.

Gymnospermen ▶ Nacktsamer.

Halbrosettenstaude Zweijährige Pflanze, die im ersten Vegetationsjahr nur das Wurzelsystem und eine grundständige ▶ Blattrosette ausbildet und erst im zweiten Jahr einen blütentragenden Spross entwickelt.

Halbstrauch Krautige Pflanze, deren bodennahe Triebabschnitte schwach verholzt sind. Die krautigen Pflanzenteile sterben am Ende der Vegetationsperiode ab, die Pflanze überwintert mit Hilfe von Erneuerungsknospen an den verholzten bodennahen Sprossachsenteilen. Zu den Halbsträuchern werden auch die Polsterpflanzen der Hochalpen gezählt.

Hecke Zusammenhängendes Gehölz, das aus mehreren benachbarten Sträuchern besteht.

Heilpflanze ▶ Arzneipflanze.

Hochblatt ▶ Bracteen.

Hülsenfrucht Frucht, die aus einem Fruchtblatt gebildet wird und die sich bei der Reife an Bauch- und Rücken-naht öffnet. Typische Fruchtform der Schmetterlingsblütler (Fabaceae), nicht zu verwechseln mit der ▶ Schote.

Infloreszenz ▶ Blütenstand.

Internodium Sprossachsenabschnitt zwischen zwei ▶ Knoten.

Involucrum Hüllkelch, der einen köpfchenförmigen Blütenstand umgibt und aus ein- bis mehrreihig, häufig dachziegelartig angeordneten Hochblättern besteht.

Kätzchen Traubige oder ährige, oft hängende männliche Blütenstände mit unscheinbaren Einzelblüten von windblütigen Bäumen und Sträuchern wie z. B. Haselnuss, Erle, Pappel, Walnuss.

Kapselfrucht Öffnungsfrucht, die durch Verwachsung von 2 oder mehr Fruchtblättern entsteht und die den Samen becherartig umgibt. Je nach Öffnungsmechanismus unterscheidet man zwischen Spalt-, Deckel- und Porenkapsel.

Kelch Äußerer Teil der »doppelten« Blütenhülle, umgibt die ▶ Blütenkrone und besteht aus Kelchblättern, die meist grün gefärbt sind und frei stehen oder miteinander verwachsen sind. Der Kelch schützt im Knospenstadium die inneren Blütenteile. Während der Blütezeit bleibt der Kelch bei den meisten Pflanzen erhalten, gelegentlich fallen die Kelchblätter aber auch ab oder wachsen weiter und umhüllen die reife Frucht. Bei einigen Pflanzenfamilien ist der Kelch zu einem haarigen Flugorgan (▶ Pappus) umgebildet, das der Verbreitung der Frucht dient.

Kelchblätter ▶ Kelch.

Knoten Verdickte Stellen einer Sprossachse, an denen Blätter inseriert sind.

Kraut Grüne Pflanze, deren oberirdische Teile nicht verholzt sind und meist nach einer Vegetationsperiode absterben.

Kronblätter ▶ Blütenkrone.

Krone ▶ Blütenkrone.

Kronröhre Entsteht durch Verwachsung der Kronblätter an den Rändern. An der Anzahl der freien Zipfel lässt sich erkennen, wie viele Kronblätter an der Bildung der Kronröhre beteiligt sind. Bei verwachsenkronblättrigen Pflanzen lassen sich die Kronblätter nicht einzeln herauszupfen, sondern die Blumenkrone löst sich im Ganzen ab.

Kurztrieb Seitentrieb der Sprossachse mit unmittelbar aufeinanderfolgenden Knoten und somit sehr dicht beieinander stehenden Blättern. Kurztriebe leisten einen geringen Beitrag zum Längenwachstum der Pflanze, haben jedoch oft besondere Funktionen, z. B. tragen sie die Nadeln der Kiefer. Außerdem sind die meisten Blüten Kurztriebe.

Lagerpflanzen ▶ Thallus.

Langtrieb Spross mit verlängerten ▶ Internodien und beträchtlichem jährlichem Längenwachstum, an dem die Blätter weniger dicht stehen als am Kurztrieb, da die ▶ Knoten weiter auseinander liegen.

Leitbündel Gewebesystem, welches Leitelemente für Wasser und Photosyntheseprodukte enthält und sich von der Wurzel über die Sprossachse bis zu den Blättern erstreckt.

Lentizellen Korkwarzen bzw. -poren, die mit Beginn der Bildung eines sekundären Abschlussgewebes bei Spross-achsen angelegt werden und die dem Gasaustausch dienen. Im Gegensatz zum restlichen dicht abschließenden Kork-gewebe, das aus lückenlos angeordneten Zellen besteht, ist bei den Lentizellen der Zellverband durch Auflösung der Mittellamellen aufgelockert, so dass Gase (Sauerstoff, Koh-lendioxid) und Wasserdampf durch die Zellzwischenräume diffundieren können.

Nacktsamer Samenpflanzen, bei denen die Samenanlagen nicht in einen Fruchtknoten eingeschlossen sind (z. B. Fichte, Tanne, Kiefer, Ginkgo).

Narbe Teil des Fruchtblattes, welcher bei der Bestäubung der Blüte die Pollenkörner aufnimmt und der über den Griffel mit dem Fruchtknoten verbunden wird.

Nektar Zuckerhaltiger Saft, der von spezialisierten Drüsen in der Blüte (▶ Nektarien) ausgeschieden wird und der der Anlockung blütenbestäubender Insekten dient.

Nektarien Nektardrüsen der Blüte, die oft an besonders entwickelten Blütenorganen sitzen, z. B. an einem diskus-artig ausgebildeten Blütenboden, unfruchtbaren, blüten-blattartig ausgebildeten Staubblättern oder in zum ▶ Sporn umgewandelten ▶ Kronblättern.

Nervatur (der Blätter) ▶ Leitbündel der Blätter.

Nuss Schließfrucht mit harter, sklerenchymatischer Frucht-hülle.

Öldrüsen Exkretionsorgane, die ätherisches Öl absondern.

Pappus Zum Flugorgan umgebildeter Kelch der Korbblütler (Asteraceae). Besteht aus federähnlichen Haaren und dient der Verbreitung der Frucht mit Hilfe des Windes.

Perigonblätter Gleichgestaltete Blätter einer nicht in Kelch und Krone gegliederten Blütenhülle.

Pfahlwurzel Kräftig ausgebildete, senkrecht nach unten wachsende Hauptwurzel, die waagerecht oder schräg wachsende, feinere Seitenwurzeln trägt.

Pflanzendroge ▶ Droge pflanzlicher Herkunft.

Pollen (Pollenkörner) Gesamtheit der Zellen, die in den Pollensäcken der Staubblätter durch Meiose aus Pollen-mutterzellen gebildet werden und die die männliche Erb-information der Pflanze tragen und verbreiten.

Randblüten Randständige Blüten, die einen scheibenför-mig oder köpfchenartig ausgebildeten Blütenstandsboden kranzartig einfassen und sich morphologisch von den in der Mitte des Blütenstands befindlichen ▶ Scheibenblüten unterscheiden.

Ranken Fadenförmige Gebilde, mit denen sich Pflanzen an geeigneten Stützen festhalten und damit emporklettern können. Sowohl die Wurzel als auch Spross und Blätter können Ranken ausbilden.

Rhizom Mehrjähriger, unterirdischer, parallel zur Erdober-fläche wachsender Speichers.ross, der sprossbürtige Wurzeln trägt und mit dessen Hilfe die Pflanze im Boden überwintert. Im Gegensatz zu Wurzeln tragen Rhizome schuppenförmige Niederblätter bzw. Blattnarben. An der Rhizomspitze und in den Blattachseln sitzen Knospen, aus welchen sich im Früh-jahr die oberirdischen Sprosse entwickeln.

Rispe Blütenstand; mehrfach verzweigte ▶ Traube.

Röhrenblüten Kleine, einzeln unauffällige, radiäre Blüten, deren Kronblätter zu einer fünf- zipfeligen Röhre verwach-sen sind und die bei den Korbblütlern (Asteraceae) oft gemeinsam mit randständigen ▶ Zungenblüten an einem köpfchenförmigen Blütenstandsboden sitzen.

Rübe Dicke, fleischige Primärwurzel, die Reservestoffe (v. a. Kohlenhydrate) speichert.

Samen Der Samen entwickelt sich nach der Befruchtung aus der Samenanlage. Er enthält den Keimling, der von Nähr-gewebe und der Samenschale umgeben ist. Samen werden allein oder mit der Frucht verbreitet.

Sammelfrucht Verbreitungseinheit, die viele kleine Einzel-früchte trägt und aus freistehenden Fruchtblättern unter Beteiligung der Blütenachse gebildet wird. Sammelfrüchte täuschen durch ihr Aussehen Einzelfrüchte vor, man unter-scheidet Sammelbalgfrucht (z. B. Trollblume), Sammelnuss-frucht (z. B. Erdbeere), Sammelsteinfrucht (z. B. Himbeere) und Apfelfrucht (Kernobstgewächse).

Scheibenblüten Blüten, die sich in großer Anzahl an einem scheibenförmig verbreiterten Blütenstandsboden befinden. Davon zu unterscheiden sind die ▶ Randblüten, welche den scheibenförmigen Blütenstand kranzartig umgeben. Bei den Korbblütlern sind die Scheibenblüten meist Röhren-blüten, während die Randblüten Zungenblüten sind, so dass der Blütenstand wie eine auffällige Einzelblüte aussieht.

Scheinfrucht ▶ Sammelfrucht.

Scheinquirle (Scheinwirtel) Sonderfall der wechselständigen Beblätterung. Durch starke Verkürzung aufeinanderfolgender ▶ Internodien der Sprossachse, stehen mehrere übereinanderliegende Knoten und dazugehörige Blätter (ein Blatt pro Knoten) so eng beieinander, dass die Blätter einem einzigen Knoten zu entspringen scheinen, und täuschen somit einen ▶ Wirtel vor.

Schlingpflanze Kletterpflanze, deren dünne Sprossachse sich um geeignete Stützen winden kann. Man unterscheidet dabei rechts- (Bohne, Kürbis) und linkswindende Pflanzen (Hopfen, Geißblatt). Andere Kletterpflanzen klimmen mit Hilfe von ▶ Ranken.

Schößling Kräftiger, heranwachsender Trieb einer Holzpflanze.

Schote Frucht, die aus 2 Fruchtblättern besteht, zwischen denen sich eine falsche Scheidewand befindet. Typische Fruchtform der Kreuzblütler (Brassicaceae).

Spaltfrucht Mehrsamige Nussfrucht, die bei der Reife entlang der Verwachsungsnähte der Fruchtblätter zerfällt.

Spindel Mittelnerv des Fiederblattes, an dem paarweise die Fiederblättchen sitzen.

Sporn Röhrenartige Ausstülpung eines Kelch- oder Kronblattes, die meist ▶ Nektarien enthält.

Spreite ▶ Blattspreite.

Spreublätter Schuppenartig ausgebildete Tragblätter an einem Blütenstandsboden, welche die zahlreichen Einzelblüten tragen (z. B. bei Blütenständen der Korbblütler).

Spross Bildet zusammen mit der Wurzel den Vegetationskörper höherer Pflanzen und ist in Sprossachse und Blätter gegliedert. Die Sprossachse wird durch die Blattansätze in Knoten und ▶ Internodien unterteilt; die Blätter sitzen an den Knoten und sind so angeordnet, dass eine optimale Ausnutzung des Lichts erreicht wird (▶ Blattstellung). Die Sprossachse stabilisiert den Vegetationskörper durch Festigungsgewebe und enthält Leitungsbahnen für Wasser und Photosyntheseprodukte, die der Versorgung der übrigen Pflanzenorgane dienen. In den Blättern finden Photosynthese und Gasaustausch statt.

Stachel ▶ Emergenz; sklerenchymatisches, zugespitztes Anhangsgebilde der Epidermis, das aus Haaren hervorgeht und an dessen Bildung subepidermale Gewebeschichten beteiligt sind. Löst sich im Gegensatz zum Dorn (Kakteen) nicht von der Pflanze ab.

Staubbeutel ▶ Anthere.

Staubblätter Männliche Blütenorgane, die in ihrer Gesamtheit als Androeceum bezeichnet werden. Ein Staubblatt setzt sich zusammen aus Staubfaden und Staubbeutel. Der Staubbeutel ist in 2 Theken gegliedert, in denen sich je 2 Pollensäcke befinden, die zahlreiche Pollenkörner enthalten (▶ Pollen). Die reifen Pollenkörner werden durch Aufreißen der Antherenwand freigesetzt. Die beiden Theken werden durch ein steriles Mittelstück miteinander und mit dem Staubfaden verbunden.

Staude Mehrjährige krautige Pflanze, deren oberirdische Teile am Ende der Vegetationsperiode absterben, die jedoch mit Hilfe von Erneuerungsknospen überwintert, aus denen im folgenden Frühjahr die neuen Sprosse austreiben.

Steinfrucht Einsamige Frucht mit dreischichtiger Fruchthülle. Der Samen wird vollständig von der »steinharten« sklerenchymatischen inneren Fruchthüllenschicht umschlossen, die mittlere Schicht ist ± fleischig, die äußere häutig ausgebildet (z. B. bei Kirsche, Pflaume und Pfirsich).

Strauch Holzpflanzen, die meist höher als 2 m sind und ein aufrechtes, von der Basis her verzweigtes Sprosssystem besitzen.

Sympodiale Verzweigung Es fehlt eine durchgehende Hauptachse. Die Endknospe des Haupttriebes endet mit der Bildung einer Blüte oder eines Blütenstandes. Das Sprosssystem wird durch Achselknospen, die unterhalb des Haupttriebes gelegen sind, fortgeführt. Sie bilden Seitensprosse (Seitenäste). Dadurch entsteht ein verzweigtes Sprosssystem, dessen Aussehen davon abhängt, wie viele Achselknospen an der Seitensprossbildung beteiligt sind.

Thallus Vegetationskörper der Algen, Pilze und Flechten (Lagerpflanzen = Thallophyten), der nicht in Sprossachse, Blatt und Wurzel gegliedert ist, sondern in vielfältigen Organisationsformen existiert, u. a. als Zell-, Schlauch-, Faden-, Flecht-, Gewebethallus. Es handelt sich um einen Verband verschiedener Zelltypen in dem eine Arbeitsteilung stattfindet, der jedoch einen weitaus geringeren Spezialisierungsgrad aufweist, als der Vegetationskörper der Sprosspflanzen.

Thallophyten ▶ Thallus.

Tragblätter Hochblätter, in deren Achseln Seitensprosse oder Blüten sitzen.

Traube Blütenstand, bei dem gestielte Einzelblüten in den Achseln von ▶ Tragblättern (können auch fehlen, z. B. bei Brassicaceae) stehen.

Trugdolde Form einer verzweigten ▶ Infloreszenz, bei der sich unterhalb der Endblüte des Primärsprosses mehrere Seitenäste entwickeln, die ihrerseits wieder mit Blüten abschließen und von Seitenästen fortgeführt werden können.

Wirtel Knoten der Sprossachse, der zwei oder mehr Blätter trägt, welche zueinander immer denselben Winkelabstand haben.

Wurzelstock ▶ Rhizom.

Zubereitung Erzeugnis, das nach einer bestimmten Rezeptur aus einer ▶ Droge oder einem anderen Arzneistoff unter Verwendung von Hilfsstoffen hergestellt wird, mit dem Ziel, die wirksamkeitsbestimmenden Inhaltsstoffe der Droge anzureichern, unerwünschte Begleitstoffe zu entfernen und schließlich eine applikationsfertige Darreichungsform zu erhalten.

Zungenblüten Stark ▶ zygomorphe, zungenförmige einzeln unauffällige Blüten. Bei den Korbblütlern (Asteraceae) sitzen mehrere Zungenblüten zusammen mit ▶ Röhrenblüten dicht gedrängt an einem köpfchenförmigen Blütenstandsboden, der von einem Hüllkelch (▶ Involucrum) umgeben ist und bilden so eine auffällige Scheinblüte.

Zwergstrauch Mehrjährige Pflanze, die eine Wuchshöhe von bis zu 1 m erreicht. Die oberirdischen Pflanzenteile können verholzen und bilden ein aufrechtes, von der Basis verzweigtes Sprosssystem, welches bodennahe Erneuerungsknospen trägt, mit deren Hilfe die Pflanze überwintert.

Zwiebel Unterirdisches Überwinterungsorgan vieler einkeimblättriger Pflanzen, welches aus einer stark gestauchten Sprossachse (Zwiebelkuchen oder Zwiebelscheibe) besteht, deren fleischige, eng aneinander liegende (Nieder-) Blätter (»Zwiebelschuppen«) als Speicherorgane dienen. Im Frühjahr entwickeln sich aus den in den Blattachseln sitzenden Erneuerungsknospen oberirdische Sprosse, wobei die Energiereserven der Speicherblätter genutzt werden.

Zygomorph ▶ Blüte.

Bildquellenverzeichnis

- Blaschek W et al (2001ff) HagerROM. Hagers Enzyklopädie der Arzneistoffe und Drogen. DVD.
  Springer-Verlag Berlin Heidelberg:
    - Abb. 8.8, 8.9, 8.10, 8.13, 8.15, 8.23, 8.29b, 9.3, 9.5,
      9.6, 10.1a, 10.1b, 10.3a, 10.4, 10.5a, 10.5b, 11.1,
      11.3a, 12.3b, 12.6, 12.7, 13.1a, 13.6, 15.4a, 15.4b,
      15.5, 15.8, 15.11, 16.3a, 16.3b, 16.5a, 16.7, 17.3b,
      18.2a, 18.2b, 18.4b, 19.1.
- Hänsel R, Hölzl J (1996) Lehrbuch der pharmazeuti-
  schen Biologie. Springer-Verlag Berlin Heidelberg:
    - Abb. 8.2a, 8.20, 10.6, 14.2b, 15.9, 20.1.
- Nowack R (1998) Notfallhandbuch Giftpflanzen.
  Springer-Verlag Berlin Heidelberg:
    - Abb. 9.2a, 9.2b, 16.2.
- Schulz V, Hänsel R (2004) Rationale Phytotherapie.
  Springer-Verlag Berlin Heidelberg:
    - Abb. 8.26b.
- Mit freundlicher Genehmigung Prof. Dr. H. P. T. Am-
  mon, Tübingen:
    - Abb. 18.3a, 18.3b.
- Mit freundlicher Genehmigung Prof. Dr. W. Barthlott,
  Nees-Institut für Biodiversität der Pflanzen,
  Rheinische Friedrich-Wilhelms-Universität, Bonn:
    - Abb. 8.14a, 13.4b, 12.8, 15.2a, 15.7a, 15.7b, 16.8.
- Mit freundlicher Genehmigung Herr H. Ehlenbeck:
    - Abb. 8.19b.
- Mit freundlicher Genehmigung Dipl. Biol. Felix Iten:
    - Abb. 8.27.
- Mit freundlicher Genehmigung Herr Arturas Kazeme-
  kaitis, Kaunas:
    - Abb. 14.1a, 14.1b.
- Mit freundlicher Genehmigung Prof. Dr. W. Rauh (†),
  Nees-Institut für Biodiversität der Pflanzen,
  Rheinische Friedrich-Wilhelms-Universität, Bonn:
    - Abb. 8.5a, 8.5b, 8.14b, 8.17a, 8.17b, 8.28, 9.4, 9.7a,
      9.7b, 12.4a, 13.4a, 13.5a, 13.5b, 15.6a, 15.12b,
      15.12c, 18.5a, 18.5b.
- Mit freundlicher Genehmigung Prof. Dr. J. Reichling,
  Sandhausen:
    - Abb. 8.6a, 8.6b, 8.24a, 9.9, 12.1., 15.12a, 17.1a,
      17.3a.
- Mit freundlicher Genehmigung Prof. Dr. Reinhard Sal-
  ler, Zürich:
    - Abb. 8.1, 8.2b, 8.4a, 8.4b, 8.7a, 8.7b, 8.11, 8.12, 8.16,
      8.18a, 8.18b, 8.19a, 8.21a, 8.21b, 8.22a, 8.22b,
      8.24b, 8.25, 8.26a, 8.29a, 8.30, 9.8a, 9.8b, 10.2,
      10.3b, 11.3b, 12.2a, 12.2b, 12.4a, 12.4b, 12.5, 12.8a,
      12.8b, 13.1b, 13.2a, 13.3a, 13.3b, 13.7, 13.8a, 13.8b,
      14.2a, 15.1a, 15.1b, 15.3, 15.10a, 15.10b, 16.1a,
      16.1b, 16.4, 16.5b, 16.6a, 16.6b, 16.9, 17.1b, 17.2a,
      17.2b, 18.1a, 18.1b, 18.4a, 19.2a, 19.2b, 19.3, 19.4a,
      19.4b.
- Mit freundlicher Genehmigung Prof. Dr. Michael Wink,
  Heidelberg:
    - Abb. 8.3, 9.1, 11.2, 13.2b, 15.2b, 15.6b.

Literatur

Aichberger L, Bizaj M, Fritsch F, Gansinger D, Hagmüller W, Hahn I, Hozzank A, Kolar V, Stöger E (2006) Kräuter für Nutz- und Heimtiere. Eigenverlag, Wien, ISBN-10:3-200-00663-3/ISBN-13:978-3-200-00663-8

Aicher B, Wozniewski T (2014) Eleutherococcus. In: Hagers Enzyklopädie der Arzneistoffe und Drogen. Hager ROM. Springer Verlag, Berlin Heidelberg New York

Allan P, Bilkei G (2005) Oregano improves reproductive performance of sows. Theriogenology 63:716–721

Allen DE, Hatfield G (2004) Medicinal plants in folk tradition. An ethnobotany of Britain & Ireland. Timber Press, Portland, Cambridge

Andonov P, Doundarov S (1971) Inchibizija na virusnoto raswitie pod wlijanie na extrakti ot njakoi drogi (Inhibition of virus growth effected by extracts of selected medicinal plants). In: Wtori kongres po mikrobiologija (Second congress in microbiology), Sofia, Tsch. S. S. BAN (Jahresband der Bulgarischen Akademie der Wissenschaften), 4:119–122

Andonov P, Doundarov S, Teneva G, Antonova A (1967) Ispitwane antivirusnoto dejistvie na wodni extrakti ot njakoi drogi (Testing the antiviral effect of aqueous extracts of selected medicinal plants). Pharmazija 17:28–33

Angeloff S, Tomov Z (1936) Issledwanija i opiti warchu edno osobeno saboljawane u gowedata, twarde prilitschno na hämorrhagitschnata septizemija, prediswikana ot chranene s dabowi papki i mladi dabowi klonki i lista (Experiments and tests made on a peculiar cattle's disease quite similar to haemorrhagic septicemia, caused by feeding with oak buds and young oak sprigs and leaves). In: Godischnik na Sofijski Universitet (Jahresband der Universität Sofia), Veterinarno-medizinski fakultet XII:55

Araya O S, Ford E J H (1981) An investigation of the type of photosensitization caused by the ingestion of St. John's wort (Hypericum perforatum) by calves. J Comp Pathol 91:135–141

Arnold D (1999) Anwendungsgebiete für traditionelle Tierarzneimittel. Pharm Ztg 144:272–273

Avakajanz BM (2001) Lekarstvennije rastenija w veterinarnoi medizine (Heilpflanzen in der Veterinärmedizin). Akvarium, Moskva

Aye R-D, Jüpner J, Ferstl W (2014) Allium. In: Hagers Enzyklopädie der Arzneistoffe und Drogen. Hager ROM. Springer Verlag, Berlin Heidelberg New York

Bader G (2014) Helianthus; Saponaria; Solidago. In: Hagers Enzyklopädie der Arzneistoffe und Drogen. Hager ROM. Springer Verlag, Berlin Heidelberg New York

Barnaulov OD, Denisenko PP (1980) Antiulcerogenic action of the decoction from flowers of Filipendula ulmaria (L.) Maxim. Farmakol Toksikol 43:700–705

Barsanti JA, Finco DR, Mahaffey MM, Fayrer-Hosken RA, Crowell WA, Thompson FN, Shotts EB (2000) Effects of

an extract of Serrenoa repens on dogs with hyperplasia of the prostate gland. Am J Vet Res 61:880–885

Bartz J (1996) Kräuterapotheke für Pferde. Franckh-Kosmos Verlag, Stuttgart

Basch E, Boon H, Davies-Heerema T, Foppo I, Hashmi S, Hasskarl J, Sollars D, Ulbricht C (2004) Boswellia: an evidence-based systematic review by the natural standard research collaboration. J Herbal Pharmacother 4:63–83

Bauer J, Hölscher U (2014) Crataegus. In: Hagers Enzyklopädie der Arzneistoffe und Drogen. Hager ROM. Springer Verlag, Berlin Heidelberg New York

Bauer J, Liersch R (2014) Echinacea. In: Hagers Enzyklopädie der Arzneistoffe und Drogen. Hager ROM. Springer Verlag, Berlin Heidelberg New York

Beck M, Schulz V (2014) Aesculus. In: Hagers Enzyklopädie der Arzneistoffe und Drogen. Hager ROM. Springer Verlag, Berlin Heidelberg New York

Becker H, Reichling J (1999) Grundlagen der Pharmazeutischen Biologie, 4. Aufl. Wiss. Verlags Gesellschaft, Stuttgart

Beil A, Rauwald HW (2014) Aloe. In: Hagers Enzyklopädie der Arzneistoffe und Drogen. Hager ROM. Springer Verlag, Berlin Heidelberg New York

Bertram B, Kairies H (2014) Tilia. In: Hagers Enzyklopädie der Arzneistoffe und Drogen. Hager ROM. Springer Verlag, Berlin Heidelberg New York

Betti G (2002) Taigawurzel (Eleutherococcus senticosus) – das pflanzliche Adaptagogen zur Steigerung der psychomotorischen, mentalen und physischen Leistungsfähigkeit. J Pharmacol Ther 6: 167–178

Bischoff K, Guale F (1998) Australian tee trea oil poisoning in three purebred cats. J Vet Invest 10:208–210

Bizaj M. In: Lokales Wissen von Osttiroler Bäuerinnen und Bauern über Pflanzen und Hausmittel zu Gesunderhaltung und Krankheitsbehandlung ihrer Tiere und die Bedeutung für den biologischen Landbau. BOKU Wien, Institut für Ökologischen Landbau. Diplomarbeit, 2005

Blaschek W (2014) Althaea; Malva. In: Hagers Enzyklopädie der Arzneistoffe und Drogen. Hager ROM. Springer Verlag, Berlin Heidelberg New York

Blohme A (2014) Verbascum. In: Hagers Enzyklopädie der Arzneistoffe und Drogen. Hager ROM. Springer Verlag, Berlin Heidelberg New York

Boeva A, Noninska L, Tzanowa M (1984) Podprawkite kato chrana i lekarstwo (Species as food and medicine). Medizina i fiskultura (Verlag), Sofia

Börngen S (1988) Pflanzen helfen heilen. VEB Verlag Volk und Gesundheit, Berlin

Bourke C A (2000) Sunlight associated hyperthermia as a consistant and rapidly developing clinical sign in sheep intoxicated by St. John's wort (Hypericum perforatum). Aust Vet J 78:483–488

Brand N (2014) Coriandrum; Cynara; Eucalyptus; Foeniculum; Salvia. In: Hagers Enzyklopädie der Arzneistoffe und

Drogen, HagerROM. Springer Verlag, Berlin Heidelberg New York

Bräutigam M (2014) Plantago. In: Hagers Enzyklopädie der Arzneistoffe und Drogen. Hager ROM. Springer Verlag, Berlin Heidelberg New York

Burgard H, Greiff W, Hamalcik P, Lambardt A, Westermayer E, Wiebicke G, Wiest J, Zohmann A (1991) Naturheilverfahren in der Veterinärmedizin. Schlütersche Verlagsanstalt, Hannover

Cabaret J (1986) 167 plantes pour soigner les animaux. Phytothérapie vétérinaire. Edition du Point Vétérinaire, Maisons-Alfort

Calabrese C, Preston P (1993) Report of the results of a double-blind, randomized, single-dose trial of a topical 2% escin gel versus placebo in the acute treatment of experimentally-induced hematoma in volunteers. Planta Med 59:394–397

Capasso A, Pinto A (1995) Experimental investigations of the synergistic-sedative effects of Passiflora and Kava. Acta Ther 21:127–140

Carle R (2014) Chamomilla. In: Hagers Enzyklopädie der Arzneistoffe und Drogen. Hager ROM. Springer Verlag, Berlin Heidelberg New York

Cermelli C, Fabio A, Fabio G, Quaglio P (2008) Effect of eucalyptus essential oil on respiratory bacteria and viruses. Curr Microbiol 56(1):89–92

Chaurasia N, Henkler G (2014) Capsicum. In: Hagers Enzyklopädie der Arzneistoffe und Drogen. Hager ROM. Springer Verlag, Berlin Heidelberg New York

Chen M, Song F, Guo M, Liu Z, Liu S (2002) Analysis of flavonoid constituents from leaves of Acanthopanax senticosus Harms by electrospray tandem mass spectrometry. Rapid Commun Mass Spectron 16(4): 264–271

Cherviakov DK, Evdokimov PD, Vischker AS (1977) Lekarstvennije sredstva w veterinarii (Medikamente in der tierärztlichen Praxis). Kolos, Moskva

Chow SY (1979) Pharmacological effects of Orthosiphon herba. J Formosan Med 78:953–960

Cohen RA, Kucera LS, Herrmann EC (1964) Antiviral activity of Melissa officinalis. Proc Soc Exp Biol Med 117: 431–434

Costantino L, Restelli G, Rossi T, Bertoldi Ö, Albasini A (1993) Activite antilipoperoxydante d'extraits polypheoliques de Ribes nigrum L. Plantes Med Phytother 26:207–214

Cutting W, Furusawa, E (1965) Antiviral activity of herbs on Columbia SK in mice and LSM, vaccinia and adeno type 12 viruses in vitro. Proc Soc Exp Biol Med 120:330–333

Danilenko VS, Rodionov PV (1982) Ostrie otrawlenija rastenijam (Severe plant poisoning). Sdorow'ja, Kiev

Daubenmerkl W (2002) Tierkrankheiten und ihre Behandlung. Wissenschaftliche Verlagsgesellschaft, Stuttgart

Declume C (1989) Anti-inflammatory evaluation of a hydroalcoholic extract of black currant leaves (Ribes nigrum). J Ethnopharmacol 27:91–98

Denovski D (1979) Biogennite stimulatori w veterinarnata medicina i jiwotnowudstwoto (Biogenic stimulants in the veterinary medicine and stock-breeding). Semizdat, Sofia

Di Carlo A, Wegener T, Reichling J (2003) Zur Bedeutung von Ergänzungsfuttermitteln auf Kräuterbasis im Veterinärbereich. Tierärztliche Umschau 9:1–8

Disler M (2012) In: Ethnoveterinary herbal remedies used by farmers in four north-eastern Swiss cantons (St. Gallen, Thurgau, Appenzell Innerrhoden und Appenzell Ausserrhoden). Masterarbeit, Institut für Pharmazeutische Biologie, Universität Basel

Doundarov S, Andonov P (1971) Proutschwane warchu prjakoto protiwowirusno dejstwie na extrakti ot njakoi drogi (Studies on antiviral effects of extracts of selected medicinal plants). In: Wtori kongres po mikrobiologija (Second congress in microbiology), Sofia,Tsch. Z. S., BAN, 115–118

Doundarov S, Andonov P, Bojadjieva M (1973) Proutschwane antivirusnoto dejstwie na spirtni extrakti ot njakoi drogi (Research on antiviral effects of tinctures of selected medicinal plants). Pharmazija 23:54–60

Droumev D (1975) Veterinarna pharmakologija (Veterinarial pharmacology). Semisdat, Sofia

Droumev D, Gachnian R, Georgiew B, Paschow D, Wangelow S (1985) Rakowodstwo sa uprajnenija po veterinarna pharmakologija s rezeptura (Handbook for testing in veterinary pharmacology supplied with prescriptions). Semisdat, Sofia

Droumev D, Gachnian-Mirtscheva R, Paschov D, Vangelov S (1996) Veterinarnomedizinska pharmakologija (Veterinary and medicinal pharmacology). IK Agropres, Sofia

Drummond EM, Harbourne N, Marete E, Martyn D, Jacquier JC, O`Riordan D, Gibney ER (2013) Inhibition of proinflammatory biomarkers in THP1 macrophages by polyphenols derived from chamomile, meadowsweet and willow bark. Phytother Res 27:588–594. http://dx.doi.org/10.1002/ptr.4753

Englert J, Harnischfeger G (1992) Diuretic action of aqueous Orthosiphon extract in rats. Planta Med 58:237–238

Ennet D (2014) Trifolium. In: Hagers Enzyklopädie der Arzneistoffe und Drogen. Hager ROM. Springer Verlag, Berlin Heidelberg New York

ESCOP (European Scientific Cooperative On Phytotherapy) Monographs (2003) The scientific foundation for herbal medicinal products. 2nd ed. Thieme Verlag, Stuttgart New York,

ESCOP Monographs (2009) The scientific foundation for herbal medicinal products. 2nd Edition: Supplement. Thieme Verlag, Stuttgart New York

ESCOP Monographs, Online Series (2011–2016). http://escop.com/individual-monographs/, Zugegriffen: 1. Februar 2016

Faddeev L (1958) Rezepti veterinarnoi therapii (Rezepte für die tierärztliche Therapie). Gosudarstvennoie isdatelstvo seliskochosiaistvennoi literaturi (Staatlicher Verlag der Agrarliteratur), Moskva

Fischer G, Gardell S, Yorpes E (1954) Über die chemische Natur des Acerins und die viruziden und antivirotischen Effekte einiger pflanzlicher Tannine. Zbl Bacteriol Orig 161:349–353

Fitzi J, Fürst-Jucker L, Wegener T, Saller R, Reichling J (2002) Phytotherapy of chronic dermatitis and pruritus of dogs with a topical preparation containing tea tree oil (Bogaskin). Schweizer Arch Tierheilk 144:223–231

Fougere B (2004) Garlic monograph. J Amer Hol Vet Med Assoc 22:29–34

Frank B, Bohn J, Uehleke B (2014) Urtica. In: Hagers Enzyklopädie der Arzneistoffe und Drogen. Hager ROM. Springer Verlag, Berlin Heidelberg New York

Franz C, Zitterl-Eglseer K (1998) Veterinär-Phytotherapie. Kom Vet 2:1

Gachnian R, Assenov I (1978) Njakoi pharmakologitschni proutschwanija na rastenieto Cynara scolymus L. (Some pharmacological studies on Cynara scolymus L.). Pharmazija 28:29–33

Gachnian R, Assenov I (1985) Heilpflanzen in der Veterinärmedizin. WBV Biologisch-Medizinische Verlagsgesellschaft, Schorndorf; ISBN 3-921988-49-9

Gachnian-Mirtscheva R (2003) Phythotherapijata vuv veterinarnata medizina (Phytotherapy in the veterinary medicine). Semisdat, Sofia

Gachnian-Mirtscheva R, Gachnian-Milkovitsch W (1998) Bilkolerschenie pri saboljawanija w ustnata kuchina (Herbal treatment on diseases of mouth cavity). Semisdat, Sofia

Gachnian-Mirtscheva R, Rainowa L (1997) Letschebni I obodrjawasti napitki (Medicinal and refreshing drinks). Semisdat, Sofia

Gaedcke F, Steinhoff B (1999) Phytopharmaka. Wissenschaftliche Verlagsgesellschaft, Stuttgart

Galliano G, Foussard-Blanpin O, Bretaudeau J (1994) Etude expérimentale du role du maltol dans les propriétés psycho-pharmacologiques de Passiflora incarnata L. (Passifloracées). Phytotherapy 40/41:18–22

Guillaume M, Padioleau F (1994) Veinotonic effect, vascular protection, antiinflammatory and free radical scavenging properties of horse chestnut extract. Arzneim-Forsch/Drug Res 44:25–35

Germer S (2014) Zingiber. In: Hagers Enzyklopädie der Arzneistoffe und Drogen. Hager ROM. Springer Verlag, Berlin Heidelberg New York

Georgievskiji WP, Komissarenko NF, Dmitruk SE (1990) Biologitscheski aktiwnie westestwa lekarstwennich rastenij (Biologically active substances of medicinal plants). Nauka, Nowosibirsk

Gomaa K (2014) Tussilago. In: Hagers Enzyklopädie der Arzneistoffe und Drogen. Hager ROM. Springer Verlag, Berlin Heidelberg New York

Gorecki P, Seitz R (2014) Betula. In: Hagers Enzyklopädie der Arzneistoffe und Drogen. Hager ROM. Springer Verlag, Berlin Heidelberg New York

Gorodinskaja V (1989) Tajini zelebnich traw (Secretes of medicinal herbs). Sowetskaja Rossija, Moskva

Grabenwöger K (1999) Hautprobleme beim Hund, ayurvedische Kräutermischungen – eine erfolgreiche Alternative. Kom Vet 1:1–3

Grabowski M (2010) In: Meisterwurz und Aderlass – Anwendung und Wandel des ethnoveterinärmedizinischen Wissens im Grossen Walsertal/Vorarlberg unter Hervorhebung der pflanzlichen Hausmittel und des religiösen Brauchtums. Diplomarbeit, Institut für ökologischen Landbau, BOKU Wien

Gracza L, Koch H, Löffler E (1985) Isolierung von Rosmarinsäure aus Symphytum officinale und ihre anti-inflammatorische Wirksamkeit in einem In-vitro-Modell. Arch Pharm (Weinheim) 318:1090–1095

Green RH (1949) Inhibition of multiplication of influenza virus by extrakts of tea. Proc Soc Exp Biol (NY) 71:84–85

Habermehl G, Ziemer P (2009) In: Giftpflanzen und Intoxikationen in der tierärztlichen Praxis: M & H Schaper, Hannover

Hako M (1957) Médicine populaire. Suomen Kirjallisuuden seura, 1957, Helsinki (en finnois). Ouvrage très documenté qui présente une partie consacrée aux animaux domestiques

Hall C, III, Tulbek MC, Xu Y (2006) Flaxseed. In: Taylor SL (ed) Advances in Food and Nutrition Research, vol. 51. Elsevier, Amsterdam, Boston, p 1–97

Hammer KA, Carson CF, Riley TV, Nielsen JB (2006) A review of toxicity of Melaleuca alternifolia (tea tree) oil. Food Chem Toxicol 44:616–625

Hänsel R (1987) Möglichkeiten und Grenzen pflanzlicher Arzneimittel (Phytotherapie). Dtsch Apoth Ztg 127:1–6

Hänsel R (1991) Phytopharmaka, 2. Aufl. Springer Verlag, Berlin Heidelberg New York, S 134; 214

Hänsel R (1996) Phytotherapie. In: Hänsel R, Hölzl J (Hrsg) Lehrbuch der Pharmazeutischen Biologie. Springer Verlag, Berlin Heidelberg New York

Hänsel R, Trunzler G (1989) Wissenswertes über Phytopharmaka. G. Braun Verlag, Karlsruhe

Hänsel R, Sticher O (2007) Pharmakognosie – Phytopharmazie, 8. Aufl. Springer Verlag, Berlin Heidelberg New York

Harnischfeger G, Stolze H (1983) Bewährte Pflanzendrogen in Wissenschaft und Medizin. Melsungen: notamed, S 172–180

Harnischfeger G, Tewocht G (2014) Schisandra. In: Hagers Enzyklopädie der Arzneistoffe und Drogen. Hager ROM. Springer Verlag, Berlin Heidelberg New York

Heinze W (1998) Phytotherapie im Zeitalter der modernen Pharmakotherapie – Berücksichtigung veterinärmedizinischer Belange. Ganzheitliche Tiermedizin 12:82–85

Heinze W (1999) Heilkräuter – Phytotherapie – Wirkstofftherapie, Aspekte und Perspektiven aus human- und veterinärmedizinischer Sicht. Tierärztliche Umschau 1:46

Herrman EC, Kucera LS (1967) Antiviral substances in plants of the Mint family (Labiate). II. Nontannin polyphenol of Melissa officinalis. Proc Soc Exp Biol Med 124:869–874

Herrmann EC, Kucera LS (1967) Antiviral substances in plants of the Mint family (Labiatae). III. Peppermint (Mentha piperita) and other Mint plants. Proc Soc Exp Biol Med 124:874–878

Hiermann A (2014) Equisetum; Sambucus; Taraxacum. In: Hagers Enzyklopädie der Arzneistoffe und Drogen. Hager ROM. Springer Verlag, Berlin Heidelberg New York

Hoefler C, Fleurentin J, Mortier F, Pelt JM, Guillemain L (1987) Comparative choleretic and hepatoprotective properties of young sprouts and total plant extracts of Rosmarinus officinalis in rats. J Ethnopharmacol 19:133–143

Hof S, Gropper B, Ammon HPT (1988) Different sensitivities of the CNS and smooth musculature of the guinea-pig ileum to the effects of rosemary oil and its individual components. Arch Pharm (Weinheim) 321:702

Hoffmann-Bohm K, Ferstl W (2014) Rheum. In: Hagers Enzyklopädie der Arzneistoffe und Drogen. Hager ROM. Springer Verlag, Berlin Heidelberg New York

Hoffmann-Bohm K, Simon P (2014) Arctostaphylos. In: Hagers Enzyklopädie der Arzneistoffe und Drogen. Hager ROM. Springer Verlag, Berlin Heidelberg New York

Hoffmann-Bohm K, Ferstl W, Aye R-D (2014a) Hamamelis. In: Hagers Enzyklopädie der Arzneistoffe und Drogen. Hager ROM. Springer Verlag, Berlin Heidelberg New York

Hoffmann-Bohm K, Ferstl W, Seitz R (2014b) Juniperus. In: Hagers Enzyklopädie der Arzneistoffe und Drogen. Hager ROM. Springer Verlag, Berlin Heidelberg New York

Hoffmann-Bohm K, Heubl G, Seitz R (2014c) Centaurium. In: Hagers Enzyklopädie der Arzneistoffe und Drogen. Hager ROM. Springer Verlag, Berlin Heidelberg New York

Hofmann D, Hecker M, Völp A (2003) Efficacy of dry extract of ivy leaves in children with bronchial asthma – a review of randomized controlled trials. Phytomedicine 10:213–220

Horvath AA (1954) A new sensitive method of the rolling drum type for Influenza virus titration. Acta Microbiol Acad Sci Hyg 1:481–494

Horz KH, Reichling J (2014) Hedera, Potentilla; Syzygium; Trigonella. In: Hagers Enzyklopädie der Arzneistoffe und Drogen. Hager ROM. Springer Verlag, Berlin Heidelberg New York

Huntley AL, Thompson-Coon J, Ernst E (2005) The safety of herbal medicinal products derived from Echinacea species. Drug Safety 28:387–400

Isaac O (2014) Calendula; Menyanthes; Tanacetum. In: Hagers Enzyklopädie der Arzneistoffe und Drogen. Hager ROM. Springer Verlag, Berlin Heidelberg New York

Iten F, Saller R (2006) Thymian – Arzneipflanze des Jahres 2006. Schweiz Zschr Ganzheits-Medizin 18:393–399

Iten F, Saller R (2007) Fencheltee im Kindesalter. Internist Prax 47:179–192

Jahn E, Müller B (2000) Efeublättertrockenextrakt. Pädiatrische Therapiestudie zur Wirksamkeit und Verträglichkeit. Dtsch Apoth Ztg 140:1349–52

Jones Meyer L (1971) Veterinary Pharmacology and Therapie, 3rd edn. Iowa State University Press, Ames Iowa, USA (Veterinarnaja pharmakologija i therapija, I Band, Moskva, 1965)

Julien J, Gasquet M, Maillard C, Balansard G, Timon- David P (1985) Extracts of the ivy plant, Hedera. Planta Med 51: 205–208

Jurenitsch J (2014) Achillea. In: Hagers Enzyklopädie der Arzneistoffe und Drogen. Hager ROM. Springer Verlag, Berlin Heidelberg New York

Juergens UR (2014) Anti-inflammatory properties of the monoterpene 1,8-cineole: Current evidence for co-medication in inflammatory airway diseases. Drug Research 64(12):638–646

Kartnig T (2014) Asparagus; Ononis. In: Hagers Enzyklopädie der Arzneistoffe und Drogen. Hager ROM. Springer Verlag, Berlin Heidelberg New York

Kartnig T, Ferstl W (2014) Cetraria. In: Hagers Enzyklopädie der Arzneistoffe und Drogen. Hager ROM. Springer Verlag, Berlin Heidelberg New York

Kimura R, Matsui S, Ito S, Aimoto T, Murata T (1980) Central depressant effect of maltol analogs in mice. Chem Pharm Bull 28:2570–2579

Klarer F, Stöger E, Meier B (2013) In: Jenzerwurz und Chäslichrut. Pflanzliche Hausmittel für Rinder, Schafe, Ziegen, Schweine und Pferde. Haupt Verlag

Kobal G (2014) Inula. In: Hagers Enzyklopädie der Arzneistoffe und Drogen. Hager ROM. Springer Verlag, Berlin Heidelberg New York

Koh KJ, Pearce AL, Marshman G, Finlay-Jones JJ, Hart PH (2002) Tea tree oil reduces histamine-induced skin inflammation. Br J Dermatol 147:1212–1217

Kopp M (2007) Neues von der Pestwurz. Pferderevue 7:56–57

Kovar KA, Gropper B, Friess D, Ammon HPT (1987) Blood levels of 1,8-cineole and locomotor activity of mice after inhalation and oral administration of rosemary oil. Planta Med 53:315–318

Kretschmer H, Hecker E, Tewocht G (2014) Rizinus. In: Hagers Enzyklopädie der Arzneistoffe und Drogen. Hager ROM. Springer Verlag, Berlin Heidelberg New York

Kucera LS, Cohen RD, Herrmann EC (1965) Antiviral activities of the Lemon balm plant. Ann N Y Acad Sci 130:474–482

Lans C, Harper T, Georges K, Bridgewater E (2001) Medicinal and ethnoveterinary remedies of hunters in Trinidad. BMC Complementary and Alternative Medicine 1:10–49

Lässig W, Generlich H, Heydolph F, Paditz E (1996) Wirksamkeit und Verträglichkeit efeuhaltiger Hustenmittel. Prospan® Kindersaft bei rezidivierenden obstruktiven Atemwegserkrankungen. TW Pädiatrie 9:489–491

Laux P (2014) Pinus. In: Hagers Enzyklopädie der Arzneistoffe und Drogen. Hager ROM. Springer Verlag, Berlin Heidelberg New York

Leng-Peschlow E (2014) Linum. In: Hagers Enzyklopädie der Arzneistoffe und Drogen. Hager ROM. Springer Verlag, Berlin Heidelberg New York

Liersch R, Grimminger W, Leng-Peschlow E, Mengs U (2014) Silybum. In: Hagers Enzyklopädie der Arzneistoffe und Drogen. Hager ROM. Springer Verlag, Berlin Heidelberg New York

Liehn HD, Franco PA, Hampel H, Hofrichter G (1972) A toxicological study of extractum Hippocastani semen (EHS). Panminerva Med 14: 84–91

Lipnizkiji SS, Piluji AF, Lappo LV (1987) Selenaja apteka w veterinarii (Die Grüne Apotheke in der Veterinärmedizin). Uradjaji, Minsk

Lochstampfer U (2013) Giftpflanzen – Was Pferde nicht fressen dürfen. Cadmos-Verlag, Schwarzenbek

Lorenz S (1998) Phytotherapie – eine Standortbestimmung. Kom Vet 2:1–4

Lorenz S (2000) Der Stellenwert der Phytotherapie in der Kleintierpraxis. KOMVET Komplementäre Veterinärmedizin, Sonderheft Phytotherapie. http://www.vet-magazin. com/fachliteratur-tieraerzte/Fachzeitschriften-Tieraerzte/ Fachzeitschriften-K/komvet/KOMVET-Sonderheft-Phytotherapie.html. Zugegriffen: 6. November 2015

Löscher W, Ungemach FR, Kroker R (1991/1997/2002/2003) Grundlagen der Pharmakotherapie bei Haus- und Nutztieren. 1./3./5./6. Aufl. Paul Parey, Berlin

Ludwig M (1996) Phytotherapie beim Rind einst und jetzt – alte Indikationen neu bewertet. Dissertation, Veterinärmedizinische Universität Wien

Maffei Facino R, Carini M, Stefani R, Aldini G, Saibene L (1995) Anti-elastase and anti-hyaluronidase activities of saponins and sapogenins from Hedera helix, Aesculus hippocastanum and Ruscus aculeatus: Factors contributing to their efficacy in the treatment of venous insufficiency. Arch Pharm (Weinheim) 328:f720–724

Mamleev MS, Mamleev NS (1984) Lekarstwennie rastenija Baschkirii w veterinarnoj praktike (Medicinal plants of Bashkir in the veterinary practice). Ufa 60

Mandelker L, Wynn S (2004) Cellular effects of various herbs and botanicals. Vet Clin Small Anim Pract 34:355–368

Manolov P (1987) Sprawotschnik sa otrawjanijata s letschebni rastenija (Guide for poisoning with medicinal plants). Medizina i Phiskultura, Sofia

Manolova N, Maximova W (1988) Letschebni rastenija – inhibitori na virusi (Medicinal plants-inhibitors of viruses). Isdatelstwo na Bulgarska akademija na naukite, Sofia

Manolova N, Mintscheva R (1974) Kultiwirane na gripnija virus w kletatschna kultura ot kokoschi embrionalen babrek sas sreda ot jajtschnojaltatschen dialisat (Cultivation of influenza virus in cell structure of hen's embryonic kidney in vitelline dialyzate environment). Isw. na Inst. po mikrobiol., BAN 25:15–23

Manolova N, Bakalova D, Nikolov P (1971) Screening of Bulgarian plants for antiviral effect on the reproduction of the influenza virus in vitro. Compt Rend Acad Bulg Sci 21:1713–1714

Manolova N, Bakalova D, Nikolov P, Mincheva R (1973) Studies of Bulgarian plants for antiviral activity. Bull Inst Physiol Bulg Acad Sci 15:187–192

Martin M, Mathias E, McCorkle C M (2001) Ethnoveterinary Medicine. JTDG Publishing, Scotland, UK

Masika PJ, Sonandi A, van Averbeke W (1997) Perceived causes, diagnosis and treatment of babesiosis and anaplasmosis in cattle by livestock farmers in communal areas of central Eastern Cape Province, South Africa. J S Afr Vet Assoc 68:40–44

Masika PJ, van Averbeke, W, Sonandi, A (2000) Use of herbal remedies by small-scale farmers to treat livestock diseases in Central Eastern Cape Province, South Africa. J S Afr Vet Assoc 71:87–91

May G, Willuhn G (1978) Antivirale Wirkung wässriger Pflanzenextrakte in Gewebekulturen. Arzneimittel Forschung 28:1–7

Mayer A (1999) Phytomedizin im Wandel: Empirie und Wissenschaft. Tiermedizin 3:110

McMahon SB, Lewin G, Bloom SR (1991) The consequences of long term topical capsaicin application in the rat. Pain 44: 301–310

Mechler E (2014) Helichrysum. In: Hagers Enzyklopädie der Arzneistoffe und Drogen. Hager ROM. Springer Verlag, Berlin Heidelberg New York

Meier B, Meier-Liebi M (2014) Gentiana, Filipendula, Salix. In: Hagers Enzyklopädie der Arzneistoffe und Drogen. Hager ROM. Springer Verlag, Berlin Heidelberg New York

Meier B, Meier-Liebi M, Schulz V (2014) Petasites. In: Hagers Enzyklopädie der Arzneistoffe und Drogen. Hager ROM. Springer Verlag, Berlin Heidelberg New York

Meier B, Rehwald A, Meier-Liebi M (2014) Passiflora. In: Hagers Enzyklopädie der Arzneistoffe und Drogen. Hager ROM. Springer Verlag, Berlin Heidelberg New York

Melchart D, Linde K, Worku F, Bauer R, Wagner H (1995) Immunomodulation with Echinacea – a systematic review of controlled clinical trials. Phytomedicine 1:245–254

Melchart D, Walther E, Linde K, Brandmaier R, Lersch C (1998) Echinacea root extracts for the prevention of upper respiratory tract infections. A trial. Arch Fam Med 7:541–545

Merfort J (2014) Arnika; Orthosophon. In: Hagers Enzyklopädie der Arzneistoffe und Drogen. Hager ROM. Springer Verlag, Berlin Heidelberg New York

Merk T, Hoffmann L (1921) Haustierheilkunde für Landwirte, 14. Aufl. Eugen Ulmer, Stuttgart

Mertens K (2006) Einfluss einer Echinaceafütterung auf die Gesundheit und den Immunstatus von Pferden. Dissertation, Tierärztliche Fakultät, Ludwig- Maximilians-Universität München

Metzner J, Hirschelmann R, Hiller K (1984) Antiphlogistische und analgetische Wirkungen von Leiocarposid, einem phenolischen Bisglucosid aus Solidago virgaurea L. Pharmazie 39:869–870

Misawa M, Kizawa M (1990) Antitussiva effects of several volatile oils, especially of cedar leaf oil in guinea pigs. Pharmacometrics 39: 81–87

Moder HM (1997) Phytotherapie bei Schaf und Ziege. Eine Erhebung und Bewertung von Heilpflanzen des 18. und 19. Jahrhunderts. Dissertation, Veterinärmedizinische Universität Wien

Moeck S (2014) Agrimonia; Alchemilla; Cnicus; Quercus; Vaccinium. In: Hagers Enzyklopädie der Arzneistoffe und Drogen. Hager ROM. Springer Verlag, Berlin Heidelberg New York

Mosgov IE (1961) Pharmakologija. Rukowodstwo dlja veterinarnich wratscheji (Pharmacology. Handbook for veterinarians). Gosudarstwennoe isdatelswvo selskochosjaistwennoji literaturi, Moskva

Mosgov IE (1979) Farmakologija (Pharmakologie). Kolos, Moskva

Muir AD (2006) Flax lignans – Analytical methods and how they influence our understanding of biological activity. J AOAC Int 89:1147–1157

Mundt S, Teuscher E (2014) Brassica. In: Hagers Enzyklopädie der Arzneistoffe und Drogen. Hager ROM. Springer Verlag, Berlin Heidelberg New York

Natschev B (1955) Utschebnik po watreschni nesarasni bolesti na domaschnite jiwotni (Manual for non-contagious diseases in farm animals). Semisdat, Sofia

Neilson JC, Hart BL, Cliff KD, Ruehl WW (2001) Prevalence of behavioural changes associated with age-related cognitive impairment in dogs. JAVMA 218:1787–1791

Nikolaevskiji VV, Eremenko AE, Ivanov IK (1987) Biologitscheskaja aktiwnost ephirnich masel (Biological activity of essential oils). Medizina, Moskva

Ostheeren I (1991) Macht und Magie der Pflanzen. Symbiose 3:27–31

Opdyke DLJ (1976) Monographs on fragrance raw materials. Food Cosmet Toxicol 14:337–338

Pearson W (2004) Veterinary applications of Echinacea species: research in horse, cattle, poultry, and swine. In: Miller SC (ed) Echinacea. Medicinal and Aromatic Plants – Industrial Profiles. CRC Press, Boca Raton London New York, p 255–263

Poeckel D, Werz O (2006) Boswellic acid: biological actions and molecular targets. Current Med Chem 13: 3359–3369

Popov P (1929) Prinos kam isutschawane na cholagoga i pharmakodinamitschnoto im wasdejstwie warchu tschernodrobnata sekrezija (Contribution to studies on cholagogue agents and their pharmacodynamical effect on liver secretion). In: God Veterinarnomedizinski Fakultet, vol. V.

Popov P (1946) Pharmakologija (Pharmacology). Universitetska petschatniza, Sofia

Proksch P, Wissinger-Gräfenhahn U (2014) Artemisia. In: Hagers Enzyklopädie der Arzneistoffe und Drogen. Hager ROM. Springer Verlag, Berlin Heidelberg New York

Rabinovich MI (1981) Lekarstwennie rastenija w veterinarii (Medicinal plants in the veterinary medicine). Rosselhosisdat (Russagriculture publishing house), Moskva

Rabinovich MI (1987) Lekarstvennije rastenija w veterinarnoi praktike (Heilpflanzen in der Veterinärpraxis). Agropromisdat, Moskva B-139

Rabinovich MI (1988) Veterinarnajae Vitoterapija (Veterinär-Phytotherapie). Rosagropromisdat, Moskva

Rahne B (2000) Multizentrische Anwendungsstudien zu EuphraVet-Augentropfen. Ganzheitliche Tiermedizin 14:178–179

Rebuelt M, San Roman L, G-Serra Nillos M (1981) Ètude de l'effet diurétique de différentes préparations de l'Ononis spinosa L. Plantes Méd. Phytothér 15:99–108

Reichling J (1995) Pharmazeutische Qualität und Vergleichbarkeit von Phytopharmaka. Psychopharmakotherapie 2:55–60

Reichling J (2001) Phytopharmaka. In: Kovar KA (Hrsg) Pharmazeutische Praxis, 6. Aufl. Wissenschaftliche Verlagsgesellschaft, Stuttgart, S 589–611

Reichling J, Saller R (2001) Pflanzliche Arzneimittel in der Veterinärphytotherapie. Schweiz Arch Tierheilk 143:395–403

Reichling J, Harkenthal M, Geiss H K, Saller R (1997) Australisches Teebaumöl – Qualität, Verfälschungen, Wirkung und Toxizität. Öster Apoth Ztg 51:652–660

Reichling J, Müller-Jahncke W-D, Borchardt A (Hrsg.) (2001a) Arzneimittel der komplementären Medizin. Govi-Verlag, Eschborn

Reichling J, Harkenthal M, Landvatter U, Geiss HK, Schnitzler P, Hoppe-Tichy T, Saller R (2001b) Australisches Teebaumöl (Melaleucae aetheroleum). PZ Prisma 8: 228–238

Reichling J, Fitzi J, Fürst-Jucker J, Bucher S, Saller R (2003) Echinacea Powder: Treatment for Canine Chronic and Seasonal Upper Respiratory Tract Infections. Schweiz Archiv für Tierheilkunde 145:223–231

Reichling J, Fitzi J, Hellmann K, Wegener T, Bucher S, Saller R (2004a) Topical tea tree oil effective in canine localised pruritic dermatitis – a multi centre randomised double-blind controlled clinical trial in the veterinary practice. Dtsch Tierärztl Wochenschrift 111:408–414

Reichling J, Fitzi J, Hellmann K, Wegener T, Bucher S, Saller R (2004b) Teebaumöl bei Dermatitis mit Juckreiz – eine randomisierte Doppelblindstudie bei Hunden. Kleintiermedizin 5/6:1–4

Reichling J, Schmökel H, Fitzi J, Bucher S, Saller R (2004c) Dietary support with boswellia resin in canine inflammatory joint and spinal disease. Schweiz Archiv für Tierheilkunde 146:71–79

Reichling J, Frater-Schröder M, Herzog K, Bucher S, Saller R (2006a) Dietary support with ginkgo leaf in canine geriatric conditions. Schweiz Arch Tierheilk 148:257–1263

Reichling J, Harkenthal M, Saller R (2006b) Australisches Teebaumöl (Melaleucae aetheroleum) – Pharmazeutische Qualität, Wirksamkeit, Toxizität. Schweiz Zschr Ganzheits-Medizin 18:193–200

Reichling J, Horz K-H, Bodesheim U (2014) Valeriana. In: Hagers Enzyklopädie der Arzneistoffe und Drogen. Hager ROM. Springer Verlag, Berlin Heidelberg New York

Riedel-Casparie G (1993) Phytotherapie – Quo vadis? Prakt Tierarzt 6:531

Rimpler H (1999) Biogene Arzneistoffe. Georg Thieme Verlag, Stuttgart New York

Ronald L, Kucera LS (1964) Antiviral activity of Melissa officinalis (Lemon Balm) extrakt. Proc Soc Exp Biol Med 117:1–3

Sabieraj J (2014) Boswellia. In: Hagers Enzyklopädie der Arzneistoffe und Drogen. Hager ROM. Springer Verlag, Berlin Heidelberg New York

Saller R (2004) Pfefferminze (Mentha x piperita), Arzneipflanze des Jahres 2004. Forsch Komplementärmed Klass Naturheilkd 11:6–7

Saller R, Melzer J (2006) Phytotherapie – Mistelgesamtextrakt. In: Pfeifer B, Preiss J, Unger C (Hrsg) Onkologie integrativ, Urban & Fischer, München, S 269–278

Saller R, Reichling J (1996) Unerwünschte Wirkungen von Phytopharmaka – Teil 1. Drogenreport 9:27–32

Saller R, Reichling J, Hellenbrecht D (1995) Phytotherapie – klinische, pharmakologische und pharmazeutische Grundlagen. Karl F. Haug-Verlag, Heidelberg

Saller R, Meier R, Brignoli R (2001) The use of Silymarin in the treatment of liver diseases. Drugs 61:2035–2063

Saller R, Melzer J, Reichling J (2003) Johanniskraut (Hypericum perforatum): Ein plurivalenter Rohstoff für traditionelle und moderne Therapien. Forsch Komplementärmed Klass Naturheilkd 10 (suppl 1):33–40

Saller R, Melzer J, Reichling J, Brignoli R, Meier R (2007) An updated systematic review of the pharmacology of Silymarin. Forsch Komplementärmed 14:70–80

Saller R, Brignoli R, Melzer J, Meier R (2008) An updated systematic review with meta-analysis for the clinical evidence of Silymarin. Forsch Komplementärmed 15:9–20

Schadewaldt H (1966) Phytotherapie gestern und heute. Ärztliche Praxis 222–224; 281–283; 389–390

Schadewaldt H (1986) Geschichte der Phytomedizin. ÖAZ 40:377–381

Schilcher H, Kammerer S, Wegener T (2010) Leitfaden Phytotherapie, 4. Aufl. Urban & Fischer Verlag, München Jena

Schmid K, Ivemeyer S, Hamburger M, Vogl C, Klarer F, Meier B, Walkenhorst M (2012) Traditional use of herbal remedies in livestock by farmers in three Swiss cantons (Aargau, Zürich and Schaffhausen). Forsch Komplement Med 19:125–136

Schmoltzi P (2014) Dill. In: Hagers Enzyklopädie der Arzneistoffe und Drogen. Hager ROM. Springer Verlag, Berlin Heidelberg New York

Schnitzler P, Schön K, Reichling J (2001) Antiviral activity of Australian tea tree oil and eucalyptus oil against herpes simplex virus in cell culture. Pharmazie 56:343–347

Schoen AM, Wynn SG (1998) Complementary and alternative veterinary medicine – principles and practice. Mosby, St. Louis

Scholz E (2014) Krameria. In: Hagers Enzyklopädie der Arzneistoffe und Drogen. Hager ROM. Springer Verlag, Berlin Heidelberg New York

Schöne F, Vetter A, Hartung H, Bergmann H, Biertümpel A, Richter G, Müller S, Breitschuh G (2006) Effects of essential oils from fennel (Foeniculi aetheroleum) and caraway (Carvi aetheroleum) in pigs. J Anim Physiol Anim Nutr 90:500–510

Schöpke T (2014) Glycyrrhiza; Primula. In: Hagers Enzyklopädie der Arzneistoffe und Drogen. Hager ROM. Springer Verlag, Berlin Heidelberg New York

Schulze W (2000) EuphraVet-Augentropfen – Ein neues Tierarzneimittel mit historischen Wurzeln. Ganzheitliche Tiermedizin 14:180–182

Schütt H, Schulz V (2014) Hypericum. In: Hagers Enzyklopädie der Arzneistoffe und Drogen. Hager ROM. Springer Verlag, Berlin Heidelberg New York

Schwab A (2002) Giftige Schokolade. Unimagazin, die Zeitschrift der Universität Zürich 2:22–25

Schwarz-Schulz B (2014) Viola. In: Hagers Enzyklopädie der Arzneistoffe und Drogen. Hager ROM. Springer Verlag, Berlin Heidelberg New York

Schweins S, Sonnenborn U (2014) Panax. In: Hagers Enzyklopädie der Arzneistoffe und Drogen. Hager ROM. Springer Verlag, Berlin Heidelberg New York

Seitz R (2014) Ribes. In: Hagers Enzyklopädie der Arzneistoffe und Drogen. Hager ROM. Springer Verlag, Berlin Heidelberg New York

Seitz R, Gorecki P (2014) Capsella. In: Hagers Enzyklopädie der Arzneistoffe und Drogen. Hager ROM. Springer Verlag, Berlin Heidelberg New York

Senghas K, Seibold S (2003) Schmeil-Fitschen: Flora von Deutschland, 92. Aufl. Quelle & Meyer Verlag, Wiebelsheim

Shah SA, Sander S, White CM, Rinaldi M, Coleman CI (2007) Evaluation of echinacea for the prevention and treatment of the common cold: a meta-analysis. Lancet Infect Dis 7:473–480

Sidorov IV, Rogojkin AG (1986) Lekarstwa dlja jiwotnich (Animal drugs). Agropromisdat, Moskva

Sitte P, Ziegler H, Ehrendorfer F, Bresinsky A (1998) Strasburger: Lehrbuch der Botanik, 34. Aufl. Gustav Fischer Verlag Stuttgart, Jena, Lübeck, Ulm

Skljarovskiji L, Gubanov IA (1986) Lekarstwennie rastenija w bitu (Medicinal plants at home). Rosseljhosisdat, Moskva

Slogowska A, Zgorniak-Nowosielska I, Grzybek J (1987) Inhibition of herpes simplex virus replication by Flos Verbasci infusion. Pol Pharmacol Pharm 39:55–61

Smith-Schalkwijk MJ (1999) Veterinary phytotherapy: An overview. Can Vet J 40:891–892

Sopranzi N, De Feo G, Mazzanti G, Tolu L (1990) Parametri biologici ed elettro-encefalografici nel ratto correlati a Passiflora incarnata L. Clin Ter 132:329–333

Spielberger U (2000) Zum Einsatz des Phytotherapeutikums Eucacomp zur Behandlung der Endometris des Rindes. KOMVET Komplementäre Phytotherapie, Sonderheft Phytotherapie. http://www.vet-magazin.com/fachliteratur-tieraerzte/Fachzeitschriften-Tieraerzte/Fachzeitschriften-K/komvet/KOMVET-Sonderheft-Phytotherapie.html. Zugegriffen: 6. November 2015

Spieß E, Juretzek W (2014) Ginkgo. In: Hagers Enzyklopädie der Arzneistoffe und Drogen. Hager ROM. Springer Verlag, Berlin Heidelberg New York

Sponer G, Telser E, Kietzmann M (2001) Besonderheiten der Tierarzneimittel. In: Kovar K-A (Hrsg) Pharmazeutische Praxis, 6. Aufl. Wissenschaftliche Verlagsgesellschaft, Stuttgart, S 612–623

Spranger J (2007) Lehrbuch der anthroposophischen Tiermedizin. Sonntag Verlag, Stuttgart

Staesche K, Schleinitz H (2014) Cassia; Pimpinella; Rhamnus. In: Hagers Enzyklopädie der Arzneistoffe und Drogen. Hager ROM. Springer Verlag, Berlin Heidelberg New York

Stahl-Biskup E (2014) Carum; Melissa; Mentha; Origanum, Rosmarinus; Thymus. In: Hagers Enzyklopädie der Arzneistoffe und Drogen. Hager ROM. Springer Verlag, Berlin Heidelberg New York

Stahl-Biskup E, Reichling J (2015) Anatomie und Histologie der Samenpflanzen, 4. Aufl. Dtsch Apoth Verl, Stuttgart

Stahl-Biskup E, Wissinger-Gräfenhahn U (2014) Lavandula. In: Hagers Enzyklopädie der Arzneistoffe und Drogen. Hager ROM. Springer Verlag, Berlin Heidelberg New York

Staiger C (2002) Tierarzneimittel in der Apotheke. Pharm Ztg 147:4831–4838

Staiger C (2014) Symphytum. In: Hagers Enzyklopädie der Arzneistoffe und Drogen. Hager ROM. Springer Verlag, Berlin Heidelberg New York

Staneva D, Panowa D, Rajnowa L, Asenow I (1982) Bilkite waw wseki dom (Herbs at any home). Medizina i fiskultura, Sofia

Steinmassel-Wirrer M (1993) Phytotherapie beim Hund einst und jetzt – kritische Befunde neu bewertet. Dissertation, Veterinärmedizinische Universität Wien

Suschke U, Reichling J (2014) Juglans. In: Hagers Enzyklopädie der Arzneistoffe und Drogen. Hager ROM. Springer Verlag, Berlin Heidelberg New York

Sviridonov G(1986) Rodniki. Sdorowja (Rodniki. Health). Maladaja gwardija, Moskwa

Tamm J, Folkers K, Horsfall F (1952) Inhibition of influenza virus multiplication by 2,5-dimethylbenzimidazol. Yale J Biol Med 24:559–567

Tateo F, Fellin M, Santamaria I, Bianchi A, Bianchi L (1988) Rosmarinus officinalis L., extract, production, antioxidant and antimutagenic activity. Perfumer and Flavorist 13:48–54

Teuscher E (2003) Gewürzdrogen. Wissenschaftl Verlagsgesellschaft, Stuttgart

Teuscher E (2014) Camellia; Viscum. In: Hagers Enzyklopädie der Arzneistoffe und Drogen. Hager ROM. Springer Verlag, Berlin Heidelberg New York

Tokin BP (1984) Zelebni otrowi na rastenijata (Medicinal plant poisons). Semisdat, Sofia

Tomow A, Baev W (1963) Proutschwane warchu protiwofagowoto i protiwowirusnoto dejistwie na extrakti ot njakoi bulgarski drogi (Studies on antiphagous and antiviral effect of extracts of some Bulgarian drugs). Higiena 2:26–31

Truls C (1999) Der Einsatz von pflanzlichen Arzneien in der Kleintierpraxis. Dissertation, Veterinärmedizinische Universität Wien

Verma HN, Awasthi LP, Mukerjee K (1979) Prevention of virus infection and multiplication by extracts from medicinal plants. Phytopathol Zeitschrift 96(1):71–76

Vieweger U (2014) Angelika; Laurus. In: Hagers Enzyklopädie der Arzneistoffe und Drogen. Hager ROM. Springer Verlag, Berlin Heidelberg New York

Villar D, Knight MJ, Hansen SR, Buck WB (1994) Toxicity of melaleuca oil and related essential oils applied topically on dogs and cats. Vet Hum Toxicol 36:139–142

Vogl-Lukasser B, Vogl CR, Bizaj M, Grasser S, Bertsch C (2006) In: Lokales Erfahrungswissen über Pflanzenarten aus Wildsammlung mit Verwendung der Fütterung und als Hausmittel in der Volksheilkunde bei landwirtschaftlichen Nutztieren in Osttirol. Endbericht BOKU Wien, Institut für Ökologischen Landbau

Vollmer H, Hübner K (1937) Untersuchungen über die diuretische Wirkung der Fructus juniperi, Radix levistici, Radix ononidis, Folia betulae, Radix liquiritiae und Herba equiseti an Ratten. Naunyn-Schmiedebergs Arch Exp Path Pharmak 186:592–605

Wacker A, Hilbig W (1978) Virus inhibition by Echinacea purpurea. Planta Med 33(1):89–102

Wagner H (1999) Arzneidrogen und ihre Inhaltsstoffe, 6. Aufl. Wissenschaftliche Verlagsgesellschaft, Stuttgart

Weill P, Schmitt B, Chesneau G, Daniel N, Safraou F, Legrand P (2002) Effects of introducing linseed in livestock diet on blood fatty acid composition of consumers of animal products. Ann Nutr Metab 46:182–191

Weiss RF (1991) Lehrbuch der Phytotherapie. Hippokrates Verlag, Stuttgart

Weseler A, Geiss HK, Saller R, Reichling J (2002) Antifungal effect of Australian tea tree oil on Malassezia pachydermatis isolated from canines suffering from cutaneous skin disease. Schweiz Arch Tierheilk 144:215–221

Weseler A, Saller R, Reichling J (2002) Comparative investigation of antimicrobial activity of PADMA 28 and selected European herbal drugs. Forsch Komplementärmed Klass Naturheilkd 9:346–351

Wheeler GE, Wait C (1993) Use of herbal medicines in modern dairy farming – a breeding efficiency programme. Proceedings of WOC-MAP, 1st World Congress on Medicinal and Aromatic Plants for Human Welfare. Acta Horticulturae 333:299–308

WHO (1999) Monographs on selected medicinal plants. Vol. 1, World Health Organization, Geneva

WHO (2002) Monographs on selected medicinal plants. Vol. 2, World Health Organization, Geneva

Wichtl M (2009) Teedrogen und Phytopharmaka, 5. Aufl. Wissenschaftliche Verlagsgesellschaft, Stuttgart

Widmaier W (1988) Pflanzenheilkunde, Band 2. Beschreibung der Pflanzen und Drogen. Rezepturen. WEB Biologisch-Medizinische Verlagsgesellschaft, Schorndorf

Widmaier W (1986, 1988) Pflanzenheilkunde. Geschichte – Praxis – Rezepturen. WEB Biologisch-Medizinische Verlagsgesellschaft, Schorndorf

Winter C (2014) Hyssopus. In: Hagers Enzyklopädie der Arzneistoffe und Drogen. Hager ROM. Springer Verlag, Berlin Heidelberg New York

Wohlfahrt R (2014) Humulus. In: Hagers Enzyklopädie der Arzneistoffe und Drogen. Hager ROM. Springer Verlag, Berlin Heidelberg New York

Wynn SG, Fougère BJ (2007) Veterinary herbal medicine. Mosby Elsevier, St Louis, USA

Yoshimura M, Yonehara N (2001) Influence of capsaicin cream in rats with peripheral neuropathy. Pharmacol Res 44:105–111

Zarjev SG (1964) Lekarstvennije rastenija v veterinarii (Heilpflanzen in der Tiermedizin. Sseljchosisdat, Moskwa

Ziemer P (1999) Pflanzenvergiftungen bei Heimtieren. Dtsch Apoth Ztg 139:1458–1464

Zitterl-Eglseer K (2000) Die Anwendung der Ringelblume in der Veterinärmedizin. KOMVET Komplementäre Veterinärmedizin, Sonderheft Phytotherapie. http://www.vet-magazin.com/fachliteratur-tieraerzte/Fachzeitschriften-Tieraerzte/Fachzeitschriften-K/komvet/KOMVET-Sonderheft-Phytotherapie.html. Zugegriffen: 6. November 2015

Zitterl-Eglseer K, Ludwig M, Franz C (1999) Phytotherapie beim Rind einst und jetzt – alte Indikationen ausgewählter Arzneipflanzen neu bewertet. Wien Tierärztl Mschr 86:166–176

Zitterl-Eglseer K, Moder H, Franz C, Zitterl W (2000) Literatur-
studie über Einsatzmöglichkeiten von Phytopharmaka
bei veterinärmedizinischen Indikationen von Schaf und
Ziege. Wien Tierärztl Mschr 81:111–121

Zohmann A (2000) Lavendelöl – ein rationales Therapeuti-
kum. KOMVET Komplementäre Veterinärmedizin,
Sonderheft Phytotherapie. http://www.vet-magazin.
com/fachliteratur-tieraerzte/Fachzeitschriften-Tieraerzte/
Fachzeitschriften-K/komvet/KOMVET-Sonderheft-Phyto-
therapie.html. Zugegriffen: 6. November 2015

Weiterführende Literatur

Agelet A, Vallès J (2001) Studies on pharmaceutical ethno-botany in the region of Pallars (Pyrenees, Catalonia, Iberian Peninsula). Part I. General results and new or very rare medicinal plants. J Ethnopharmacol 77:57–70

Blanco E, Macia MJ, Morales R (1999) Medicinal and veterinary plants of El Caurel (Galicia, northwest Spain). J Ethnopharmacol 65:113–124

Blecha F (2001) Immunomodulators for prevention and treatment of infectious diseases in food-producing animals. Vet Clinics N America. Food Animal Practice 17:621–633

Disler M, Ivemeyer S, Hamburger M, Vogl CR, Tesic A, Klarer F, Meier B, Walkenhorst M (2014) Ethnoveterinary herbal remedies used by farmers in four north-eastern Swiss cantons (St. Gallen, Thurgau, Appenzell Innerrhoden and Appenzell Ausserrhoden). J Ethnobiol Ethnomed 10:32

Githiori JB, Höglund J, Waller PJ (2005) Ethnoveterinary plant preparations as livestock de-wormers: practices, popular beliefs, pitfalls and prospects for the future. Anim Health Res Rev 6:91–103

Gompf RE (2005) Nutritional and herbal therapies in the treatment of heart disease in cats and dogs. J Am Anim Hosp Assoc 41:355–367

Guarrera PM (1999) Traditional antihelmintic, antiparasitic and repellent uses of plants in Central Italy. J Ethnopharmacol 68:183–192

Guarrera PM, Forti G, Marignoli S (2005) Ethnobotanical and ethnomedicinal uses of plants in the districts of Acqua-pendente (Latium, Central Italy). J Ethnopharmacol 96:429–444

Hahn I, Zitterl-Eglseer K, Franz Ch (2005) Phytomedizin bei Hund und Katze: Internetumfrage bei Tierärzten und Tierärztinnen in Österreich, Deutschland und der Schweiz. Schweiz Arch Tierheilk 147:135–141

Iason G (2005) The role of plant secondary metabolites in mammalian herbivory: ecological perspectives. Porc Nutr Soc 64:123–131

Jatzlau A, Abdel-Ghaffar F, Gliem G, Mehlhorn H (2014) Nature helps: food addition of micronized coconut and onion reduced worm load in horses and sheep and increased body weight in sheep. Parasitol Res 113(1):305–310

Kalbermatter T (2006) Das Arzneibuch des Peter Bodmer, Schmied und Vieharzt in Därligen 1836. Schweiz Arch Tierheilk 148:11–16

Karreman HJ (2007) Treating dairy cows naturally: thoughts and strategies. A handbook for organic and sustainable farmers. Acres USA

Lans C, Turner N, Khan T, Brauer G (2007) Ethnoveterinary medicines used to treat endoparasites and stomach problems in pigs and pets in British Columbia, Canada. Vet Parasitol 148:325–340

Lans C, Turner N, Khan T, Brauer G, Boepple W (2007) Eth-noveterinary medicines used for ruminants in British Columbia, Canada. J Ethnobiol Ethnomed 3:1–22

Larkins N, Wynn S (2004) Pharmacognosy: phytomedicines and their mechanisms. Vet Clin Small Anim 34:291–327

Martin M, Mathias E (2001) Ethnoveterinary medicine: an annotated bibliography of community animal healthcare (Indigenous Knowledge and Development Series). ITDG Publishing, London

Means C (2002) Selected herbal hazards. Vet Clin Small Anim 32:367–382

Miraldi E, Ferri S, Mostaghini V (2001) Botanical drugs and preparations in the traditional medicine of West Azerbaijan (Iran). J Ethnopharmacol 75:77–87

Nagle T (2006) Topics in Pediatric Dermatology. Vet Clin Small Anim 36:557–572

Poppenga RH (2002) Herbal medicine: potential for intoxication and interactions with conventional medicines. Clin Techn Small Anim Pract 17:6–18

Pfister T, Saller R, Fischer A, Holzer BM, Reichling J, Rohstock M, Uehleke B (2014) Heilkräuter im Garten, pflanzen, ernten, anwenden. Haupt Verlag, Bern

Ralston SL (2007) Evidence-based equine nutrition. Vet Clin Equine 23:365–384

Schmid K, Ivemeyer S, Vogl CR, Klarer F, Meier B, Hamburger M, Walkenhorst M (2012) Traditional use of herbal remedies in livestock by farmers in 3 Swiss cantons (Aargau, Zürich, Schaffhausen). Forsch Komplementärmed 19;125–136

Singh B, Bhat TK, Singh B (2003) Potential therapeutic application of some antinutritional plant secondary metabolites. J Agricult Food Chem 51:5579–5597

Trumble TN (2005) The use of nutraceuticals for osteoarthritis in horses. Vet Clinics Equine Practice 21:575–597

Uncini Manganelli RE, Camangi F, Tomei PE (2001) Curing animals with plants: traditional usage in Tuscany (Italy). J Ethnopharmacol 78:171–191

Viegi L, Pieroni A, Guarrera PM, Vangelisti R (2003) A review of plants used in folk veterinary medicine in Italy as basis for a databank. J Ethnopharmacol 89:221–244

Waller PJ, Bernes G, Thamsborg SM, Sukura A, Richter SH, Ingebrigtsen K, Höglund J (2001) Plants as de-worming agents of livestock in the Nordic countries: historical perspective, popular beliefs and prospects for the future. Acta Vet Scand 42:31–44

Wynn S (2001) Nutrients and botanicals in the treatment of diabetes in veterinary practice. Alternative Med Review 6:S17–S23

Zitterl-Eglseer K, Truls C, Munoz Vinent LR, Ertl M, Kern M, Zitterl W, Fasel C (2004) Umfrage über den Einsatz von pflanzlichen Arzneimitteln in Tierarztpraxen in Öster-reich. Vet Med Austria/Wien Tierärztl Mschr 91:236–241

Stichwortverzeichnis

X

Y

Z

Printing: Ten Brink, Meppel, The Netherlands
Binding: Ten Brink, Meppel, The Netherlands